U0308384

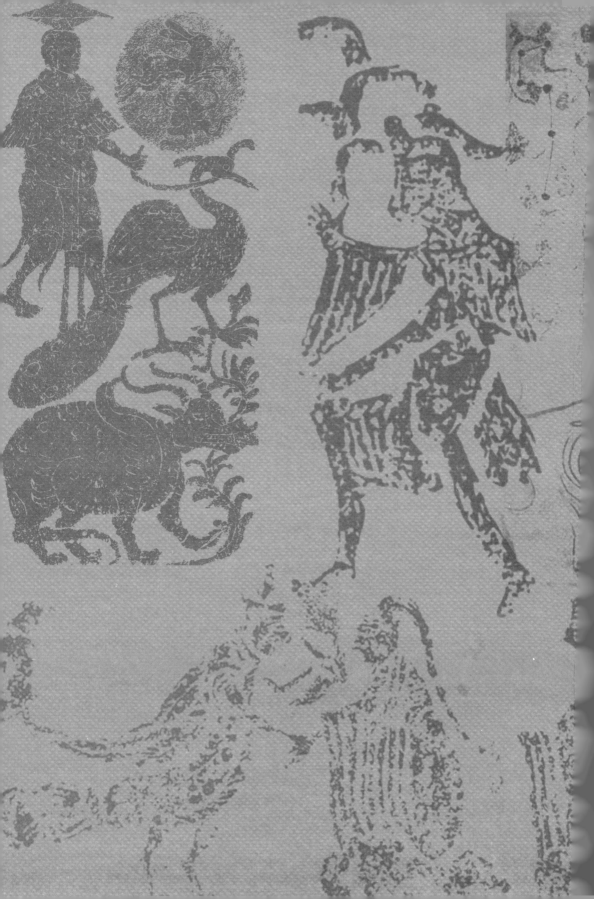

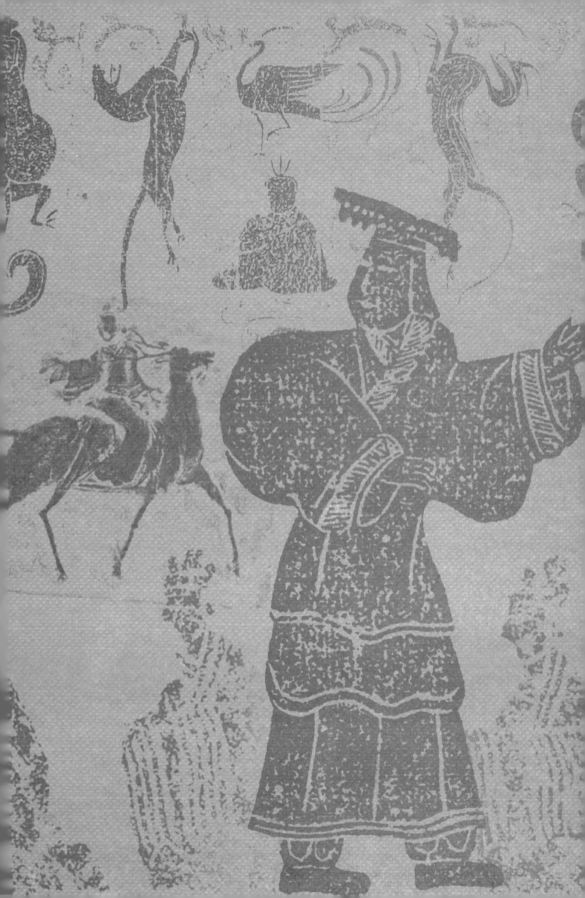

中国古医籍整理丛书

松菊堂医学溯源

清·李奇勋　著

袁久林　校注

中国中医药出版社

·北　京·

图书在版编目（CIP）数据

松菊堂医学溯源/（清）李奇勋著；袁久林校注 . —北京：中国中医药出版社，2016. 11

（中国古医籍整理丛书）

ISBN 978 - 7 - 5132 - 3249 - 4

Ⅰ. ①松…　Ⅱ. ①李… ②袁…　Ⅲ. ①中医学 – 临床医学 – 中国 – 清代　Ⅳ. ①R249. 49

中国版本图书馆 CIP 数据核字（2015）第 065985 号

中国中医药出版社出版

北京市朝阳区北三环东路 28 号易亨大厦 16 层

邮政编码　100013

传真　010 64405750

保定市中画美凯印刷有限公司印刷

各地新华书店经销

*

开本 710 × 1000　1/16　印张 44　字数 396 千字

2016 年 11 月第 1 版　2016 年 11 月第 1 次印刷

书　号　ISBN 978 - 7 - 5132 - 3249 - 4

*

定价　125. 00 元

网址　www. cptcm. com

社长热线　010 64405720

购书热线　010 64065415　010 64065413

微信服务号　zgzyycbs

书店网址　csln. net/qksd/

官方微博　http://e. weibo. com/cptcm

淘宝天猫网址　http://zgzyycbs. tmall. com

国家中医药管理局
中医药古籍保护与利用能力建设项目
组织工作委员会

主　任　委　员　王国强

副　主　任　委　员　王志勇　李大宁

执 行 主 任 委 员　曹洪欣　苏钢强　王国辰　欧阳兵

执行副主任委员　李　昱　武　东　李秀明　张成博

委　　　　　员

各省市项目组分管领导和主要专家

　　（山东省）武继彪　欧阳兵　张成博　贾青顺

　　（江苏省）吴勉华　周仲瑛　段金廒　胡　烈

　　（上海市）张怀琼　季　光　严世芸　段逸山

　　（福建省）阮诗玮　陈立典　李灿东　纪立金

　　（浙江省）徐伟伟　范永升　柴可群　盛增秀

　　（陕西省）黄立勋　呼　燕　魏少阳　苏荣彪

　　（河南省）夏祖昌　刘文第　韩新峰　许敬生

　　（辽宁省）杨关林　康廷国　石　岩　李德新

　　（四川省）杨殿兴　梁繁荣　余曙光　张　毅

各项目组负责人

　　王振国（山东省）　王旭东（江苏省）　张如青（上海市）

　　李灿东（福建省）　陈勇毅（浙江省）　焦振廉（陕西省）

　　蔡永敏（河南省）　鞠宝兆（辽宁省）　和中浚（四川省）

前 言

中医药古籍是传承中华优秀文化的重要载体，也是中医学传承数千年的知识宝库，凝聚着中华民族特有的精神价值、思维方法、生命理论和医疗经验，不仅对于传承中医学术具有重要的历史价值，更是现代中医药科技创新和学术进步的源头和根基。保护和利用好中医药古籍，是弘扬中国优秀传统文化、传承中医学术的必由之路，事关中医药事业发展全局。

1949 年以来，在政府的大力支持和推动下，开展了系统的中医药古籍整理研究。1958 年，国务院科学规划委员会古籍整理出版规划小组在北京成立，负责指导全国的古籍整理出版工作。1982 年，国务院古籍整理出版规划小组召开全国古籍整理出版规划会议，制定了《古籍整理出版规划（1982—1990）》，卫生部先后下达了两批 200 余种中医古籍整理任务，掀起了中医古籍整理研究的新高潮，对中医文化与学术的弘扬、传承和发展，发挥了极其重要的作用，产生了不可估量的深远影响。

2007 年《国务院办公厅关于进一步加强古籍保护工作的意见》明确提出进一步加强古籍整理、出版和研究利用，以及

"保护为主、抢救第一、合理利用、加强管理"的方针。2009年《国务院关于扶持和促进中医药事业发展的若干意见》指出，要"开展中医药古籍普查登记，建立综合信息数据库和珍贵古籍名录，加强整理、出版、研究和利用"。《中医药创新发展规划纲要（2006—2020)》强调继承与创新并重，推动中医药传承与创新发展。

2003~2010年，国家财政多次立项支持中国中医科学院开展针对性中医药古籍抢救保护工作，在中国中医科学院图书馆设立全国唯一的行业古籍保护中心，影印抢救濒危珍本、孤本中医古籍1640余种；整理发布《中国中医古籍总目》；遴选351种孤本收入《中医古籍孤本大全》影印出版；开展了海外中医古籍目录调研和孤本回归工作，收集了11个国家和2个地区137个图书馆的240余种书目，基本摸清流失海外的中医古籍现状，确定国内失传的中医药古籍共有220种，复制出版海外所藏中医药古籍133种。2010年，国家财政部、国家中医药管理局设立"中医药古籍保护与利用能力建设项目"，资助整理400余种中医药古籍，并着眼于加强中医药古籍保护和研究机构建设，培养中医古籍整理研究的后备人才，全面提高中医药古籍保护与利用能力。

在此，国家中医药管理局成立了中医药古籍保护和利用专家组和项目办公室，专家组负责项目指导、咨询、质量把关，项目办公室负责实施过程的统筹协调。专家组成员对古籍整理研究具有丰富的经验，有的专家从事古籍整理研究长达70余年，深知中医药古籍整理研究的重要性、艰巨性与复杂性，履行职责认真务实。专家组从书目确定、版本选择、点校、注释等各方面，为项目实施提供了强有力的专业指导。老一辈专家的学术水平和智慧，是项目成功的重要保证。项目承担单位山东中医药大学、南京中医药大学、上海中医药大学、福建中医药大学、浙江省中医药研究院、陕西省中医药研究院、河南省中医药研究院、辽宁中医药大学、成都中医药大学及所在省市中医药管理部门精心组织，充分发挥区域间互补协作的优势，并得到承担项目出版工作的中国中医药出版社大力配合，全面推进中医药古籍保护与利用网络体系的构建和人才队伍建设，使一批有志于中医学术传承与古籍整理工作的人才凝聚在一起，研究队伍日益壮大，研究水平不断提高。

本着"抢救、保护、发掘、利用"的理念，该项目重点选择近60年未曾出版的重要古医籍，综合考虑所选古籍的保护价值、学术价值和实用价值。400余种中医药古籍涵盖了医经、基础理论、诊法、伤寒金匮、温病、本草、方书、内科、外科、女科、儿科、伤科、眼科、咽喉口齿、针灸推拿、养生、医案医话医论、医史、临证综合等门类，跨越唐、宋、金元、明以迄清末。全部古籍均按照项目办公室组织完成的行业标准《中医古籍整理规范》及《中医药古籍整理细则》进行整理校注，绝大多数中医药古籍是第一次校注出版，一批孤本、稿本、抄本更是首次整理面世。对一些重要学术问题的研究成果，则集中收录于各书的"校注说明"或"校注后记"中。

"既出书又出人"是本项目追求的目标。近年来，中医药古籍整理工作形势严峻，老一辈逐渐退出，新一代普遍存在整理研究古籍的经验不足、专业思想不坚定等问题，使中医古籍整理面临人才流失严重、青黄不接的局面。通过本项目实施，搭建平台，完善机制，培养队伍，提升能力，经过近5年的建设，锻炼了一批优秀人才，老中青三代齐聚一堂，有效地稳定了研究队伍，为中医药古籍整理工作的开展和中医文化与学术的传承提供必备的知识和人才储备。

本项目的实施与《中国古医籍整理丛书》的出版，对于加强中医药古籍文献研究队伍建设、建立古籍研究平台，提高古籍整理水平均具有积极的推动作用，对弘扬我国优秀传统文化，推进中医药继承创新，进一步发挥中医药服务民众的养生保健与防病治病作用将产生深远影响。

第九届、第十届全国人大常委会副委员长许嘉璐先生，国家卫生计生委副主任、国家中医药管理局局长、中华中医药学会会长王国强先生，我国著名医史文献专家、中国中医科学院马继兴先生在百忙之中为丛书作序，我们深表敬意和感谢。

由于参与校注整理工作的人员较多，水平不一，诸多方面尚未臻完善，希望专家、读者不吝赐教。

国家中医药管理局中医药古籍保护与利用能力建设项目办公室
二〇一四年十二月

许 序

"中医"之名立，迄今不逾百年，所以冠以"中"字者，以别于"洋"与"西"也。慎思之，明辨之，斯名之出，无奈耳，或亦时人不甘泯没而特标其犹在之举也。

前此，祖传医术（今世方称为"学"）绵延数千载，救民无数；华夏屡遭时疫，皆仰之以度困厄。中华民族之未如印第安遭染殖民者所携疾病而族灭者，中医之功也。

医兴则国兴，国强则医强。百年运衰，岂但国土肢解，五千年文明亦不得全，非遭泯灭，即蒙冤扭曲。西方医学以其捷便速效，始则为传教之利器，继则以"科学"之冕畅行于中华。中医虽为内外所夹击，斥之为蒙昧，为伪医，然四亿同胞衣食不保，得获西医之益者甚寡，中医犹为人民之所赖。虽然，中国医学日益陵替，乃不可免，势使之然也。呜呼！覆巢之下安有完卵？

嗣后，国家新生，中医旋即得以重振，与西医并举，探寻结合之路。今也，中华诸多文化，自民俗、礼仪、工艺、戏曲、历史、文学，以至伦理、信仰，皆渐复起，中国医学之兴乃属必然。

迄今中医犹为国家医疗系统之辅，城市尤甚。何哉？盖一则西医赖声、光、电技术而于20世纪发展极速，中医则难见其进。二则国人惊羡西医之"立竿见影"，遂以为其事事胜于中医。然西医已自觉将入绝境：其若干医法正负效应相若，甚或负远逾于正；研究医理者，渐知人乃一整体，心、身非如中世纪所认定为二对立物，且人体亦非宇宙之中心，仅为其一小单位，与宇宙万象万物息息相关。认识至此，其已向中国医学之理念"靠拢"矣，虽彼未必知中国医学何如也。唯其不知中国医理何如，纯由其实践而有所悟，益以证中国之认识人体不为伪，亦不为玄虚。然国人知此趋向者，几人？

国医欲再现宋明清高峰，成国中主流医学，则一须继承，一须创新。继承则必深研原典，激清汰浊，复吸纳西医及我藏、蒙、维、回、苗、彝诸民族医术之精华；创新之道，在于今之科技，既用其器，亦参照其道，反思己之医理，审问之，笃行之，深化之，普及之，于普及中认知人体及环境古今之异，以建成当代国医理论。欲达于斯境，或需百年欤？予恐西医既已醒悟，若加力吸收中医精粹，促中医西医深度结合，形成21世纪之新医学，届时"制高点"将在何方？国人于此转折之机，能不忧虑而奋力乎？

予所谓深研之原典，非指一二习见之书、千古权威之作；就医界整体言之，所传所承自应为医籍之全部。盖后世名医所著，乃其秉诸前人所述，总结终生行医用药经验所得，自当已成今世、后世之要籍。

盛世修典，信然。盖典籍得修，方可言传言承。虽前此50余载已启医籍整理、出版之役，惜旋即中辍。阅20载再兴整理、出版之潮，世所罕见之要籍千余部陆续问世，洋洋大观。

今复有"中医药古籍保护与利用能力建设"之工程，集九省市专家，历经五载，董理出版自唐迄清医籍，都400余种，凡中医之基础医理、伤寒、温病及各科诊治、医案医话、推拿本草，俱涵盖之。

噫！璐既知此，能不胜其悦乎？汇集刻印医籍，自古有之，然孰与今世之盛且精也！自今而后，中国医家及患者，得览斯典，当于前人益敬而畏之矣。中华民族之屡经灾难而益蕃，乃至未来之永续，端赖之也，自今以往岂可不后出转精乎？典籍既蜂出矣，余则有望于来者。

谨序。

第九届、十届全国人大常委会副委员长

许嘉璐

二〇一四年冬

王 序

中医学是中华民族在长期生产生活实践中，在与疾病作斗争中逐步形成并不断丰富发展的医学科学，是中国古代科学的瑰宝，为中华民族的繁衍昌盛作出了巨大贡献，对世界文明进步产生了积极影响。时至今日，中医学作为我国医学的特色和重要医药卫生资源，与西医学相互补充、相互促进、协调发展，共同担负着维护和促进人民健康的任务，已成为我国医药卫生事业的重要特征和显著优势。

中医药古籍在存世的中华古籍中占有相当重要的比重，不仅是中医学术传承数千年最为重要的知识载体，也是中医为中华民族繁衍昌盛发挥重要作用的历史见证。中医药典籍不仅承载着中医的学术经验，而且蕴含着中华民族优秀的思想文化，凝聚着中华民族的聪明智慧，是祖先留给我们的宝贵物质财富和精神财富。加强对中医药古籍的保护与利用，既是中医学发展的需要，也是传承中华文化的迫切要求，更是历史赋予我们的责任。

2010 年，国家中医药管理局启动了中医药古籍保护与利用能力建设项目。这既是传承中医药的重要工程，也是弘扬优秀民族文化的重要举措，不仅能够全面推进中医药的有效继承和创新发展，为维护人民健康做出贡献，也能够彰显中华民族的璀璨文化，为实现中华民族伟大复兴的中国梦作出贡献。

相信这项工作一定能造福当今，嘉惠后世，福泽绵长。

国家卫生和计划生育委员会副主任

国家中医药管理局局长

中华中医药学会会长

王国强

二〇一四年十二月

马 序

　　新中国成立以来，党和国家高度重视中医药事业发展，重视古籍的保护、整理和研究工作。自1958年始，国务院先后成立了三届古籍整理出版规划小组，分别由齐燕铭、李一氓、匡亚明担任组长，主持制订了《整理和出版古籍十年规划（1962—1972）》《古籍整理出版规划（1982—1990）》《中国古籍整理出版十年规划和"八五"计划（1991—2000）》等，而第三次规划中医药古籍整理即纳入其中。1982年9月，卫生部下发《1982—1990年中医古籍整理出版规划》，1983年1月，中医古籍整理出版办公室正式成立，保证了中医古籍整理出版规划的实施。2002年2月，《国家古籍整理出版"十五"（2001—2005）重点规划》经新闻出版署和全国古籍整理出版规划领导小组批准，颁布实施。其后，又陆续制定了国家古籍整理出版"十一五"和"十二五"重点规划。国家财政多次立项支持中国中医科学院开展针对性中医药古籍抢救保护工作，文化部在中国中医科学院图书馆专门设立全国唯一的行业古籍保护中心，国家先后投入中医药古籍保护专项经费超过3000万元，影印抢救濒危珍、善、孤本中医古籍 1640 余种，开展了海外中医古籍目录调研和孤本回归工作。2010 年，国家财政部、国家中医药管理局安排国家公共卫生专项资金，设立了"中医药古籍保护与利用能力建设项目"，这是继 1982～1986 年第一批、第二批重要中医药古籍整理之后的又一次大规模古籍整理工程，重点整理新中国成立后未曾出版的重要古籍，目标是形成并普及规范的通行本、传世本。

为保证项目的顺利实施，项目组特别成立了专家组，承担咨询和技术指导，以及古籍出版之前的审定工作。专家组中的许多成员虽逾古稀之年，但老骥伏枥，孜孜不倦，不仅对项目进行宏观指导和质量把关，更重要的是通过古籍整理，以老带新，言传身教，培养一批中医药古籍整理研究的后备人才，促进了中医药古籍保护和研究机构建设，全面提升了我国中医药古籍保护与利用能力。

作为项目组顾问之一，我深感中医药古籍保护、抢救与整理工作的重要性和紧迫性，也深知传承中医药古籍整理经验任重而道远。令人欣慰的是，在项目实施过程中，我看到了老中青三代的紧密衔接，看到了大家的坚持和努力，看到了年轻一代的成长。相信中医药古籍整理工作的将来会越来越好，中医药学的发展会越来越好。

欣喜之余，以是为序。

中国中医科学院研究员

马继兴

二〇一四年十二月

校注说明

　　本书作者为清代李奇勋，字德树，宛平人，史料记载阙如。全书共四十一卷，属中医理论综合性著作。

　　本次整理原则：

　　1. 以中国中医科学院中国医史文献研究所藏清道光十四年（1834）刻本为底本。

　　2. 本书为孤本，本次校勘中以理校为主。

　　3. 原书为繁体竖排，现改为简体横排，并进行标点。

　　4. 属一般笔画之误者，如日、曰混淆，己、巳不分者等，予以径改，不出校注；疑为错别字的予以改正，出校注说明。

　　5. 底本中异体字、古字径改不出校。通假字保留，出校记。

　　6. 对书中生僻字词进行注音和注释。

　　7. 底本卷十三～卷十七、卷三十九～卷四十一有目录，正文阙如。

　　8. 原文漫漶处，以虚阙号□表示。

弁　言①

是书原序无存，作者之意旨不能尽见，然题曰《溯源》，盖欲知人之所以为人耳。夫人戴天履地，不知天之施，地之生，负阴抱阳；不知阴之翕，阳之辟②，此理甚深，固然其无足怪。至于耳目手足各有所司，毫发须眉各有所主，经络骨度界限不同，脏腑营卫统摄迥别，五运六气阐外感之由来，三部九候推内伤之原始，且某症属于何脏，某证系于何腑，某病之药有宜忌，某方之用有虚实，是皆医家矩矱③。凡治病者所宜先知而亦茫茫然莫之能解，辄以空言支饰，信手挥方，药味杂投，杀人无忌。此《溯源》一书所由作乎？余不知医，得是书而读之，心目开朗，若有所会，缘弁数语于简端，聊以劝世之学医者慎重，斯人勿遗前贤之模范云。

道光甲午六月津门冯相菜识

---

① 弁言：原无此二字，本次整理所加。
② 辟：开，与"闭"相对。
③ 矩矱（jǔ yuē 举约）：规矩法度。矩，规矩。矱，尺度，标准。

目　录

卷之一

阴阳类钞 小序

阴阳者，天地之大理。得此理，则出言有本；失此理，虽议论新奇，惊心骇目，悉皆臆说。况医之于理，字无虚设，气血脏腑总属阴阳，然则业医者，舍阴阳而外，将何以立本耶？是知阴阳者，诚医学之大源也。果于此理见真识定，然后取前贤诸医书，依次究竟，始知医理浩繁，虽诸家多所发明，千头万绪，无非从此阴阳抉择而出。不然，即读尽古人之书，而不得其要领，既无以辩别其是非，又安能不随人脚跟转耶？是欲溯医学之大源者，非阴阳无以端其始也。栢村

阴阳说文

阴，荫也。气在内，奥荫也。阳，扬也。气在外，发扬也。出许氏《说文》

阴 阳 图

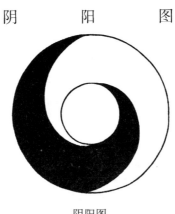

阴阳图

此太极一图，只具阴阳大体，考之来《易》，首立此图。其下注云：对待者数①，流行者气，主宰者理，即此三句，而天地万物无不包括于其中矣。栢村

伏 羲 先 天 八 卦 次 序 之 图

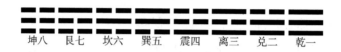

坤八　艮七　坎六　巽五　震四　离三　兑二　乾一

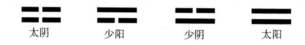

太阴　　少阳　　少阴　　太阳

义阴　　　　义阳

伏羲先天八卦次序之图

此两仪生四象，四象生八卦。盖仿河图五位相得之意，而以八卦相荡②为序者也。乾一荡兑二，兑二荡离三，离三荡震四，震四荡巽五，巽五荡坎六，坎六荡艮七，艮七荡坤八，依次推行，

---

① 数：易学术语。《易》的组成要素。在《周易》"数"指阴阳数、爻数，是占筮求卦的基础。

② 八卦相荡：指道物演化运行。八卦，指天地、风雷、水火、山泽，皆乾坤所化，乾坤为高层次阴阳道物，八卦其余六卦不是纯阴纯阳，是次高层次阴阳道物，它们由乾坤演化而来，至此已经到了先天状态的最后阶段，再向下运化，就是八卦之间的相互作用即相荡。荡，即碰撞。

如水荡于器，故曰荡。栢村

文 王 后 天 八 卦 次 序 之 图

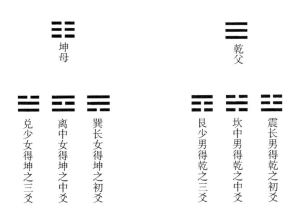

文王后天八卦次序之图

  此乾称父，坤称母，震一索而得男，巽一索而得女，坎二索而得男，离二索而得女，艮三索而得男，兑三索而得女。盖勘①先天乾道成男，坤道成女之义，而为之序者也。彼合一二三四五六七八为一行之序，此分父母男女为两代之序。栢村

  此天地定位，山泽通气，雷风相薄②，水火不相射。盖仿河图五位，有合之义，而以八卦相错为位者也。乾一错坤八，兑二错艮七，离三错坎六，震四错巽五，随方间杂，如金错③于鑢④，故曰错。栢村

---

 ① 勘：判断。
 ② 薄：通"迫"。迫近，接近。《左传·僖公二十三年》：薄而观之。
 ③ 错：物体相互摩擦。
 ④ 鑢（lǜ 虑）：磋磨骨角铜铁等使之光滑的工具。

伏羲八卦方位次序之图

八卦已定之位先天之学也

伏羲八卦方位次序之图

　　置乾于南。南，阳方也。以乾纯阳为天位乎，上故居南。置坤于北。北，阴方也。以坤纯阴为地位乎，下故居北。置离于东。以离火外阳内阴位乎，东日出于东也。置坎于西。以坎水外阴内阳位乎，西月生于西也。置艮于西北，以西北多山，艮止于山，故居西北。置兑于东南，以东南泽①萃，兑说②于泽，故居东南。置震于东北，以雷起东北，震阳动于下为雷，故居东北。置巽于西南，以风起西南，巽阴入于下为风，故居西南。此伏羲先天八卦方位次序，对待不移者也。后之推阴阳者，可依之以为后天阴阳之体也。出翟良③《先天后天阴阳论》

　　此出震齐巽，见离役坤，说兑战乾，劳坎终始艮。盖勘先天，一寒一暑之义而立之位者也。彼以天地山泽风雷水火八象为位，

---

① 泽：水积聚的地方。

② 说：通"悦"，喜欢，喜悦。《周礼·秋官》：掌交达万民之说。

③ 翟良：明代名医，字玉华，1587－1681，山东淄博人。

文 王 八 卦 方 位 次 序 之 图

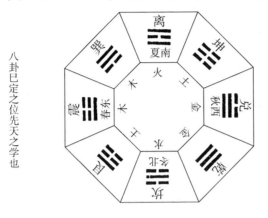

文王八卦方位次序之图

此以春夏秋冬四时为位，而五行亦备于是矣。柏村

　　置乾于西北者，以长子用事，代父施行。乾为老阳，故退处于不用之地。置坤于西南者，以长女用事，代母施行。坤为老阴，故退居于不用之地。震为雷，雷能发育万物。春为阳之始，故震居正东。巽为风，风能长养万物。春夏交代之时，故巽居东南。燥万物者，莫熯①乎火。正南，阳极之地也，离为火，故居之。滋万物者，莫润乎水。正北，阴极之地也，坎为水，故居之。兑为泽，有诸聚之义，能说万物。西为收敛之始，故兑居之。艮为山，有成就之义，能终始万物。东北为冬末春初之交，故艮居之。此文王后天八卦方位次序，气之流行不已者也。后之推阴阳者，可遵之以为先天阴阳之用也。出翟良《先天后天阴阳论》

先天后天八卦方位合说

　　先天八卦推阴阳者，虽可依之以为后天阴阳之体，然体中已

---

　　①　熯（hàn 汉）：干燥，热。

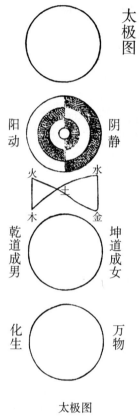

太极图

太极图

有用之机矣。如乾坤正上下之位，坎离列左右之门，天地之所开辟，日月之所出入，春夏秋冬寒暑昼夜莫不由是而推迁，此先天一定之阴阳而含流动之机也。后天八卦推阴阳者虽可遵之以为先天阴阳之用，然用也亦不离乎体之质矣。如八卦方位，无一不移，移离于南，离火属阳，故置于乾阳之位；移坎于北，坎水属阴，故置于坤阴之位；移震于东，震雷属阳，故置于离阳之位；移兑于西，兑泽属阴，故置于坎阴之位；移巽于东南，巽风属阴。阴也，而有阳动之机，故置于兑泽之位；移艮于东北，艮山主止。止也，而有复动之义，故置于震雷之位。且自震而离而兑而坎，春夏秋冬，一气流行，此后天流动之阴阳，实先天一定之阴阳变化而布濩①也。今医之不古若者，其弊皆起于《易》之不讲，阴阳之至理未谙，气机之变化不知，其何以为医？语曰：不知《易》者，不可以言医，非过求高远，甚言医理之根源，惟《易》为足备也。出翟良《先天后天阴阳论》

朱子曰：太极图者，濂溪先生②之所作也。先生姓周氏，名惇实，字茂叔，后避英宗旧名改惇颐，世家道州营道县，博学力行，闻道甚早，遇事刚果，有古人风，为政精密严恕，务尽道理。尝

---

① 布濩（hù 户）：遍布，布散。
② 濂溪先生：即周敦颐。初名惇实，后避宋英宗讳，易名惇颐。卒后百年，避光宗讳，易名敦颐，宋道州营道人。

作《太极图》《通书》《易通》数十篇。襟怀飘洒，雅有高趣，尤乐佳山水。庐山之麓有溪焉，濯缨而乐之，因寓以濂溪之号，而筑书堂于其上。又曰：先生之学，其妙具于太极一图，《通书》之言，亦皆此图之蕴，而程先生兄弟语其性命之际，亦未尝不因其说，观《通书》之《诚动静，理性命》等章，及程氏书、李仲通铭、程邵公志、《颜子好学论》等篇，则可见矣①。

濂溪周先生《太极图说》

无极而太极，太极动而生阳，动极而静，静而生阴，静极复动。一动一静，互为其根。分阴分阳，两仪立焉。阳变阴合而生水火木金土，五气顺布，四时行焉。五行，一阴阳也。阴阳，一太极也。太极，本无极也。五行之生，各一其性。无极之真，二五②之精，妙合而凝，乾道成男，坤道成女，二气交感，化生万物，万物生生而变化无穷焉。惟人也，得其秀而最灵。形既生矣，神发知矣，五性感动而善恶分，万事出矣。圣人定之以中正仁义而主静，立人极焉。故圣人与天地合其德，日月合其明，四时合其序，鬼神合其吉凶。君子修之吉，小人悖之凶。故曰：立天之道曰阴与阳，立地之道曰柔与刚，立人之道曰仁与义。又曰：原始反终，故知死生之说。大哉，《易》也。斯其至矣。

《太极图》说注释

无极而太极。

上天之载，无声无臭，而实造化之枢纽，品汇之根柢也，故曰无极而太极，非太极之外复有无极也。

---

① 朱子曰……可见矣：此段语出朱熹《太极解义》序。
② 二五：指阴阳与五行。二，阴阳也。五，五行也。

太极动而生阳，动极而静，静而生阴，静极复动。一动一静，互为其根，分阴分阳，两仪立焉。

太极之有动静，是天命之流行也。所谓一阴一阳之谓道，诚者圣人之本，物之终始，而命之道也。其动也，诚之通也，继之者善万物之所资以始也；其静也，诚之复也。成之者性，万物各正其性命也。动极而静，静极复动。一动一静，互为其根，命之所以流行而不已也。动而生阳，静而生阴。分阴分阳，两仪立焉。分之所以一定而不移也，盖太极者本然之妙也，动静者所乘之机也。太极，形而上之道也；阴阳，形而下之器也。是以自其著者而观之，则动静不同时，阴阳不同位，而太极无不在焉；自其微者而观之，则冲漠无朕①，而动静阴阳之理已悉具于其中矣。虽然推之于前，而不见其始之合；引之于后，而不见其终之离也。故程子曰：动静无端，阴阳无始，非知道者，孰能识之②。

阳变阴合，而生水火木金土。五气顺布，四时行焉。

有太极则一动一静而两仪分，有阳阴则一变一合而五行具。然五行者，质具于地，而气行于天者也。以质而语其生之序，则曰水火木金土。而水木，阳也；火金，阴也。以气而语其行之序，则曰木火土金水。而木火，阳也；金水，阴也。又统而言之，则气阳而质阴也。又错而言之，则动阳而静阴也。盖五行之变，至于不可穷。然无适而非阴阳之道，至其所以为阴阳者，则又无适

---

① 冲漠无朕：空寂无形的意思。冲漠：虚寂恬静；无朕：没有迹象。自程颐以后，"冲漠无朕"常被宋明理学家们用来描述无极与太极，即天地未判时的宇宙原始状态。《二程遗书》卷十五："冲漠无朕，万象森然已具，未应不是先，已应不是后。"

② 程子曰……孰能识之：出自清代江永《近思录集注》卷一。

而非太极之本然也。夫岂有所亏欠间隔哉!

五行，一阴阳也。阴阳，一太极也。太极，本无极也。五行之生，各一其性。

五行具，则造化发育之具无不备矣。故又即此而推，本之以明。其浑然一体，莫非无极之妙。而无极之妙，亦未尝不各具于一物之中也。盖五行异质，四时异气，而皆不能外乎阴阳。阴阳异位，动静异时，而皆不能离乎太极。至于所以为太极者，又初无声臭之可言，是性之本体然也。天下岂有性外之物哉!然五行之生，随其气质而所禀不同，所谓各一其性也。各一其性，则浑然太极之全体，无不各具于一物之中，而性之无所不在又可见矣。

无极之真，二五之精，妙合而凝，乾道成男，坤道成女，二气交感，化生万物，万物生生而变化无穷焉。

夫天下无性外之物，而性无不在此无极二五所以混融而无间者也，所谓妙合者也。真以理言，无妄之谓也。精以气言，不二之名也。凝者，聚也。气聚而成形也。盖性为之主，而阴阳五行为之经纬错综，又各以类凝聚而成形焉。阳而健者成男，则父之道也。阴而顺者成女，则母之道也。是人物之始，以气化而生者也。气聚成形，则形交气感，遂以形化，而人物生生变化无穷矣。自男女而观之，则男女各一其性，而男女一太极也。自万物而观之，则万物各一其性，而万物一太极也。盖合而言之，万物统体一太极也。分而言之，一物各具一太极也。所谓天下无性外之物，而性无不在者于此，尤可见其全矣。子思子曰:君子语大，天下莫能载焉，语小，天下莫能破焉，此之谓也①。

---

① 子思子曰……此之谓也:出自《中庸》第十二章。

惟人也，得其秀而最灵，形既生矣，神发知矣，五性感动而善恶分，万事出矣。

此言众人具动静之理而常失之于动也。盖人物之生，莫不有太极之道焉。然阴阳五行，气质交运，而人之所禀，独得其秀，故其心为最灵，而有以不失其性之全，所谓天地之心，而人之极也。然形生于阴，神发于阳，五常之性，感物而动。而阳善阴恶，又以类分。而五性之殊，散为万事。盖二气五行，化生万物，其在人者又如此。自非圣人，全体太极有以定之，则欲动情胜，利害相攻，人极不立而违，禽兽不远矣。

圣人定之，以中正仁义而主静，立人极焉。故圣人与天地合其德，日月合其明，四时合其序，鬼神合其吉凶。

此言圣人全动静之德，而常本之于静也。盖人禀阴阳五行之秀气以生，而圣人之生，又得秀之秀者，是以其行之也中，其处之也正，其发之也仁，其裁之也义，盖一动一静，莫不有以全。夫太极之道而无所亏焉，则向之所谓欲动情胜，利害相攻者，于此乎定矣。然静者，诚之复，而性之真也。苟非此心寂然无欲而静，则又何以酬酢①事物之变而一天下之动哉？故圣人中正仁义，动静周流。而其动也，必主乎静。此其所以成位乎中，而天地日月四时鬼神有所不能违也。盖必体立而后用有以行，若程子论乾坤动静而曰，不专一则不能直遂②，不翕聚③则不能发散，亦此意尔。问圣人定以仁义中正而主静，朱子曰此是圣人修道之谓教处。

---

① 酬酢：斟酌，考虑。原意为主客相互敬酒，主敬客称酬，客还敬称酢。

② 直遂：顺利地得到成功。遂，成功。

③ 翕聚：会聚，聚合。翕，合，聚。

问周子不言礼智而言中正如何，朱子曰礼智说得犹宽，中正则切而实矣。且谓之礼尚或有不中节处，若谓之中则无过不及，无非礼之礼，乃节文恰好处也。谓之智尚或有正不正，若谓之正，则是非端的分明，乃智之实也。问何以礼智而言中正，莫是此图本明《易》道，故但言中正是否？曰亦不知是如何，但中正二字较有力。问中正仁义而主静，中仁是动，正义是静，如先生解曰：非此心无欲而静，则何以酬酢事物之变，而一天下之动哉？今于此心寂然无欲而静处，欲见所谓正义者，何以见？曰：见理之定体便是中，是礼之得宜处，正是智之正当处。至于主静，是以正与义为体，中与仁为用，圣人只是主静，自有动底道理。譬如人说话也，须是沉默，然后可以说话，盖沉默中便有个言语的意思。"主静"二字，乃言圣人之事，盖承上文定之以中正仁义而言，以明四者之中，又自有宾主耳。观此，则学者用功，固自有次序，须先有个立脚处，方可省察，就此进步，非谓静处全不用力，但须如此方可省得力耳。

君子修之吉，小人悖之凶。

圣人太极之全体，一动一静，无适而非中正仁义之极，盖不假①修为而自然也。未至此而修之，君子之所以吉也。不知此而悖之，小人之所以凶也。修之悖之，亦在敬肆②之间而已。敬则欲寡而理明，寡之又寡，以至于无，则静虚动直，而圣可学矣。

故曰：立天之道曰阴与阳，立地之道曰柔与刚，立人之道曰仁与义。又曰：原始反终，故知死生之说。

---

① 假：借用，利用。
② 敬肆：此指恭敬、放纵两种不同的态度。敬，戒慎恐惧；肆，肆欲妄行，无所忌惮。

阴阳成象，天道之所以立也。刚柔成质，地道之所以立也。仁义成德，人道之所以立也。道一而已，随事著见，故有三才之别。而于其中，又各有体用之分焉，其实则一太极也。阳也，刚也，仁也，物之始也；阴也，柔也，义也，物之终也。能原其始而知所以生，则反其终而知所以死矣。此天地之间，纲纪造化，流行古今，不言之妙。圣人作《易》，其大意盖不出此。故引之以证其说。

大哉《易》也，斯其至矣。

《易》之为书，广大悉备，然语其至极，则此图尽之，其指岂不深哉？抑尝闻之，程子昆弟之学于周子也，周子手是图以授之，程子之言性与天道，多出于此。然卒未尝明以此图示人，是则必有微意焉，学者亦不可以不知也。

朱子又曰：原极之所以得名，盖取枢极之义。圣人谓之太极者，所以指夫天地万物之根也。周子因之而又谓之无极者，所以著夫无声无臭之妙也。

又曰："无极而太极"，此五字添减一字不得。太极只是极至，更无去处了，至高至妙，至精至神，是没去处。濂溪恐人道太极有形，故曰无极而太极，是无之中有个极至之理①。

不言无极，则太极同于一物，而不足为万化之根；不言太极，则无极沦于空寂，而不能为万物之根。

---

① 朱子又曰……极至之理：语出《朱子语类》卷九十四。

卷之二

阴阳类钞二

阴阳应象

阴阳应象者，言天地之象与人之形体高下大小甚殊，而于理于气，实相合而应也。

阴阳者，天地之道也，万物之纲纪，变化之父母，生杀之本始，神明之府也。

道，谓变化生成之道。阴阳之变化，即天地之生成，故曰阴阳者，天地之道。万物之纪纲①，指阴阳滋生之用而言，阳与之正气以生，阴为之主持以立也，故曰纪纲。变化之父母，指阴阳异类之用而言变化，如鹰化为鸠，田鼠化为鴽之类，实皆阴阳宰乎其中，不得不变而亦不得不化也，父母犹言根本也。万物假阳之温气而生，因阴之寒气而死，故知生杀之本始，是阴阳之所运，为此寒暑之用也。府，宫府也。阴阳不测之谓神，神之昭昭者谓之明。言所以生杀变化之多端者，以阴阳之神明居其中也。

治病必求于本。

本，致病之原也。人之疾病，或在表，或在里，或为寒，或为热，或感于五运六气，或伤于脏腑经络，皆不外阴阳二气，必

---

① 纪纲：当作"纲纪"。

有所本，故或本于阴，或本于阳。病变虽多，其本则一。知病所从生而直取之，是为得一之道。譬之伐木而引其柢①，则千枝万叶，莫得弗从矣。倘但知见病治病，而不求其致病之因，则流散无穷。此许学士所谓广络原野，以冀一人之获。诚哉，疏矣。

故积阳为天，积阴为地。阴静阳躁，阳生阴长，阳杀阴藏。阳化气，阴成形。

积阳为天，积阴为地，复明阴阳为天地之道也。阴静阳躁，阴阳之气不同，故其运用亦异。生长杀藏，明前天地生杀之殊用也。阳既主生矣，复何曰杀？阴既主藏矣，复何曰长？此其义于《周易》八卦方位见之。八卦方位，坤，阴也，位西南隅，时当六七月之交，万物之所盛长，安谓阴无长之理也；乾，阳也，位值戌亥之分，时当九十月之交，万物之所收杀，孰谓阳无杀之理也。清阳化气，浊阴成形，明前万物滋生之纲纪也。

寒极生热，热极生寒；寒气生浊，热气生清。清气在下，则生飧泄；浊气在上，则生䐜胀。此阴阳反作，病之逆从也。

阴寒阳热，乃阴阳之正气。寒极生热，阴变为阳也。热极生寒，阳变为阴也。如人伤于寒则病为热，本寒而变热也。内热已极而反寒栗，本热而变寒也。故阴阳之理，极则必变。寒气凝滞，故生浊阴。热气升散，故生清阳。清阳主升，阳衰于下而不能升，故为飧泄。浊阴主降，阴滞于上而不能降，故为䐜胀。飧泄，完谷而泄也。䐜胀，胸膈满也。此字承上必求于本而言，顺则为从，反则为逆。逆从虽殊，皆有其本，故必求其本而治之。

清阳为天，浊阴为地。地气上为云，天气下为雨，雨出地气，

---

① 柢：树木的根。引申为基础。

云出天气。

此言阴阳精气之升降，以见天人一理也。阴在下者为精，精者水也，精升则化为气，云因雨而出也。阳在上者为气，气者云也，气降则化为精，雨由云而生也。自下而上者，地交于天也，故地气上为云，又曰云出天气。自上而下者，天交于地也，故天气下为雨，又曰雨出地气。可见天地之升降者谓之云雨，人身之升降者谓之精气，天人一理，此其验也。

故清阳出上窍，浊阴出下窍。清阳发腠理，浊阴走五脏。清阳实四肢，浊阴归六腑。

上窍七，谓耳目口鼻。下窍二，谓前后二阴。清阳上出，浊阴下出。本乎天者亲上，本乎地者亲下也。腠理，肌表也。阳发散于皮肤，故清阳归之。阴受气于五脏，故浊阴走之。四肢为诸阳之本，故清阳实之。六腑传化水谷，故浊阴归之。

水为阴，火为阳。阳为气，阴为味。味归形，形归气。气归精，精归化。

水润下而寒，故为阴。火炎上而热，故为阳。水火者，即阴阳之征兆。阴阳者，即水火之性情。凡天地万物之气，无往而非水火之运用，故天以日月为水火，易以坎离为水火，医以心肾为水火。夫肾，水也，水中生气即真火；心，火也，火中生液即真水。水火互藏，乃至道之所在，医学之大原也。气无形而升故为阳，味有质而降故为阴，此以药食气味言也。归，依投也。五味生精血以成形，故味归于形。形之存亡由气之聚散，故形归于气。气者，真气也，所受于天与谷气并而充身者也。人身精血由气而化，故气归于精。精者，坎水也。天一生水，为五行之最先，故物之初生，其形皆水，由精以化气，由气以化神，是水为万化之原，故精归于化。

精食气，形食味，化生精，气生形。味伤形，气伤精。精化为气，气伤于味。阴味出下窍，阳气出上窍。

气化则精生，精食气也。味和则形长，形食味也。精不自生，生于运化之神。形不自生，生于无形之气。故曰化生精，气生形。味伤形，如味过于酸，肝气以津，脾气乃绝之类。气伤精，气有余便是火，火炎则水干也。精化为气，气伤于味，水遇火而干，精化为气之道也。伤于食者语言微，气伤于味也。味有质，阴也，故下流于便泄之窍。气无形，阳也，故上出于呼吸之门也。

味厚者为阴，薄为阴之阳。气厚者为阳，薄为阳之阴。

此言气味之阴阳，而阴阳之中复各有阴阳也。味为阴矣，而厚者为纯阴，薄者为阴中之阳。气为阳矣，而厚者为纯阳，薄者为阳中之阴。

味厚则泄，薄则通。气薄则发泄，厚则发热。

阴味下行，故味厚者能泄于下，薄者能通利。阳气上行，故气薄者能泄于表，厚者能发热也。

壮火之气衰，少火之气壮。壮火食气，气食少火。壮火散气，少火生气。

火，天地之阳气也。天非此火不能生物，人非此火不能有生，故万物之生皆由阳气。但阳和之火则生物，亢烈之火反害物。故火太过则气反衰，火和平则气乃壮。壮火散气，故云食气，犹言火食此气也。少火生气，故云食火，犹言气食此火也。此虽承气味而言，然造化之道，少则壮，壮则衰，自是如此，不独专言气味也。

气味辛苦发散为阳，酸苦涌泄为阴。

此言正味之阴阳也。辛散甘缓，故发肌表。酸收苦泄，故为吐泻。一云辛而甘，故所散者缓，充散于肌表而不直上；苦而酸，故统归于下而不散漫。

阴胜则阳病，阳胜则阴病。阳胜则热，阴胜则寒。重寒则热，重热则寒。寒伤形，热伤气。气伤痛，形伤肿。故先痛而后肿者，气伤形也；先肿而后痛者，形伤气也。风胜则动，热胜则肿，燥胜则干，寒胜则浮，湿胜则濡泻。

此言阴阳偏胜之为病也。阴阳不和，则有胜有亏，故皆能为病。阳胜则热，阴胜则寒，太过所致也。重寒则热，重热则寒，物极则变也。此即上文寒极生热，热极生寒之义。盖阴阳之气，水极则似火，火极则似水，阳盛则隔阴，阴盛则隔阳，故有真寒假热，真热假寒之辨。此而错认，则死生反掌。寒为阴，形亦属阴，寒则形消，故伤形。热为阳，气亦属阳，热则气散，故伤气。气欲利，故伤之则痛；形有质，故伤之则肿。气先病而后及于形，因气伤形也；形先病而后及于气，因形伤气也。风胜者为振掉摇动之病，即医和云风①淫末疾之类。热胜者为丹毒、痈肿之病，即医和云阳淫热疾之类。燥胜者为精液枯涸，内外干涩之病。寒胜者阳气不行，为肿满浮虚之病，即医和云阴淫寒疾之类。脾恶湿而喜燥，湿胜者必侵脾胃，为水谷不分，濡泻之病，即医和云雨淫腹疾之类。

天有四时五行以生长收藏，以生寒暑燥湿风；人有五脏化五气，以生喜怒悲忧恐。故喜怒伤气，寒暑伤形；暴怒伤阴，暴喜伤阳；厥气上行，满脉去形；喜怒不节，寒暑过度，生乃不固。故重阴必阳，重阳必阴。故曰冬伤于寒，春必温病；春伤于风，

---

① 医和云风：语见《左传·昭公元年》。

夏生飧泄；夏伤于暑，秋必痎疟；秋伤于湿，冬生咳嗽。

四时者春夏秋冬，五行者木火土金水。合而言之，则春属木而主生，其化以风；夏属火而主长，其化以暑；长夏属土而主化，其化以湿；秋属金而主收，其化以燥；冬属水而主藏，其化以寒。五行各一，惟火有君相之分。此言寒暑燥湿风者，即五行之化也。"五运行"等论，言寒暑燥湿风火者，是为六气也。五脏者，心肺肝脾肾也。五气者，五脏之气也。由五气以生五志，如"本论"及《五运行大论》俱言心在志为喜，肝在志为怒，脾在志为思，肺在志为忧，肾在志为恐。《天元纪大论》亦以悲作思。喜怒伤内，故伤气。寒暑伤外，故伤形。举喜怒言，则悲忧恐同矣。举寒暑言，则燥湿风同矣。上文言寒伤形，热伤气，与此似乎不同。盖彼以阴阳分形气，此以内外分形气也。气为阳，血为阴。肝藏血，心藏神。暴怒则肝气逆而血乱，故伤阴；暴喜则心气缓而神逸，故伤阳。如"行针篇"曰多阳者多喜，多阴者多怒，亦各从其类也。厥逆也，言寒暑喜怒之气暴逆于上则阳独实，故满脉阳亢则阴离，故去形，此孤阳之象也。《脉经》曰：诸浮脉无根者死，有表无里者死。其斯之谓欤？固，坚也。重者，重叠之义，谓当阴时而复感寒，阳时而复感热，或以天之热气伤人阳分，天之寒气伤人阴分，皆谓之重。盖阴阳之道，同气相求，故阳伤于阳，阴伤于阴。然而重阳必变为阴证，重阴必变为阳证，如以热水沐浴身反凉，凉水沐浴身反热。因小可以喻大，所伤所病，即其征验。此与上文重寒则热，寒极生热义相上下，所当互求。春病四节，春夏以木火伤人而病反寒，秋冬以寒湿伤人而病反热，是即上文重阴必阳，重阳必阴之义。

故曰：天地者，万物之上下也；阴阳者，血气之男女也；左

右者，阴阳之道路也；水火者，阴阳之征兆也；阴阳者，万物之能始也。故曰：阴在内，阳之守也；阳在外，阴之使也。

天覆于上，地载于下，万物处于两间，故曰天地者，万物之上下。阴主血，阳主气，阴生女，阳生男，故曰阴阳者，血气之男女也。左右者，阴阳之道路，阳左而升，阴右而降也。征，证也。兆，见也。阴阳不可见，即水火可以证见也。万物之能始，谓阴阳能为变化生成之元始也。阴性静，故为阳之镇守。阳性动，故为阴之役使。守者，守于中。使者，运于外。以法象言，则地守于中，天运于外。以气血言，则营守于中，卫运于外。朱子曰："阳以阴为基，阴以阳为偶"，即是此象。以上正文出《素问·阴阳应象大论》

此上经文，第一段言天地之功能，皆阴阳之功能以为功能。第二段言人病皆本于阴阳，故治病者必求于本。第三段复明首节之义。第四段言阴阳之变而为病，顺则从，反则逆，顺逆不同，阴阳则一。阴阳者，病之本也，治病必求于本正职①此故。第五段言阴阳之升降也，而人身精气之升降亦如之。第六段适征人身与天地阴阳两相吻合。第七段言阴阳二义所包者广，即以水火气味言之，在天在人，尽皆如是。惟其如是，故人得借此气味以资生养。第八段仍属上义，但生人者此气味，害人者亦此气味，贵人之善用耳。第九段仅指气味以言阴阳，而阴阳各具妙义。第十段言阴阳之气化为五行，五行之中火能生人，亦能害人。火非害人，害之者人自害也。第十一段直言正味之阴阳。第十二段言阴阳偏胜则为病。第十三段合天合人，为和为戾，天地有如此，人身亦

---

① 职：由于。

如此。第十四段总结阴阳大义，其功能之普遍广博周备如是，是以万物尽资之以为始也。阳运乎外，阴守乎中，非守无以为运，非运何以为守？人无一息可离阴阳，阴阳亦未尝一息离于人身，故曰阴阳应象。

按：以上诸条，或言天地之阴阳，或言人身之阴阳，或言气味之阴阳，或言疾病之阴阳，或言水火之阴阳，或言治病之阴阳，反复发论，语若不伦，然于不次之中，正见其所该者广。而人实与天地相似，阴阳应象应之者，应以此也，惟赖博通精明之士能善体之。_{栖村}

天精地形气通于人

故天有精，地有形；天有八纪，地有五里，故能为万物之父母。清阳上天，浊阴归地，是故天地之动静，神明为之纲纪，故能以生长收藏，终而复始。

五行精气，成象于天，则为七政二十八宿，以定天之度，故曰天有精；布位于地则为山川河海，以成地之形，故曰地有形。惟天有精，故八节之纪正。纪，考记也。惟地有形，故五方之里分。里，道里也。乾知大始，坤作成物，阳以化气，阴以成形，阴阳合德，变化见矣，故曰天地为万物之父母。清阳上天，浊阴归地，阳升阴降，天地之定理。固有如是，第皆有神明运布于其中，是皆天地之神明为之纲纪也。惟神明为之纲纪，所以春生夏长，秋收冬藏，终而复始，万古不易，而能体天德以自养者谁耶？

惟贤人上配天以养头，下象地以养足，中傍人事以养五脏。天气通于肺，地气通于嗌，风气通于肝，雷气通于心，谷气通于脾，雨气通于肾。六经为川，肠胃为海，九窍为水注之气。

清阳在上，故头配天以养其清。浊阴在下，故足象地以养其静。五气运行于中，故五脏傍人事以养其和。此虽以头足五脏为言，而三才之道实尽备于其身矣。即以五脏六腑九窍言之，无一不与天地之气通。天气，清气也。清气通于五脏，由喉而先入肺，是天之气通于肺也。地气，浊气也，即饮食之气。浊气通于六腑，由嗌而先入胃，是地之气通于嗌也。再以清气通于脏者言，风为木气，肝为木脏，其气相通；雷为火气，心为火脏，其气相通；山谷土气，脾为土脏，其气相通；雨为水气，肾为水脏，其气相通。再以浊气通于腑者言，六经周流，气血如水，在地中之为川，肠胃盛受水谷，如水在地中之为海。更以九窍言，九窍为水注之气，如目之泪，鼻之涕，口之津，二阴之所出，皆是也。虽耳若无水，而耳中津气，湿而成垢，是即水气所致，气至水必至，水至气必至，故言水注之气，犹言水气之注也。

以天地为之阴阳，阳之汗以天地之雨名之，阳之气以天地之疾风名之。暴气象雷，逆气象阳，故治不法天之纪，不用地之理，则灾害至矣。

此重申上文言贤人之养身，皆法乎天地之阴阳，如天气、地气、风、雷、谷、雨、川、海、九窍之类皆是也。汗出于阳而本于阴，故以天地之雨名之。雨即人之汗，汗即天之雨，皆阴精之所化。知雨之为义，则可与言汗矣。气本属阳，阳胜则气急，故以天地之疾风名之。知阴阳之权衡，动静之承制，则可与言气矣。天有雷霆，火郁之发也；人有刚暴，怒气之逆也，故语曰雷霆之怒。天地之气升降，和则不逆。天不降，地不升，则阳亢于上，犹人之气逆，胸前苦胀满也。上文言人之阴阳无不合乎天地，故贤人者必法天以治身，设不知此而反天之纪，逆地之理，则灾害至矣。以上出《素问·阴阳应象大论》

法阴阳

法，则也。言人不知法阴阳，则阴阳更胜，变而为病；能法阴阳则寿命无穷，与天地终。

阳胜则身热，腠理闭，喘粗，为之俯仰，汗不出而热，齿干，以烦冤腹满死，能冬不能夏。阴胜则身寒，汗出，身常清，数栗而寒，寒则厥，厥则腹满死，能夏不能冬。此阴阳更胜之变，病之形能也。能知七损八益，则二者可调；不知用此，则早衰之节也。

阳胜者火盛，故身热。阳盛者表实，故腠理闭。阳实于胸，则喘粗不得卧，故为俯仰。汗闭于外，则热郁于内，故齿干。阳极则伤阴，故以烦冤腹满死。阴竭者得冬之助犹可支持，遇夏之热不能耐受矣。冤，郁而乱也。阴胜则阳衰，故身寒。阳衰则表不固，故汗出而身冷。栗，战栗也。厥，厥逆也。阴极者，阳竭于中，故腹满而死。阳衰者喜暖恶寒，故能夏不能冬也。《脉要精微论》亦曰：阳气有余为身热无汗，阴气有余为多汗身寒。更胜，迭为胜负也，即阴胜阳病，阳胜阴病之义。形，言阴阳之病形。能，言气令之耐受也。上言阴阳之变病，此言生死之本原也。七为少阳之数，八为少阴之数。七损者，言阳消之渐。八益者，言阴长之由也。夫阴阳者，生杀之本始。生从乎阳，阳不宜消也。死从乎阴，阴不宜长也。使能知七损八益之道，而得其消长之几①，则阴阳之柄把握在我，故二者可调，否则未老而衰矣。

按：阴阳二气，形莫大乎天地，明莫著乎日月。虽天地为对待之体，而地在天中，顺天之化；日月为对待之象，而月得日光，

---

① 几：苗头。

赖日以明，此阴阳之征兆，阴必以阳为主也。故阳长则阴消，阳退是阴进，阳来则物生，阳去则物死，所以阴邪之进退，皆由乎阳气之盛衰耳。

年四十，而阴气自半也，起居衰矣。年五十，体重，耳目不聪明矣。年六十，阴痿，气大衰，九窍不利，下虚上实，涕泣俱出矣。故曰知之则强，不知则老。故同出而名异耳，智者察同，愚者察异。愚者不足，智者有余。有余则耳目聪明，身体轻强，老者复壮，壮者益治。是以圣人为无为之事，乐恬愉之能，从欲快志于虚无之守，故寿命无穷，与天地终，此圣人之治身也。

阴，真阴也。四十之后，精气日衰，阴减其半。真阴已半，所以衰也。肝受血而能视，足受血而能步。五十，精血渐衰，故体重而耳目不聪。阴痿，阳不举也。六十，阴气内亏，故九窍不利，阴虚而涕泣俱出也。此言常人之大较，至若彭殇不齐①，则太极初中，又各有其禀赋也。知，谓知损益之道也。同出者，人生同此阴阳也，而知与不知，则智愚之名异矣。智者所见，皆合于道，故察同。愚者各是其是，故察异。愚者失之，智者得之也。耳目聪明，身体轻强，老者复壮，壮者益治，皆智者有余之征兆也。无为者，天地之道也。恬憺者，自然之乐也。从欲，如孔子之从心所欲也。快志，如庄子之乐全得志也。虚无之守，守无为之道也。故欲无不从，志无不快，寿命可以无穷，而与天地同其终矣。谭景升曰②：明镜无心，无物不照；昊天无心，万象自驰；行师无状，敌不敢欺；至人无虑，元精自归。能师于无者，无所

---

① 彭殇不齐：寿命长短不一。彭，彭祖，古代传说中的长寿之人；殇，未成年而死。

② 谭景升曰……之道也：语出《类经》卷二《法阴阳》。

不之。故镜以察物，物去而镜自镜；心以应事，事去而心自心，此养心之道也。《南华经①》曰：知道者必达于理，达于理者必明于权，明于权者不以物害己。非谓其薄之也，言察乎安危，宁于祸福，谨于去就，莫之能害也。《淮南子②》曰：得道之士，内有一定之操，而外能诎伸卷舒，于物推移，故万举而不陷。所以贵圣人者，以其能龙变也。此保身之道，知此，则跻圣工夫必有能因学而至者矣。

按：真阴之义，即天一也，即坎水也，丹家谓之"元精"，道书曰"涕唾精津汗血液，七般灵物总属阴"。又曰：四大一身皆属阴，不知何物是阳精？此阳精二字，专指神气为言，谓神必由精而生也。又《钟吕集》③曰：真气为阳，真水为阴。阳藏水中，阴藏气中。气主于升，气中有真水。水主于降，水中有真气。真水，乃真阴也。真气，乃真阳也。凡此之说，皆深得阴阳之精义。《本神篇》曰："五脏主藏精者也，不可伤，伤则失守而阴虚，阴虚则无气，无气则死矣。"由此观之，可见真阴者即真阳之本也。夫水火皆宅于命门，拆之则二，合之则一，造化由此而生，万物由此而出，其在人身为性命之根柢，为脏腑之化原，故许叔微云"补脾不若补肾"，诚独见之真诠，医家之宗旨也。后世有以苦寒为补阴者，伐阴者也，害莫甚矣，不可不为深察。

天不足西北，故西北方阴也，而人右耳目不如左明也。地不

---

① 南华经：即《庄子》，语出《秋水篇》。

② 淮南子：语出《淮南子》卷十八《人间训》，原文为：得道之士，外化而内不化，外化，所以入人也，内不化，所以全其身也。故内有一定之操，而外能诎伸、赢缩、卷舒，与物推移，故万举而不陷。所以贵圣人者，以其能龙变也。

③ 钟吕集：即《钟吕传道集》，传说为钟离权（云房）述，吕岩（洞宾）集，施肩吾（希圣）传，语出《论天地》。

满东南，故东南方阳也，而人左手足不如右强也。

天为阳，西北阴方，故天不足西北。地为阴，东南阳方，故地不满东南。日月星辰，天之四象，犹人之有耳目口鼻，故耳目之左明于右，以阳胜于东南也。水火土石，地之四体，犹人之有皮肉筋骨，故手足之右强于左，以阴强于西北也。

何以然？东方阳也，阳者其精并于上，并于上则上明而下虚，故使耳目聪明而手足不便也；西方阴也，阴者其精并于下，并于下则下盛而上虚，故其耳目不聪明，而手足便也。

并，聚也。天地之道，东升西降。升者为阳，降者为阴。阳气生于子中，极于午中，从左升而并于上，故耳目之聪明旺于左，而左手足之便利不及于右也。阴气生于午中，极于子中，从右降而并于下，故手足之便利强于右，而右耳目之聪明不及于左也。

故俱感于邪，其在上则右甚，在下则左甚，此天地阴阳所不能全也，故邪居之。

俱，兼上下而言也。夫邪之所凑，必因其虚。故在上则右者甚，在下则左者甚。盖以天之阳不全于上之右，地之阴不全于下之左，故邪得居之，而病独甚也。以上正文出《素问·阴阳应象大论》

一日之阴阳

平旦至日中，天之阳，阳中之阳也。日中至黄昏，天之阳，阳中之阴也。合夜至鸡鸣，天之阴，阴中之阴也。鸡鸣至平旦，天之阴，阴中之阳也。故人亦应之。

此言阴阳之道，所以无穷。如一日之气，自卯时日出地上为昼，天之阳也；自酉时日入地中为夜，天之阴也。然于阴阳之中，复有阴阳。如午前为阳中之阳，午后为阳中之阴，子前为阴中之阴，子后为阴中之阳也。故以一日分为四时，则子午当二至之中，卯酉当二分之令，日出为春，日中为夏，日入为秋，夜半为冬也。此言天地日夜之阴阳，而四时在其中矣。人之阴阳，亦与一日四时之气同。故子后则气升，午后则气降，子后则阳盛，午后则阳衰也。以上出《素问·金匮真言论》

人身之阴阳

夫言人之阴阳，则外为阳，内为阴；言人身之阴阳，则背为阳，腹为阴；言人身脏腑中之阴阳，则脏为阴，腑为阳。肝心脾肺肾，五脏皆为阴。胆胃大肠小肠膀胱三焦，六腑皆为阳。

此言人身之阴阳也。内外以表里言，背腹以前后言。五脏属里，藏精气而不泻，故为阴。六腑属表，传化物而不藏，故为阳。

背为阳，阳中之阳，心也。背为阳，阳中之阴，肺也。腹为阴，阴中之阴，肾也。腹为阴，阴中之阳，肝也。腹为阴，阴中之至阴，脾也。

人身背腹阴阳，议论不一，有言前阳后阴者，如老子所谓万物负阴而抱阳是也；有言前阴后阳者，如此节所谓背为阳腹为阴是也，似乎相左。观邵子曰：天阳在南，故日处之；地刚在北，故山处之。所以地高西北，天高东南。然则老子所言，言天之象，故人之耳目口鼻动于前，所以应天阳之东南也。本经所言，言地之象，故人之脊膂肩背峙于后，所以应地刚之西北也，矧①以形体言之，本为地象，故背为阳，腹为阴，而阳经行于背，阴经行于腹也。如人之五脏，何以心肺为背之阳，肝脾肾为腹之阴？盖心肺居于膈上，连近于背，故为背之二阳脏；肝脾肾居于膈下，藏载于腹，故为腹之三阴脏。然阳中又分阴阳，则心象人之日，故

---

① 矧：况且。

曰牝脏，为阳中之阳。肺象人之天，天象玄而不自明①。朱子曰：天之无星空处谓之辰。故天体虽阳，而实包藏阴德，较乎日之纯阳者似为有间，故肺曰牝脏，阳中之阴也。若阴中又分阴阳，则肾属人之水，故曰牝脏，阴中之阴也。肝属人之木，木火同气，故曰牡脏，阴中之阳也。脾属人之土，其体象地，故曰牝脏，为阴中之至阴也②。

其于五脏也，心为阳中之太阳，肺为阳中之少阴，肝为阴中之少阳，脾为阴中之至阴，肾为阴中之太阴。

五脏以心肺为阳，故居膈上而属手经；肝脾肾为阴，故居膈下而属足经。然阴阳之中又有阴阳之分，故《金匮真言论》曰："阳中之阳，心也；阳中之阴，肺也；阴中之阴，肾也；阴中之阳，肝也；阴中之至阴，脾也。"

内有阴阳，外亦有阴阳。在内者，五脏为阴，六腑为阳。在外者，筋骨为阴，皮肤为阳。

内为阴，外为阳，理之常也。然内有阴阳，外亦有阴阳。故在内者五脏为阴，脏属里也；六腑为阳，腑属表也。在外者，筋骨深而为阴，皮肤浅而为阳。所以阴阳之中复有阴阳，即如五脏皆有血气，六腑亦有血气。血在六腑则阳中之阴，气则阳中之阳也。气在五脏则阴中之阳，血则阴中之阴也。皮肤筋骨，无不皆然。故《天元纪大论》曰"天有阴阳，地亦有阴阳"，其义即此。

阳受气于四末，阴受气于五脏。

阳主外，故受气于四末。阴主内，故受气于五脏。四末，手

---

① 观邵子曰……不自明：语出明·张景岳《类经》卷二。
② 朱子曰……为阴中之至阴也：此段语出明·张景岳《类经》卷二。

足末也。

人身有九窍，耳目口鼻七窍为阳窍，阳也；前后二阴为阴窍，阴也。又以阴阳分上下而定人中，何也？偶数属阴，耳鼻目生于唇上，却具偶数；奇数属阳，口与前阴后阴俱生于唇下，却具奇数，是唇居阴阳之界，故曰人中。

头者，诸阳之所会。面者，五脏六腑之荣。鼻属肺，肺和则鼻知香臭矣。目属肝，肝和则目辨黑白矣。口属脾，脾和则口知五谷矣。舌属心，心和则舌知五味矣。耳属肾，肾和则耳闻五音矣。

头者，精明之府，头倾视深，精神将夺矣。背者，胸中之府，背曲腰随，府将坏矣。腰者，肾之府，转摇不能，肾将惫矣。骨者，髓之腑，不能久立，行则振掉，骨将惫矣。膝者，筋之府，屈伸不能，行将偻附，筋将惫矣。

以上言人身之阴阳，而诸病情在其中矣。以上正文出"阴阳应象大论"

人身阴阳合体

精气之质，涵灵魂而能运动，是为身，显现易见属阳。游魂之灵，依精气而露知识，是为心，晦藏难见属阴。赤子之初，则阳盛而阴微，故心思虽不无，而专以形用，及年少长，则阴盛而阳微，故形体如故，而运用则渐赖心思。人能以吾之形体而妙用其心，即借心之知以穷理，理明而吾身之耳目口鼻一动一静，当行当止，无不各有自然一定不易之规则，仍可资身以检乎其心，体貌整齐严肃，而心自专一。《易》曰：夫圣人者，与天地合其德。合之者，合以心，合以身也。身不徒身，而心以灵乎其身。心不徒心，而身以检乎其心。内外交资，动静如一。是诚阴阳合德，将与造化为徒矣。岂仅规规于修短，而与王乔争年①也哉。

人之阴神曰魄，耳目之聪明是也。人之阳神曰魂，口鼻之呼吸是也。死则谓之魂魄，生则谓之精气。天地之所公共者，谓之鬼神。阴精阳气聚而成物，则自无而向于有，乃阴之变阳，神之伸也。魂游魄降，散而为变，则自有而向于无，乃阳之变阴，鬼之归也。《易》曰：精气为物，游魂为变，是故知鬼神之情状。知之者，知以此也。

人身，魄也。魄本属阴，何以谓之阳？阳者，气也。气聚成形，有形则显著，故谓之阳。嗜欲起于心。心，阳精也，何以谓之阴？朱子谓口之于味，目之于色，四肢之于安逸，皆重浊粗糟之物，其势沉溺，故谓之阴。又欲念之始，潜藏暗长于胸中，岂非阴乎？栢村

人身阴阳气血精神魂魄集说

天地间，一气而已。一气之屈伸升降者为阴阳，而阴根于阳，阳根于阴，阴阳互为其根，不相离也。知阴阳之不相离，而人身之阴阳气血精神魂魄皆握其要矣。彼阳气本在上也，实是冬至一阳生于地，而阳起于阴；阴气本在下也，实是夏至一阴生于天，而阴起于阳。水阴，火阳也。然天一生水，本阳也，乃成于地六而属阴，是水本乎天，其成则地也，故生于上而性必润下者，自上而下行也。地二生火，本阴也，乃成于天七而属阳，是火本乎地，其成则天也。故生于下而性必炎上者，自下而上行也。日，阳魂也，其体则阴。月，阴魄也，其体则阳。分之则为二，合之

---

① 与王乔争年：与神仙赛健康的意思。王乔，是中国古代修持养生、吐纳导引、通晓健康之道的高人。

则为一也。是以乾下坤上，天地交而为泰，反是则为否。坎上离下，水火交而为既济，反是则不交，为未济。观天地日月木火，各具一阴阳，而无不有阴有阳，然后知天地水火日月之所以自下而升上，自上而降下，屈之则退藏于内，伸之则固卫于外者，无非本乎一元之气以为运也。理因气致，气因理全，惟赖好学者平昔无事时参得透熟耳。

《易》曰：一阴一阳之谓道。人之生也，负阴抱阳，一身之中，气血精神魂魄浑然毕具。凡气也，魂也，神也，皆阳之属也；精也，血也，魄也，皆阴之属也。统一身之骨肉肌体谓之血，统一身之呼吸温暖谓之气。然血之始生，由气而化；而血之流贯滋养，亦由气行。故总为阴阳之气，而贵阳而贱阴者，又不能不偏重乎气也。

《易》谓天地细缊，万物化醇。细缊化醇，非魂之原欤？男女构精，万物化生。构精化生，非魄之始欤？盖自将受胎之先，已有细缊化醇者为托魂之原，故孕胎之际，斯有构精化生者为成魄之本。是人在母腹中，精气结成胚胎，既已成魄，而渐能活动，即谓之魂也。及形既生矣，精气为物，凡一身之骨骸，皆是也。神，发知矣。游魂为变，凡一身之思为皆是也。舍此便为异说。

虽曰魂阳魄阴，魂动魄静，魂主经营，魄主纳受，而其实阴阳各有灵，魂魄自相守也。盖魂为阳之灵，即知来之神；魄为阴之灵，即藏往之智。故人有善记，有善悟，有神智具全者，其所得厚薄有不齐也。

精神云者，非魂魄之外别有一种精与神，而亦有不可混者。观医家谓心藏神，肾藏精，肝藏魂，肺藏魄，脾藏意，而总名之为神，则神之于人，又不可与精意魂魄同类而齐观矣。

心为离火而神发于上，肾为坎水而精沉于下。

肺藏魄，属金，而生水。水，金之液也。故肾水旺则耳目聪明而魄强者，精为之也。苟精竭，则魂亏而形毙。肝藏魂，属木，而生火。火，木之焰也。故离火静则血液充足而魂安者，神为之也。苟神劳则魂亏而气散，医家所谓子能令母虚，子能令母实，正此义也。

神魂精魄，虽分阴阳，而实相关。即耳目之睹记，聪明便可见。魄为魂之藏，而精中固有神，即思虑之透悟明觉便可见。魂为魄之著，而神中自有精。

肺虽阴而统夫气，右肾乃火所自起，水中有火也。《易》曰水火不相射，即此亦可以默会。惟忿懥则火降，欲窒则水升，而洗心退藏于密。圣人吃紧教人，斯其至矣。

精之神谓之魂，神之精谓之魄。魂非神，魂不足以御精。魄非精，魄不足以凝神。精神魂魄合则生，精神魂魄离则死。生则神为主，而阳以统夫阴。死则鬼为主，而阴以摄夫阳。此生死鬼神之大较也。奈何人生营营逐逐①，只求声色臭味之欲，以为耳目口体之娱，役神以养其骨骸，驱魂以奉其血肉也耶！

是神也，运精气而精气不能为之圉，寓魂魄而魂魄不能为之拘，周流乎天地人物，浩然莫测其端，出入于有无生死，杳然莫窥其际，要之各在当人之身也。邵子谓天之神栖于日，又谓日入地中，构精之象也。人之神虽栖于目，然将寐在脾，熟寐在肾，将寤在肝，正寤在心，果能构会精神于形气之交，则天地交而水火既济，非难事矣。

---

① 营营逐逐：忙忙碌碌。

卷之三

阴阳类钞三

阴阳调和邪不能害

阴者，藏精而起亟也；阳者，卫外而为固也。是以圣人陈阴阳，筋脉和同，骨髓坚固，气血皆从，如是则内外调和，邪不能害，耳目聪明，气立如故。

亟，音气，即气也。藏精起气，即精化为气。陈阴阳，犹言安排得所，不使偏胜之义。不偏胜，则筋脉骨髓气血和同，坚固而从顺矣，耳目聪明。举九窍之大者而言，而其余可知。人受天地之气以立命，故曰气立如故者，如本来之初也。然非阴阳调和，其能气立如故耶？

此是养生第一义，该括甚广。格致诚正，安生立命，悉从此义发出。见得此义，不如是不足以成人，不如是不可以言医。

阴阳更胜为病

此句是纲，以下诸病为目。

阴胜则阳病，阳胜则阴病。

阴阳不和则有胜有亏，故皆能为病。

阳胜则热，阴胜则寒。

太过所致。

重寒则热，重热则寒。

物极则变也。阴阳之气，水极则似火，火极则似水；阳盛则膈阴，阴盛则膈阳，故有真寒假热，真热假寒之辨。于此错认，死生反掌。膈，犹言阻隔不能入也。

寒伤形，热伤气。气伤痛，形伤肿。先痛而后肿者，气伤形也。先肿而后痛者，形伤气也。

寒为阴，形亦属阴，寒则形消，故伤形。热为阳，气亦属阳，热则气散，故伤气。气欲利，故伤之则痛。形有质，故伤之则肿。气先病而后及于形，因气伤形也。形先痛而后及于气，因形伤气也。治病者当审其所先而先治之，审其所后而后治之。

因于露风，乃生寒热。

露于风者，寒邪外侵，阳气内拒，阴阳相薄，故生寒热。

五邪所乱，邪入于阳则狂。

邪入阳分，则为阳邪。邪热炽盛，故病狂，所为重阳则狂也。

邪入于阴则痹。

邪入阴分，则为阴邪，阴盛则血脉凝涩不通，故病痹。《九针论》曰：邪入于阴为血痹。

邪搏于阳，则为巅疾。

搏，击也。巅，癫也。邪搏于阳，则阳气受伤，故为癫疾。上文言邪入于阳则狂者，邪助其阳，阳之实也；此言搏阳则为巅疾者，邪伐其阳，阳之虚也，故有为狂为巅之异。《九针论》曰：邪入于阳，转则为癫疾。言转入阴分，故为癫也。

邪搏于阴则为瘖。

邪搏于阴，则阴气受伤，故声为瘖哑。阴者，五脏之阴也。盖心主舌，而手少阴心脉，上走喉咙，系舌本；手太阴肺脉，循喉咙；足太阴脾脉，上行结于咽，连舌本，散舌下；足厥阴肝脉，循喉咙之后，上入颃颡，而筋脉络于舌本；足少阴肾脉，循喉咙，系舌本，故皆主病瘖也。《九针论》曰：邪入于阴，转则为瘖。言转入阳分则气病，故为瘖也。是又一义，亦不可不知。

阳气有余，为身热无汗。阴气有余，为多汗身寒。阴阳有余，则无汗而寒。

阳有余者，阴不足也，故身热无汗。阴有余者，阳不足也，故多汗身寒。阳余无汗，以表实也。阴余身寒，以阴盛也。若阴阳俱有余，则阴邪盛而表实，兼二者而有之。

血并于阳，气并于阴，乃为炅中。

血并于阳，阴在表也。气并于阴，阳在里也。血闭于外，气束于内，故为炅中。炅，热也。

血并于阴，气并于阳，故为惊狂。

血并于阴，是重阴也。气并于阳，是重阳也。心主血，惊气入心，故病惊，重阳则狂。气血齐并，故病惊狂。

血之于气，并走于上，则为大厥。厥则暴死，气复反则生，不反则死。

血气并走于上，则上实下虚，下虚则阴脱，阴脱则根本离绝，而下厥上竭，是为大厥，所以暴死。若气极而反，则阴必渐复于下，故可复苏。其有一去不反者，不能生矣。

阴并于阳，自下逆上，乃病膺肿，颈痛，胸满，腹胀，名厥逆。灸之则瘖，石之则狂。须其气并，乃可治。

膺，胸之两旁高处也。颈项，前也。膺肿，颈痛，胸满，腹胀，皆在上中二焦，此以阴并于阳，下逆于上，故病厥逆。瘖，失音也。石，总针石而言。阳气有余于上，而复灸之，是以火济火也。阳极乘阴，则阴不能支，故失声为瘖。阳并于上，其下必虚，以石泄之，则阳气随刺而去，气去则上下俱虚，而神失其守，故为狂也。气并者，谓阴阳既逆之后，必渐通也。盖上下不交，因而厥逆，当其乖离而强治之，恐致偏绝，故必须其气并，则或阴或阳，随其盛衰，察而调之，庶可保全而无害也。

厥，或令人腹满，或令人暴不知人，或至半日，远至一日，乃知人者，何也？阴气盛于上则下虚，下虚则腹胀满。阳气盛于上，则下气重上而邪气逆，逆则阳气乱，阳气乱则不知人也。

暴不知人，猝然昏愦也。阴气盛于上，则不守于下，故下虚。阴虚于下，则脾肾之气不化，故腹为胀满。重，并也。邪气，气失常也。阳气盛于上，则下气并而上行，并则逆，逆则乱，阳气乱则神明失守，故暴不知人也。

阴阳更胜之变

此句是纲，以下诸病为目。

阳胜则身热，腠理闭，喘粗，为之俯仰，汗不出而热，齿干，以烦冤腹满死，能冬不能夏。阴胜则身寒，汗出身常清，数栗而寒，寒则厥，厥则腹满死，能夏不能冬。此阴阳更胜之变，病之形能也。

此病之法象乎阴阳也。阳胜则火用事，故身热。阳实于表，则腠理闭。阳盛于里，则喘粗。阳邪在背，则利于俯。阳邪在胸，则利于仰。汗不出而热，则热无所泄，故齿干。阳极则伤阴，故烦冤。若其人腹满，则为阳邪作实，内外皆为阳邪，是为阴绝，故死。冬为水令，犹能持。夏则暑令助邪，不能为矣。阴胜则水用事，故身寒。卫外之阳气不足，故汗出而身常清冷，数栗而寒。栗，寒战也。寒则厥，寒极而手足逆冷也。若其人腹满，则为阴邪作实，内外皆为阴邪，是为阳绝，故死。夏为火令，犹可相持。冬则寒阴助邪，不能为矣。阳胜则阴绝，阴胜则阳绝，此阴阳更胜之变。病之见症，能冬能夏之异也。

血并于下，气并于上，乱而喜忘。

血并于下，则阴气不升。气并于上，则阳气不降。阴阳乖离，故神乱而喜忘。

阳入之阴则静，阴出之阳则怒。

阳敛于内则藏，故静。阴发于外则躁，故怒。

人迎四盛，且大且数，名曰溢阳。溢阳为外格。

人迎盛至四倍，且大且数者，乃六阳偏盛之极，盈溢于腑，格拒六阴，是为外格。按：下文曰溢阴为内关，内关不通，死不治，则此外格者，亦死无疑。

脉口四盛，且大且数者，名曰溢阴。溢阴为内关，内关不通，死不治。

脉口四盛，且大且数者，乃六阴偏盛，盈溢于脏，表里隔绝，是为内关，主死不治。

阴不胜其阳，则脉流薄疾，并乃狂。

薄，气相迫也。疾，急数也。并者，阳邪入于阳分，谓重阳也。阴不胜阳，则阳邪独盛，故当为阳脉阳证之外见者如此。

阳不胜其阴，则五脏气争，九窍不通。

阴属脏，邪在阴分，则脏气不和，若有所争，上七窍五官也，下二窍二阴也。九窍之气，皆属于脏。阳不胜阴，则阴邪独盛，故当为阴病之内见者如此。

结阳者，肿四肢。

此言邪聚诸经之为病也。阳，六阳也。结阳者，肿四肢，四肢为诸阳之本也。

结阴者，便血一升，再结二升，三结三升。

阴，六阴也。阴主血，邪结阴分，则血受病，故当便血。其浅者便血一升，则结邪当解。若不解而再结，以邪盛也，故便血二升。若又不解，邪为尤甚，故曰三结三升也。

人身非衣寒也，中非有寒气也。寒从中生者，是人多痹气也。阳气少，阴气多，故身寒如从水中出。

无因而寒者，寒生于中也。痹，正气不行也。阳少阴多，则营卫不能充达，故寒从中生，而身寒如从水中出也。

人身热而烦满者，何也？阴气少而阳气胜，故热而烦满也。

阴虚者，阳必凑之。阳邪实于阴分，故热而烦满也。

人有四肢热，逢风寒如炙如火者，是人阴气虚，阳气盛。四肢者，阳也。两阳相得，而阴气虚少，少水不能灭盛火，而阳独治。独治者，不能生长也，独胜而止耳。逢风寒而如炙如火者，是人当肉烁也。

凡有内热，而风寒外束之，则热必愈甚，故如炙如火。四肢者，诸阳之本也。风者，阳气也。以四肢之热，而风袭于外，是谓两阳相得，况乎阴气衰少，则水不胜火，故病为阳独治。治，言王也。阳独王者，孤阳也，故不能生长，而止能为热耳。肉者，阴也。阳盛则伤阴，故令人肌肉消烁。

冬病在阴，夏病在阳，春病在阴，秋病在阳。重阴必阳，重阳必阴。

冬气伏藏，故在阴。夏气发越，故在阳。春病在阴者，以春阳尚微，而余阴尚盛也。秋病在阳者，以秋阴尚微，而余阳尚盛也。必当体察气宜，庶无误治。重者，重叠之义，谓当阴时而复感寒，阳时而复感热，或以天之热气伤人阳分，天之寒气伤人阴分，皆谓之重。盖阴阳之道，同气相求，故阳伤于阳，阴伤于阴也。必阴必阳者，盖言其极必反，见胜己之化也。寒极则热，热极则寒，真假之辨，当于脉之沉分决之。

病在阳者，命曰风；病在阴者，命曰痹；病阴阳俱病，命曰风痹。

阳受风气，故在阳者命曰风。邪入于阴则痹，故在阴者命曰痹。

病有形而不痛者，阳之类也；无形而痛者，阴之类也。有形而不痛，病浅在外也；无形而痛，病深在内也。

无形而痛者，其阳完而阴伤之也，急治其阴，无攻其阳。有形而不痛者，其阴完而阳伤之也，急治其阳，无攻其阴。

完，固也。病在阴者，勿攻其阳。病在阳者，勿攻其阴。凡表里虚实，其治皆然。

阴阳俱动，乍有形，乍无形，加以烦心，命曰阴胜其阳，此谓不表不里，其形不久。

阴阳俱动，表里皆病也。乍有形，乍无形，往来不常也。加以烦心，阴病甚于阳也。大凡治病，必求于本。若求其在表而里亦病，求其在里而表亦病，此是阴阳并伤，故曰不表不里，治之为难，形当不久也。

清气在阴，浊气在阳。营气顺脉，卫气逆行。清浊相干，乱于胸中，是谓大悗。

清气属阳而升，在阴则乱。浊气属阴而降，在阳则乱。营气，阴性精专，行常顺脉。卫气，阳性慓悍，昼当行阳，夜当行阴。若卫气逆行，则阴阳相犯，表里相干，乱于胸中，而为大闷。大闷之病，总由卫气之为乱耳。

故气乱于心，则烦心密嘿①，俯首静伏；乱于肺，则俯仰喘喝，接手以呼；乱于肠胃，则为霍乱。

气乱于内者，上则在心肺，下则在肠胃也。

乱于臂胫，则为四厥；乱于头，则为厥逆，头重，眩仆。

气乱于外者，下在于四肢，上在于头也。

以上言阴阳之更胜病变，而因症以知病，因病以原本，咸得其理矣。

① 烦心密嘿：沉默不语。

卷之四

阴阳类钞四

阳平阴密①，精神乃治。阴阳离决，精气乃绝。

此四句是人身之大关键，故特表而出之。

凡阴阳之要，阳密乃固，两者不和，若春无秋，若冬无夏，因而和之，是谓圣度。故阳强不能密，阴气乃绝；阴平阳秘，精神乃治；阴阳离决，精气乃绝。

阳为阴卫，阴为阳宅，必阳气闭密于外，阴气完固于内，斯协平和之则，否则偏胜。偏于阳，若有春而无秋；偏于阴，若有冬而无夏。岁气乖，生道废矣。圣人知其然，培养有方，寒温适宜，是谓圣度。《痹论》曰：阴气者，静则神藏，躁则消亡。躁即阳强不密之谓。孤阳独用，将阴气耗而竭绝矣。平，即静也。密，即固也。人生所赖惟精与神，精以阴生，神从阳化，故阴平阳密，则精神治；有阳无阴则精绝，有阴无阳则气绝，两相离决，非病则亡。正以见阴阳之不可偏废也。

阴阳不固以致内伤诸病

此句是纲，以下诸病为目。

阳气者，精则养神，柔则养筋。

神之灵通变化，阳气之精明也。筋之运动便利，阳气之柔和

---
① 阳平阴密：当作"阴平阳密"。

也。故精则养神，柔则养筋，阳气去则神明乱，而筋骨废矣。

阴气不足则内热，阳气有余则外热。内热相搏，热于怀炭，外畏绵帛近，不可近身，又不可近席。腠理闭塞则汗不出，舌焦唇槁，腊干，嗌燥，饮食不让美恶。解惑者尽知调阴阳，补泻有余不足，相倾移也。

阳气有余，阴气不足，阳邪盛而真阴衰也。热于怀炭，热之甚也。外畏绵帛近，不欲衣也。不可近身，畏人气也。不可近席，憎寒也。腊干，肌肉干燥也。饮食不让美恶，滋味不能辨也。解惑者，言此知明处当之人，通晓阴阳，调其虚实，补不足而泻有余，可以移易其病也。

苍天之气，清净则志意治，顺之则阳气固；失之则内闭九窍，外壅肌肉，卫气散解。

苍天之气，阳气也，在人为卫气。苍天之气，清净光明者也。人能顺天之道，清净光明，则志意治而不乱，阳气自固；逆之则失其清阳之气，九窍肌肉皆为闭壅，而卫气解散矣。解散者，天真①之失守也。

阳气者，若天与日。

日，即阳也。阳，即明也。阳之所在，明必随之。阳在午，则为昼而日丽中天②，著有象之神明，离之阳在外也。阳在子，则为夜而火伏水中，化无形之元气，坎之阳在内也。君火以明，正此明也；相火以位，亦此位也，丽明于上，则为君火；伏明于下，则为相火。曰君曰相，无非阳气之所在耳。然则天之阳气，惟日

---

① 天真：天之真气。
② 日丽中天：太阳当空照的意思。丽，明显、跃然而出。

为本。天无此日，则昼夜无分，四时失序，万物不彰。其在于人，则自表自里，自上自下，真阳一亏，诸邪丛集矣。

阳因而上，卫外者也。

清阳为天，包覆万物，故因于上，而卫于外。人之卫气，亦犹是也。苟不知重，则阳气不能卫，而邪从而入矣。《禁服篇》曰"审察卫气，为百病母"，欲人知所重也。

因于气为肿，四维相代，阳气乃竭。

因于气者，凡卫气、营气、脏腑之气，皆气也，一有不调，均能致疾。四维，四肢也。相代，更迭为病也。因气为肿，气道不行也。四肢为诸阳之本，胃气所在，病甚而至于四维相代，即上文内闭九窍，外壅肌肉，卫气解散之谓。甚为阳气之竭也可知。

一日之内，阳气亦有盛衰。阳气者，一日而主外。平旦人气生，日中而阳气隆，日西而阳气已虚，气门乃闭，是故暮而收拒，无扰筋骨，无见雾露。反此三时，形乃困薄。

此言阳气之盛衰，由于日之升降，正以明阳气若天与日之义也。一日而主外，昼则阳气在外也。平旦人气生，以人身少阳之气随日初升也。日中阳气隆，以日当午也。日西阳气虚，以日渐降也。人气应之，故昼则卫气行于阳分二十五度，至日暮则阳气之门闭而行于阴分二十五度矣。气门，玄府也，所以通行营卫之气，故曰气门。暮时阳气藏于阴分，时当收敛，无扰筋骨则阳不耗于内，无见雾露则邪不侵于外。若劳扰不分朝暮，反此三时，则阳气失养，形体劳困而衰薄矣。圣人教人，不但因时致宜，虽一日之间，亦当谨慎如此也。

喜怒伤气，寒暑伤形。

喜怒伤内故伤气，寒暑伤外故伤形。举喜怒言，则悲忧恐同。

举寒暑言，则燥湿风同。前条言寒伤形，热伤气，与此不同。盖彼以阴阳分形气，此以内外分形气也。

暴怒伤阴，暴喜伤阳。

气为阳，血为阴。肝藏血，心藏神。暴怒则肝气逆而血乱，故伤阴。暴喜则心气缓而神逸，故伤阳。《行针篇》曰"多阳者多喜，多阴者多怒"，亦各从其类也。

厥气上行，满脉去形。

厥，逆也。言寒暑喜怒之气，暴逆于上，则阳独实，故满脉。阳亢则阴离，故去形，此孤阳之象也。《脉经》曰：诸浮脉无根者死，有表无里者死。其斯之谓欤。

喜怒不节，则阴气上逆，上逆则下虚，下虚则阳气走之，故曰实矣。

此内伤之生实也。脾主喜悦，肝主怒。肝脾并属阴脏，过而不节则阴气逆而上涌，涌于上必虚于下，阳邪乘阴虚而下凑，所以为实。然实因虚致，故内伤多不足也。

喜则气下，悲则气消，消则脉虚空，因寒饮食，寒气熏满，则血泣气去，故曰虚矣。

此言内伤之生虚也。下，陷也。消，散也。《举痛论》曰：喜则气缓，下则过于缓矣。内既空虚，又复伤寒饮食，阳气并病，血涩气去，以致中虚，实人之自取也。

阳受气于上焦，以温皮肤分肉之间。今寒气在外，则上焦不通。上焦不通，则寒气独留于外，故寒栗。

寒气在外，阻遏阳道，故上焦不通。卫气不温于表，而寒气独留，乃为寒栗，此阳虚则外寒也。

有所劳倦，形气衰少，谷气不盛，上焦不行，下脘不通，胃

气热，热气熏胸中，故内热。

脾主肌肉，劳倦伤脾，则形气自应衰少，饮食自应微细。上焦之气，水谷精微之所化也。谷气不盛，则上焦之气不充，自不能通透于下脘，而胃腑因之郁而成热矣。热气熏胸中，此形气之阴虚而生内热也，与五脏之真阴失守而为阴虚内热者迥别。

上焦不通利，则皮肤致密，腠理闭塞，玄府不通，卫气不得泄越，故外热。

上焦主阳分之气，外受寒邪，则上焦不通利。肌表郁闭而为外热，所谓人伤于寒则病为热者是也。

厥气上逆，寒气积于胸中而不泻，不泻则温气去，寒独留则血凝泣，则脉不通，其脉盛大以涩，故中寒。

厥气，寒厥之气也。或寒气伤脏，或食饮寒凉过度，以致寒阴之气积于胸中而不泻，不泻则寒气独留于中焦，而阳气乃去。脉随气行，阳气去，则脉必凝泣不通。其象盛大以涩者，盛大正是积而不行之状。中寒，中焦寒也。

忧思伤心，重寒伤肺，忿怒伤肝，醉以入房，汗出当风伤脾，用力过度，若入房、汗出、浴则伤肾。治之者，察其所痛，以知其应。有余不足，当补则补，当泻则泻，毋逆天时，是谓至治。

此言情欲伤脏，病起于阴也。伤心者，病在阳。伤肺者，病在气。伤肝者，病在血。伤脾者，病在营卫。伤肾者，病在真阴。凡伤脏者，皆病生于阴也。治者察其所痛之处，则阴阳表里，病应可知，虚则补之，实则泻之。毋逆天时，如春气在肝及月郭空满之类。

目盲不可以视，耳闭不可以听，溃溃乎若坏都，汩汩乎不可止。

目盲耳闭，九窍废也。溃溃，坏貌。都，城郭之谓。汩汩，逝而不返也。阴以阳亏，精以气竭，精神日消，渐至衰败，真溃溃乎若城郭之坏，汩汩乎日坏一日，何可绾①回？然及时调补，亦有可以复旧者。嗟嗟，人不自爱，何以使之败坏一至此耶？

热厥之为热也，必起于足下，何也？阳气起于足五指之表，阴脉者集于足下，而聚于足心，故阳气胜则足下热也。

厥，逆也。气逆则乱，故忽而眩仆脱绝，是名为厥。厥症多寒，今者热起于足下，故为热厥。足下，足心也。足指端曰表，表为三阳之所起，足下为三阴之所聚。热为阳邪，何为反起于阴分？盖阳气胜则阴气虚，阳乘阴位，所以热必从足下始。凡人病阴虚者，足心多热，正是此义。

热厥何如而然也？酒入于胃，则络脉满而经脉虚，脾主为胃行其津液者也。阴气虚则阳气入，阳气入则胃不和，胃不和则精气竭，精气竭则不营其四肢。此人必数醉，若饱以入房，气聚于脾，中不得散，酒气与谷气相薄，热盛于中，故热遍于身，内热而溺赤也。夫酒气盛而剽悍②，肾气日衰，阳气独胜，故手足为之热也。

酒为谷之液，其气悍而疾，故先充络脉。络满经虚者，酒能伤阴，阳盛则阴衰也。脾主为胃行其津液，故酒入于胃，必归于脾。湿热在脾，阴虚阳独亢，而胃不和矣。脾胃俱病，则精气竭，故不能营其经络四肢。此大约言酒之伤人有如是也。其人数醉，若饱以入房者，言醉饱之后，既伤脾，复伤肾，先天后天真阴大

---

① 绾（wǎn 晚）：牵；拉住。
② 剽悍：勇猛。

虚，阳胜乘阴，必手足皆热也。

寒厥之为寒也，必从五指而上于膝者，何也？阴气起于五指之里，集于膝下，而聚于膝上，故阴气胜则从五指至膝上寒，其寒也不从外，皆从内也。

五指为阳气之所起，寒为阴邪，今反从阳分而上者，阳气虚而阴独胜也。足指端曰表，指内曰里，阳不胜阴，故寒厥必起于五指，而上寒至膝。是寒也，非从外入，皆由内生也。凡病阳虚者，必手足多寒，皆从指端始，亦同此义。

寒厥何失而然也？前阴者，宗筋之所聚，太阴阳明之所合也。春夏则阳气多而阴气少，秋冬则阴气盛而阳气衰，此人者质壮，以秋冬夺于所用，下气上争不能复，精气溢下，邪气因从之而上也。气因于中，阳气衰，不能渗营其经络，阳气日损，阴气独在，故手足为之寒也。

厥之将发，手足先寒者，是为寒厥。前阴者，阴器也。宗筋者，众筋之所聚也。如足之三阴，阳明少阳，及冲任督蹻，筋脉皆聚于此，故曰宗筋，此独言太阴阳明之合者，重水谷之藏也。盖胃为水谷气血之海，主润宗筋。又阴阳总宗筋之会，会于气街，而阳明为之长，故特言之。春夏阳多阴少，秋冬阴盛阳衰，天人之道皆然也。质壮者有所恃，当秋冬阴胜时，必多情欲之用，以夺肾中精气。精虚于下，则取足于上，故下气上争也。去者太过，生者不及，故不能复精。溢则气去，气去则阳虚，阳虚则阴胜为邪，故寒气因而上逆。精气之原，本于水谷。水谷之化，出于脾胃。然水谷在胃，命门在肾。以精气言，则肾精之化因于胃。以火土言，则土中阳气根于命门。阴阳颠倒，互有所关。上文云厥起于下，此云气因于中，正以明上下相因之义。阳气者，即阳明胃气也。四肢皆禀气于胃，故阳虚于中，则不能渗营经络，而手足寒也。

阳气者，烦劳则张，精绝，辟积于夏，使人煎厥。

此言起居不节，致伤阳气也。辟，病也。人以阳气为生，惟恐散失，若烦劳过度，则形气施张于外，精神竭绝于中，阳扰阴亏，不胜炎热，故病积至夏日以益甚，令人五心烦热，如煎如熬，孤阳外浮，真阴内夺，气逆而厥，故名煎厥。《脉解篇》曰，阳气不得出，肝气当治而未得，故善怒者，名曰煎厥，名同实异。

以上言人阴阳不固以致内伤诸病，其谆谆告诫之，意已隐然言外矣。

卷之五

阴阳类钞五

察脉施治诸义

脉从阴阳，病易已。脉逆阴阳，病难已。

阴病得阴脉，阳病得阳脉，谓之从，从者易已。脉病相反者为逆，逆者难已。

善治者治皮毛，其次治肌肤，其次治筋脉，其次治六腑，其次治五脏。治五脏者，半死半生也。

此下皆言调治阴阳之道也。治皮毛者，止于萌也。治肌肤者，救其已生也。治筋脉者，攻其已病也。治六腑者，治其已甚也。治五脏者，治其已成也。神农①曰：病势已成，可得半愈。故半死半生也。

天之邪气，感则害人五脏；水谷之寒热，感则害于六腑；地之湿气，感则害皮肉筋脉。故善用针者，从阴引阳，从阳引阴，以右治左，以左治右，以我知彼，以表知里，以观过与不及之理，见微则过，用之不殆。

风寒暑湿燥热，不当其位，是天之邪气也。风气入肝，寒气入肾，暑热之气入心，湿气入脾，燥气入肺，是害人之五脏也。五味贵于中和，寒则阴胜，热则阳胜，阳胜生热，阴胜生寒，皆

---

① 神农：见《神农本草经》，原文为"若病已成，可得半愈。"

能害乎肠胃。皮属肺金，肉属脾土，筋属肝木，脉属心火，地气何以害之？盖土贯于四时，通于五行，故皮肉筋脉皆为所害，非若化气，各从其类也。善治者，能察阴阳，见病之微萌，即责其过失，故用之不殆也。

善诊者，察色按脉，先别阴阳，审清浊而知部分；视喘息，听音声，而知所苦；观权衡规矩，而知病所主；按尺寸，观浮沉滑涩，而知病所生。以治无过，以诊则不失矣。

色与脉皆有阴阳。色之阴阳，阳舒阴惨①也。脉之阴阳，太过为阳，不及为阴也。色清而明，病在阳分；色浊而暗，病在阴分。又面部之中，有五部以五行之色推之，故曰审清浊而知部分。又喘粗气热为有余，喘急气寒为不足。息高者心肺有余，吸弱者肝肾不足。声大而缓者为宫，苦病脾；声轻而劲者为商，苦病肺；声调和直者为角，苦病肝；声和而美者为徵，苦病心；声沉而深者为羽，苦病肾。故视喘息，听音声，而知病之所苦也。权衡所以较轻重，规矩所以范方圆。言病之来，必有轻重，阴阳犹之权衡规矩，治者宜较量之，孰为轻为标，孰为重为本，何者为阴为内，何者为阳为外，而知某病为客，某病为主也。尺为阴，寸为阳，浮为表，沉为里，滑为有余，涩为不足，言察脉之阴阳表里，有余不足，而知病之所生，以施治也。果能依此，则无差于诊视，而主治自不至有误矣。

形不足者，温之以气。精不足者，补之以味。其高者，因而越之。其下者，引而竭之。中满者，泄之于内。其有邪者，渍形

---

① 阳舒阴惨：指辨色时舒畅、明快为阳，忧戚、深沉为阴。舒，舒畅，明快；惨，忧戚，深沉。

以为汗。其在皮者，汗而发之。其慓悍者，按而收之。其实者，散而泻之。审其阴阳，以别柔刚。阳病治阴，阴病治阳。定其血气，各守其乡。血实宜决之，气虚宜掣引之。

形不足，谓其肌肉瘦也。精不足，谓其天真耗也。此二者，非针刺可治，须以药物补之。药之为性，气为阳，投之以养阳之品，则形肉温而皮肤充，无不足之形矣。味为阴，投之以益阴之物，则精液足而真元复，无不足之精矣。高，胸之上也。越，谓吐之也。下，脐之下也。竭，尽也。或利小便，或通大腑，皆是引而竭之之法。中满，腹中满也。此不在高，亦不在下，不可越，不可竭，但当泄之于内，以消坚满。邪，外之邪。渍形，谓天气寒，腠理密，汗不易出，则以辛散之物煎汤，渍其形体，覆而取汗也。其在皮者，汗而发之，言发汗之法，不可施于高者、下者、中满者，但可施于邪气之在皮部者。慓悍，卒暴也。按，谓按摩，言卒然暴病，慓悍之疾，则按摩而收之。收，谓定其慓悍也。其实者，散而泻之，表实则散，里实则泻。散而泻之，又散又泻也。凡此病者，必有阴阳。阴病为柔，阳病为刚。治病者，刺法有从阴引阳，从阳引阴，汤液有阳盛养阴，阴盛养阳，皆阳病治阴，阴病治阳之道也。定，安也。诸经皆有气血，宜安定之，使之各守其位，不得出位乘侮也。血实，邪气凝结于血，血瘀而实也，宜决破其经而出之。气虚，经气虚也。经络之气，有虚处必有实处，宜掣引其实者，济其虚者，针刺有此大法也。

诊寒热，赤脉上下至瞳子，见一脉，一岁死；见一脉半，一岁半死；见二脉，二岁死；见二脉半，二岁半死；见三脉，三岁死。

此邪入阴分，而病为寒热者，当反其目，以视之中，有赤脉形如红线，下贯瞳子，因其多少，以知其死之远近也。《寒热篇》文与此同，但彼专言瘰疬之毒发为寒热，此节单以寒热为言，理则同也。

以上俱出《灵》《素》粹语。凡有关于阴阳症治者，尽采之，以备参详。前后次序，各以类成，割裂之罪不暇计焉。

先天无形元气之阴

先天无形元气之阴，即我所禀元精之气。其本体则深藏于左肾阴水之中，其妙用则默运于精神之内，故曰先天无形之元阴也。

后天有形元气之阴

后天有形元气之阴，即我自己有形荣血所化之母气。其体则附藏于脾胃之中，其用则化见于人迎之际，为脉为血，此亦得于禀赋自然之真，而为后天有形之元阴也。

先天无形元气之阳

先天无形元气之阳，即我所禀元阳之气。其体则附藏于右肾阳水之中，即命门之相火也，其用则见于心神之内，视听言动，一身运用，皆由此而默运也，故曰先天无形之元阳也。

治法附

先天元气在肾，后天元气在脾。伤先天而病者，当补先天，补法有水火之分。水不足者，用六味丸，壮水之主以制阳光也。火不足者，用八味丸，益火之源以消阴翳也。伤后天而病者，当补后天，补法有饮食劳倦之分。饮食伤者，枳术丸之类主之。劳倦伤者，补中益气汤主之。然亦有补先天以裕后天者，何也？先天真阳之气，起自命门膈膜脂膏之内，五脏六腑之隙，水谷流化之关，真气融会于其间，熏蒸脏腑，化水谷。若脾胃无此阳气之熏蒸，如锅下无火，锅内水谷不能自熟，所以有补脾不若补肾之说。然亦有补后天以还先天者，何也？后天气血之生，脾胃为源。饮食入胃，输精于脾，脾气散精，上输于肺，肺朝百脉，清者为荣，浊者为卫，卫气日增则阳气壮盛，荣血日益则阴精迭生，使阴阳无此气血增益，则如灯无油，油尽而灯灭矣，所以有补肾不若补脾之说。盖肾病者自应补肾，脾病者自应补脾。若脾因肾病者，补肾中之真阳而脾气自健；肾因脾病者，使脾能健运，精气游溢，而肾脏自充。此一定自然之理，非所见有异也。

先天之元气在肾

先天元气，一太极也。太极动而生阳，静而生阴。阳动则为火，阴静则为水。水，精也。精者，元气之体所以立。火，神也。神者，元气之用所以行。水阴火阳，一为肾，一属命门。命门谓曰神门，男子藏精，女子系胞，元气之根蒂，精神之所舍也。肾、命门为元气之根，而居至阴之下。人之有生，先生两肾，两肾水火并藏，其精神总聚于命门一窍，历三焦而上通于心，此气乃先天元气也。

后天之元气在脾胃

后天元气，即谷气。凡人饮食入胃，其清气上濡脾肺，以及心肝肾，潜滋暗长，以生气血。是后天有形之气血，乃饮食所化之气血，而先天之元气实资后天之谷气以为培养，则后天之谷气即可谓之为元气也。

先天元阴元阳初起病状

先天元阴元阳，俱在肾经，有病先从肾起。初得之，两胫酸疼，腰背拘急，行立脚弱，饮食减少，两耳飕飕，直似风声，夜卧遗精，阴汗痿弱。

后天元阴元阳初起病状

后天元阴元阳，俱在脾胃，有病先从脾胃起。初得之，不喜饮食，饮食无味，怠惰嗜卧，寒热如疟，腹胀或疼，唇吻干燥，面色痿黄，日渐羸瘦。

先天元阴病症

真阴亏损，则精神恍惚，夜卧不安，其目则眈眈然，羞明怕日，白昼虚见蛇行鼠走，或妄见烟火满空，或恶人与火，喜静恶动，所恶所见皆阳也。此盖多由欲伤肾，或交感之际，偶从七情损其真阴。治疗之法，当反观内养，补益我后天之阴，复还乎先天之真，可也。

先天元阴病脉

先天真阴不足之脉，在左尺肾部，其脉当微涩无力，虚甚则元阳之气偏胜，而乱动为火，火乘阴位，或恣内燔，故脉涩且数无力，或大而虚。

先天元阴病口鼻气息

先天真阴受伤，则口鼻中出入气息，时时有焦腐之气，及瘩寐中精神不宁，而有呻吟之声，唇红舌焦而燥或黑，或唇舌不时如火烙。

先天元阳病症

无形元阳，病则精神短少，妄见鬼神，或每叫人佐辅，或好终夜明灯，喜阳而畏阴，爱明而恶暗，身体恶寒，四肢逆冷，所见所恶皆阴也。治宜温存内养，兼用甘温之剂补益后天有形之阳，以转益先天无形之灵，但峻补其阳使与阴齐，不可抑其阴也。

先天元阳病脉

先天真阳不足之脉，在右尺肾部，其脉微而欲绝，甚则六脉俱微弱无力。《内经》云右尺命门火衰为阳脱之症者，此即是矣。

先天元阳病口鼻气息

先天真阳受伤，则口鼻中出入气息惟觉寒冷，舌青，唇白。

后天元阴病症

后天元阴，凡有所伤，其症则显于荣血之间，或为吐血，或为衄血，或为嗽血、咯血，或为便血、溺血，或耳目出血，或遗精梦泄，或齿缝出血。凡骨蒸烦热之类，皆是也。此因情欲过度，真阴内损，或饮食劳倦，久伤脾胃，以致精气日耗，使我荣血不能灌溉周身，而反见以上失血诸症。此当峻补其阴，使与阳齐，不可抑其阳也。

更有荣血既伤，生化之源久乏，致使血逆气滞，而为积为病者，必挟风寒暑湿之邪，治当攻补相兼，亦当量其虚实之轻重而施治。倘遇邪气正盛，元气壮实者，则不必固元气，而以峻剂攻之。若元气虚甚不可攻，虽病气有余，必当先补其元气而后去邪。若不知此，而妄泄之，其不夭人性命者，几希矣。

后天元阴病脉

后天元阴不足之脉，则左手心部脉微而涩，虚甚则阳气偏胜，而动乱为火，火乘阴分，故脉反大而虚，或涩而数。虚之甚者，六脉皆然。

后天元阴病口鼻气息

后天元阴受伤，则口鼻中呼吸之气，惟觉蒸蒸①然热，唇舌俱赤，口苦而渴，并无焦腐之气，与呻吟之声。

后天元阳病症

后天元阳，凡有所伤，其症则见于卫气之间，或自汗，或呕吐，或令小便清长，或遗尿失禁，或精随溺出，或血滑脱泄之类是也。此盖由七情内损，或因饮食不节，胃气久困，或因劳倦所伤，致损元阳之气，而病作也。元气有伤，则我之卫气乏其化生之源，而不能充实肌肤，是以腠理疏豁，而四气易伤，六淫易触，此元气自内而伤及于外也。此固当用冲和之剂以固之，又或有因四气六淫，或因饮食所伤，或因跌扑损闪，而致卫气逆滞，为积为聚，拖延岁月，而累伤母气，此元气自外而伤及于内，由实而致虚也。然亦不可见其实势而遽泄之，则当观其真气之盛衰，以攻补相兼之法治之可也。

后天元阳病脉

后天元阳不足之脉，则右寸肺部脉沉而弱，甚则右关脾胃之脉亦然。《内经》言寸口独平而死是矣，盖胃气欲绝，而不能生化之故也。

后天元阳病口鼻气息

后天元阳之气不足，则口鼻中出入之气息如故，并无寒冷之势，但口不知味，而面色白，或气短不足以息。

---

① 蒸蒸：上升貌。

先后天元阳辨

或问：有形之阳，与无形之阳，何以分之？曰：无形之阳，即命门之相火也。昼则动而施用于心，夜则静而归宿于肾。有形之阳，君火也。君火者，心火也。心火乃后天日用之火，为有形之实火，可以水灭，可以湿折。相火乃先天龙雷之火①，为无形之虚火，不可以水灭，不可以湿折，惟当从其性而伏之。

阴虚似阳辨

阴虚之病，反觉恶寒洒淅②，足冷，及见呕吐，自汗，或见小便清长，与精滑频溺，似乎阳虚之症，不可误作阳虚治。此由相火动而然也，脉必涩数，口必干燥，以此为辨。恶寒，足冷，火极似水也。若果阳虚，而有前项诸症，则其脉必微弱，而口中气息惟觉寒冷，不觉干燥，此为异耳。

阳虚似阴辨

阳虚之病，反见夜热昼止，或咳嗽咽疼，或骨蒸烦热，两手心焦烙，或面红烦躁，或因阳气不固而患脱血，似乎阴虚之症，不可误作阴虚治。盖其形症虽如是，其六脉必微弱，或命门之脉衰脱，及手指与两足逆冷为异耳。

阴阳表里虚实证治　宜忌药品附

阳　虚

阳虚，即真气虚。其证恶寒，或发热，自汗。汗多亡阳，阳虚不发热，单恶寒者居多。

---

① 龙雷之火：指肾里所藏一点点真阳。
② 洒淅：寒颤貌。

忌破气，降泄，利水，苦寒，及辛热发散之药。

宜补甘温热。

人参　黄芪　二术　炙草　当归　淫羊藿　巴戟　肉桂　附子　仙茅　鹿茸　补骨脂　雀肉　羊肉　大茴香　阳起石

阴　虚

阴虚，即精血虚。其证咳嗽多痰，吐血，咯血，嗽血，鼻衄，齿衄，盗汗，自汗，发热，寒热，潮热，骨乏无力，不眠，气急，腰背痛。

忌补气，复忌破气，燥热、辛温及大寒大苦伤胃，并升提发散，与利水之药。

宜生精补血，兼清虚热，敛摄，酸寒、甘寒、甘平、咸寒，略兼苦寒。

地黄　人乳　枸杞　山萸　芍药　地骨皮　麋①胶　阿胶　沙参　枣仁　麦冬　车前子　山药　丹皮　续断　石斛　牛膝　柏子仁　龟甲　黄柏　知母　五味　溺白垽音佞，滓垢也　青蒿　沙苑蒺藜

表　虚

表虚，其证自汗，恶风，洒淅寒热，喜就温暖，脉浮无力。

忌破气，升发，辛热之药。表虚而中寒者，不忌辛热

宜补敛，益气，实表，甘酸。

人参　黄芪　芍药　甘草　桂枝有热者勿用　五味子

---

① 麋：哺乳动物，比牛大，毛淡褐色，雄的有角，角像鹿，尾像驴，蹄像牛，颈像骆驼，但从整体看哪种动物都不像，原产中国，是一种珍贵的稀有兽类。俗称"四不像"。茸角胶霜，功效与鹿略同。

里　虚

里虚，其证洞泄，或完谷不化，心腹痛，按之即止，或腹胀，或伤寒下后痞满。

忌破气，下，苦寒之药。

宜温补，甘，佐以辛热。

人参　炙草　大枣　糯米　肉桂　术　干姜　附子有热者勿用

阳　实

阳实，即表邪热盛，其证头痛，寒热，遍身骨痛，无汗。

忌补敛，下，及大热之药。

宜辛甘发散，天寒略加辛热，辛温佐之。

柴胡　紫苏　薄荷　升麻　防风　前胡　葛根　荆芥　羌活
石膏　知母　麦冬　黄芩　葱白　麻黄冬月可用，春夏忌之

阴　实

阴实，即里实。外感证属邪热内结者，其证胸腹鞕同硬痛，手不可近，大便七八日不行，或挟热下痢。

忌辛温发散，及补敛之药。

宜下，苦寒，盐寒，甘辛。

大黄　厚朴　枳实　滑石　山栀　黄芩　黄连　茵陈　芒硝
桃仁

阳　厥

阳厥，即热厥。其证四肢厥逆，身热面赤，唇燥，大渴，口干舌苦，目闭，或不闭，小便赤涩短少，大便燥结，不省人事。

忌升发，补敛，燥热，辛温之药。

宜下，清热，甘寒，苦寒，咸寒。

大黄　芒硝　石膏　黄芩　黄连　山栀　知母　童便

如挟虚，有痰，宜：

麦冬　竹沥　芦根汁　梨汁　童便

如妇人热入血室，因而厥者，以童便为君，加：

赤芍　生地　牛膝　丹皮　桃仁

甚者大便结燥，加：

芒硝　大黄

通即止，勿尽剂。

阴　厥

阴厥，即寒厥。其证四肢厥逆，身冷，面青，蜷卧，手指爪青暗，腹痛，大便溏，或完谷不化，小便自利，不渴，不省人事。

忌下，破气，苦寒，咸寒，酸寒之药。

宜补气，温中，甘温，辛热。

人参　干姜　附子　桂　吴茱萸

上盛下虚

上盛下虚，属阳盛阴虚。

忌升散，下，助阳，补气，及破气，燥热辛之药。

宜降，益阴，甘寒，酸寒，佐以咸寒，苦寒。

苏子　麦冬　枸杞　生地　沙参　白芍　山萸　五味　牛膝
童便　玄参　黄蘗　天冬　枇杷叶

阴阳者，天地之道也，万物之纪纲，变化之父母，生杀之本始，神明之府也。夫天地，一大阴阳也。人身，一小天地也。人于天地，渺焉中处，而谓可与天地参者，天地固大，人身固小，而阴阳则一也。阴阳犹资气以行，而其所以能行者，全在君主，君主所存所发，一任天理，则气自运行不息，自与天地合德，与日月合明，与四时合序，不期顺而自顺，不期合而自合。万化之几①，操之在我矣，病安从生。然则圣人之于医药，实悯生民之不能明理尽性，以致中和失度，七情内炽，而六淫得以乘虚而入，亦不得已而用之也。人曷可不长守此理，使阴阳和合，气自运行，以长有天命耶？

---

① 几：苗头，预兆。

卷之六

五行约旨 <small>小序</small>

　　五行者，天地之大经。天地未开未辟，以先水火生天地。既有天地，以后天地生水火。水火之气交，其清者，升而为天；其滓之燥结者，降而为地，是水火生天地也。如阳燧取火于日，方诸①取水于月，则水火生于天地矣。自生水火，即生金木，故曰水火者，金木之母。且四物之质，无土何依？有生之类，无土何附？五行之中，惟土为尊。然此犹概论也。若反而求之于身，五脏者，即五行之质。五行者，即五脏之德，顺之则百体康，逆之则诸病起，为热为寒，为虚为实，标本表里，变化何穷焉？是非得把握阴阳造化从心者，于五行生克承制之理了然于胸中，又将何所藉，以肆应②不穷耶？是以欲溯医学之大源者，次阴阳而下，即当急讲于五行也。

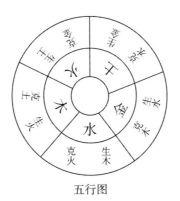

五行图

---

①　方诸：古代在月下承露取水的器具。
②　肆应：响应，引申指善于应付各种事情。

木火土金水，相生谓之顺。

木土水火金，相克谓之逆。

五 行 生 成 数 图

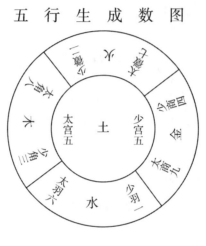

五行生成数图

此即河图数也。五少者，其数生。五太者，其数成。土常以生，故不言十。

五行生成数解

五行之理，原出自然，天地生成，莫不有数，圣人察河图，而推定之。其序曰：天一生水，地六成之；地二生火，天七成之；天三生木，地八成之；地四生金，天九成之；天五生土，地十成之。夫五行各具形质，而惟水火最为轻清，乃为造化之初，故天以一奇生水，地以二偶生火。若以物理论之，亦必水火为先，以小验大，以今验古，可知之矣。如草木未实，胎卵未生，莫不先由于水，而后成形，是水为万物之先，故水数一，化生已兆，必分阴阳。既有天一之阳水，必有地二之阴火，故火次之，其数则二。阴阳既合，必有发生，水气生木，故木次之，其数则三。既有发生，必有收杀，燥气生金，故金次之，其数则四。至若天五生土，地十成之，似乎土生最后。而戴廷槐①曰：有地即有土矣。若土生在后，则天三之木，地四之金，将何所附？且水火木金，无不赖土，土岂后生者哉？然土之所以言五与十者，盖以五为全数之中，十为成数之极。中者，言土之不偏，而总统乎四方；极者，言物之归宿，而包藏乎万有，皆非所以言后也。再以方位阴阳之理，合之亦然。如水王于子，子者阳生之初，一者阳起之数，故水曰一；火王于午，午者阴生之初，二者阴起之数，故火曰二；木王东方，东者阳也，三者奇数，亦阳也，故木曰三；金王西方，西者阴也，四者偶数，亦阴也，故金曰四；土王中宫，而统乎四维，五为数中，故五曰土。此五行生数之祖，先有生数，而后有成数，乃成一阴一阳生成之道，此天地自然之理也。虽河图列五行之次序，而实以分五行之阴阳。阴阳既有次序，气数必有盛衰。如太过者其数成，不及者其数生，土常以生也。谓如甲丙戊庚壬五太之年，为太过，其数应于成；乙丁己辛癸五少之年，为不及，其数应于生。惟土之常以生数者，盖五为数之中，土居位之中，而兼乎四方之气，故土数常应于中也。虽易系有地十成之之谓，而《三部九候论》曰：天地之数，始于一，终于九焉。此所以土不待十而后成也。先圣察生成之数，以求运气者，盖欲因数以占夫气化之盛衰，而示人以法阴阳，和术数，先岁气，合天和也。其所以关于生道者非浅，观者其毋忽之。

---

① 戴廷槐：明代隆庆中贡生，长泰人，著有《学易举隅》六卷。

五行集说

五行分属天地

以五行分属天地，天一生水，地六成之；地二生火，天七成之；天三生木；地八成之；地四生金，天九成之；天五生土，地十成之。生之者气也，成之者质也。

五行即一元之气。

五行质具于地，气行于天。以质言则曰水火木金土，取天地生成之序也。以气言则曰木火土金水，取四时运行之序也。其气即一元之气，行于地中，地受天之气；行于四时之间，发生万物。今历家以律吕候气①之法，晷②刻不差，便是此气从地中透出也。

五行始生之序

潜室陈氏③曰：五行始生，谓太极。流行之后，自气而成，质自柔而成刚。水最柔，故居一。火差刚，故居次。至木至金至土，则浸④坚刚。故《洪范》与《易》言所生之序皆如此。

五行先后之序

五行之生，同出阴阳，有则俱有，诚不可以次第言。然水火者，阴阳变合之初气，至精至盛，故为五行之先。水阴而根于阳，火阳而根于阴，故水又为火先。有水火而木金生，木华而疏，金

---

① 律吕候气：古人通过对六律六吕候气的方法确定标准音的音高。单数各律为六律，双数各律为六吕。

② 晷：古代按照日影测定时刻的仪器。

③ 潜室陈氏：指宋代陈埴，字器之，永嘉人，尝举进士，授通直朗致仕，其学出自朱熹，著有《木钟集》十二卷。

④ 浸：逐渐。

实而固，故木金次水火，而木又为金先也。土则四者之所成终而成始也，故独尊焉。

五行上下左右之序

阳变而助阴，故生水阴；合而阳盛，故生火；木金各从其类，故在左右。

五行运行之序

水阴根阳，火阳根阴，错综而生其端，是天一生水，地二生火，天三生木，地四生金，到得运行处，循环相生，便水生木，木生火，火生土，土生金，金又生水，水又生木。

五行生生自不容已

五行自然之序，气之流行，木温，火热，金凉，水寒，土冲。然温必变热，热必变冲，冲必变凉，凉必变寒，寒复变而为温，此其生生自有，不容已者。

五行生成之数皆含天五之数

五行之生，不离中五之土，以成形质。水得土则源泉以出，故一对五而成六。火得土则归宿有方，故二对五而成七。木得土则培植以厚，故三对五而成八。金得土则滋凝以固，故四对五而成九。土而得土则积厚累博，故五又得五而成十也。

五行不专夫五亦不离夫五

二气运行，参差不齐。水本沉蕴而为五精，火本扬达而为五气，木本茂华而为五色，金本坚击而为五声，土本和滋而为五味。是五行不专夫五，亦不离夫五也。

五行质之所生

五行之序，以质之所生而言，则水本是阳之湿气，以其初动为阴，所陷而不得遂，故水阴胜；火本是阴之燥气，以其初动为阳所掩而不得达，故火阳胜；木则阳之湿气浸多，以感于阴而舒，故发而为木，其质柔，其性暖；金则阴之燥气浸多以感于阳而缩，故结而为金，其质刚，其性寒；土则阴阳之气各盛，相交相搏，凝而成质。

五行气质各有所属

气与质固不相离，而水火以气用，木金以质用。

五行生克之义

五行生克之理，自其相生者言，则水生木，木生火，火生土，土生金，金又生水；自其相克者言，则水克火，火克金，金克木，木克土，土又克水。盖造化不可无生，然一于生，则无由裁制；亦不可无克，然一于克，则无由发育。故相生者，嗣续以不穷；而相克者，亦循环以不已。

五行相畏而相资

土得水则柔，得火则刚。金得火则流，得水则止。木得水则长，得火则消。火得木则生，得水则死。水得金则寒，得火则暖。相畏相资，造物原自不齐，而人事从此起矣。

五行生中有克，反有克中之用

五行内有生中之克，反有克中之用。何谓生中之克？如木生火矣，若火过盛，则木反为灰烬。火生土矣，若土过盛，则火反被扑灭。土生金矣，若金过盛，则土反无发生。金生水矣，若水过盛，则金反见沉溺。水生木矣，若木过盛，则水反为壅滞。此虽生而反忌者也。何谓克中之用？如水克火矣，若火过盛，又喜水克，以成既济之功。火克金矣，若金过盛，又喜火克，以成煅炼之材。金克木矣，若木过盛，又喜金克，以成芟削之美。木克土矣，若土过盛，又喜木克以成秀耸之势。土克水矣，若水过盛，又喜土克，以成堤防之助。此虽克而反美者也。自具此理，所以裁成辅相，端有借于斯人。

子盛反泄母气之义

水自金生，而水盛则金沉。火自木生，而火盛则木销。

五行之神

朱子曰：气之精英者为神①。金木水火土非神，所以为金木水火土者是神。在人则为理，所以为仁义礼智信者是也。

五行互根之义

冬属水，而一阳生于冬。夏属火，而一阴生于夏。水生于北方阴位而阳已动，火生于南方阳位而阴已形。此水火之所以互根也。春木秋金，皆非阴阳始生之月，故木生于阳，金生于阴，而阴阳无所生，此金木之所以不互根也。

五　音

五音者，五行之声音也。

角音属木，丁壬化之。丁，阴木也；壬，阳木也。丁为少角，壬为太角。木旺于春，触物而生，有角之义也。角者，触也。徵音属火，戊癸化之。戊，阳火也；癸，阴火也。戊为太徵，癸为

---

① 气之精英者为神：语出朱熹《朱子语类》卷一。

少徵。火旺于夏，物长已极，有止之义也。徵者，止也。宫音属土，甲己化之。甲，阳土也；己，阴土也。甲为太宫，己为少宫。土旺于长夏，位在中央，有宫之义也。宫者，中也。商者属金，乙庚化之。乙，阴金也；庚，阳金也。乙为少商，庚为太商。金旺于秋，万物刚强，有商之义也。商者，强也。羽音属水，丙辛化之。丙，阳水也；辛，阴水也。丙为太羽，辛为少羽。水旺于冬，阳气屈而阴气伸，有舒之义也。羽者，舒也。

五 色

五行相生为正色，青赤黄白黑；相克为间色，绿红碧紫流黄。

水生木，木色青，故青者东方也。木生火，火赤色，故赤者南方也。火生土，土色黄，故黄者中央也。土生金，金色白，故白者西方也。金生水，水色黑，故黑者北方也。此五行之正色也。甲己合而为绿，则绿者青黄之杂，为东方间色，以木克土故也。丙辛合而为红，则红者白赤之杂，为南方间色，以火克金故也。乙庚合而为碧，则碧者青白之杂，为西方间色，以金克木故也。丁壬合而为紫，则紫者赤黑之杂，为北方间色，以水克火故也。戊癸合而为流黄，则流黄者黄黑之杂，为中央间色，以水克土故也。此五行之间色也。一作绀红缥紫骝黄。

五 方

东方者动方，万物始动生也。南方者任养之方，万物怀任也。西方者迁方，万物迁落也。北方者伏方，万物伏藏也。中央者，中和也。

法五行取火

钻燧改火，春行为木，榆柳色青象木。夏行为火，枣杏色赤象火。季夏行为土，桑柘色黄象土。秋行为金，槐檀色白象金。冬行为水，柞楢色玄象水。先王取火，法五行各以其时取之。

五行统论

五行者，水火木金土也。五行即阴阳之质，阴阳即五行之气。气非质不立，质非气不行。行也者，所以行阴阳之气也。朱子曰：五行质具于地，而气行于天①。故《河洛图书》具阴阳之象，分左右中前后，以列五行生成之数焉。先儒曰：天地者，阴阳对待之定体。一二三四五六七八九十者，阴阳流行之次序。对待非流行不能变化，流行非对待不能自行。此五行所以流行于天地中而为用也。故大挠察天地之阴阳，立十干十二支，以著日月之象。十干以应日，天之五行也。十二支以应月，地之五行也。干支出而六甲成，运气分而时序定，所谓天地相临，阴阳相合，而生成之道存乎其中。故五行之化，无乎不在。精浮于天，则为五星。形成于地，则为五方。其为六气，则木之化风，火之化暑，与热土之化湿，金之化燥，水之化寒。其为名目，则水曰润下，火曰炎上，木曰曲直，金曰从革，土爰稼穑。其为功用，则水主润，火主熯，木主敷，金主敛，土主溽。其为形体，则水质平，火质锐，木质长，金质方，土质圜。其为赋性，则水性寒，火性热，木性温，金性清，土性蒸。其为五则，则火以应衡，水以应权，水以应规，金以应矩，土以应绳。至若五谷、五果、五畜、五音、五色、五臭、五味、五脏之类，无非属于五行也。又如五行气数

---

① 五行质……气行于天：语出周敦颐《太极图说》，原文为"然五行者，质具于地，而气行于天者也。"

之异，阴阳之辨，亦有所不同者。若以气言时之序，则曰木火土金水。如木当春令，为阳稚；火当夏令，为阳盛；金当秋令；为阴穉；水当冬令，为阴盛。是木火为阳，金水为阴也。若以数言生之序，则曰水火木金土。如天一生水为阳穉，天三生木为阳盛，地二生火为阴穉，地四生金为阴盛，是水木为阳，而火金为阴也。此外如《洛书》、《乐律》、刘向、班固等论，序各不同，无非变化之道，而运用之机亦无过生克之理耳。盖造化之几，不可无生，亦不可无制，无生则发育无由，无制则亢而为害，生克循环运行不息，而天地之道斯无穷已。第人知夫生之为生，而不知生中有克；知克之为克，而不知克中有用；知五之为五，而不知五者之中五五二十五，而复有互藏之妙焉。所谓五者之中有互藏者，如木之有津，木中水也；土之有泉，土中水也；金之有液，金中水也；火之镕物，火中水也。夫水为造化之原，万物之生，其初皆水，而五行之中，一无水不可也。火之互藏，木钻之而见，金击之而见，石凿之而见。惟是水中之火，人多不知，而油能生火，酒能生火，雨大生雷，湿多成热，皆是也。且火为阳，生之本，虽若无形，而实无往不在，凡属气化之物，非火不足以生，故五行之中，一无火不可也。土之互藏，木非土不长，火非土不荣，金非土不生，水非土不畜，万物生成，无不赖土，而五行之中，一无土不可也。木之互藏，生于水，植于土，荣于火，成于金。凡发生之气，其化在木。即以人生而言，所衣所食，皆木也，得木则生，失木则死。故曰：人生于寅，寅者阳木之位也。由人而推，则凡动植之类，何非阳气，又何非木化，此五行万物之中，一无木不可也。金之互藏，产于山石，生诸土也，淘于河沙，隐诸水也。草有汞，木有腊，藏于木也。散可结，柔可刚，化于火也。然金之为用，坚而不毁。故《易》曰：乾为金①。夫乾象正圆，形如瓜卵，柔居于中，刚包乎外，是以天愈高而愈刚，地愈下而愈刚，故始皇起坟骊山，深入黄泉三百丈，凿之不入，烧之不毁，使非至刚之气，真金之体，乃能若是其健而运行不息乎！故凡气化之物，不得金气，无以坚强。所以皮壳在外，而为捍卫者，皆得乾金之气，以固其形，此五行万物之中，一无金不可也。由此而观，则五行之理，交互无穷。故甲丙戊寅壬，天之阳干也，而交于地之子寅辰午申戌；乙丁己辛癸，天之阴干也，而交于地之丑亥酉未己卯。天地五行，挨相交配。以天之十而交于地之十二，是于五行之中，各具五行，乃成六十花甲。由六十花甲而推于天地万物，其变可胜言哉！然而变虽无穷，总不出乎阴阳。阴阳之用，总不离乎水火。所以天地间，无往而非水火之用。欲以一言而蔽五行之理者，曰：乾坤付正性于坎离，坎离为乾坤之用耳。

---

① 乾为金：指乾在八卦的五行属性中属金。

卷之七

时令考 小序

时令者，言合四时月令，集而为一也。一日间，时分十二。一岁间，时分四季。举天地之所覆载，成形成象，未有一物能违乎天时者。然一昼一夜而晦明异，一冬一夏而寒暑异，则吾人之于衣食起居，响晦宴息①，自不能无道以处矣。《易》曰：随时之义大矣哉②。又曰：天行健，君子以自强不息。人在气交中，动静不失其时，欲尽人道以奉天道，舍天地四时传变之理，阴阳节候消长之几，其何道以从？况古来贤圣，谆谆诲人不厌者，首自天时，下及人事，山川地里，燥湿柔刚，无一不本乎天时。即如医药，寒热温平，各一其性，随时换气，必顺乎时节。宣六气，宰辅者之责，亦即业医者之分内事也。谨撮大要条列于下。

干 支

干，干也，亦曰十母。支，枝也，亦曰十二子。

天干释义

甲：万物剖，孚甲而出也。

乙：万物生，轧轧也。

---

① 响晦宴息：到了黄昏就要休息，安寝。响晦，向晚，黄昏。宴息，安寝，休息。

② 随时之义大矣哉：随为《易经》六十四卦之一。随，刚来而下柔，动而说。随，大亨，贞，无咎。而天下随时，随时之义大矣哉。

丙：阳道著明也。

丁：万物之丁壮也。

戊：茂也。物皆茂盛也。

己：万物皆有定形，可纪识也。

庚：更也。阴气更万物也。

辛：万物之辛生也。

壬：阳气任养万物于下也。

癸：万物可揆度也。

地支释义

子者，滋也。言万物滋于下也。

丑，纽也。言阳在上未降，物厄纽未敢出也。

寅，言万物始生，蚓蚓然也。

卯之为言，藏也。言万物茂盛。

辰之为言，娠也。万物怀娠。

巳者，言阳气已尽也。

午者，阴阳交叉也。

未者，言万物皆有滋味也。

申言，阴用事，申贼万物。

酉者，老也。

戌者，万物尽灭也。

亥者，该也。阳气藏于下，故该也。

五音长短之序，则曰宫商角徵羽。五音相生之序，则宫徵商角羽。长短清浊，相间成音，乃人生之自然，本无不和，为其中有不和者，由是制三分损益之定法以和之。

《乐律志》：宫为至清，羽为次清，商为半清，角为半浊，徵为至浊。宫，喉音，舌居中。商，鄂音，开口张。角，舌音，舌缩却。徵，齿音，舌点齿。羽，唇音，口撮聚。然羽与宫，其清虽同，而亦微有异。惟黄钟宫羽同音，其声至清，至大吕应钟则专为羽音，而又稍浊于宫，然其属唇音，亦可谓之清，而不可谓之浊也。

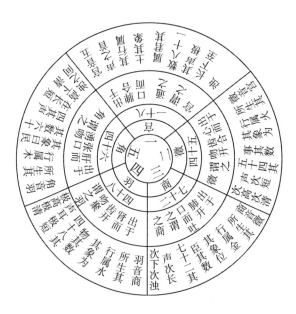

五音相生次序图

十二律释义

黄钟。黄者，中之色，君之服。钟者，种也。阳气施种于黄泉，孳萌万物，位于子，在十一月。

大吕。吕，旅也，言阴。大旅助黄钟，宣气而牙物也，位于丑，在十二月。

太族。族，奏也，言万物动生，凑地而出。故曰：太蔟位于寅，在正月。

夹钟。言阴夹助太蔟，宣四方之气，而出种物也。位于卯，在二月。

姑洗。姑，故也。洗，新也。言阳气发，故去故就新也。位于辰，在三月。

仲吕。言阳散在外，阴实在中，所以旅阳成功，故曰仲吕也。位于巳，在四月。

蕤宾。是月阴气蕤蕤①在，下象主人；阳气在上，象宾客。故曰蕤宾。位于午，在五月。

林钟。林，君也。言阴气受任，助蕤宾君主，种物使长大，茂盛也。位于未，在六月。

夷则。则，法也。言太阳力衰，太阴气盛，万物凋伤，应法成性也。位于申，在七月。

南吕。南，住也。言阳气内藏，阴气旅助夷则，任成万物也。位于酉，在八月。

亡射。射，厌也。言阴气上升，阳气下降，万物随阳而盛，而无射，而出见者也。位于戌，在九月。

应钟。言阴应于阳，转成其功也。位于亥，在十月。

十二月钟管

蔡邕《月令章句》：律者，率也，声之管也。上古圣人本阴阳，别风声，审清浊，而不可以文载，口传也。于是始铸作钟，以主十二月之声。钟难分别，乃截竹为管，谓之律。律者，清浊之率法也，声之清浊以律长短为制。

① 蕤蕤：同"葳蕤"，草木茂盛的样子。

乐律阴阳

十二律，子以后，自大吕至仲吕为阳，黄钟之升也；午以后，自林钟至应钟为阴，黄钟升极而降也。分列左右，对兑并观。丑亥寅戌卯酉辰申巳未相对，左各损三分，右各益三分。盖其升以渐降，亦以渐，故其损益之数，若出天然，不待安排。律有雌雄，间列十二辰，均阴阳也，周气候也。作乐之道，得阴阳，备雌雄，声乃可和也。

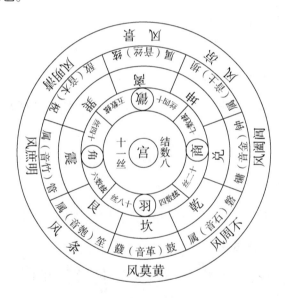

五声八音八风相合图

天地之间，声大者如雷霆，小者如蠓①蚁，皆不得其和，惟十二律，而后声之大者不过宫，小者不过羽，声始和矣。以此被之八音，则八音和；奏之天地，则八风和。八风和，而诸福之物，

---

① 蠓：一种昆虫，比蚊子小，褐色或黑色。雌蠓吸人畜的血。能传染疾病。

可致之祥毕至矣。圣人参天地，赞化育之道，莫善于此。

八　风

《传》曰：阳生于五，极于九。五九四十五，则变八风①，各四十五日，卦不过八，则风亦八而已。

《淮南子》：距日冬至四十五日，条风至，立春。

艮卦之风，一名融风，为笙。

条风，居东北，主出万物，言条治万物而出之，故曰条风。南至于箕，言万物根棋，故曰箕，正月也。南至于尾，言万物始生于尾也。南至于心，言万物始生有萃心也。南至于房，言万物门户也，至于门则出矣。

四十五日，明庶风至，春分。

震卦之风，为管。

明庶风，居东方。明庶者，明众物尽出也，二月也，南至于氐。氐，至也，万物皆至也。南至于亢，言万物亢见也。南至于角，言万物有枝，格如角也，三月也。

四十五日，清明风至，立夏。

巽卦之风，为柷②。

清明风居东南维，主风吹万物，而西之轸③。轸者，万物益大而轸轸然也。西至于翼，言万物皆有羽翼也，四月也。西至于七星，阳数成于七，故曰七星。西至于张，言万物皆张也。西至于

---

①　八风：《易纬通卦验》记载有："八节之风谓之八风。立春条风至，春分明庶风至，立夏清明风至，夏至景风至，立秋凉风至，秋分阊阖风至，立冬不周风至，冬至广莫风至。"

②　柷（zhù 住）：古代乐器，木制，形状像方形的斗。

③　轸（zhěn 诊）：二十八宿之一。古代车后的横木亦称"轸"。

注，言万物始衰，阳气下注也，五月也。

四十五日，景风至，夏至。

离卦之风，为弦。

景风居南方，言阳气道竟，故曰景风。西至于弧，言万物弧落且就死也。西至于狼，万物可度量，断万物，故曰狼也，六月也。

四十五日，凉风至，立秋。

坤卦之风，为埙①。

凉风居西南维，主地。地者沉，夺万物气也。北至于罚，言万物气夺可伐也。北至于参，言万物可参也，七月也。北至于浊，浊者，触也，万物皆触死也。北至于留，言阳气之稽留也，八月也。

四十五日，阊阖风至，秋分。杀气怆，故收，县②垂钟磬之乐。

兑卦之风，为钟。

阊阖风，居西方。阊者，倡也。阖者，藏也。言阳气，道万物入黄泉也。北至于胃③，言阳气就藏，皆胃胃也。北至于娄，娄者，呼万物且内之也。北至于奎，奎者，主毒螫，杀万物也。奎而藏之，九月也。

四十五日，不周风至，立冬。

乾卦之风，为磬。

不周风，居西北，主杀，主东壁，东至营室。营室者，主营

---

① 埙（xūn 熏）：古代用陶土烧制的一种吹奏乐器。
② 县：通"悬"。
③ 胃：二十八宿之一。

胎阳气而产之。东至于危，危，垝①也，言阳气之危垝_{垝，音癸也}，十月也。东至牵牛，言阳气牵引万物出之也。牵者，冒也。地虽冻，能冒而生也。牛者，耕植种万物也。东至建星，建者，生也，十一月也。

四十五日，广莫风至。冬至。

坎卦之风，为鼓。

广莫风，居北方。阳气在下，阴莫若阳广大，故曰广莫。东至于虚，虚者，能虚能实，言阳气冬则宛藏于虚，日冬至，则一阴下藏，一阳上舒，故曰虚。东至须女②，言万物变动其所，阴阳气未相离，尚相如胥③，故曰须女，十二月也。

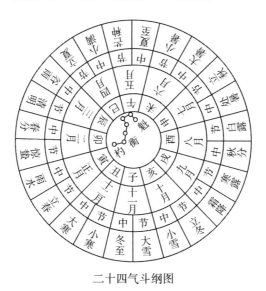

二十四气斗纲图

---

① 垝：坍塌的墙垣。

② 须女：星宿名。二十八宿之一，北方玄武七宿的第三宿。有星四颗，位于织女星之南。

③ 胥：全，都。

五日谓之一候，积三候十五日有零，谓之一气，积六气九十日有零为一时，积四时三百六十五日二十五刻为一岁。

斗纲注释

一岁四时之候，皆统于十二辰。十二辰者，以斗纲所指之地，即节气所在之处也。正月指寅，二月指卯，三月指辰，四月指巳，五月指午，六月指未，七月指申，八月指酉，九月指戌，十月指亥，十一月指子，十二月指丑，谓之月建。天之元气，无形可观，观斗建之辰，即可知矣。斗有七星，第一曰魁，第五曰衡，第七曰杓，此三星谓之斗纲。假如正月建寅，昏则杓指寅，夜半衡指寅，平旦魁指寅，余月仿此。

四 时

历春夏秋冬为四时。《易》曰：天地节而四时成，谓起于子，而终于亥也。

按月令，孟春之月，其数八；孟夏之月，其数七，以木火者生物之数也。孟秋之月，其数九；孟冬之月，其数六，以金水者成物之数也。春秋者天气之一生一成，冬夏者天气之一生一成，则春夏所以生物而秋冬所以成物，所谓精气为物，游魂为变也，故不言次，而以时代言之。

月有三十日

月行一日，不及天十三度十九分度之七，积三十日而周天，故为之一月也。

月本无光，丽①日而明，自朔而暗，至三日而朏②，八日而弦，十五日而望，十八日而生魄，二十三日而下弦，至三十日复暗而不明，是谓晦日。谓之月者，以月之明暗为期也，故月有三十日焉。

岁有三百六十日

四时平分，各七十二日，土位中宫，而寄旺于四时，统之为四时，分之为五行，五行各七十二日，土分中宫，而寄王于四时之末，各十八日，合之亦七十二日，总五行之七十二日，合三百六十日而成岁。

历家一年，凡三百五十四日有闰，统闰月计之，凡三百八十四日。自今年立春，至明年立春，二十四气全数，凡三百六十五日零二时七刻一十分，故云期三百有六旬有六日也。一气有十五日零二时四刻二十分，一月有二气，必有三十日零五时二刻，始交后月节气。四时各九十一日零三辰六刻，十二月有大小尽，即因节气之有余，与小尽之不足，而置闰于其间，然后四时不差，而岁功得成。置闰之法，以小尽有余之数积之。

日之出入

炎夏，天道南行，日出于寅，入于戌，阳盛于阴也，日影随短，穷冬北行，日出于辰，入于申，阴盛于阳也，日影随长。春秋，天道行于正中，日出卯入酉，阴阳平也。

载岁祀年，各有取义

三代年岁之别，唐虞曰载，言一岁莫不覆载也；夏曰岁，取

---

① 丽：附着。
② 朏（fěi匪）：新月开始发光。

岁星行一次也；商曰祀，取祭祀一讫也；周曰年，取禾谷一熟也。又云：唐虞曰，载取万物终而复始之义。夏曰岁，一岁稔也。

晦朔弦望

月者，阴之精，其形圆质清，日光照之则见其明，日所不照则谓之魄。故月望而日月相望，尽睹其明，故形圆。二弦之日，日照其侧，人观其仿，故半明半魄。晦朔之日，日照其表，人在其里，故不见。

月未望，则载魄于西。既望，则终魄于东。载，始魄光也。

人之清气

昼夜六清气。子时一清，丑二清，亥三清，戌五清，即人之夜气也，寅四清，卯六清，即人之旦气也。

一日合四时之气

黄帝问百病所始生，必起于燥湿寒暑风雨阴阳，喜怒饮食居处，气合而有形，得藏而有名。夫百病多以旦慧昼安，夕加夜甚，何也？岐伯曰：四时之气使然。春生夏长，秋收冬藏，是气之常也，人亦应之。以一日分为四时，朝为春，日中为夏，日入为秋，夜半为冬。朝则人气始生，病气衰，故旦慧。日中人气长，则胜邪，故安。夕则人气衰，邪气始生，故加。夜半人气入藏，邪气独居于身，故甚也。

潮汐随月盈亏

月周天而潮应。马古洲①曰：朔后三日，明生而潮壮。望后三

---

① 马古洲：即南宋文人马子严，字庄父，号古洲居士，建安（今福建建瓯）人。著有《潮汐说》。

日，魄见而汐①涌。每岁仲春，月落水生而汐微。仲秋，月明水落而潮倍，减于大寒，极阴而凝，弱于大暑，畏阳而缩。阴阳消长，不失其时，故曰潮信。

人身血气肌肉上应月郭

月郭生，则血气始精，卫气始行。月郭满，则血气实，肌肉坚。月郭空，则肌肉减，卫气去。

四时考

春

《汉·律志》曰：少阳，东也。东者，动也。阳气动物，于时为春也。《尚书·大传》曰：东方为春。春者，出也，万物之所以出也。《管子》曰：春，蠢也。时物蠢而生也。

孟　春

孟，长也。日月之行，一岁十二会，观斗所建，命其四时。

孟春，日月会于娵訾②，而斗建寅。

是月也，天气下降，地气上腾，天地和同，草木萌动。

此数句于医理最关切。

仲　春

仲，中也。

仲春，日月会于降娄，而斗建卯。

是月也，万物去阴而生，阳气将次发扬，去故就新。

---

① 汐：夜间的海潮。
② 娵訾（jū zī 居滋）：约农历 2 月 4 日至 3 月 5 日。亦作"娵觜"。在二十八宿为室宿和壁宿。其位置相当于现代天文学上黄道十二宫中的双鱼宫。

此时保护爱恤，将赖于人矣。

季　春

季，少也。

季春，日月会于大梁，而斗建辰。

是月也，生气方盛，阳气发泄，句者毕出，萌者尽达，不可以内。

句，屈生者。萌，直生者。不可以内，言不可聚之于内也。

夏

《礼记》曰：南方曰夏。夏之为言，假也，养之长之，假之仁也。《律历志》曰：夏，假也。物假大乃宜平也。《汉·律志》曰：南者，任也。阳气于时，任养万物也。

孟　夏

孟夏，日月会于实沉，而斗建巳。

是月也，继长增高，毋有坏堕，毋起土功，毋发大众，毋伐大树。

草木之长者，继之使益长；高者，增之使益高。

仲　夏

仲夏，日月会于鹑首，而斗建午。

是月也，阴作于下，阳散于上。

是月也，日长至，阴阳争，死生分。君子斋戒，处必掩身。毋躁，止声色。毋或进，薄滋味。毋致和，节嗜欲，定心气。百官静事，毋刑以定晏阴之所成。

顺时以定阴气也。夏至日长之极，阳极阴生，故其时为争。

阳主生，阴主死，在事物为盛极而衰始，在人心为理终而欲萌也，故其时为死生分。晏，安也。阴道静，故曰晏阴。内燕处，则斋戒心身，慎节以定心气，外而莅官，则静止其事，不施刑罚，以顺天地之和，故谨内外，听其自然，以正定晏阴所成。逆而助之，必受其伤矣。

季　夏

季夏，日月会于鹑火，而斗建未。

是月也，树林方盛，命虞人入山行木，毋有斩伐，不可以兴土功，毋举大事以摇养气，毋发令而待，以防神农之事也。

入山巡行，以禁斩伐，虑伤方盛之气也。诸大事皆禁止之，不使震荡而摇方盛之气也。神农土神，季夏属中央土，土王用事之时，主成农事，举大事，则豫惊民而废农也。

中央土

按月令，以季夏为一岁之中，属中央土。

一岁之间，四时代谢，皆以相生。立春，木代水，水生木。立夏，火代木，木生火。立冬，水代金，金生水。惟立秋，金代火，金畏火。故庚日必伏，是庚金因火而伏也。其实季夏之月，土润溽暑①，大雨时行，土虽分属四季，而于季夏尤旺，故火生土，土生金，子藏母腹也。

《礼运》② 曰：播五行于四时。周子亦曰：五气顺布，四时行焉。《素问》谓之长夏，是四时之内，固备五行之气也。惟土无定

---

① 溽（rù入）暑：夏天潮湿闷热的气候。溽，湿。
② 礼运：是《礼记》中的一篇，大约是战国末年或秦汉之际儒家学者托名孔子答问的著作。

位，寄在于四季，辰未戌丑之月，土之所王也，土王则皆可以生金矣。然辰，未阳也；戌，丑阴也。阳则生，阴则成。辰未固，皆阳也。春木之气盛，则土之为伤。夏火之气盛，则土为之息。故季夏本生王之月，而又加之以火，则为尤王，故能生金而为秋，此于相生之序尤为燎然。今但见夏之后便继以秋，思而不得其说，遽断之曰火能生金，于理未合。

以四时言，冬水生春木，春木生夏火，夏火生秋金，秋金生冬水。是以人之五脏，肾水生肝木，肝木生心火，而心与肺金相联，象四时也。脾胃属土，居中，纳水谷，而肾肝心肺皆资脾胃之气，象土播于四时之间，此人事合天时之造化也。

土居其中，因时致旺，四序成功而无成名称焉，其至德矣夫。

《乐记》① 曰：春生，夏长，秋收，冬藏。独土不名时，土于五行为最尊也。

时有三月，而仲为正

四时各有孟仲季月，以仲为正者，以中星之占候言之，仲春昏中，则星鸟见于南，星火在东，星昂在西，星虚在北，而又当震宫，令木之旺，其正气为燠②，变气为韶③。以仲夏昏中，则星火见于南，星鸟见于西，星虚在东，星昂在北，而又正当离宫，令火之旺，其正气为暑，变气为阴。以仲秋昏中，则星虚见于南，星火在西，星昂在东，星鸟在北，而又正当兑宫，令金之旺，其

---

① 乐记：中国儒家音乐理论专著。西汉成帝时戴圣所辑《礼记》第十九篇的篇名。

② 燠（yù 玉）：闷热。

③ 韶：美。

正气为凉，变气为占①。以仲冬昏中，则星昂见于南，星虚在西，星鸟在东，星火在北，而又正当坎宫，令水之旺，其正气为寒，变气为易。以此较之，以仲为正，不易之理也。

秋

《汉·律志》曰：少阴者，西方也。西者，迁也。阴气迁落，万物挈_{音啾}敛，乃成熟也。《管子》曰：秋者，阴气始下，故万物收。《太玄经》②曰：秋者，物皆成象而聚也。

孟　秋

孟秋，日月会于鹑尾，而斗建申。

是月也，农乃登谷③，始收敛，完堤防，谨壅塞，以备水潦④。修宫室，坏垣墙。

秋气收敛，故顺之以收敛为事。八月建酉，酉中毕星好雨，故先为之，以备水潦。

仲　秋

仲秋，日月会于寿星，而斗建酉。

是月也，养衰老，授几杖行，糜粥饮食。

授，特授之也。特授几杖，以赐国老，非庶人之老。

可尽与糜粥饮食，老年所宜。时以阳衰阴盛为秋，人以阳衰阴盛为老，养衰老，顺时令也。

---

① 占：据有。
② 太玄经：汉·扬雄撰，也称《扬子太玄经》，简称《太玄》、《玄经》。扬雄撰《太玄》等，将源于老子之道的玄作为最高范畴，并在构筑宇宙生成图式、探索事物发展规律时，对道家思想多有融摄和发展。
③ 登谷：谷物成熟。
④ 潦（lǎo 涝）：积水。

季 秋

季秋，日月会于大火，而斗建戌。

是月也，草木黄落，乃伐薪为炭。

因杀气而伐为御寒之具。

冬

《律历志》①曰：北方，阴也。阳气伏潜于下，于时为冬。《礼记》曰：北方为冬。冬之为言，中也。中者，藏也。《管子》曰：阴气毕下，万物乃成。蔡邕曰：冬者，终也，万物于是终也。

孟 冬

孟冬，日月会于析木之津，而斗建亥。

是月也，天气上升，地气下降，闭塞而成冬。

仲 冬

仲冬，日月会于星纪，而斗建子。

是月也，日短至，阴阳争，诸生荡。君子斋戒，处必掩身，欲安宁，去声色，禁嗜欲，安形，性事欲静，以待阴阳之所定。

至，极也。阴阳争，与夏至同。诸生荡，万物之生机振动也。君子斋戒，微阳在于善保也。曰去曰禁，养阳尤重于养阴也。然圣人虽尊阳，而不能引使速来；虽恶阴，而不能推使速去。故于变化之交，宁静俟之而已。

---

① 律历志：此段见《汉书·律历志》，"以阴阳言之，大阴者，北方。北，伏也，阳气伏于下，于时为冬。"

季 冬

季冬，日月会于玄枵①，而斗建丑。

是月也，纳水地中。

纳水地中，至二月四阳蛰起，则启水庙荐。四月阳气毕达，阴气将绝，则水大发，食禄老病丧浴俱及，是以无愆阳伏阴，凄风苦雨，炎厉夭札也。藏冰闭水，圣人燮理之一事，不专恃此以为治也。

十二月建注释

正月建寅。

《晋·乐志》②曰：寅者，津也。谓生物之津途也。

《周天玉衡六问》曰：大寒后十五日，斗指艮为立春③。立，始建也。春气始至，故为之立也。后十五日，斗指寅，为雨水。雨水，中气也，言雪散为水矣。

二月建卯。

《晋·乐志》曰：卯者，茂也。言阳生而万物滋茂也。

《孝经纬》曰：雨水后十五日，斗指甲为惊蛰。蛰者，蛰虫震起而出也。后十五日，斗指卯，为春分。分者，半也。当九十日之半，故为之分。夏冬不言分者，天地间二气而已矣。阳生于子，极于午，即其中分也。

三月建辰。

---

① 玄枵：十二星次之一。配十二辰为子时，配二十八宿为女、虚、危三宿。

② 晋乐志：《晋书》中记载乐舞制度的部分，唐朝房玄龄等编撰。

③ 大寒后……为立春：语见宋·陈元靓《岁时广记·孝经纬·周天玉衡六问》。

《晋·乐志》曰：辰者，震也。言万物震动舒长也。

《孝经纬》曰：春分后十五日，斗指乙，为清明。万物至此，皆洁齐而清明矣。后十五日，斗指辰，为谷雨，言雨生百谷，清净明洁也。

四月建巳。

《晋·乐志》曰：巳者起也，物至于此，毕尽而起也。

《孝经纬》曰：谷雨后十五日，斗指巽，为立夏。夏者，大也。物至此时，皆假大也。后十五日，斗指巳，为小满。小满者，言物长于此，小得盈满也。

五月建午。

《晋·乐志》曰：午者，长也，大也。言物皆长大也。

《孝经纬》曰：小满后十五日，斗指丙，为芒种。后十五日，斗指午，为夏至。曰芒种者，言有芒之谷，可播种也；夏至者，言万物于此，假大而极至也。

六月建未。

《晋·乐志》曰：未者，味也。万物向成，咸有味也。

《孝经纬》曰：夏至后十五日，斗指午，为小暑。后十五日，斗指未，为大暑。小大者，就极热之中分为大小，初后为小，坚后为大也。

七月建申。

《晋·乐志》曰：申者，身也。言万物身体，皆成就也。

《孝经纬》曰：大暑后十五日，斗指坤，为立秋。秋者，挈也，物于此而挈敛也。后十五日，斗指申，为处暑，言溽暑将退，伏而潜处也。

八月建酉。

《晋·乐志》曰：酉者，缩也。谓时物皆缩缩也。

《孝经纬》曰：处暑后十五日，斗指庚，为白露，阴气渐重，露凝而白也。后十五日，斗指酉，为秋分，阴生于午，极于亥，故酉其中分也。阴阳适中，故昼夜长短亦均焉。

九月建戌。

《晋·乐志》曰：戌者，灭也。谓时物皆衰灭也。

《孝经纬》曰：秋分后十五日，斗指辛，为寒露。谓露冷，寒而将凝结矣。后十五日，斗指戌，为霜降，气肃露凝，结而为霜矣，故云驷见而陨霜。驷，房星也。

十月建亥。

《晋·乐志》曰：亥者，劾也。言时阴气，劾杀万物也。

《孝经纬》曰：霜降后十五日，斗指乾，为立冬。冬者，终也，万物皆收藏也。后十五日，斗指亥，为小雪，天地积阴，温则为雨，寒则为雪。时言小者，寒未深而雪未大也。

十一月建子。

《晋·乐志》曰：子者，孳也。言阳气至此，更滋生也。

《孝经纬》曰：小雪后十五日，斗指壬，为大雪。言积阴为雪，至此栗烈而大矣。后十五日，斗指子，为冬至，阴极而阳始至，日南至，渐长至也。

十二月建丑。

《晋·乐志》曰：丑者，纽也。言终始之际，以纽结为名也。

《孝经纬》曰：冬至后十五日，斗指癸，为小寒，阳盛阴生乃为寒，今月初寒尚少也。后十五日，斗指丑，为大寒，至此栗烈极矣。

七十二候注释

七十二候，见于《周公时训》，吕不韦载于《吕氏春秋》，汉儒入于《礼记·月令》，历自后魏始。

立春之候，东风解冻，蛰虫始振，鱼上水。

东风解冻。冻结于冬，遇春风而解也。东方木，火母也。火气温，故解冻。蛰，藏也，振动也，始振至此，始得温气而动也。上水，负水上游，而浮水也。

雨水之候，獭祭鱼，鸿雁北，草木萌动。

岁始而鱼上，则獭取以祭。鸿雁北，阳气达而北也。天地气交泰，故草木萌生发动。

惊蛰之候，桃始华，仓庚鸣，鹰化为鸠。

仓庚，黄鹂也。鸠，布谷也。鹰，阴类。鸠，阳类。仲春气盛，故鸷鸟感之而化。

春分之候，玄鸟至，雷乃发声，始电。

玄鸟，燕也。

清明之候，桐始华，田鼠化为鴽，虹始见。

田鼠，硕鼠，害稼者。鴽，鹌鹑之属。盖阴类之匿者，迁乎阳，而其性和也。虹，螮蝀①也，雄曰虹，雌曰蜺。虹有青赤之色，常依阴云，而昼见于日冲，无云不见，太阴亦不见，辄与日相互，卒以日西见于东方，故《诗》曰"螮蝀在东"②。

谷雨之候，萍始生，鸣鸠拂其羽，戴胜降于桑。

---

① 螮蝀（dìdōng 地当）：又作"蝃蝀"。为雨后或日出、日没之际天空中所现的七色圆弧。虹霓常有内外二环，内环称虹，也称正虹、雄虹。外环称霓，也称副虹、雌虹。

② 螮蝀在东：语出《诗经·鄘风·蝃蝀》。

戴胜，织纤之鸟，鵀音任也。

立夏之候，蝼蝈鸣，蚯蚓出，王瓜生。

蝼蝈，蛙也，阴而伏者，乘阳而鸣。蚯蚓，阴而屈者，乘阳而伸。王瓜，名土瓜，一名落鸱瓜，本草作菝葜，陶隐居非之，色赤，感火色而生。

小满之候，苦菜生，靡草死，麦秋至。

苦菜，荼也，感火之味而成。靡草，葶苈之属，《礼》注草之枝叶靡细者。方氏曰：凡物感阳生者强而立，感阴生者柔而靡。靡草，则至阴所生也，故不胜阳而死。麦以夏为秋，秋者，百谷成就之期，此月于时虽夏，于麦则秋，故曰麦秋。

芒种之候，螳螂生，䴗始鸣，反舌无声。

螳螂饮风食露，感一阴之气而生，能捕蝉，又名天马，言其飞捷如马也。又曰斧虫，以前二斧足也。深秋生子于林木，一壳百子，至此时破谷而出。䴗，即百劳，本草作博劳，恶声之鸟，枭类也。《诗》：七月鸣䴗①。周七月，夏五月也，阴类感微阴而生而鸣也。反舌，为百舌。鸟能反覆其舌，感阳中而鸣，至是感微阴而无声也。

夏至之候，鹿角解。蜩始鸣，半夏生。

鹿，山兽，形小属阳，角支向前，夏至一阴生，鹿感阴气而角解。解，脱也。蜩，蝉之大而黑色者，蜣螂蜕壳而成，雄者能鸣，雌者无声，今俗称知了，感微阴之气而鸣。半夏，药名，居夏之半而生也。

---

① 七月鸣䴗（jú 菊）：语出《诗经·十五国风·豳风·七月》。䴗，鸟名，又名"伯劳"，背灰褐色，尾长，上嘴钩曲，捕食鱼虫小鸟等，是一种益鸟。

小暑之候，熏风至，蟋蟀居壁，鹰乃学习。

温热之风，至小暑而极，故曰至。蟋蟀，即今之促织，羽翼稍成，未能远飞，故但居穴壁。鹰乃学习，杀气未肃，鸷鸟始习击搏，迎杀气也。

大暑之候，腐草化为萤，土润溽暑，大雨时行。

草得暑湿之气，变而为虫，有光，离明之极也。土气润，故蒸郁为溽湿。大雨时行，以退暑也。

立秋之候，凉风至，白露降，寒蝉鸣。

凉风，《礼》作清风，西方凄清之风也，温变而肃也。大雨之后，凉风西来，天气下降，范范而白，尚未凝珠，故曰白露降。秋，金色也。寒蝉，《尔雅》曰寒螀，蝉小而青紫者，物生于暑者，其声变之矣。

处暑之候，鹰乃祭鸟，天地始肃，禾乃登。

处，止也，暑气止也。鹰，义禽也。秋金为义，金气肃杀，鹰感其气，始捕击必先祭之，犹人饮食必先祭祖也，不击有胎之禽。故曰：义秋者，阴之始。故曰：天地始肃。禾者，谷连藁，秸之总名。又稻术苽①粱之属，皆禾也，成熟曰登。

白露之候，鸿雁来，玄鸟归，群鸟养羞。

鸿雁来，自北而来南也。燕乃北方之鸟，故曰归。养羞，谓藏美食以备冬月之养也。

秋分之候，雷乃收声，蛰虫坏户，水始涸。

雷于八月阴中，故收声入地，万物随入也。坏，音培，陶瓦

---

① 苽：同"菰"。草本植物，生长在起浅水里，花紫红色。嫩茎经黑粉病菌寄生后膨大，叫茭白，果实叫菰米，都可以吃。

之泥曰坯，细泥也。《礼注》①：坯，益其蛰穴之户，使通明处稍小，至寒甚，乃墐②塞之也。《礼注》：水，春气所为，春夏气至故长，秋冬气返故涸也。

寒露之候，鸿雁来宾，雀入大水为蛤，菊有黄华。

雁以仲秋先至者为主，季秋后至者为宾。雀，小鸟，其类不一，此黄雀也。大水，海也。雀，阳物。蛤，阴物。《国语》：雀入大海为蛤，寒严所致，此蜚化为潜也。菊，独花于阴，故曰有。菊有五色，而黄者贵，专言其黄，举其正也。且正当土王之时，自应以黄色为贵。

霜降之候，豺乃祭兽。草木黄落，蛰虫咸俯。

祭兽，以兽祭天，报本也。草木黄落，色黄摇落也。咸俯，皆垂头，寒凉不食也。

立冬之候，水始冰，地始冻，雉入大水为蜃。

水面初凝，未至于坚，故曰始冰。土气凝寒，未至于坼，故曰始冻。雉，阳物，野鸡也。蜃，阴物，大蛤也。大水，淮也。《晋语》曰：雉入于淮为蜃，阴化阳也。

小雪之候，虹藏不见，天气上腾，地气下降。

阴阳气交而为虹，此时纯阴而无阳，故气不交而虹伏。天气升，地气降，天地变而各正其位，不交则闭塞成冬矣。

大雪之候，鹖鴠不鸣，虎始交，荔挺出。

---

① 礼注……气返故涸也：语出《月令七十二候集解》，旧本题"元·吴澄撰"。其书以七十二候分属于二十四气，各训释其所以然。考《礼记·月令》，本无七十二候之说。

② 墐（jìn 进）：用泥涂塞。

《禽经》①曰：鹖，毅鸟也，似雉而大，有毛角，斗死方已，古人取为勇士冠名。《埤雅》②云：黄黑色，故名褐。据此，阳鸟感六阴之极而不鸣。方氏曰：子月之候，鹖旦夜鸣，求旦之鸟也，感微阳之生，而得所求也。非也。夜既鸣，何谓不鸣？虎，阴物而感阳，故交感微阳，气益甚而交。虎禀三阳之气而生，似非阴物。荔似蒲而小，开紫碧花，根可为刷，香草也，俗谓之马蔺。凡物之气，感阴者腥，感阳者香，荔感阳气，故挺出。

冬至之候，蚯蚓结，麋角解，水泉动。

六阴寒极之时，蚯蚓交结如绳。麋，泽兽，形大属阴，角支向后，冬至一阳生，麋感阳气而角解。水者，天一之阳所生，一阳初生，故泉动也。

小寒之候，雁北乡，鹊始巢，雉始雊。

乡，音向，乡导之义。二阳之候，雁将避热而南，今则向北飞，至立春皆归矣，禽鸟得气之先故也。冬至，天元之始，至后二阳，已得来年之节气，鹊遂为巢，知所向也。雉，文明之禽，阳鸟也。雊，音姤，雌雄同鸣也，感于阳而后有声也。

大寒之候，鸡始乳，鸷鸟厉疾，水泽坚腹。

乳，育也。马氏曰：鸡，木畜，丽于阳而有形，故乳。鸷鸟，鹰隼之属，至此而猛厉迅疾也。陈氏曰：冰之初凝，惟水面而已，至此彻上下皆凝，故曰腹坚。腹，犹内也。

---

① 禽经：相传作者为师旷，全文三千余字，是作者在参阅前人有关鸟类著述的基础上，总结了宋代以前的鸟类知识，包括命名、形态、种类、生活习性、生态等内容。

② 埤雅：训诂书，宋代陆佃（1042～1102）作，共20卷，专门解释名物，以为《尔雅》的补充，所以称为《埤雅》。

此皆圣人占候之道，谓之候者，因物化以察时变，而于医学却为切要也。

三　伏

《通书》① 云：夏至后第三庚为初伏，第四庚为中伏，立秋后第一庚为末伏，凡四十日，时大热，所以对冬之三九寒也。

历法，以夏至后三庚曰伏。伏者，金伏土之义。一曰立秋，金代火，金畏火克，故曰伏。

《历释》云：伏者何？金气伏藏之日也。四时代谢，春秋② 冬皆以相生，惟秋以金代火，金畏火，故至庚日必伏。庚者，金也。

《史记》曰：秦德公初作伏祠。《汉书》曰：高帝论功行赏，令自择伏日③。师古注曰：伏者，谓阴气将起，迫于残阳而未得升，故为藏伏。

二至二分释义

阳气起于北，至南方而盛，盛极而合乎阴。阴气起于南，至北方而盛，盛极而合乎阳。不盛不合，终岁再合，此天地冬夏之所以为节也。

北方之中内产阳，而物始动于下。南方之中内萌阴，而养始美于上。动于下者，不得东方之和不能生，春分是也。养于下者，不得西方之和不能成，秋分是也。春夏属阳，而一阳之气已萌于冬，至而为复，由复之一阳渐积至孟夏为纯阳之乾，故五月虽一

① 通书：宋代理学家周敦颐著。据朱熹说，《通书》本名《易通》，后更名《通书》，是《太极图说》的姊妹篇。

② 秋：当为"夏"之误。

③ 高帝论功行赏，令自择伏日：语出《汉书·高帝纪》。

阴渐萌于下，而纯阳之气则愈浮于地之上矣，惟阳气上浮，所以末夏初伏时为酷热。秋冬属阴，而一阴之气已萌于夏，至而为姤①，由姤之一阴渐积至孟冬为纯阴之坤，故十一月虽一阳渐萌于下，而纯阴之气则尽凝于地之上矣，惟阴气上凝，所以冬末春初时为严寒。

四时之序，春温夏热，秋凉冬寒，自是一定。然春虽温不能以遽温，夏虽热不能以遽热，秋虽凉不能以遽凉，冬虽寒不能以遽寒。如每岁时起立春，春已交矣，而春初尚仍冬政，其气犹寒，至二月惊蛰，朔气值甲，乃变其气为韶，计三十日，其气多阳，天地之启气所以变化也。既变之后，则春分之温气始得以生物矣。夏初尚仍春令，其气犹温，至五月芒种，朔气值丙，乃变其气为阴，计三十日，其气多阴，天地之合气所以变化也。既变之后，则夏至之暑气始得以长物矣。秋初尚仍夏政，其气犹热，至八月白露，朔气值庚，乃变其气为占，计三十日，其气多阴，天地之殄②气所以变化也，既变之后，则秋分之凉气始得以成物矣。冬初尚仍秋令，其气犹凉，至十一月小雪，朔气值壬，乃变其气为阳，计三十日，其气多晴，天地之闭气所以变化也，既变之后，则冬至之寒气始得以藏物矣。是天地之时序，又各有其渐，非以四时而截然各分之也。

气候之应一本于阴阳

天地气序推迁之妙，一气分而为二，则有阴阳，二倍而为四，则有四时，三四一十二，则有十二月，十二倍而为二十四，则有

---

① 姤（gòu 够）：同"遘"，相遇。

② 殄（tiǎn 舔）：尽，绝。

二十四气，复三其二十四而为七十二，则有七十二候，举七十二候之全，而三百六十日之岁周矣。

候之所应者气，气至则物感，物感则候变，天地之气挠万物者，莫疾乎风。正月东风解冻者，天地收敛之气散也。七月凉风至者，天地发舒之气敛也。动万物者，莫疾乎雷。二月而雷始发声者，阳之中也。八月而雷始收声者，阴之中也。说①万物者，莫说乎泽。润万物者，莫润乎水。六月而土润溽暑，大雨时行者，阴之湿，阳之终也。十一月而水泉动，十二月而水泽腹坚者，阳之动，阴之终也。

阴阳之气交而为虹，季春虹始见者，阳胜阴也；孟冬虹藏不见者，阴胜阳也。

阴阳之气，鸟兽草木，得之为先。鹰主杀而秋击，鼠主贪而夜出，卯辰之月能化鸠鴽②者，以卯辰者阳之壮，阴为阳所化也。雀乳子而春隼，雉求雌而朝雊，戌亥之月能化为蛤蜃③者，以戌亥者，阴之极，阳为阴所化也。

蛰虫启户者，雷发声时，与阳俱出也。蛰虫坏户者，雷收声时，与阴俱入也。孟春而獭祭鱼者，此时鱼逐阳气而上游也。季秋而豺祭兽者，此时兽感阴而见杀也。春而鸿雁北，玄鸟至者，雁自南而来北，燕自北而来南，各乘其阳气之所宜也。秋而鸿雁来，玄鸟归者，雁自北而来南，燕自南而来北，各乘其阴气之所宜也。

二月而仓庚鸣，四月而蝼蝈鸣者，鸣以阳也。及五月一阴始

---

① 说：古同"悦"，使愉快。
② 鴽（rú 如）：指鹌鹑类的小鸟。
③ 蛤蜃：蚌类，大蛤为蜃。

生，鸠一鸣而反舌则无声矣。七月而寒蝉鸣者，鸣以阴也。及十一月，一阳始生，鹖鴠①能鸣，而感阳则不鸣矣。四月而蚯蚓出者，阴之屈者得阳而伸也。十一月而蚯蚓结者，阳虽生矣，而阴尚屈也。夏至得一阴而鹿角解者，鹿，阳兽也。冬至得一阳而麋角解者，麋，阴兽也。

草木正月而萌动者，阴阳气交而为泰也。九月而黄落者，阴长阳消而为剥也。桃桐华于春者，应阳之盛也。黄菊华于秋者，应阴之盛也。四月而靡草死者，阴不胜于阳也。十一月而荔挺出者，阳初复于阴也。

腐草为萤，则植物之变为动物，无情之变为有情，阳明之极，阴幽之物亦随之以化也。

统　论

天地之道，一阴一阳而尽之，升降有期而气候行，阴阳有数而次第立。次第既立，则先后因之而定。气候既行，则节序由之而成。节序之所以分者，由寒暑之再更。寒热之所以更者，由日行之度异。每岁之气，阳生于子而极于午，阴生于午而极于子，阳之进者阴之退，阳之退者阴之生，一往一来，以成一岁。岁有三百六十五日二十五刻者，以周天之度，凡三百六十五度四分度之一也。天之行速，故于一昼一夜，行尽一周，而过日一度。日行稍迟，每日少天一度，凡行三百六十五日二十五刻。少天一周，复至旧处，而与天会，是为一岁。故岁之日数由天之度数而定，天之度数实由于日之行数而见也。岁有十二月者，以月之行天又迟于日，每日少天十三度十九分度之七又日百分度之三十七，积二十

---

① 鹖鴠（hé dàn 合蛋）：一种像雉而善斗的鸟。

九日，九百四十分日之四百九十九，与日合朔而为一月。岁有十二会，故为十二月。斗有十二建，故为十二辰。斗之所建，地上辰。辰之所会，天上次。斗与辰合，而月建昭然矣。月日既定，时序乃分。四而分之，是为四季，曰春，曰夏，曰秋，曰冬。春为阳始，阳始则温，故曰少阳。少阳数七，阴中阳也。其气木，自东而西。其令生，自下而上。春者，蠢也，言万物之蠢动也。夏为阳极，阳极则热，故曰老阳。老阳数九，阳中阳也。其气火，自南而北。其令长，自长而茂。夏者，大也，言万物之盛大也。秋为阴始，阴始则凉，故曰少阴。少阴数八，阳中阴也。其气金，自西而东。其令收，自上而下。秋者，收也，言万物之收敛也。冬为阴极，阴极则寒，故曰老阴。老阴数六，阴中阴也。其气水，自北而南。其令藏，自下而闭。冬者，终也，言万物之尽藏也。土为充气，其位象君，故不主时，分王四季，各一十八日，以五分而分四季，每分各得七十二日，以成一岁之数。然而一岁之气始于子，四季之春始于寅者，何也？盖以建子之月，阳气虽始于黄钟，然犹潜伏地下，未见发生之功，及其历丑转寅，三阳始备，于是和风至而万物生，萌芽动而蛰藏振，遍满寰区，无非生意，故阳虽始于子，而春必起于寅。是以寅卯辰为春，巳午未为夏，申酉戌为秋，亥子丑为冬，而各分其孟仲季焉。由四季而分为八节，则春秋有立而有分，夏冬有立而有至。四季何以言立？立者，建也，谓一季之气建立于此也。春秋何以言分？分者，半也，谓阴阳气数中分于此也。故以刻数之多寡言，则此时昼夜各得五十刻，是为昼夜百刻之中分。以阴阳之寒暄言，则春分前寒而后热，秋分前热而后寒，是为阴阳寒热之中分。以日行之度数言，则春分后日就赤道之北_{赤道者，天之平线，居两极之中，各去九十一度三分度}

之一，横络天腹，以纪经纬之度数也。日行之路，谓之黄道。月行之路，谓之白道，秋分后日就赤道之南，是为日行南北之中分。故春分曰阳中，秋分曰阴中也。夏冬何以言至？至者，极也，言阴阳气数消长之极也。故以刻数之多寡言，则夏至昼长五十九刻，夜长四十一刻，冬至昼长四十一刻，夜长五十九刻，是为昼夜长短之至极。以阴阳之寒暄言，则冬至阴极而阳生，夏至阳极而阴生，是为阴阳寒热之至极。以日行之度数言，则冬至日南极而北返，夏至日北极而南返，是为日行南北之至极，故冬至曰阳始，夏至曰阴始也。《至真要大论》曰"气分谓之分，气至谓之至，至则气同，分则气异"者是也。由四季而分为二十四气，则每季各得六气，如立春、雨水、惊蛰、春分、清明、谷雨为春之六气。而四季各六也，由二十四气而分为七十二候，则每气各得三候，如立春节初五日为初候，次五日为二候，后五日为三候也。候之所以五日者，天数五，以竟五行之气也。《六节藏象论》曰：五日谓之候，三候谓之气，六气谓之时，四时谓之岁也。然而一岁之中，复又有大六气以统之者，曰风热暑湿燥寒，分司天、在泉、左右、间气，以行客主之令。斯天地之气，如环无端，周而复始，而亿万斯年，运行不息矣。

卷之八

四时调摄 小序

春规夏衡，秋矩冬权，四时之所以生万物也。而寒暑或愆其期，雨旸①不得其正，将生万物者，亦以戕万物，则思患预防之理，顺时颐养之方，人乃起而有功矣。《公孙龙子》②曰：孔子有疾，使医视之。医曰：居处饮食何如？子曰：丘春居葛笼，夏居密阳，秋不风，冬不炀，饮食不餔，饮酒不醉。医曰：是良药也。观于此，可见四时调摄，虽圣人亦在所不废。凡是卷所缉，皆修身养性，起居日用饮食，有裨于医学者，而吐故纳新之术，熊经鸟伸③之秘，不与焉。

摄生大旨

摄生者，保摄生命也，毋不敬俨若思，此道得之。

上古有真人者，提挈天地，把握阴阳，呼吸精气，独立守神，肌肉若一，故能寿敝天地，无有终时，此其道生。

真，天真也，不假修为，故曰真人。心同太极，德契两仪，

---

① 雨旸：雨天与晴天。旸，太阳出来。
② 公孙龙子：是中国先秦时期名家的主要代表公孙龙的重要著作，保存在明代的《道藏》中，宋代以后有人怀疑它的真实性，认为今本是晋朝人根据零碎材料编纂起来的，在一定程度上失去了先秦《公孙龙子》的本来面目。公孙龙，相传字子秉，魏国（今河南省北部）人，活动年代约在公元前320年至前250年间，其生平事迹已经无从详知。中国战国时期哲学家，名家离坚白派的代表人物。
③ 熊经鸟伸：古代一种导引养生之法。状如熊之攀枝，鸟之伸脚。

故能斡旋造化，爕理阴阳，是即提挈把握之谓。呼接于天，故通乎气。吸接于地，故通乎精。有道独存，故能独立。神不外驰，故曰守神。神守于中，形全于外，身心皆合于道，故云肌肉若一，即形与神俱之义。敝，尽也。真人体合于道，故后天地而生，原天地之始，先天地而化，要天地之终，形去而心在，气散而神存，故能寿敝天地，而与道俱生也。

中古之时，有至人者，淳德全道，和于阴阳，调于四时，去世离俗，积精全神，游行天地之间，视听八远①之外。此盖益其寿命而强者也，亦归于真人。

至，极也。淳，厚也。至极之人，其德厚，其道全也。和，合也，合阴阳之变化。调，顺也，顺时令之往来。去世离俗，藏形隐迹也。积精全神，聚精会神也。至道之人，动以天行，故神游宇宙。明察无外，故闻见八荒②。此虽同归于真人，然但能延寿而不衰，已异于寿敝天地者矣，故曰亦者，有间之辞也。

其次有圣人者，处天地之和，从八风之理，适嗜欲于世俗之间，无恚嗔之心，行不欲离于世，被服章，举不欲观于俗，外不劳形于事，内无思想之患，以恬愉为务，以自得为功，形体不敝，精神不散，亦可以百数。其次有贤人者，法则天地，象似日月，辨列星辰，逆从阴阳，分别四时，将从上古，合同于道，亦可使益寿而有极时。

次真人至人者，谓之圣人。圣，大而化也。圣人之道，与天地合德，日月合明，四时合序，鬼神合吉凶，所以能处天地之和

---

① 远：《素问·上古天真论》作"达"，疑为形近之误。
② 八荒：也叫八方，指东、西、南、北、东南、东北、西南、西北等八面方向，指离中原极远的地方。后泛指周围、各地。

气，顺八风之正理，而邪勿能伤也。适，安便也。恚，怒也。嗔，恶也。欲虽同俗，自得其宜，随遇皆安，故无嗔怒。行不欲离于世，和其光，同其尘也。五服五章，尊德之服。《皋陶谟》① 曰：天命有德，五服五章哉。观俗者，效尤之谓。圣人之心，外化而内不化。外化所以同人，故行不欲离于世；内不化所以全道，故举不欲观于俗。恬，静也，愉悦也。敝，坏也。外不劳形则身安，故形体不敝。内无思想则心静，故精神无伤。内外俱有养则恬愉自得，而无耗损之患，故寿亦可以百数。次圣人者，谓之贤人。贤，善也，才德之称。法，效也。则，式也。天地之道，天圆地方，天高地厚，天覆地载，天动地静。乾为天，乾者，健也；坤为地，坤者，顺也。君子之自强不息，安时处顺，能覆能载，能包能容，可方可圆，可动可静，是皆效法天地之道。象，放也。似，肖也。日为阳精，月为阴精。月以夜见，日以昼明。日中则昃，月盈则亏。日去则死，月来则生。故贤人象似之。辨，别也。列，分解也。二十八宿，为星之经；金木水火土，为星之纬。经有度数之常，纬有进退之变。日月所会谓之辰，辰有十二谓之次，会当朔晦之期，次定四方之位，故贤人辨列之。逆，反也。从，顺也。阳主生，阴主死。阳主长，阴主消。阳主升，阴主降。升者，其数顺。降者，其数逆。然阳中有阴，阴中有阳，盛衰不可不辨也，故贤人逆从之。分别四时，四时之义，无一不了然于心

---

① 皋陶谟：《尚书》《虞书》中的一篇。皋陶，是舜帝的大臣，掌管刑法狱讼。谟，就是谋。本篇为记录君臣谋议国事的重要文献。全文可分为三部分：第一部分为大禹和皋陶关于以德治国的对话，皋陶提出"九德"，作为人的道德基本准则。这一主张有浓厚的儒家色彩。第二部分是大舜和大禹的对话，主要讨论治国安民的道理，君臣的职责和要求等。第三部分叙述丹朱的罪过，大禹的功绩，三苗的问题，以及对祭祀歌舞场面的生动描述。

也。将，随也，极尽也。贤人从道于上古，故亦可益寿，而但有穷尽耳。噫，人拵①必化之器，托不停之运，鸟飞兔走，谁其免之，独怪夫贪得者忘殆，自弃者失时，求其如贤人者，盖亦少矣。

上古之人，其知道者，法于阴阳，和于术数，食饮有节，起居有常，不妄作劳，故能形与神俱，而尽终其天年，度百岁乃去。今时之人不然也，以酒为浆，以妄为常，醉以入房，以欲竭其精，以耗散其真，不知持满，不时御神，务快其心，逆于生乐，起居无节，故半百而衰也。

上古，太古也。道，造化之名也。法，取法也。和，调也。术数，修身养性之法也。天以阴阳而化生万物，人以阴阳而荣养一身。阴阳之道，顺之则生，逆之则死，故知道者必法则于天地，和调于术数也。其要在节饮食以养内，慎起居以养外，不妄作劳以保其天真，则形神俱全，故得尽其天年。天年者，天界之全。百岁者，天年之概。去者，五脏俱虚，神气皆去，形骸独居而终矣。今时之人不同于古，以酒为浆，甘于酒也；以妄为常，肆乎行也；醉以入房，酒色并行也。欲不可纵，纵则精竭。精不可竭，竭则真散。盖精能生气，气能生神，营卫一身，莫大乎此，故善养生者必宝其精，精盈则气盛，气盛则神全，神全则身健，身健则病少。神气坚强，老而益壮，皆本乎精也。持，执持也。御，统御也。不知持满，满必倾覆。不时御神，神必外驰。快心事过，终必为殃，是逆于生乐也。起居无节，半百而衰，皆以斫丧精神，事事违道，故不能如上古之尽其天年也。

夫上古圣人之教下也，皆谓之，虚邪贼风，避之有时，恬憺

---

① 拵（tiàn）：用毛笔蘸墨汁在砚台上弄均匀。

虚无，真气从之，精神内守，病安从来。是以志闲而少欲，心安而不惧，形劳而不倦，气从以顺，各从其欲，皆得所愿。故美其食，任其服，乐其俗，高下不相慕，其民故曰朴。是以嗜欲不能劳其目，淫邪不能惑其心，智愚贤不肖不惧于物，故合于道，所以能年皆度百岁而动作不衰者，以其德全不危也。

此上古圣人之教民远害也。虚邪，谓风从后冲来者，主杀主害，故圣人之畏虚邪如避矢石然，此治外之道也。恬，安静也。憺，朴素也。虚，湛然无物也。无，窅然莫测也。恬憺者，泊然不愿乎其外。虚无者，漠然无所动于中也。所以真气无不从，精神无不守，又何病之足虑哉？此治内之道也。志闲而无贪，何欲之有？心安而无虑，何惧之有？形劳而神逸，何倦之有？是以气得所养，则必从顺。惟其少欲，乃能从欲，故无所往而不遂。美其食，精粗皆甘也。任其服，美恶随便也。乐其俗，与天和者乐天之时，与人和者乐人之俗也。高忘其贵，下安其分，两无相慕，皆归于朴，知止所以不殆也。嗜欲，人欲也。日①者，精神之所注也。心神既朴，则嗜欲不能劳其目，目不妄则淫邪焉能惑其心？凡此者，无论智愚贤不肖，但有养于中，则无惧于物，故皆合养生之道矣。所以执道者德全，德全者形全，形全者圣人之道也，又何危焉！

圣人不治已病治未病。

此言圣人预防之道。扁鹊之初见齐桓公，曰：君有疾在腠理，不治，将深。后五日，复见，曰：君有疾在血脉，不治，将深。又五日，复见，曰：君有疾在肠胃间，不治，将深。而桓侯俱不

---

① 日：疑为"目"之误。

能用。再后五日，复见扁鹊，望颜而退走。曰：疾之居腠理也，汤熨之所及也；在血脉，针石之所及也；在肠胃，酒醪之所及也；其在骨髓，虽司命无奈之何矣。后五日，桓侯疾作，使人召扁鹊，而扁鹊已去，桓侯遂死。夫祸始于微，危因于易，能预此者，谓之治未病；不能预此者，谓之治已病。知命者，其谨于微而已矣。

心为一身主宰

天地万物之声非声，由吾心听之，斯有声。天地万物之色非色，由吾心视之，斯有色。天地万物之味非味，由吾心尝之，斯有味。天地万物之变化非变化，由吾心神明之，斯有变化。然则天地万物，非吾心则勿灵矣。故曰：人者，天地之心，万物之灵也，所以主宰乎天地万物者也。

吾心之灵，与圣人同，圣人能全之，学者求全焉。吾目蔽于色而后求去，非所以求明。吾耳蔽于声而后求克，非所以全聪。吾口爽于味而后求复，非所以全嗜。吾心之知乱于思虑而后求止，非所以全神明。灵也者，心之本体也，性之德也，百体之会也。彻动静，通物我，亘古今，无时乎弗灵，无时乎或间者也。或生而知之，或学而知之，或困而知之，皆自率是灵以通百物，勿使间于欲焉已矣。万感万应，不动声臭，而其灵常寂，大者立而百体通，所以全神明也。人一能之，已百之。人十能之，已千。必率是灵而无间于欲焉，是天作之，人复之。是之谓天成，是之谓致知之学。

不止之心，妄心也。不动之心，真心也。归心不动，方是自心。

人心本无思虑，只是将已往未来之事终日念想，故知事未尝累人心，人心自累于事，不肯放耳。

苦乐逆顺固外也，以吾道处之，则无不可。

圣人不怨天，不尤人，心地多少，洒落自在。

又曰：乐莫乐于日休，忧莫忧于多求。古之人虽疾雷破山而不震，虽货以万乘而不酬，惟胸中一点堂堂①者以为张主②。

庄子曰：圣人休休焉则平易矣，平易则恬淡矣。平易恬淡则忧思不能入，邪气不能袭，故其德全而神不亏③。

主敬是养心第一要领

庄敬日强，轻肆日偷④。

目不乱视，神返于心。神返于心，乃静之本。

才舒放，即当收敛。才言语，便思简默。

人能愈收敛则愈充拓，愈细密则愈广大，愈深厚则愈光明，万事不责于人，则无寒水烈火之扰吾心。

水火为一身根本

肾，水也。水生气，气即火矣。心，火也。火生液，液即水矣。水可以滋流百脉，火可以熏蒸四大。

气有三善一恶

气海之气以壮精神，以填骨髓。血海之气以补肌肤，以流血脉。喘息之气以通六腑，以扶四肢。秽恶之气，以乱身神，以腐五脏。

乾元之阳，阳居阴位，脐下气海是也。坤元之阴，阴居阳位，

---

① 堂堂，形容盛大、有志气或有气魄，语出《晏子春秋·外篇上二》。
② 张主：主张，作主，发挥主体作用。
③ 庄子曰……神不亏：语出《庄子·刻意》。
④ 偷：苟且也。《礼记·表记》曰"安肆日偷"。

胸中血海是也。生者属阳，阳贯五脏，喘息之气是也。死者属阴，阴纳五味，秽恶之气是也。

习静为养气要领

清静二字，清谓清其心源，静谓静其气海。心源清则外物不能挠，性定而神明；气海静则邪欲不能作，精全而腹实。

性本至凝，物感而动，是以将躁而制之以宁，将邪而闲之以正，将求而抑之以舍，将浊而澄之以清。于此习久，则物冥于外，神鉴于内，不思静而心自静矣。

《太元经》① 曰：喜怒伤性，哀乐伤神。伤性则害生，伤神则侵命。故养性以全气，保神以安心，气完则体平，心安则神逸，此全生至要诀也。

春

四时调神大论

春三月，此谓发陈。天地俱生，万物以荣，夜卧早起，广步于庭，被发缓形，以使志生。生而勿杀，予而勿夺，赏而勿罚。此春气之应养生之道也，逆之则伤肝，夏为寒变。奉长者少。

发，启也。陈，故也。春阳上升，发育万物，启故从新，故曰发陈。以使志生，言举动和缓以应春气，则神定而志生，是即所以使也。逆，谓反其生发之令。肝象木，王于春，肝气既伤，则夏火为木之子，无以受气，故病生于夏，而为寒变。寒变者，

---

① 太元经：即《太玄经》，汉·扬雄撰，也称《扬子太玄经》，简称《太玄》《玄经》。将源于老子之道的玄作为最高范畴，并在构筑宇宙生成图式、探索事物发展规律时，对道家思想多有融摄和发展。《四库全书》为避康熙皇帝玄烨之名讳，改为《太元经》。

变热为寒也。肝伤则心火失其所生，故当夏令则火有不足，而寒水侮之，因为寒变。

此言四时相承之病。

春，其祀户，其乐管箫，音之所主曰民，于五常为仁。凡人之好行仁惠，易动悯恤之情者，由肝之德性而然也。

四时阴阳为万物根本

逆春气，则少阳不生，肝气内变。夫四时阴阳者，万物之根本也，所以圣人春夏养阳，秋冬养阴，以从其根。

肝主春，足厥阴阳明主治，故逆春气则少阳之令不能生发，肝气被郁，内变为病。不言胆而止言肝者，以脏气为主也。夫阴根于阳，阳根于阴，阴以阳生，阳以阴长，所以圣人春夏则养阳，以为秋冬之地，秋冬则养阴，以为春夏之地，皆所以从其根也。今人有春夏不能养阳者，每因风凉生冷，伤此阳气，以致秋冬多患疟泄，此阴胜之为病也；有秋冬不能养阴者，每因纵欲过热，伤此阴气，以致春夏多患火证，此阳胜之为病也。善养生者，宜切佩之，此言当时之病。

春伤于风，夏生飧泄。

木气通于肝胆，即病为外感，不即病而留连于夏，至脾土当令，木邪相侮，变为飧泄。一云春伤于风，邪气留连，乃为洞泄。

起居调摄

春月，阳气闭藏于冬者渐发于外，宜抒达以畅阳气，春月当戒暴怒。人之七情，惟怒为甚。怒则伤肝，肝伤则血枯而魂散，故经曰：慎勿大怒。怒必真气却散。

二月，先雷三日，奋铎①以令兆民曰：雷将发声，有不戒其容止者，生子不备，必有凶灾。

春阳初升，正二月间，乍寒乍热，多发宿疾。不可便用疏利，惟宜消风和气，凉膈化痰。无病不可妄药。

春来之病，多自冬至后，夜半一阳生，阳气吐，阴气纳，心膈宿热与阳气相冲也。

冬月烘衣炙食，心膈宿痰流入四肢，当服祛痰之剂以导之。

春初不可令背寒，寒即伤肺，令鼻塞咳嗽。

春月，天气寒暄②不一，不可顿去棉衣。老人气弱骨疏体怯，尤当谨慎。身觉热甚，少去上衣，稍冷莫强忍，即便加服。肺俞，五脏之表；胃俞，经络之长，二处不可失寒热之节。谚云：避风如避箭，避色如避乱；加减逐时衣，少食申时饭。此是老年经练之言。

春日融和，当眺园林亭阁虚敞之处，用摅③胸怀，以畅生气。不可兀坐④，以生郁滞。

饮食宜忌

阴之所生，本在五味。阴之五宫，伤在五味。

言阴之所以生者在五味，而所以伤者亦在五味也。五宫，五脏也。《六节藏象论》曰：地食人以五味。夫味得地气，故能生五脏之阴。若五味不节，则各有所克，反伤其阴矣。

---

① 铎：大铃，古代宣布政教法令或有战事时用。
② 寒暄：寒冷和暖和。暄，太阳的温暖。
③ 摅（shū 书）：发表或表示出来。
④ 兀坐：端坐，危坐。

崔实①《月令》曰：元日进柏酒，是玉衡星之精，服之令人身轻。

春宜食凉，所以养阳也。

《食物本草》②云：肝木味酸，木能胜土。土脾主甘，当春三月，食味宜减咸增甘，以养脾气。

《养生论》③曰：春温，宜食稻以凉之，不可一于温也。

夏

四时调神大论

夏三月，此谓蕃秀。天地气交，万物华实，夜卧早起，无厌于日，使志无怒，使华英成秀，使气得泄，若所爱在外，此夏气之应养长之道也。逆之则伤心，秋为痎疟，奉收者少，冬至重病。

物生以长，故蕃茂而华秀。夏至阴气微上，阳气微下，故言天地气交，阳气施化，阴气坚成，故言万物华实也。夜卧早起，缓阳气也。无厌无怒，宽志意也。缓阳气则物化，宽志意则气泄。物化则华英成秀，气泄则肤腠宣通。时令发扬，故所爱亦顺阳而在外也。夏气长养，人道应之。逆，谓失其养长之令也。心象火，主于夏。夏失所养故伤心，心伤则暑气乘之，至秋而金气收敛，暑邪内郁，于是阴欲入而阳拒之，故为寒；火欲出而金束之，故为热。金火相争，故寒热往来，而为痎疟。夜发之谓痎，昼发之

---

① 崔实：字子真，冀州（今河北安平一带）人。东汉后期政论家、农学家，著有《四民月令》《政论》等，东汉著名文学家崔瑗之后，与蔡邕齐名，号称"崔蔡"。

② 食物本草：原题"元·李杲编辑，明·李时珍参订"（明末姚可成辑），约成书于17世纪中。

③ 养生论：三国时嵇康作，是我国古代养生论著中较早的名篇。

谓疟。夏令主长，秋令主收，既失其长，何以能收？故云奉收者少，冬至水胜，火为所克，故冬至重病。

夏，其祀司命，其乐琴瑟。音之所主曰事，于五常为礼。其性礼，其情乐。凡人之含忠履孝，辅义安仁者，皆由心之德性而发也。

四时阴阳为万物根本

逆夏气，则太阳不长，心气内洞。夫四时阴阳者，万物之根本也。所以圣人春夏养阳，秋冬养阴，以从其根。

夏令属火，心与小肠应之。《脏气法时论》曰：心主夏，手少阴太阳主治。故逆夏气则太阳之令不长，而心虚内洞，诸阳之病生矣。余解见春部。

夏伤于暑，秋必痎疟。

夏伤于暑，金气受邪，即病者乃为暑证，若不即病而暑汗不出，延至于秋，新凉外束，邪郁成热，金火相拒，寒热交争，故病为痎疟。

起居调摄

夏月人身阳气发外，伏阴在内，是脱精神之时，特忌下利，以泄阴气。

心者，身之主宰，万事由之应酬。心一病，虽卢扁难医。正心之人，鬼神亦惮，养与不养也。

未事不可先迎，既事不可留滞；忿懥，恐惧，好乐，忧患，皆得其正，病安从来？

一曰暴怒伤心，秋必为虐。

《保生心鉴》①曰：午火旺则金衰，于时当独宿，淡滋味，保养生脏。

四月为阴绝月，养生家独重。

夏月精化为水，伏阴在内，肾气值衰，宜远房帏。

夏月有患风毒脚气者，皆因肾虚而得。潜溪论曰：夏至一阴方生，尤当谨欲。

禁坐卧湿地。

夏月忽作大寒，急须慎避，最易感受，成大病。

汗透衣服，晒日中，随穿，生痱子。

饮食宜忌

夏宜食寒，所以养阳也。

《食物本草》云：心火味苦，火能胜金。金肺主辛，当夏三月，食味宜减苦增辛，以养肺气。

《养生论》曰：夏气热，宜食菽②以寒之，不可一于热也。

《庄子》云：饮酒茹葱，以通五脏。

长夏

长夏主中央，于五行最尊

长夏属土，为黄帝，于卦为坤。帝致役乎坤，万物皆致养焉。

---

① 保生心鉴：明代铁蜂居士著，气功养生著作。是书乃在《圣贤保修通鉴》一书的基础上，参详《礼记·月令》及《素问》《灵枢》《运气论奥》《十四经发挥》等书，反覆论证，并将《活人心法》中的八幅导引图改绘成三十二幅，共成此佚。书中对练功前准备、修炼要领、五运六气枢要、脏腑配经络、经络配四时等都作了详细的图说；并重点介绍了《二十四气导引图》，分述二十四节气的练功方法及所治疾病，图文并重，简易实用，对后世医疗气功的发展有较大的影响。

② 菽（shū书）：豆类的总称。

中央土，其音宫，其乐埙。于五常为信，其德作睿，其用作圣，情为纯厚，状为端诚。

脾主意，人之能制谋意辩者，脾之性也。

脾主阴土，其性妒。妇人禀坤土之气，故多嫉妒。

当四季月后十八日，少思屏虑，屈己济人，不为利争，不与物竞，恬和清虚，顺坤之德，以全其生。逆之则肺肾受邪，而诸病丛生。

脾居五脏之中，出纳谷气，以输贯四肢百骸者也。欲养脾者，须节爽口之物，慎无邪之思，则外不伤乎饮食，内不伤乎思虑，而脾可永安矣。

起居调摄

脾神好乐，乐能使脾动荡。

季夏之月，二阴浸长，阳当渐避，君子庄矜自守，以敛真阳。

一曰脾欲和，勿大醉歌乐，勿饱食。

是月阴气内伏，暑毒外蒸，纵意当风，任性食冷，故人多暴泄之患。

《济阴方论》：土主湿气，起居宜慎避之。六月湿热尤甚，一曰伏阴在内，阳气外散，苟失调养，内外相感，易生百疾。

饮食宜忌

脾为消谷之脏，如转磨然。苟不自知节戒，则脾难转运，不但不得游溢精气以滋脏腑，而且为食患。

《食物本草》云：脾土味甘，土能克水。水脏主咸，当四季十八日，食味宜减甘增咸，以养肾气。

秋

四时调神大论

秋三月，此谓容平。天气以急，地气以明，早卧早起，与鸡俱兴，使志安宁，以缓秋刑。收敛神气，使秋气平。无外其志，使肺气清。此秋气之应养收之道也，逆之则伤肺，冬为飧泄，奉藏者少。

容平，万物华实已成，容状平定也。天气以急，风声切也。地气以明，物色清也。早卧早起，早卧以避初寒，早起以从清爽。志安宁则不顺杀伐生，所以缓秋刑也。收敛神气使秋气平，无外其志，使肺气平，皆所以顺秋金收敛清肃之令也。秋气收，故养收以应之。逆之则伤肺，冬为飧泄，奉藏者少。逆，谓失其养收之道也。肺象金，王于秋。肺气既伤，则冬水为金之子，无以受气，不能闭藏，故病发于冬而飧泄，谓食不化而泄出，少气以奉冬藏之令也。

秋，其乐钟镈 音博 ①。音之所主曰臣，于五常为义，五事主听。其德作聪，其用曰谋，其情怒，其志为虑。

四时阴阳为万物根本

逆秋气，则太阴不收，肺气焦满。夫四时阴阳者，万物之根本也。所以圣人春夏养阳，秋冬养阴，以从其根。

秋令属金，肺与大肠应之。《脏气法时论》曰：肺主秋，手太阴阳明主治。故逆秋气则太阴之令不收，而肺热叶焦，为胀满也。余解见前春部。

---

① 镈：大钟，古代的一种乐器。

秋伤于湿，冬生咳嗽。

夏秋之交，土金用事。秋伤于湿，其即病者，湿气通脾，故为濡泄等证；若不即病，而湿蓄金藏，久之变热，至冬则外寒内热，相搏乘肺，病为咳嗽。一云秋伤于湿，上逆而咳，发为痿厥；湿郁成热，上乘肺金，则气逆而为咳。伤于湿者，下先受之。大筋缦短为拘，小筋弛长为痿。所以湿气在下为痿为厥，痿多属热，厥则因寒也。

起居调摄

秋三月，皆正收敛之令，人当收敛身心，勿为发扬驰逞。

秋月当使阳气收敛，不宜吐及发汗，犯之令人脏腑消铄。

肺居诸脏之上，而诸脏之气咸由之以吐纳也。惟气得所养，则鼻息调匀，肺尝滋润，魄与俱凝，睟面盎背①，皆由肺气充溢也。故善养肺脏者，莫要于养气。

潜溪论曰：养气完形，其要只在寡欲啬精，精充气自足也。

《千金月令》②曰：秋分之日，君子当斋戒，静专以自检。

饮食宜忌

《千金月令》曰：秋宜食温，所以养阴也。

《食物本草》云：肺金味辛，金能克木。木肝主酸，当秋三月，食味宜减辛增酸，以养肝脏。

《养生论》曰：秋气凉，宜食麦以温之，不可一于凉也。

---

① 睟面盎背：清和润泽地表现在颜面，显露在肩背。
② 千金月令：相传为孙思邈著，现已亡佚。

冬

四时调神大论

冬三月，此谓闭藏。水冰地坼，无扰乎阳。早卧晚起，必待日光。使志若伏若匿，若有私意，若已有得，去寒就温，无泄皮肤，使气亟夺。此冬气之应，养藏之道也，逆之则伤肾，春为痿厥，奉生者少。

闭藏者，草木凋，蛰虫去，阳气伏藏也。水冰地坼，无扰乎阳：天地闭塞，不欲烦扰，以泄阳气。早卧晚起，避寒气也。使志若伏若匿，若有私意，若已有得，皆所以法象冬藏之令也。去寒就温，恐伤寒也。冬令宜藏不宜泄，故戒人无泄皮肤，使气亟夺。亟，数也。此冬气之应人，法象之以为养藏之道也。逆，谓失其闭藏之令也。肾象水，王于冬。肾气既伤，春木为水之子，无以受气，故为痿厥。痿者，肝木主筋，筋失其养，而手足痿弱也。厥，无阳逆冷也。阳欲藏，故冬不能藏则阳虚为厥。冬藏既逆，承藏气而春生者少矣，故曰奉生者少。

冬乐鼓鼗①。音之所主曰物，于五常为智，五事主貌，其德作恭，其用曰肃，其情悲，其志恐。

四时阴阳为万物根本

逆冬气，则少阴不藏，肾气独沉。夫四时阴阳者，万物之根本也。所以圣人春夏养阳，秋冬养阴，以从其根。

冬令属水，肾与膀胱应之。《脏气法时论》曰：肾主冬，足少阴太阳主治。故逆冬气，则少阴之令不藏，而肾气独沉。藏者，

---

① 鼗（táo 逃）：长柄的摇鼓，俗称拨浪鼓。

藏于中。沉者，沉于下。肾气不蓄藏，则注泄、沉寒等病生矣。余解见前春部。

冬伤于寒，春必病温。

冬伤于寒者，以类相求。其气入肾，其寒侵骨，其即病者为直中阴经之伤寒，不即病者至春夏则阳气发越，营气渐虚，所藏寒毒外合阳邪而变为温病。然其多从足太阳始者，正以肾与膀胱为表里，受于阴而发于阳也。

按：伤寒温疫，多起于冬不藏精，及辛苦饥饿之人。盖冬不藏精则邪能深入，而辛苦之人，其身常暖，其衣常薄，暖时窍开，薄时忍寒，兼以饥饿劳倦，致伤中气，则寒邪易入，待春而发。此所以大荒之后，必有大疫，正为此也。但此辈疫气既盛，势必传染，又必于虚者先受其气，则有不必冬寒而病者矣。避之之法，必节欲节劳，仍勿忍饥而近其气，自可无虑。

起居调摄

肾者，深也，属北方水，主分水气，灌注一身，如树之有根，为生气之元，守之则存，用之则竭。

《内丹秘要》曰：太阴之月，万物至此，归根复命。喻我身中阴符穷极，寂然不动，反本复静。此时塞兑垂帘①，以神光下焰于坎宫，当夜气未央，凝神聚气，端坐片时，少焉神气归根，自然无中生有，积成一点金精，盖一阳不生于复，而生于坤，阴中生阳，实为产药根本。

人之一身，元气亦有升降。子时生于肾中，此即天地一阳初

---

① 塞兑垂帘：塞兑，口不开言。垂帘，闭眼。

动，感而遂通，乃复卦也。自此后渐渐升至泥丸[1]，午时自泥丸下降于心，戌亥归于腹中，此即天地六阴穷极，百虫闭关，草木归根，寂然不动，乃坤卦也。静极复动，循环无端，其至妙又在坤复之交，一动一静之间，即亥末子初之时。《阴符经》[2]曰：自然之道，静故天地万物生。养生者当顺其时，而行坤复二卦之功，正在十月之间。

肾于诸藏为最下，属水，藏精。盖天一生水，乃人生身之本，立命之根也。天地间，凡有血气者，莫不有牝牡之欲，故天与水违行，欲情一动，精即离原。君子学《易》，玩损之大象而窒欲，如防水源，如塞水漏，损之又损，以至于无。是欲固寿命之原，莫先于色欲之戒也。

冬三月，六气十八候，皆正养藏之令，人当闭精塞神，以厚敛藏。

《保生心鉴》曰：子月，火气潜伏闭藏，以养其本然之真，而为来春发生升动之本。此时若戕贼之，至春升之际，下无根本，阳气轻浮，必有温热之病。

《月令》曰：君子斋戒慎处，禁嗜欲，安形性，微阳方生，阴未退听，阴阳相争而未定。故君子当斋戒以持之，平时言嗜欲，止言节。此却言禁，盖仲夏之阴犹微，而此时之阴犹盛。阴微则盛，阳未至于甚伤。阴盛则微，阳当在于善保。故坤复之月，宜

---

① 泥丸：道教语，脑神的别名。道教以人体为小天地，各部分皆赋以神名，称脑神为精根，字泥丸。

② 阴符经：又称《黄帝阴符经》，旧题黄帝撰。部分学者认为是后人伪托。本书性质，论者见解各异，纷纭不一。但多认为系道教修养之术，论涉养生要旨、气功、食疗、精神调养、房中等方面。

静摄为最。

冬三月，宜居处密室，温暖衣衾，调其饮食，适其寒温。不可冒触寒风。老人尤甚。恐寒邪感冒，多为嗽逆麻痹昏眩等疾。

冬月，天地闭，血气藏，伏阳在内，心膈多热，切忌发汗，以泄阳气。

冬月，阳气在内，阴气在外，老人多患上热下冷，如觉有热，宜晚服消痰凉膈之剂，以平和心气，不令热气上涌。

《金匮要略》曰：冬夜伸足卧，则一身俱暖。

手足应心，不可以火烘，致引火气入心，使人烦躁。

斯时伏阳在内，心膈多热，宜吐，忌发汗。

冬至日，阳气归内，腹宜温暖，令物入胃易化。

饮食宜忌

冬气寒，宜食黍，以热性治其寒。

宜服酒浸补药，或山药酒一二杯，以迎阳气。

冬宜食热，所以养阴也。亦不可就火烘炙。

《千金方》曰：冬宜省咸增苦，以养心①。

---

① 冬宜省咸增苦，以养心：语出《备急千金要方》卷二十六"食治"。

卷之九

五运六气直格—小序

运本诸天，天干有十。气本诸地，地支十二。两相摩荡，错综变化，天时之治，化运于上，而民生之安危应于下矣。其书始自《灵》《素》，密录而后，继起者亦多所发明，而疑信相半。信之者以为确乎不易，及至临症，乃往往有合有不合；疑之者以为天时之变化无常，必无印定①格眼②之天地，多弃置不复道。而实不然，二者皆过也。信为必然，其失也拘。疑为不然，其失也妄。善学者但将此阴阳胜复从制之理熟贯于胸中，而造化在我矣。且所载各症，具有经络可据，试揣自问，诸症当前，能尽确然如是乎？设有合于气运者，即遵本年所值之纪，察其虚实，根究其所自来，而治有定则。其有不合者，引伸触类，统五运而会通其全，必有归著。夫然后知五运六气，前贤立为标准，欲人通晓其大义，非谓尽天下必皆如是，而来未尝不如是，斯两得之矣。

五运原始

丹天之气，经于奎壁牛女③**戊分。** 奎壁乾位，戊土属乾**戊与癸合，**

---

① 印定：固定不变。
② 格眼：标准规格的状纸。
③ 奎壁牛女：均为二十八星宿之一，其中奎为西方七宿之一，壁、牛、女均为北方七宿之一。

丹火气也，故戊癸为火运。

黅天之气，经于心尾角轸①己分。角轸巽位，己土属巽 **甲与己合，黅土气也，故甲己为土运。**《素问》曰：所谓戊己分者，奎璧角轸，则天地之门户也②。《遁甲经》③ 曰：六戊为天门，六己为地户

苍天之气，经于危室柳鬼④。危室，壬位。柳鬼，丁位 **丁与壬合，苍木气也，故丁壬为木运。**

素天之气，经于亢氐昴毕⑤。亢氐乙位，昴毕庚位 **乙与庚合，素金气也，故乙庚为金运。**

玄天之气，经于张翼娄胃⑥。张翼丙位，娄胃辛位 **丙与辛合，玄水气也，故丙辛为水运。**

按：四方七宿，各有定位，此则甲己戊癸丁壬乙庚丙辛，以二气相合则化，故即化气以分其运也。分则其象各专所应，则其气变化不穷，而天时人事俱于是乎起矣。

五运六气纲领

五运者，金木水火土也。六气者，风火暑湿燥寒也。天干取运，地支取气。天干有十，配合则为五运。地支十二，对待则为六气。天气始于甲，地气始于子，天地相合，则为甲子，故甲子

① 心尾角轸：均为二十八星宿之一，其中心、尾、角均为东方七宿之一，轸为南方七宿之一。

② 所谓……则天地之门户也：语出《素问·五运行大论篇》。

③ 遁甲经：相传为唐代胡乾著，现已无考。遁甲，古代方士术数之一。

④ 危室柳鬼：均为二十八星宿之一，其中危、室均为北方七宿之一，柳、鬼均为南方七宿之一。

⑤ 亢氐昴毕：均为二十八星宿之一，其中亢、氐均为东方七宿之一，昴、毕均为西方七宿之一。

⑥ 张翼娄胃：均为二十八星宿之一，其中张、翼均为南方七宿之一，娄、胃均为西方七宿之一。

者，干支之首也；天气终于癸，地气终于亥，天地相合则为癸亥，故癸亥者，干支之末也。阴阳相间，刚柔相须，是以甲子之后，乙丑继之，壬戌之后，癸亥继之，三十年为一纪，六十年为一周，太过不及，斯皆见矣。

以天干兄弟之次序言，甲乙，东方木也；丙丁，南方火也；戊己，中央土也；庚辛，西方金也；壬癸，北方水也。

以天干之夫妇配合言，甲与己合而化土，乙与庚合而化金，丙与辛合而化水，丁与壬合而化木，戊与癸合而化火。故甲己之岁，土运统之；乙庚之岁，金运统之；丙辛之岁，水运统之；丁壬之岁，木运统之；戊癸之岁，火运统之。

以地支循环之序言，寅卯属春木也，巳午属夏火也，申酉属秋金也，亥子属冬水也，辰戌丑未属四季土也。

以地支对冲之位言，子对午，为少阴君火；丑对未，为太阴湿土；寅对申，为少阳相火；卯对酉，为阳明燥金；辰对戌，为太阳寒水；巳对亥，为厥阴风木。故子午之岁，君火主之；丑未之岁，湿土主之；寅申之岁，相火主之；卯酉之岁，燥金主之；辰戌之岁，寒水主之；巳亥之岁，风木主之。

五运有主运，有客运。六气有主气，有客气。主运主气，万载而不易。客运客气，每岁而迭迁。客，一也。有太过，有不及。太过之年，甲丙戊庚壬，五阳干也。不及之年，乙丁己辛癸，五阴干也。太过者，其至先。不及者，其至后。客气也，有正化，有对化。正化之岁，谓午未寅酉辰亥之年也。对化之岁，谓子丑申卯戌巳之年也。正化者令之实，对化者令之虚。假令甲子年，甲为土运，统主一年，子为君火，专司一岁，一期三百六十五日零二十五刻，正合乎周天三百六十五度四分度之一也。一期之中，主运以位，而相次于下；客运以气，而周流于上。主运者，木为初之运，火为第二运，土为第三运，金为第四运，水为第五运。客运者，假如甲己年，甲为土运，初之运即土也；土生金，二之运即金也；金生水，三之运即水也；水生木，四之运即木也；木生火，五之运即火也。每一运各主七十二日零五刻，太过之年，大寒前十三日交，名曰先天；不及之年，大寒后十三日交，名曰后天；平气之年，正大寒日交，名曰齐天。一岁之内，主气定守于六位，客气循行于四时。主气者，风为初之气，火为二之气，暑为三之气，湿为四之气，燥为五之气，寒为终之气。客气者，假令子午年，少阴君火司天午位，阳明燥金司地子位，上者右行，太阴湿土为天之左间，厥阴风木为天之右间，所以南面而命其位也；下者左行，太阳寒水为地之左间，少阳相火为地之右间，所以面北而命其位也。一气在上，一气在下，二气在左，二气在右。经曰：天地者，万物之上下也。左右者，阴阳之道路也。地之左间为初之气，天之右间为二之气，司天为三之气，天之左间为四之气，地之右间为五之气，司地为终之气。每一岁各主六十日八十七刻半有奇，甲子辰年，大寒日寅初一刻交初之气，至春分日子时之末交二之气，小满日亥时之末交三之气，至大暑日戌时之末交四之气，至秋分日酉时之末交五之气，至小雪日申时之末交终之气，所谓一六天也。

巳酉丑年，大寒日巳初一刻交初之气，至春分日卯时之末交二之气，至小满日寅时之末交三之气，至大暑日丑时之末交四之气，至秋分日子时之末交五之气，至小雪日亥时之末交终之气，所谓二六天也。

寅午戌年，大寒日申初一刻交初之气，至春分日午时之末交二之气，至小满日巳时之末交三之气，至大暑日辰时之末交四之气，至秋分日卯时之末交五之气，至小雪日寅时之末交终之气，所谓三六天也。

亥卯未年，大寒日亥初一刻交初之气，至春分日酉时之末交二之气，至小满日申时之末交三之气，至大暑日未时之末交四之气，至秋分日午时之末交五之气，至小雪日巳时之末交终之气，所谓四六天也。

以上盖因客运加于主运之上，主气临于客气之下，天时所以不齐，民病所由生也。

天人合一附说

夫人具五脏六腑，以应五运六气之数，是人与天为一矣。《内经》云：天有五行御五位，以生风火暑湿燥寒；人有五脏化五气，以生喜怒忧思恐①。所谓六气者，即五行之化生，非五行之外另有六气也。所谓五运，运者，动也，化也，潜行乎天地之间，管一年之化令也。人生于气化之中，若天气和，雨露以时，人受冲和之气，何病之有？乖则寒暖缪戾，雨露不时，人触乖戾之气，病何能免？是病从外入。人具五脏六腑，阴阳气血若顺□□□贯通，百骸翕然，何病之有？逆则气血凝滞，形体不□，病何能免？是病从内生。总之，不能逊于五行之生克也。运气岂可不讲耶？主运主气之说显明易知，惟客运客气之说微妙难明。如甲己化土，人有谓不从上化，反从下化，是疑己属土而甲从己化也。不知土

---

① 天有……风火暑湿燥寒；人有五脏化五气，以生喜怒忧思恐：语出《素问·天元纪大论篇》，原作"天有五行御五位，以生寒暑燥湿风；人有五脏化五气，以生喜怒思忧恐"。

运是二年运气之化令，固非甲从己化也。余运仿此。况甲丙戊庚壬属阳，阳主乎动，变化不一；乙丁己辛癸属阴，阴主乎静，守而不迁。且年运之化，每从寅月而更，如甲己之岁，正月建丙寅，丙者火之阳，丙火生土，故为土运；乙庚之岁，正月建戊寅，戊者土之阳，戊土生金，故为金运；丙辛之岁，正月建庚寅，庚者金之阳，庚金生水，故为水运；丁壬之岁，正月建壬寅，壬者水之阳，壬水生木，故为木运；戊癸之岁，正月建甲寅，甲者木之阳，甲木生火，故为火运。犹恐后学不解，又将六十化甲子开列于后，明填天干，使后学一见了然。

土 运

甲辰丙寅　己酉丙寅　甲寅丙寅　己未丙寅　甲子丙寅　己巳丙寅　甲戌丙寅　己卯丙寅　甲申丙寅　己丑丙寅　甲午丙寅　己亥丙寅

金 运

乙巳戊寅　庚戌戊寅　乙卯戊寅　庚申戊寅　乙丑戊寅　庚午戊寅　乙亥戊寅　庚辰戊寅　乙酉戊寅　庚寅戊寅　乙未戊寅　庚子戊寅

水 运

丙午庚寅　辛亥庚寅　丙辰庚寅　辛酉庚寅　丙寅庚寅　辛未庚寅　丙子庚寅　辛巳庚寅　丙戌庚寅　辛卯庚寅　丙申庚寅　辛丑庚寅

木 运

丁未壬寅　壬子壬寅　丁巳壬寅　壬戌壬寅　丁卯壬寅　壬

申壬寅　丁丑壬寅　壬午壬寅　丁亥壬寅　壬辰壬寅　丁酉壬寅
壬寅壬寅

火　运

戊申甲寅　癸丑甲寅　戊午甲寅　癸亥甲寅　戊辰甲寅　癸
酉甲寅　戊寅甲寅　癸未甲寅　戊子甲寅　癸巳甲寅　戊戌甲寅
癸卯甲寅

地宜合天气附说

中原地形，居高则寒，处下则热。尝试观之，高山多雪，平川多雨，高山多寒，平川多热。中原之地，凡有高下之□□，东西南北各三分也。其一者，自汉蜀江南至海口，二者自汉江北至平遥县也，三者自平遥北山，北至蕃界北海也。故南分大热，北分大寒，中分寒热兼半，南北分外寒热尤极，即登高山顶，则南面北面，寒热悬殊，荣枯倍异。又东西高下之别，亦有三。其一自洴源县西至沙洲，二自开封西至洴源，三自开封东至沧海。故东分大温，西分大凉，中分温凉兼半，温凉分外，温凉尤极，变为大暗大寒。约其大凡如此，然九分之地，其中有高下不同，地高处则燥，下处则湿，此一方之中小异也。以气候验之，春气西行，秋气东行，冬气南行，夏气北行。以中分校之，自开封至洴源，气候正与历候同。以东行校之，自开封至沧海，每一百里，秋气至晚一日，春气发早一日；以西行校之，自洴源县西至蕃界碛石，其南向及东南西北向者每四十里春气发晚一日，秋气至早一日，北向及东北西南向者，每十五里，春气发晚一日，秋气至早一日；以南行校之，川形有北向及东北西南向者，每十五里，阳气行晚一日，阴气行早一日，南向及东南西北川，每一十五里，热气至早一日，寒气至晚一日，广平之地，则每五十里，阳气发早一日，寒气至晚一日；以北行校之，如形有南向及东南西北向者，每二十五里，阳气行晚一日，阴气行早一日，北向及东北西南川，每一十五里，寒气至早一日，热气至晚一日，广平之地，则每二十里，热气行晚一日，寒气至早一日，大率如此。然高处峻处冬气常在，平处下处夏气常在，观其雪零草茂则可知矣。然地土固有弓形蛇形月形，地势不同，生杀荣枯，地同而天异。凡此之类，有离向丙向巽向乙向震向处，春气早至，秋气晚至。早晚校十五日，有丁向坤向庚向兑向辛向乾向坎向艮向处，则秋气早至，春气晚至。早晚亦校二十日，是所谓带山之地也，审观向背气候可知。

五运太过不及，与平运之纪，既有先天后天齐天之不能画一，而四方风气刚柔燥湿，节候迟早，更有不齐，仍非年运所能拘矣。故于年运之应然如是者，再较之于土地之宜，庶几无误。

气运注释

天垂象而无质，故主气；地奠质而有形，故主运。运者，五运也，运金木水火土之精以应乎天；气者，六气也，令风火暑湿燥寒之气以布于地。运应乎天，故在上；气布于地，故在下。此天地之气运也，人亦以身应之，以五脏应五运，以六腑应六气。但虚者受邪为病，实者不受邪无病。更须推太过不及平气之年，及正化对化主客之令，详南北政之应否以察脉，论淫胜厥复之理以用药，此运气之始终也。其要略见《绀珠经》

五 运

五运之化 木

五运者，木火土金水也。五运之化，有太过，有不及。气先天时而至，为运太过；气后天时而至，为运不及。天之治化运于上，则人之安危应于下，故运气之理，不可不明也。兹五运之太过者，如甲丙戊庚壬五阳年是也。若过而有制，则为平运，不在太过之例。

六壬年运，岁木太过

丁壬化木，壬属阳，为太过。

壬子木过壬年同上壬寅木太盛壬申同上壬辰木过无制壬戌同上

岁木太过，风气流行，脾土受邪，民病飧泄，食减，体重，烦冤，肠鸣，腹支满。上应岁星。甚则忽忽善怒，眩冒，巅疾。

木之化风，木胜则克土，故脾脏受邪。上应岁星，□□星光明逆，守星属分皆灾也。水谷不化，故飧泄。脾虚不运，故食减。脾主肌肉，其气衰，故体重。脾脉从胃别上膈，注心中，故烦冤。冤，抑郁不舒也。中气不足，肠为之苦鸣。脾虚则腹满，甚则木气太过，肝实而肝亦自病，故善怒。厥阴之脉随督脉会于巅，故眩冒巅疾。

以上皆肝强脾弱所致，其症或由于肝强，或由于脾弱，或本于肝经，或本于脾经，字无虚设，会而通之，可治百病。然则医之于运气，岂独为按年施治耶？

化气不政，生气独治，反胁痛而吐甚，冲阳绝者，死不治。

化气，土气也。生气，木气也。木盛则土衰，故化气不能布政于万物，而木之生气独治也。治，平声肝脉布于胁肋，木强则肝逆，故胁痛吐甚者，木邪伤胃也。冲阳，胃脉也，木亢则胃绝，故死不治。

五运之化

兹言不及之化，乙丁己辛癸，五阴年是也。若不及而有助，则为平岁，不在不及之例。

六壬年运，岁木不及

丁壬化木，丁属阴，为不及。

丁丑木不及丁未同上丁卯木太不及丁酉同上丁巳木不及，有助丁亥同上

岁木不及，燥乃大行，生气失应，草木晚荣，肃杀而甚，则刚木辟著，柔萎苍干。上应太白星。民病中清，肤胁痛，少腹痛，肠鸣，溏泄，凉雨时至。上应太白星，其谷苍。

岁木不及，六丁岁也。木不及而金乘之，故燥气大行。燥气者，清冷时至，加之薄寒也。失应者不能应时，所以晚荣。肃杀而甚者，天气凄怆，日见曚昧，谓雨非雨，谓晴非晴，人意惨然，气象凝敛也。刚，劲硬也。辟著，谓辟著枝茎，干而不落也。苍，青也。柔木之叶，青色变而干卷也。木气不及，金气乘之，太白之光芒乃照其空也。中清，肤胁少腹痛者，金气乘木，肝之病也。肠鸣，溏泄者，木不生火，脾之寒也。凉雨时至，谓应时而至也。上应太白星者，言运星失色，畏星加临，宿属为灾也。其谷苍，金胜毕岁，火气不复，苍色之谷不成实也。

上临阳明，生气失政，草木再荣，化气乃急，上应太白镇星，其□苍早。

□□岁，丁卯丁酉岁，阳明上临，是谓天刑之岁□。□岁乘天，下胜于木，故生气失政。草木再荣者，以木气既衰，得火土旺时，土无所制，化气乃急，故夏秋再荣也。金气胜木，天应同之，故太白之见，光芒明盛。木气既少，土气无制，天气应之，故镇星亦润而明也。苍色之物，又早凋落，亦木少金乘之故。

复则炎暑流火，湿性燥，柔脆，草木焦槁，下体再生，华实

齐化，病寒热，疮疡，痈胗，痛痤。

　　复者，子为其母而报复也。木衰金亢，火则复之。火气复金，夏生大热，故万物湿性，时变为燥。流火烁物，故柔脆。草木及蔓延之类，皆上干死而下体再生。若辛热之草，则死不再生也。小热者死少，大热者死多。火大复已，土气间至，则凉雨降，其酸苦甘咸性寒之物，乃再发生，新开之与先结者，齐承化而成熟也。民既病寒，今受火，复寒热交战，故寒热。疮疡，痈胗，痛痤，皆火为之灾。火复其金，太白减曜，荧惑上应，则益光芒，加其宿属，则皆灾也，以火反复，故白坚之谷，秀而不实也。

　　白露早降，收杀气行，寒雨害物，虫食甘黄，脾土受邪，赤气后化，心气晚治，上胜肺金，白气乃屈，其谷不成，咳而鼽。上应荧惑太白星。

　　阳明上临，金自用事，故白露早降。寒凉大至，则收杀气行。以太阳居土湿之位，寒湿相合，故寒雨害物，少于成实。金行伐木，假途于土，子居母内，虫之象也，故甘物黄物，虫蠹食之。清气先胜，热气后复，复已乃胜，故火赤之气，后生化也。赤后化，谓草木赤华及赤实者，皆后时而再荣秀也。其于人五脏，则心气晚王，胜于肺金。凡白色之物，乃屈退也。金谷，稻也。鼽，鼻中水出也。金为火胜，天象应同，故太白芒减，荧惑益明。

四时之应

　　木不及，春有鸣条律畅之化，则秋有雾露清凉之政；春有惨凄残贼之胜，则夏有炎暑燔烁之复。其眚东，其脏肝，其病内舍胠胁，外在关节。

　　和则为化为政，运之常也。不和则为胜为复，气之变也。如岁木不及，金当克之，使金不来胜，而木气无伤，则春有鸣条律畅之化，至秋之时，则金亦无复，而有雾露清凉之政，此气之和也。若春见金气，而有惨悽残贼之胜，则木生火，火来克金，而夏有炎暑燔烁之复矣，此气之变也。然此之胜复皆因于木，故灾眚当见于东方，在人之脏应于肝，肝之部分内在胠胁，外在关节，故其为病如此。

平气之纪，木曰敷和

木得其平，则敷布和气，以生万物。

按：王注，太过不及，各纪年辰。凡平气之纪，不纪年辰者，平气之岁，不可以定纪也。

敷和之纪，木德周行。阳舒阴布，五化宣平，其气端，其性随，其用曲直，其化生荣，其类草木，其政发散，其候温和，其令风，其脏肝，肝其畏清，其主目，其谷麻，其果李，其实核，其应春，其虫毛，其畜犬，其色苍，其养筋，其病里急支满，其味酸，其音角，其物中坚，其数八。

木之平运，是曰敷和。木德周行，则阳气舒而阴气布。故凡生长化收藏之五化，无不由此而宣行其和平之气也。其气端，正而直也。其性随，柔和随物也。其用曲直，曲直成材也。其化生荣，生气荣茂也。其类草木，凡长短坚脆，皆木类也。其政发散，木主春，其气上升也。其候温和，春之候□□是也。其令风，木化风。其脏肝，肝属木也。肝畏清，清者，金气也。其主目，肝开于目也。其谷麻，麻之色苍也。《金匮真言论》曰：其谷麦，无麻。其果李，李之味酸也。其实核，核属木，其质强也。其应春，木王之时也。其虫毛，毛直如木，气质同也。其畜犬，犬之味酸也。《金匮真言论》曰：其畜鸡，无犬。苍，青翠色也。其养筋，肝主筋也。里急支满，肝气为病也。其味酸，酸为木化。其音角，角音属木，其声在清浊之间。其物中坚，象土中有木也。其数八，木之生数三，成数八也。

不及之纪，木曰委和

阳和委屈，发生少也。

丁卯、丁丑、丁亥、丁未、丁酉、丁巳、之岁。

委和之纪，是谓胜生。生气不政，化气乃扬。长气自平，收令乃早。凉雨时降，风云并兴。草木晚荣，苍干凋落。物秀而实，肤肉内充。其气敛，其用聚，其动緛戾拘缓，其发惊骇，其脏肝，其果枣李，其实核壳，其谷稷稻，其味酸辛，其色白苍，其畜犬鸡，其虫毛介，其主雾露凄怆，其声角商，其病摇动。注：恐从金化也。

生气不政，收气胜之。是曰胜生，化气扬，土无制也。火无所生，故夏气自平。木衰金胜，故收气乃早。凉为金化，风为木化，云雨皆湿化，木不及，故兼土金之化。木不及，故草木晚荣。金胜之，故苍干凋落。秀实内充者，生气虽晚，化气速成故也。敛聚者，木兼金化，收气胜也。緛，缩短也；戾，斜曲也；拘，拘急也；缓，不收也，皆厥阴不及之病。其发惊骇，风木气衰，肝胆俱病也。枣，土果也；李，当作桃，金果也，盖木不及，则土金二果盛。其实核壳，核应木，壳应金，木衰金盛也。土之稷，金之稻，木不及则二谷当成也。酸辛者，酸者衰，辛者胜，木兼金化也。白，金色；苍，木色，白盛于苍也。犬，木畜；鸡，金畜。毛，木虫；介，金虫。有盛衰也。雾露凄怆，金之胜也。其声角商，木从金也。摇动者，筋之病。注：恐者，肝胆之病，从金化者，总结上文之义。

其病肢废，痈肿疮疡。其甘虫，邪伤肝也。萧瑟肃杀，则炎

赫沸腾。眚于三，所谓复也。其主飞蠹蛆雉，乃为雷霆。

木被金刑，经筋受病，风淫末疾，故为肢废。肢废则谿谷关节多有壅滞，而痈肿疮疡所由生也。其甘虫，味甘者易生虫，金胜木而土无制也。邪伤肝，木气不及，则邪伤在肝也。萧瑟肃杀，金胜木也。炎赫沸腾，火复金也。胜复皆因于木，故灾眚在三，东方震宫也。此总言木运之胜复，子为其母而报复也。飞而蠹者，阴中之阳虫也。蛆者，蝇之子。蛆入灰中，蜕化为蝇，其性喜暖畏寒，火运之年尤多也。雉，火禽也。凡此皆火复之气所化。雷之迅者曰霆，木郁极而火达之，其气则为雷霆，故《易》曰"震为雷"。

太过之纪，木曰发生

木气有余，发生盛也。

壬申、壬寅、壬子、壬午、壬辰、壬戌之岁。

发生之纪，是谓启陈。土疏泄，苍气达，阳和布化，阴气乃随，生气淳化，万物以荣。其化生，其气美，其政散，其令条舒，其动掉眩巅疾，其德鸣靡启拆，其变振拉摧拔，其谷麻稻，其畜鸡犬，其果李桃，其色青黄白，其味酸甘辛，其象春，其经足厥阴少阳，其脏肝脾，其虫毛介，其物中坚外坚，其病怒。

启，开也。陈，布也。布散阳和，发生万物之象也。木气动，生气达，故土体疏泄而通也。苍气，木气也。木火相生，则阳和布化。阳气日进，则阴气日退。乃随，犹言乃后也。木气有余，故能淳化以荣万物。其化生，其气美，生，发生，美，芳美也。其政散，布散和气，风之象也。条舒，顺气化而修长畅达也。掉，颤摇也。眩，旋转也。巅，顶巅也。风木太过，故其为病如此。鸣，风木声也。靡，散也，奢美也。启拆，即发陈之义。其德就春也。《六元正纪大论》云：其化鸣紊启拆。振谓振怒，拉谓败拆，摧谓仆落，拔谓出本。麻，木谷，稻，金谷，齐其化也。鸡，金畜，犬，木畜，犬齐鸡也。李，木果，桃，金果，李齐桃也。木能克土而齐金，故三色见象也。三味，亦木土金也。其象春，风温，春化同也。其脏肝脾，肝胜脾也。其虫毛介，毛齐介育也。中坚外坚，木金并化也。其病怒，木强也。

上征，则其气逆，其病吐利。不务其德，则收气复。秋气劲切，甚则肃杀，清气大至，草木凋零，邪乃伤肝，其病眩掉目瞑。

上征者，木气有余而上行生火，子居母上，是为气逆，故其为病如此。若木恃太过，不务其德而侮土，则金必复之，故乘秋令而为灾如此。至其为病，则邪反伤肝矣。目运曰眩，头摇曰掉，目不开曰瞑，木运太过，故有此病。

五运之化火

六戊年运，岁火太过

戊癸化火，戊属阳，为太过。

戊子火太过无制戊午同上戊寅火太盛戊申同上戊辰水制火，不过戊戌同上

岁火太过，炎暑流行，金肺受邪，民病疟，少气，咳喘，血溢，血泄，注下，嗌燥，耳聋，中热，肩背热，上应荧惑星，甚则胸中痛，胁支满，胁痛，膺背肩胛间痛，两臂内痛，身热，骨痛，而为浸淫。

火之化暑，火胜则克金，故肺脏受邪。火邪伤阴，寒热交争，故为疟。壮火食气，故少气。火乘肺金，故咳喘。火逼血而妄行，

故上溢于口鼻，下泄于二便。火性急速，故水泄。注下，嗌噪，耳聋，中热，肩背热，皆火炎上焦也。《脏气法时论》曰：肺病者，喘咳，逆气，肩背痛。虚则少气不能报息，耳聋，嗌干。荧惑，火星也。火气胜，则荧惑明而当其令，胸胁膺背肩臂，皆心经及手心主所行之处，火盛为邪，故有是病。《脏气法时论》曰：心病者，胸中痛，胁支满，胁下痛，膺背肩胛间痛，两臂内痛。火盛故身热。水亏故骨痛。热流周身，故为浸淫。《玉机真脏论》曰：心脉太过，令人身热，而肤痛为浸淫。

收气不行，长气独明，雨水霜寒，上应辰星，上临少阴少阳，火燔焫，水泉涸，物焦槁，病反谵妄狂越，咳喘息鸣，下甚血溢，泄不已。太渊绝者，死不治。上应荧惑星。

气，金气也。长气，火气也。火盛则金衰，故收气不行，而长气独明也。火不务德，水则承之，故雨水霜寒也。《五常政大论》作"雨水霜雹"。辰星，水星也。火亢而水制之，故辰星光芒以应其气。是岁火之为灾，先临宿属，水气之复，并及南方，人每应之，则先伤于肺，后伤于心。凡此戊年，皆太过之火，而又遇子午，则上临少阴君火也；遇寅申，则上临少阳相火也，皆为天符，其热尤甚，故火当燔焫，水泉当涸，物当焦枯也。火盛天符之岁，其在民病，则上为谵妄狂越，咳喘息鸣，下为血溢血泄不已。太渊，肺脉也。火亢则肺绝，故死不治。其盛其衰，则皆应于荧惑也。

六癸年运，岁火不及

戊癸化火，癸属阴，为不及。

癸丑火太不及癸未同上癸卯火合岁会癸酉同上癸巳火虚有助癸亥同上

岁火不及，寒乃大行，长政不用，物荣而下，凝惨而甚，则阳气不化，乃折荣美。上应辰星，民病胸中痛，胁支满，两胁痛，膺背肩胛间及两臂内痛，郁冒，朦昧，心痛，暴瘖，胸腹大，胁下与腰背相引而痛，甚则屈不能伸，髋髀如别。上应荧惑辰星，其谷丹。

岁火不及，六癸岁也。火不及而水乘之，故寒乃大行。长政不用，则物不能茂盛于上，而但荣于下。火气既少，水气洪盛，故凝惨阳衰，而荣美乃折也。其上应天象，辰星当明，火不足则阴邪盛，而心气伤，故民病如此。其症皆手心主及心经所行之处，二经虽不行背，然心在膈上，为背之阳脏，故痛连腰背也。《脏气法时论》曰：心虚则胸腹大，胁下与腰相引而痛，甚则火气不行，寒气禁固，乃病屈不能伸，髋髀如别。髋髀，臀股之间也。如别，若有所别而不为用也。水行乘火，则荧惑无光。辰星增曜，宿属为灾。凡丹色之谷，亦应其气而不成也。

复则埃郁，大雨且至。黑气乃辱，病鹜溏腹满，食饮不下，寒中，肠鸣，泄注，腹痛，暴挛，痿痹，足不任身。上应镇星、辰星，玄谷不成。

火衰水亢，土则复之。埃郁云雨，土之用也。黑气，水气也。辱，屈辱也。土之化湿，反侵水脏，故为腹满，食不下，肠鸣泄注，痿痹，足不任身等疾。鹜，鸭也，言如鸭粪清稀，寒湿所致也。土复于水，故镇星明润，辰星减光，玄色之谷当不成也。

四时之应

火不及，夏有炳明光显之化，则冬有严肃霜寒之政；夏有惨凄凝冽之胜，则不时有埃昏大雨之复。其眚南，其脏心，其病内舍膺胁，外在经络。

火不及者，水当乘之。若水不侮火，而夏有此化，则水亦无复；而冬有此政，若水不务德，而夏有此胜，则火生土，土来克水，而不时有此复矣。其眚南，其脏心，皆火之应也。

平气之纪，火曰升明

升明，阳之性升，其德明显也。

升明之纪，正阳而治，德施周普，五化均衡。其气高，其性速，其用燔灼，其化蕃茂，其类火，其政明曜，其候炎暑，其令热，其脏心，心其畏寒，其主舌，其谷麦，其果杏，其实络，其应夏，其虫羽，其畜马，其色赤，其养血，其病瞤瘛，其味苦，其音徵，其物脉，其数七。

火之平运，是曰升明。火主南方，故曰正阳。阳气无所不至，故曰周普。均，等也。衡，平也。其气高，阳主升也。其性速，火性急也。燔灼，烧炙也。其化蕃茂，长气盛也。其类火，诸火皆其类也。其政明曜，阳之光也。炎暑，火之候也。其令热，火之化也。其脏心，心属火也；畏寒，水克火，故畏也。舌为心苗，故主舌。其谷麦，麦之色赤也。《金匮真言论》：火谷曰黍，木谷曰麦。又《脏气法时论》亦言：麦苦。其果杏，杏味苦也。其实络，实中之系，脉络之类也。其应夏，火王之时也。其虫羽，羽翔而升，属乎火也。其畜马，马之性快健燥疾，得火性也。《金匮真言论》：金畜曰马，火畜曰羊。其色赤，赤色属火也。其养血，心主血也。其病瞤瘛，火性动也。其味苦，苦为火化也。其音徵，徵音属火，其声次清。其物脉，脉之所至，即阳气之所及也。其数七，火之生数二，成数七也。

不及之纪，火曰伏明

伏明，言阳德不彰，光明伏也。

癸酉、癸未、癸巳、癸卯、癸丑、癸亥之岁。

伏明之纪，是谓胜长。长气不宣，脏气反布，收气自政，化令乃衡，寒清数举，暑令乃薄，承化物生，生而不长，成实而稚，遇化已老，阳气屈伏，蛰虫早藏。其气郁，其用暴，其动彰伏变易，其发痛，其脏心，其果栗桃，其实络濡，其谷豆稻，其味苦咸，其色玄丹，其畜马彘①，其虫羽鳞，其主水雪霜寒，其声征羽，其病昏惑悲忘，从水化也。少征与少羽同，上商与正商同，邪伤心也。凝惨栗冽，则暴雨霖淫。眚于九，其主骤注，雷霆震惊，沉阴淫雨。

岁火不及者，盖以戊癸皆属火运，而癸以阴柔，乃为不及，故于六癸之岁，长气不宣。脏气胜之，是谓胜长。长气不宣，脏气反布，火之长气不能宣化，水之脏气反布于时也。收气自政，化令乃衡，金无所畏，故收气自行其政。土无所生，故化令惟衡平耳。寒清数举，暑令乃薄，阴盛阳衰也。承化物生，生而不长，物承土化而生者，以土无火生，虽生不长也。此即上文化令乃衡之义。成实而稚，遇化已老，长气不宣，故物之成实者，惟稚而短，及遇土化之令，而气已老矣。阳气屈伏，蛰虫早藏，阳不施于物也。脏气郁，阳主升不升，则郁矣。其用暴，火性急，郁而不伸，出必暴矣。其动彰伏变易，彰者，火之德，火不足则彰伏不常，而多变易。其发痛，寒胜之也。其脏心，火气通于心也。其果栗桃，栗，水果，桃，金果，火不及，故二果成也。其实络

---

① 彘（zhì志）：本指大猪，后泛指一般的猪。

濡，络应火，濡应水也。其谷豆稻，豆，水谷，稻，金谷，二谷成也。其味苦咸，苦衰咸胜也。其色玄丹，玄盛丹衰也。其畜马彘，马火畜当衰，彘水畜当王也。其虫羽鳞，羽属火，鳞属水，有盛衰也。其主水雪霜寒，水反胜也。其声征羽，火音从水也。其病昏惑悲忘，火不足而心神溃也。从水化也，此结上文火不及者从水化也。少征与少羽同，此总言六癸年也，征为火音，火不及故云少征水胜之，故与少羽同其化。上商与正商同，癸卯癸酉年也，上见阳明司天，是为上商，岁火不及，则金无所畏，又得燥金司天之助，是以火运之纪而行审平之气，故曰上商与正商同也。按：少征六年，癸丑癸未上宫也，癸巳癸亥上角也，此止言上商而不及宫角者，以火与土木无所克伐，而同归少羽之化矣。邪伤心，言火气不及，故寒邪伤于心。凝惨栗冽，则暴雨霖淫，凝惨栗冽，水胜火也，暴雨霖淫，土复水也。眚于九，胜复皆因于火，故灾眚于九。南方，离宫也，其主骤注，雷霆震惊。骤注，土复之变也，是雷霆震惊，火郁之达也。土火相协，故为是变。沉阴淫雨，沉阴，阴云蔽日也，淫，久雨也，此皆湿复之变。

太过之纪，火曰赫曦

赫曦，阳光炎盛也。

戊辰、戊寅、戊子、戊戌、戊申、戊午之岁。

赫曦之纪，是谓蕃茂。阴气内化，阳气外荣，炎暑施化，物得以昌。其化长，其气高，其政动，其令鸣显，其动炎灼妄扰，其德暄暑郁蒸，其变炎烈沸腾，其谷麦豆，其畜羊彘，其果杏栗，其色赤白玄，其味苦辛咸，其象夏，其经手少阴、太阳、手厥阴、少阳，其脏心肺，其虫羽鳞，其物脉濡，其病笑虐疮疡，血流，

狂妄，目赤。上羽与正征同。**其收齐，其病痓，上征而收气后也。暴烈其政，脏气乃复，时见凝惨，甚则雨水霜雹切寒，邪伤心也。**

阳盛则万物俱盛，故曰蕃茂。六戊之岁，皆阳刚之火，火之太过，故其盛当如此。阴气内化，阳气外荣，阴降于下，阳升于上也。炎暑施化，物得以昌，阳气为发生之本也。阳主进，故化长。火主升，故气高。其政动，阳主动也。其令鸣显，火之声状，火之光明也。其动炎灼妄扰，火盛之害也。其德暄暑郁蒸，热化所行，其德应夏也。其变炎烈沸腾，火气太过，热极之变也。其谷麦豆，麦，火谷，豆，水谷，麦齐豆也。其畜羊彘，羊，火畜，彘，水畜，其育齐也。其果杏栗，杏，火果，栗，水果，其实同也。其色赤白玄，火金水三色，盛衰见也。其味苦辛咸，亦火金水三味也。其象夏，热熏昏火，夏化同也。其经手少阴、太阳、手厥阴、少阳，手少阴心，手太阳小肠，手厥阴心包络，手少阳三焦，皆火之应也。其脏心肺，心胜肺也。其虫羽鳞，羽属火，鳞属水，羽齐鳞化也。其物脉濡，脉为火，濡为水，其化亦然。其病笑疟，疮疡，血流，狂妄，目赤，皆火盛也。上羽与正征同，其收齐。上羽者，太阳寒水司天，戊辰、戊戌年是也。火运太过，得水制之，则与升明正征同其化，火既务德，则金不受伤，而收令齐备也。其病痓，痓者，口噤如痫，肢体拘强也，水火相激而然。痓证有二，无汗恶寒曰刚痓，有汗不恶寒曰柔痓，皆足太阳经病。上征者，二火司天也，谓戊子、戊午，上见少阴君火；戊寅、戊申，上见少阳相火，火盛则金衰，故收气后也。若火不务德，暴烈其政，则金气受伤，水必复之，故其为灾，有凝惨雨水霜雹之应，而寒邪反伤心也。

五运之化土

六甲年运，岁土太过。

甲己化土，甲属阳，为太过。

甲子火金合土甲午同上甲寅上中盛下虚甲申同上甲辰土太盛甲戌同上

岁土太过，雨湿流行，肾水受邪，民病腹痛，清厥，意不乐，体重烦冤。上应镇星，甚则肌肉萎，足萎不收，行善瘈，脚下痛，饮发，中满食减，四肢不举。

土之化湿，土胜则克水，故肾脏受邪。清厥，四肢厥冷也。此以土邪伤肾，故为是病。《脏气法时论》曰：肾病者身重，肾虚者大腹、小腹痛，清厥，意不乐。镇星，土星也。土气胜，则镇星明曜主其令。瘈，抽掣也。甚则土邪有余，脾经自病，脾主肌肉，外应四肢，其脉起于足大指而上行，故为此本症。《脏气法时论》曰：脾病者，善肌肉痿，行善瘈，脚下痛。又《玉机真脏论》曰：脾太过，则令人四肢不举。

变生得位，脏气伏，化气独治之。泉涌河衍，涸泽生鱼，风雨大至，土崩溃，鳞见于陆，病腹满溏泄，肠鸣反下，甚而大谿绝者，死不治。上应岁星。

详太过五运，独此言变生得位者，盖土无定位，凡在四季中，土邪为变，即其得位之时也。脏气，水气也。化气，土气也。衍，溢也。土胜则水衰，故脏气伏而化气独治也。土不务德，湿令大行，故泉涌河衍，涸泽生鱼。湿甚不已，风木承之，故为风雨大至。土崩溃，鳞见于陆者，木气之复也。腹满等病，皆土湿自伤，脾不能制，故为是证。《脏气法时论》曰：脾虚则腹满肠鸣，飧

泄，食不化。太豁，肾脉也，土亢则肾绝，故死不治。岁星，木
星也。土胜而木承之，故岁星光芒应其气。是岁土盛为灾，先临
宿属，木气之复，后及中宫，人之应之，则先伤于肾，后伤于脾。

六己年运，岁土不及

甲己化土，己属阴，为不及。

己丑土虚有助己未同上己卯土不及己酉同上己巳土太不及，木胜己
亥同上

**岁土不及，风乃大行，化气不令，草木茂荣，飘扬而甚，秀
而不实。上应岁星。民病飧泄，霍乱，体重腹痛，筋骨繇复，肌
肉瞤酸，善怒。脏气举事，蛰虫早附，咸病寒中。上应岁星、镇
星，其谷黔。**

岁土不及，而木乘之，故风气行，化气失令。木专其政，则
草木茂荣。然发生在木，而成实在土，土气不充，故虽秀不实。
木气上应，则岁星当明也。繇复，摇动反复也。瞤，跳动也。酸，
酸疼也。凡此飧泄等病，皆脾弱肝强所致。土气不及，则寒水无
畏，故脏气举事，蛰虫早附，应脏气也。咸病寒中，火土衰也。
上应岁星、镇星者，岁星明而镇星暗也。谷之黄者属土，不能成
实矣。

**复则收政严峻，名木苍凋，胸胁暴痛，下引少腹，善太息，
虫食甘黄。气客于脾，黔谷乃减。民食少失味，苍谷乃损。上应
太白岁星，上临厥阴，流水不冰，蛰虫来见，脏气不用，白乃不
复。上应岁星，民乃康。**

土衰木亢，金乃复之，故收气峻而名木凋也。其为胸胁暴痛，
下引少腹者，肝胆病也。虫食甘黄，气客于脾，黔谷乃减者，火
土衰也。土衰者脾必弱，故民食少，滋味失。金胜者木必衰，故

苍谷损。其上应于星，当太白增明而岁星失色也。己巳、己亥岁，上临厥阴，则少阳相火在泉，故流水不冰。蛰虫来见，火司于地，故水之脏气不能用，金之白气不得复。岁星得专其令，民亦康而无病。

四时之应

土不及，四维有埃云润泽之化，则春有鸣条鼓折之政。四维发振拉飘腾之变，则秋有肃杀霖淫之复。其眚四维，其脏脾，其病内舍心腹，外在肌肉四肢。

四维，辰戌丑未方月也。岁土不及，木当胜之。若木不侮土，而四季有此化，则木亦无复，而春有此政。若木胜土，而四季有此变，则土生金，金来克木，而秋有此复矣。其眚四维，其脏脾，皆土之应。

平气之纪，土曰备化

土含万物，无所不化也。

备化之纪，气协天休，德流四政，五化齐修。其气平，其性顺，其用高下，其化丰满，其类土，其政安静，其候溽蒸，其令湿，其脏脾，脾其畏风，其主口，其谷稷，其果枣，其实肉，其应长夏，其虫倮，其畜牛，其色黄，其养肉，其病否，其味甘，其音宫，其物肤，其数五。

土之平运，是曰备化。气协天休，顺承天化，而济其美也。德流四政，土德分助四方，以赞成金木水火之政也，故生长化收藏咸得其政，而五者其修矣。其气平，土之气象平而厚也。其性顺，顺万物之性而各成其化也。其用高下，或高或下，皆其用也。其化丰满，万物成实，必赖乎土，故其化丰满而充盛也。其类土，诸土皆其类也。其政安静，土厚而安静，其政亦然。其候溽蒸，溽，湿也，蒸，热也，长夏之候也。其令湿，土之化也。其脏脾，脾属土也。脾其畏风，风者，木气也。其主口，脾之窍也。其谷稷，小米之粳者曰稷，黅谷也。其果枣，味甘也。其实肉，土主肌肉也。其应长夏，长夏者六月也，土生于火，长在夏中，既长而王，故云长夏。其虫倮，倮，赤体也，《礼记·月令》亦曰"其虫倮"，注曰：人为倮虫之长。其畜牛，牛之性和缓，其功稼穑，得土气也。其色黄，黄属土也。其养肉，脾土所主也。其病否，脾之病也。其味甘，甘为土化也。其音宫，宫音属土，其声下而浊。其物肤，即肌肉也。其数五，土之生数五，成数十也。

不及之纪，土曰卑监。

气陷不达，政屈不化也。

己巳、己卯、己丑、己亥、己酉、己未之岁。

卑监之纪，是谓减化。化气不令，生政独彰。长气整，雨乃愆，收气平，风寒并与草木荣美，秀而不实，成而秕也。其气散，其用静定，其动疡涌分溃痈肿，其发濡滞，其脏脾，其果李栗，其实濡核，其谷豆麻，其味酸甘，其色苍黄，其畜牛犬，其虫倮毛，其主飘怒振发，其声宫角，其病留满否塞，从木化也。少宫与少角同，上宫与正宫同，上角与正角同。其病飧泄，邪伤脾也。振拉飘扬，则苍干散落。其眚四维，其主败折虎狼，清气乃用，生政乃辱。

　　卑监之纪，土气不及也。凡甲己皆属土运，而己以阴柔乃为不及，故于六己之年，化气不令，是谓减化。化气不令，生政独彰，土气不足，木专其政也。火土无犯，故长气整。土德衰，故雨愆期。金无所生，故收气平也。风寒并兴，土衰而木肆其暴，水无所畏，故风寒并兴。生政独彰，故草木荣美。化气不令，故虽秀而不实。其气散，土从风化，飘扬而散也。其用静定，土政本静，其气衰则化不及物，而过于静定矣。其动疡涌分溃痈肿，土脏病则为涌呕，肉理病则为疮疡溃烂痈肿。其发濡滞，土不制水也。其脏脾，土气通于脾也。其果李栗，李，木果，栗，水果，土不及而二果成也。其实濡核，濡应水，核应木也。其谷豆麻，豆，水谷，麻，木谷，二谷成也。其味酸甘，酸胜甘衰也。其色苍黄，苍多黄少也。其畜牛犬，牛为土畜当衰，犬为木畜当盛。其虫倮毛，倮属土，毛属木，有盛衰也。其主飘怒振发，木之胜也。其声宫角，土从木也。其病留满否塞，土不足而脾不运也。从木化，总结上文也。少宫与少角同，总言六己年也。宫为土音，土之不及，故云少宫。土不足，则木乘之，故与少角同。其化上宫，与正宫同。上宫者，太阴湿土司天也，岁土不及，而有司天之助，是以少宫之纪，而得备化之气，故与正宫同，己丑、己未年是也。上角与正角同，上角者，厥阴风木司天也。岁土不及，则半兼木化，若遇厥阴司天，木又有助，是以土运之纪，而行敷和之化，故上角与正角同，己巳、己亥年是也。按：此不言己卯、己酉上商者，以土金无犯，故不纪之。其病飧泄，土衰风胜也。邪伤脾，土气不及，故邪伤在脾。振拉飘扬，木胜土也。苍干散落，金复木也。其眚四维，胜复皆因于土，故灾眚见于四维。四维者，土位中宫，而寄王于四隅，辰戌丑未之位是也。其主败折虎狼，败折者，金之变，虎狼多刑伤，皆金复之气所化。清气乃用，生政乃辱，金复之用，木胜之屈也。

太过之纪，土曰敦阜

敦，厚也。阜，高也。土本高厚，此言其尤盛也。

甲子、甲戌、甲申、甲午、甲辰、甲寅之岁。

敦阜之纪，是谓广化。厚德清静，顺长以盈，至阴内实，物化充成，烟埃朦郁，见于厚土，大雨时行，湿气乃用，燥政乃辟。其化圆，其气丰，其政静，其令周备，其动濡积并稸，其德柔润重淖，其变震惊飘骤崩溃，其谷稷麻，其畜牛犬，其果枣李，其色黅玄苍，其味甘咸酸，其象长夏，其经足太阴、阳明，其脏脾肾，其虫倮毛，其物肌核，其病腹满，四肢不举。大风迅至，邪伤脾也。

阳刚之土，化气广被于物，故曰广化。土德至厚，土性至静，顺火之长气，而化政以盈，土生于火也。至厚至静，故曰至阴。万物之化，无不赖土，故物化充成，土本厚矣，而尤厚者，则在山川。烟埃朦郁，土之气也，故见于厚土。大雨时行，土之化湿，湿气行则燥气避也。圆，周徧也。丰，盈充也。其德厚重，故其政安静。土王四时而充万物，故曰周备稸聚也。其动湿则多濡，静则积稸也。淖，泥湿也，又和也，言其德既柔润且冲和也。震惊飘骤，雷霆暴风也；崩溃，洪水冲决也，此以土极而兼木复之化也。稷，土谷；麻，木谷，土齐木化也。牛，土畜；犬，木畜，其育齐也。枣，土果；李，木果也，土水木三色，土胜水而齐木也。味甘酸咸，亦土胜水而齐木之义也。其象长夏，凡云雨昏暝埃，皆长夏化同。其经足太阴脾、足阳明胃二经，土之应也。其脏脾肾，脾胜肾也。其虫倮毛，土气有余，倮毛齐化也。其物肌核，亦土木之化也。腹满等证，土邪有余，则濡积壅滞，故其为病如此。按：甲土六年，甲子、甲午、甲寅、甲申上征也，甲辰、甲戌上羽也，此俱不言者，以不能犯于土也，故皆不及之。大风迅至，邪伤脾者，土极木复，其变若此也。

五运之化金

六庚年运，岁金太过

乙庚化金，庚属阳，为太过。

庚子金过有助庚午同上庚寅金过，火刑之庚申同上庚辰金过无刑庚戌同上

岁金太过，燥气流行，肝木受邪，民病两胁下少腹痛，目赤痛，眦疡，耳无所闻。肃杀而甚，则体重烦冤，胸痛引背，两胁满，且痛引少腹。上应太白星。甚则喘咳逆气，肩背痛，尻阴股膝髀腨胻足皆病。上应荧惑星。

金之化燥，金胜则克木，故肝脏受邪，两胁、少腹、耳、目皆肝胆经气所及，金胜则木脏受伤，故为是病。金气太过，则肃杀甚，故伤及肝经，而为体重等证。《脏气法时论》曰：肝病者，两胁下痛引少腹；肝虚则目䀮䀮①无所见，耳无所闻。又《玉机真脏论》曰：肝脉不及，则令人胸痛引背，下则两胁胠满。太白，金星也，金气胜则太白星明而当其令；甚则金邪有余，肺经自病，故喘咳气逆，肩背痛。金病不能生水，以致肾阴亦病，故尻阴股膝以下皆病也。《脏气法时论》曰：肺病者，喘咳逆气，肩背痛，尻阴股膝髀腨胻足皆病。荧惑，火星也。金胜则火复，故荧惑光芒而应其气，是岁金气太过，宿属为灾，火气承之，西方并及，而人之应之，则先伤于肝，后伤于肺。

收气峻，生气下，草木敛，苍干凋陨，病反暴痛，胠胁不可反侧，咳逆甚而血溢。太冲绝者，死不治。上应太白星。

---

① 䀮（miǎo 秒）：原指一只眼瞎，后亦指两只眼俱瞎。

收气，金气也。生气，木气也。陨，坠落也。金胜木衰，则收气峻速，生气下而不伸，故草木多敛，而苍干凋陨也。病反暴痛，肢胁不可反侧，金伤于肝也。咳逆甚而血溢，火复于肺也。太冲，肝脉也。金亢则肝绝，故死不治。其胜其复，皆太白星应之。

六乙年运，岁金不及

乙庚化金，乙属阴，为不及。

乙丑_{土木合金}乙未_{同上}乙卯_{金气合}乙酉_{同上}乙巳_{金虚火克木盛}乙亥_{同上}

岁金不及，炎火乃行，生气乃用。长气专胜，庶物以茂。燥烁以行，上应荧惑星，民病肩背瞀重，鼽嚏，血便注下，收气乃后。上应太白星，其谷坚芒。

岁金不及，而火乘之，故炎火乃行。金不胜木，故生气用而庶物茂。火气独王，故长气胜而燥烁行。其应于星，则荧惑光芒也。瞀，闷也。鼽，鼻塞流涕也。金受火邪，故为此诸病。收气后，太白无光，坚芒之谷不成，皆金气不足之应。

复则寒雨暴至，乃零冰雹霜雪杀物，阴厥且格，阳反上行，头脑户痛，延及脑顶，发热，上应辰星。丹谷不成，民病口疮，甚则心痛。

金衰火亢，水来复之，故寒雨暴至，继以冰雹霜雪，灾伤万物，寒之变也。厥，逆也。格，拒也。寒胜于下，则阴厥格阳而反上行，是谓无根之火，故为头顶口心等病。其应于天者，辰星当明；应于地者，丹色之谷不成也。按：此水复火衰，当云上应荧惑辰星，此不言荧惑者，阙文也。

四时之应

金不及，夏有光显郁蒸之令，则冬有严凝整肃之应；夏有炎烁燔燎之变，则秋有冰雹霜雪之复。其眚西，其脏肺，其病内舍膺胁肩背，外在皮毛。

岁金不及，火当胜之。若火得其正，而夏有此令，则水亦无复，而冬有此应。若火气侮金，而夏有此变，则金之子水，水来克火，而秋有此复矣。其眚西，其脏肺，皆金之应。

平气之纪，金曰审平

金主杀伐，和则清宁，故曰审平，无妄刑也。

审平之纪，收而不争，杀而无犯，五化宣明。其气洁，其性刚，其用散落，其化坚敛，其类金，其政劲肃，其候清切，其令燥，其脏肺，肺其畏热，其主鼻，其谷稻，其果桃，其实壳，其应秋，其虫介，其畜鸡，其色白，其养皮毛，其病咳，其味辛，其音商，其物外坚，其数九。

金之平运，是曰审平。金气平则收而不争，杀而无犯。犯，谓残害于物也。金气清肃，故五化得之，皆以宣明也。其气洁，洁白莹明，金之气也。其性刚，刚劲锋利，金之性也。其用散落，散落万物，金之用也。其化坚敛，收敛坚强，金之化也。其类金，诸金皆其类也。其政劲肃，急速而严，金之政也。其候清切，秋之候也。其令燥，金之化也。其脏肺，肺属金也。肺畏热，热为火气也。其主鼻，肺之窍也。其谷稻，稻色白也。其果桃，桃味辛也。其实壳，凡物之皮壳皆坚，金刚居外也。其应秋，金之王也。其虫介，甲坚而固，得金气也。其畜鸡，鸡性好斗，属金也。《金匮真言论》：木畜曰鸡，金畜曰马。其色白，白色属金也。其养皮毛，肺金所主也。其病咳，肺金病也。其味辛，辛为金化也。其音商，商音属金，其声次浊。其物外坚，壳之类也。其数九，金之生数四，成数九也。

不及之纪，金曰从革

从革，言金性本刚，其不及，则从火化而变革也。

乙丑、乙亥、乙酉、乙未、乙巳、乙卯之岁。

从革之纪，是谓折收，收气乃后，生气乃扬。长化合德，火政乃宣，庶类以蕃。其气扬，其用躁切，其动铿禁瞀厥，其发咳喘，其脏肺，其果李杏，其实壳络，其谷麻麦，其味苦辛，其色白丹，其畜鸡羊，其虫介羽，其主明曜炎烁，其声商徵，其病嚏咳鼽衄，从火化也。少商与少徵同，上商与正商同，上角与正角同，邪伤肺也。炎光赫烈，则冰雪霜雹。眚于七。其主鳞伏彘鼠，脏气早至，乃生大寒。

凡乙庚皆属金运，而乙以阴柔，乃为不及，故收气减折，是谓折收。收气后，生气扬，金之收气后时，则木之生气布扬而盛也。金衰则火乘之，火王则土得所助，故长化合德。火政宣行，而庶类蕃盛也。气扬，用躁切，火之气用，升扬而躁急也。铿然有声，咳也。禁，声不出也。瞀，闷也。厥，气上逆也。金不足者肺应之，肺主气，故为是病。咳喘，肺病也。其脏肺，金气通于肺也。李，木果；杏，火果，金不及，故二果成也。壳属金，络属火，有盛衰也。麻，木谷；麦，火谷，二谷成也。味苦辛，苦盛辛衰也。色白丹，丹多白少也。鸡为金畜当衰，羊为火畜当盛。《金匮真言论》：火畜曰羊。介，金虫；羽，火虫，有盛衰也。明曜炎烁，火气之胜也。商徵，金从火也。嚏咳鼽衄，火有余而病及肺也。此结上文金气不及之化也。商为金音，金不及故云少商。金不及则火乘之，故与少徵同其化。此总言六乙年也。上商者，阳明燥金司天也。岁金不及，而有司天之助，是以少商之纪，而得审平之气，故与正商同，乙卯、乙酉年是也。岁金不及，而上见厥阴司天，木无所畏，则木齐金化，故与正角之气同，乙巳、乙亥年是也。按：此不言乙丑、乙未上宫者，土金无犯也，故不及之。金不及，故邪伤肺。炎光赫烈，火胜金也。冰雪霜雹，水复火也。胜复皆因于金，故灾眚在七，西方兑宫也。鳞伏彘鼠，水复之化也。气至生寒，皆水之复也。

太过之纪，金曰坚成

坚成者，言尤甚也。金性坚刚，用能成物，其气有余则坚成。庚午、庚辰、庚寅、庚子、庚戌、庚申之岁。

坚成之纪，是谓收引。天气洁，地气明，阳气随，阴治化，燥行其政，物以司成。收气繁布，化洽不终。其化成，其气削，其政肃，其令锐切，其动暴折疡疰，其德雾露萧瑟，其变肃杀凋零，其谷稻黍，其畜鸡马，其果桃杏，其色白青丹，其味辛酸苦，其象秋，其经手太阴、阳明，其脏肺肝，其虫介羽，其物壳络，其病喘喝，胸凭仰息。上徵与正商同。其生齐，其病咳。政暴变，则名木不荣。柔脆焦首，长气斯救。大火流，炎烁，且至蔓将槁，邪伤肺也。

金之太过，是谓坚成。六庚之岁，阳金也。金胜则收气不行，故曰收引。引者，阴盛阳衰，万物相引而退避也。天洁地明，金气清也，随后也。燥行其政，气化乃坚，故司万物之成也。洽，和也，泽也。金之收气，盛而早布，则土之化气不得终其令也。其化成，收成也。其气削，消削也。其政肃，严肃也。其令锐切，刚劲也。暴折者，金气有余。疡疰者，皮肤之疾也。雾露萧瑟，清肃之化也。肃杀凋零，杀令行也。稻，金谷；黍，火谷，金齐火化也。鸡马，金火二畜，孕育齐也。桃杏，金齐火实也。白青丹，金有余则克木齐火，故见于三色也。辛酸苦，亦金木火三味也。其象秋，凡燥清烟露，皆秋化同也。手太阴肺经、手阳明大肠经，皆金之应也。其脏肺肝，肺胜肝也。其虫介羽，介齐羽化也。其物壳络，亦金火齐化也。其病喘喝，胸凭仰息，肺金邪实也。上徵者，少阴少阳，二火司天，谓庚子、庚午、庚寅、庚申四年也。金气太过，得火制之，则同审平之化，故与正商同。金气和平，木不受伤，故生气得齐其化也。其病咳，火乘肺金也。

按：此不言庚辰、庚戌上羽者，以金水无犯也。金不务德，而暴害乎木，火必报复，而金反受伤，故其为病，则邪害于肺也。

五运之化水

六丙年运，岁水太过。

丙辛化水，丙属阳，为太过。

丙子水会克火丙午同上丙寅兼木火，不大寒丙申同上丙辰水太盛丙戌同上

岁水太过，寒气流行，邪害心火，民病身热，烦心躁悸，阴厥上下，中寒，谵妄，心痛。寒气蚤至，上应辰星。甚则腹大，胫肿，喘咳，寝汗出，憎风。大雨至，埃雾朦郁，上应镇星。

水之化寒，水胜则克火，故心脏受邪。悸，心惊跳也。心脏受邪，故为身热等病，而寒当早至。辰星，水星也。水气胜，则辰星明而主其令，上半年犹不甚，甚则水邪有余，肾脏自病。《脏气法时论》曰：肾病者，腹大胫肿，喘咳，身重，寝汗出，憎风。

按：此下当云"脏气行，长气失政"，今独亡者，阙文也。水盛不已，土则复之，故见大雨。埃雾朦郁，土之气也。镇星，土星也。

水胜则土复，故镇星光芒而应其气。是岁水气太过，宿属应灾，土气承之，并及于北，而人之应之，则先伤于心，后伤于肾。

上临太阳，雨冰雪霜不时降，湿气变物，病反腹满肠鸣，溏泄食不化，渴而妄冒，神门绝者死不治。上应荧惑辰星。

此以水运而遇太阳司天，乃丙辰、丙戌岁也。是为天符，其寒尤甚，故雨水霜雪不时降，湿气变物也。水盛天符之岁，阳气大衰，反克脾土，故为腹满等病。《脏气法时论》曰：脾虚则腹满，肠鸣，飧泄，食不化。若水邪侮火，心失其职，则为渴而妄冒。神门，心脉也。水亢则心绝，故死不治。上应荧惑辰星，胜者明而衰者暗也。按：太过五运，独水火言上临者，盖特举阴阳之大纲也。且又惟水运言荧惑辰星者，谓水盛火衰，则辰星明朗，荧惑减耀。五运皆然，举此二端，余可从而推矣。

六辛年运，岁水不及

丙辛化水，辛属阴，为不及。

辛丑水上盛下虚 辛未同上 辛卯水不及 辛酉同上 辛巳水太虚 辛亥同上

岁水不及，湿乃大行。长气反用，其化乃速。暑雨数至，上应镇星。民病腹满身重濡泄，寒疡流水，腰股痛发，腘腨股膝不便，烦冤，足痿清厥，脚下痛，甚则胕肿。脏气不政，肾气不衡。上应辰星。其谷秬。

岁水不及，而土乘之，故湿乃大行。水衰则火土同化，故长气反用。其化乃速，上应镇星光明也。土湿太过，伤及肾阴，故人多下部病。寒疡流水，阴蚀阴疽之类也。烦冤，烦闷，抑郁也。清厥，寒厥也。胕肿，浮肿也。脏气，水气也。衡，平也。不政，不衡，水气衰也。上应辰星不明，下应秬谷不成。秬，黑黍也。

上临太阴，则大寒数举，蛰虫早藏，地积坚冰，阳光不治，

民病寒疾于下，甚则腹满浮肿。上应镇星，其主黔谷。

辛丑、辛未岁，太阴湿土司天，则太阳寒水在泉，故大寒举而阳光不治也。甚则腹满浮肿，湿土胜而肾气伤也。其上应者，当镇星增曜；下应者，当黔谷有成。《广雅》① 云：黔，黄也。

复则大风暴发，草偃木零，生长不鲜，面色时变，筋骨併辟，肉瞤瘛，目视䀮䀮，物疏莹，肌肉胗发，气并膈中，痛于心腹，黄气乃损，其谷不登，上应岁星。

水衰土亢，木后复之，故大风暴发，草仆木落，而生长失时，皆不鲜明也。面色时变，肝气动也，并拘挛也。辟，偏欹也。瞤瘛，动掣也。䀮䀮，目不明也。莹，物因风裂而有纹也。肝气在外，则肌肉风疹；肝气在中，则痛于心腹，皆木胜之所致。故黄气损而属土之谷不登，其上应于天，则惟岁星当明也。

四时之应

水不及，四维有湍润埃云之化，则不时有和风生发之应。四维发埃昏骤注之变，则不时有飘荡振拉之复。其眚北，其脏肾，其病内舍腰脊骨髓，外在谿谷踹膝。

岁水不及，土当胜之。若土不为虐，而四季有此正化，则木亦无复，而不时有此正应。若土肆其胜，而有四维之变，则水之子木，木来克土，而不时有此复矣。其眚北，其脏肾，皆水之应。

---

① 广雅：是我国最早的一部百科词典。共收字18150个，是仿照《尔雅》体裁编纂的一部训诂学汇编，相当于《尔雅》的续篇，篇目也分为19类，各篇的名称、顺序，说解的方式，以致全书的体例，都和《尔雅》相同，甚至有些条目的顺序也与《尔雅》相同。

平气之纪，水曰静顺

水体清静，性柔而顺也。

静顺之纪，藏而勿害，治而善下，五化咸整。其气明，其性下，其用沃衍，其化凝坚，其类水，其政流演，其候凝肃，其令寒，其脏肾，肾其畏湿，其主二阴，其谷豆，其果栗，其实濡，其应冬，其虫鳞，其畜彘，其色黑，其养骨髓，其病厥，其味咸，其音羽，其物濡，其数六。故生而勿杀，长而勿罚，化而勿制，收而勿害，藏而勿抑，是谓平气。

水之平运，是曰静顺。水气平则藏而勿害，治而善下矣。江海之所以为百谷王者，以其德全善下也。五化得水而后齐，故曰咸整。其气明，水为天一之气，故外暗而内明也。其性下，流湿就卑，水之性也。沃，灌溉也。衍，溢满也。其化凝坚，脏气布化，则万物凝坚也。其类水，诸水皆其类也。演，长流貌。井泉不竭，川流不息，皆流演之义。凝肃，冬之候也。其令寒，水之化也。其脏肾，肾属水也，肾畏湿，湿为土气也。二阴，肾之窍也。豆，菽也，谷色纯黑，惟豆有之。其果栗，味咸也。其实濡，实中津液也。其应冬，水之王也。其虫鳞，生于水也。其畜彘豕，色多黑而性善下。其色黑，黑色属水也。其养骨髓，骨髓之气深藏，肾水所主也。其病厥，阴气之逆也。其味咸，咸为水化也。其音羽，羽音属水，其声高而清也。濡，湿润也。其数六，水之生数一，成数六也。此下乃总结以前平气之五化也。木之生气治令，则收气不能纵其杀；火之长气治令，则脏气不能纵其罚；土之化气治令，则生气不能纵其制；金之收气治令，则长气不能纵其害；水之脏气治令，则化气不能纵其抑。此皆以天气平，地气正，五化之气不相胜克，故皆曰平气。

不及之纪，水曰涸流

水气不及，则源流干涸也。

辛未、辛巳、辛卯、辛酉、辛亥、辛丑之岁。

涸流之纪，是谓反阳。藏令不举，化气乃昌。长气宣布，蛰虫不藏。土润，水泉减，草木条茂，荣秀满盛。其气滞，其用渗泄，其动坚止，其发燥槁，其脏肾，其果枣杏，其实濡肉，其谷黍稷，其味甘咸，其色黅玄，其畜彘牛，其虫鳞倮，其主埃郁昏翳，其声羽宫，其病痿厥坚下。从土化也。少羽与少宫同，上宫与正宫同。其病癃闭，邪伤肾也。埃昏骤雨，则振拉摧拔。眚于一。其主毛显狐狢，变化不藏，故乘危而行，不速而至，暴虐无德，灾反及之。微者复微，甚者复甚，气之常也。

凡丙辛皆属水运，而辛以阴柔，乃为不及，故于六辛阴水之年，阳反用事，是谓反阳。水衰故脏气不令，土胜故化气乃昌。火无所畏，故长气宣布，蛰虫不藏也。按：此不言收气者，金水无犯，故不及之。土润，水泉减，土胜水也。草木条茂，荣秀满盈，长化之气丰而厚也。其气滞，从乎土也。其用渗泄，水不畜也。其动坚止，土邪留滞，则坚止为癥也。其发燥槁，阴气虚也。其脏肾，水气通于肾也。枣，土果；杏，火果，水不及，则二果当成也。其实濡肉，濡应水者衰，肉应土者盛也。黍，火谷；稷，土谷，二谷当成也。按：《金匮真言论》"火谷曰黍"，而本论作"麦"，似乎二字有误。其味甘咸，甘胜咸衰也。其色黅玄，黄多黑少也。其畜彘牛，彘，水畜，当衰；牛，土畜，当王也。鳞，水虫；倮，土虫，盛衰亦然。埃郁昏翳，土气之胜也。其声羽宫，水从土也。其病痿厥坚下，阳明实而少阴虚也。从土化，结上文水不及之化也。羽为水音，水之不及，故云少羽。水不及而土乘之，故与少宫同其化。此总言六辛也。上宫，太阴司天也。水衰土胜之年，若司天遇土，又得其助，是以少羽之纪，而行备化之气，故上宫与正宫同，辛丑、辛未年是也。按：此不言辛巳、辛亥上角者，水木无犯也。辛卯、辛酉上商者，金水无犯也，故皆不及之。其病癃闭，肾气不化也。水不及，故邪伤在肾也。埃昏骤雨，土胜水也。振拉摧拔，木复土也。胜复皆因于水，故灾眚在一。北方，坎宫也，其主毛显狐狢，变化不藏，木复之气行也。此下乃总结以前不及之五运。凡相胜者，乘此孤危，恃彼强盛，不召而至，暴虐无德，至于子来报复，灾反及之。如木被金伤，则火来救母，起而相报，金为火制，乃反受灾。五行迭用，胜复皆然。所以胜之微者报亦微，胜之甚者报亦甚。故《气交变大论》曰：五运之政，犹权衡也。又曰：胜复盛衰，不能相多也。往来小大，不能相过也。正此之义。

太过之纪，水曰流衍

流衍，满而溢也。

丙寅、丙子、丙戌、丙申、丙午、丙辰之岁。

流衍之纪，是谓封藏。寒司物化，天地严凝，脏政以布，长令不扬。其化凛，其气坚，其政谧，其令流注，其动漂泄沃涌，其德凝惨寒雾，其变冰雪霜雹，其谷豆稷，其畜彘牛，其果栗枣，其色黑丹黅，其味咸苦甘，其象冬，其经足少阴、太阳，其脏肾、心，其虫鳞倮，其物濡满，其病胀。上羽而长气不化也。政过则化气大举，而埃昏气交，大雨时降，邪伤肾也。故曰：不恒其德，则所胜来复。政恒其理，则所胜同化。此之谓也。

阳水之岁，水盛则阴气大行，天地闭而万物藏，故曰封藏。天地严凝，阴气盛也。长令不扬，水胜火也。凛洌坚凝，寒之胜也。谧，安静也。流注，水之性也。漂，浮于上也。泄，泻于下也。沃，灌也。涌，溢也。寒雾，雨雪貌，寒之化也。冰雪霜雹，非时而有，故曰变。豆，水谷；稷，土谷，水有余则齐土化也。彘，水畜；牛，土畜，彘齐牛育也。其果栗枣，栗齐枣实也。其色黑丹黅，水胜火而齐土，三色之见，有盛衰也。咸苦甘，亦水火土三味也。其象冬，凡寒气霜雪冰，皆冬化同也。足少阴肾经、足太阳膀胱经，皆水之应也。其脏肾、心，肾胜心也。其虫鳞倮，水余故鳞齐倮育也。濡，水化也。满，当作肉，土化也。其病胀，水气盛也。上羽者，太阳寒水司天，丙辰、丙戌岁也。水气有余，又得其助，则火之长气不能布其化矣。按：此不言丙子、丙午、丙寅、丙申上徵者，运所胜也。水政太过，火受其害，土之化气起而复之，故为埃昏大雨，而湿邪伤于肾也。恒，常也。此结以前太过之五运也。不恒其德，则所胜来复，谓暴虐无德，侮彼不胜，则所胜者必起而报之也。政恒其理，则所胜同化，谓安其常，处其顺，则所胜者，亦同我之气而与之俱化矣，如木与金同化，火与水齐育之类是也。

六 气

寅申岁候

凡此岁候，皆言天气地气，制有所从也。

少阳司天，火气下临，肺气上从，白起金用，草木眚，火见燔焫，革金且耗，大暑以行，咳嚏鼽衄，鼻窒疮疡，寒热胕肿。

少阳相火司天，寅申岁也。火气下临，金之所畏，故肺气上从。从者，应而动也。金动则白色起，而金为火用，故草木受眚。然火见燔焫，必革易金性，且至于耗。金曰从革，即此之谓。若其为病，则咳嚏鼽衄，鼻塞疮疡，皆火盛伤肺而然。金寒火热，金火相搏，则为寒热。肺主皮毛，邪热凑之，故为胕肿，皆天气之所生也。

风行于地，尘沙飞扬。心痛，胃腕痛，厥逆，膈不通。其主暴速。

凡少阳司天，则厥阴在泉，故风行于地，尘沙飞扬也。风淫所胜，病在厥阴。厥阴之脉，挟胃，属肝，贯膈，故其为病如此。然至疾者莫如风，故又主于暴速，皆地气之所生也。

卯酉岁候

阳明司天，燥气下临，肝气上从，苍起，木用而立。土乃眚。凄疮数至，木伐草萎。胁痛，目赤，掉振鼓栗，筋痿，不能久立。

阳明燥金司天，卯酉岁也。燥气下临，木之所畏，故肝气应而上从。木应，则苍色起，而木为金用，故木必受伤。然金盛则凄疮数至，故木伐草萎，而病在肝。肝经行于胁，故胁痛。肝窍在目，故目赤。肝主风，故掉振鼓栗。肝主筋，故筋痿，不能久立。皆天气之所生也。

暴热至，土乃暑。阳气郁发，小便变，寒热如虐，甚则心痛。火行于槁，流水不冰，蛰虫乃见。

凡阳明司天，则少阴君火在泉。热行于地，故其应候如此。火在阴分，则寒热交争，故令如虐。火郁不伸，故心痛。火就燥，故行于槁。槁，干枯也。皆地气之所生也。

辰戌岁候

太阳司天，寒气下临，心气上从，而火且明。丹起，金乃

眚。**寒清时举，胜则水冰。火气高明，心热烦，嗌干，善喝，鼽嚏，喜悲数欠。热气妄行，寒乃复，霜不时降。善忘，甚则心痛。**

太阳寒水司天，辰戌岁也。寒气下临，火之所畏，故心气应而上从。火应则明，而丹色起，故金乃眚。然水胜则为寒，故其候若此。火应则动热，故其病若此。皆天气之所生也。

土乃润，水丰衍。寒客至，沉阴化。湿气变物，水饮肉稸①，中满不食，皮痹肉苛，筋脉不利，甚则胕肿，身后痈。

凡太阳司天，则太阴在泉，湿行于地，故其为候为病如此。痹，痹而重也。肉苛，不仁不用也。身后痈者，以肉苛胕肿不能移，则久着枕席，而身后臀背为痈疮也。皆脾土之证，地气之所生也。

己亥岁候

厥阴司天，风气下临，脾土上从，而土且隆。黄起，水乃眚。土用革，体重，肌肉萎，食减，口爽。风行太虚，云物摇动，目转耳鸣。

厥阴风木司天，己亥岁也。风气下临，土之所畏，故脾气应而上从。土应则气隆而黄色起，故水乃眚。然土为木制，故土用受革。脾经为病，而风云动摇。皆天气之所生也。

火纵其暴，地乃暑。大热消烁，赤沃下，蛰虫数见，流水不冰，其发机速。

凡厥阴司天，则少阳在泉，相火下行，故其气候如此。赤沃下者，霖雨多热，受赤气也。其发机速，相火之发暴而速也。皆

---

① 稸：积蓄。

地气之所生也。

子午岁候

少阴司天，热气下临，肺气上从，白起金用，草木眚。喘呕，寒热，嚏鼽衄，鼻窒。大暑流行，甚则疮疡燔灼，金烁石流。

少阴君火司天，子午岁也。火气下临，金之所畏，故其气候疾病，与前少阳司天大同，皆天气之所生也。

地乃燥，凄沧数至，胁痛，善太息。肃杀行，草木变。

凡少阴司天，则阳明燥金在泉，燥行于地，故其气候如此。肝木受伤，故胁痛。肺金太过，故善太息太息，即叹息。皆地气之所生也。

丑未岁候

太阴司天，湿气下临，肾气上从，黑起水变，埃冒云雨，胸中不利，阴痿，气大衰而不起不用。当其时，反腰脽痛，动转不便也。厥逆。

太阴湿土司天，丑未岁也。湿土下临，水之所畏，故肾气应而上从。水应则黑起为变。心火受制，故胸中不利。然土胜者木必伤，故为阴痿以下等疾。当其时者，当土王之时也。凡此诸病，俱属肾经，皆天气之所生也。

地乃藏阴，大寒且至，蛰虫早附。心下否痛，地裂冰坚，少腹痛，时害于食。乘金，则止水增。味乃咸，行水减也。

凡太阴司天，则太阳在泉。寒行于地，故为地乃藏阴等候，心下否痛等疾，皆寒水侮火也。乘金者，如岁逢六乙，乘金运也。时遇燥金，乘金气也。水得金生，寒凝尤甚，故止蓄之水增。味乃咸，流行之水减，以阴胜阳，以静胜动，皆地气之所生也。

按：运气之化，凡一胜则一负，一盛则一衰，此理之常也。观本篇司天六气，如少阳少阴，火气下临，则肺气上从，白起金用等义，皆被克之气反起而用者何也？盖五运各有所制，制气相加，则受制者不得不应，应则反从其化而为用，其理其微，本属显然。故如热甚者，燥必随之，此金之从火也；燥甚者，风必随之，此木之从金也；风甚者，尘霾随之，此土之从木也；湿蒸甚者，霖注随之，此水之随土也；阴凝甚者，雷电随之，此火之从水也。故《易》曰：云从龙，风从虎①。夫龙得东方木气，故云从之。云者，土气也。虎得西方金气，故风从之。风者，木气也。即此篇之义，以观五运之变化，藏象之虚实，其有不可以偏执论类可知矣。

---

① 云从龙，风从虎：语出《周易·乾》。

卷之十

五运六气直格二

六十年天时民病

少阴之政子午之纪也

甲子、甲午、少阴、太宫、阳明，土主湿雨。土太过，风木承之。其变震惊飘骤，中满身重**人多病先天**。是年土太过，雨多，土盛木承，则大风烈暴，人应之，先伤肾，后伤脾。土胜克水，病腹痛，清厥，体重，肌萎，足萎，四肢不举。宫与在泉同寒，药宜温多寒少。

庚子、庚午、少阴、太商、阳明，三金合，岁会。金太过，君火司天刑之，金得其平。清，清泄，清冷**人多病下**。

同天金盛木衰，草木干枯。金盛则火承之，人应之先伤于肝胁，小腹痛，目病，耳无闻，甚则火复肺自病，咳逆，肩痛。金病不生水，致下部皆病。商与阳明同寒，药宜温多寒少。

丙子、丙午、少阳、太羽、阳明木承水，岁会。水主寒，是年寒早至，人多病中寒下利，腹足清冷。

先天岁半以后，水克火，人多内热，阴厥，心痛。甚则水自病，腹大胫肿。水盛，土复之，大雨至，雾朦郁。人应之，先伤心，后伤肾。羽与阳明同寒，药宜温多寒少。

戊子、戊午、少阴、太徵、阳明火气三合，太乙，天符。火主炎暑。火过，水承之，变沸腾。人多病上热血溢。

先天是年热甚，泉涸水枯。火过伤金，人病咳虐，胸胁肩背痛，身热。火胜，水承之，多雨水霜寒。人应之，先伤肺，后伤心。热太过，药宜寒多

热少

壬子、壬午、少阴、太角、阳明木运主风。木过，金承之，变摧拔。人多病支满。

先天是年木过风多，人病多怒，伤脾，下半年则愈矣。木盛土衰，太虚云飞，草木不宁。木盛金承，草木凋落。人应之，先伤脾，后伤肝。木生火，与司天同热，药宜清多温少。

凡此少阴司天之政，气化运行先天。此总结子午年少阴司天六气之化也。**地气肃，天气明，寒交暑，热加燥。**阳明燥金在泉，故地气肃。少阴君火司天，故天气明。金寒而燥，火暑而热，以下临上曰交，以上临下曰加。**云驰雨府，湿化乃行，时雨乃降。**此即阳明司天，燥极而泽之义。**金火合德，上应荧惑太白。**上火下金，二气合德，其星当明也。**其政明，其令切，**火明，金切。**其谷丹白，**丹应司天，白应在泉。**水火寒热，持于气交，而为病始也。热病生于上，清病生于下，寒热凌犯而争于中。**少阴司天，阳明在泉，上火下金，故水火寒热持于气交之中，而为病于此。**民病咳喘，血溢，血泄，鼽嚏，目赤眦伤，寒厥入胃，心痛，腰痛，腹大，嗌干，肿上。**火为热，金为寒，故热病见于上，寒病见于下。

初之气，地气迁，燥将去。新校正①云：按阳明在泉之前，岁为少阳。少阳者暑，暑往而阳明在地。太阳初之气，故上文寒交暑，是暑去而寒始也。此燥字乃暑字之误也。**寒乃始，蛰复藏，水乃冰，霜复降，风乃至。**新校正云：按王注，《六微旨大论》太阳居木位，为寒风切冽，此"风乃至"，当作"风乃冽"。**阳气郁，民反周密，关节禁固，腰腄痛。炎暑将起，中外疮疡。**

---

① 新校正：《重广补注黄帝内经素问》为北宋林亿等人奉诏校注，后人将其内容称为《素问》"新校正"下同。

初气，太阳水生木，始大寒寅初初刻，终惊蛰子初四刻。初气太阳用事，故云地气迁。上年己亥大寒以前温暖，此时寒乃始，蛰虫从前因暖而出，此时复藏，水此时乃冰，霜复降，风乃至。阳气郁，寒水之气客于春前，故肌肤密，关节固。腰脽痛，诸病皆寒气之为患也。至二月初，炎暑将起，故中外疮疡。少阴火司天，又值二之主气故也。初气水，恐为四气土所抑，则水郁湿蒸，其验也。民病脾肾，宜滋水夺土。

二之气，阳气布，风乃行，春气以正，万物应荣，寒气时至，民乃和。其病淋，目瞑，目赤，气郁于上而热。

二气，厥阴木生火，始春分子正初刻，终立夏戌正四刻，风木之客，加于君火之主，故阳布风行。春气正，万物荣也。司天君火未盛，寒气时至，木火应时，故民气和。人病淋，目瞑，目赤，气郁于上而热，君火为病也。

三之气，天政布，大火行，庶类蕃鲜，寒气时至。民病气厥心痛，寒热更作，咳喘，目赤。

三气，少阴君火合相火，始小满亥初初刻，终小暑酉初四刻，客气君火司天，加于相火之主，故天政布，大火行，庶类蕃鲜。火极水复，热极寒生，故寒气时至。二火交炽，故人病气厥心痛，寒热更作，咳喘，目赤。

四之气，溽暑至，大雨时行。寒热互至，民病寒热，嗌干，黄瘅①，鼽衄，饮发。

四气，太阴土，主客同，始大暑酉正初刻，终白露未正四刻，客主之气，皆湿土用事，故湿土盛，溽暑至，大雨时行。寒热互

---

① 瘅：通"疸"

至，人病寒热，嗌干，黄瘅，鼻衄，饮发，湿热之病也。四气土，恐为二气木所抑，则土郁，四季风霾不雨，其验也。久则黄埃化疫，黄瘅，满闭，夺之则可已。壬子、壬午，木运尤甚。

五之气，畏火，临暑反至，阳乃化，万物乃生乃长乃荣，民乃康。其病温。

五气，少阳火克金，始秋分申初初刻，终立冬午初四刻，相火之客，加于燥金之主，故云畏火。临暑反至，阳乃化。畏火，相火也。时当秋收而阳气化，故万物乃生乃长乃荣，而民乃康。时寒气热，阳邪盛也，故民病温。

终之气，燥令行，余火内格，肿于上，咳喘，甚则血溢。寒气数举，则雾霜翳，病生皮腠，内舍于胁下，连少腹，而作寒中，地将易也。

终气，阳明金生水，始小雪午正初刻，终小寒辰正四刻，燥金之客，加于寒水之主，金气收，故五气之余火内格而为病。寒气数举则云翳，金火之化也。病肿上，咳喘，血溢，金之燥气所致。病生皮腠，金之合也。内舍于胁，下连少腹，金乘木也。金性寒，故寒中。在泉气终，故地将易。

以上十年，君火司天则金郁，燥金在泉则木郁。咸而软之，以调在上之君火；甚则以苦发其火，以酸收其金，君火平则燥金得安矣。然火热金燥，非苦寒泄之不可。火克金应，是年多热，多疮疡病。

总治法

上君火，治以咸寒，以水治火。

中甲湿土，治宜苦热，泄之温之。庚燥金，治宜辛温，从之温之。丙寒水，治宜咸热，从以治之。戊相火，治宜甘寒，直治之。壬风木，治宜酸凉，从以治之。

下燥金，治以酸温。

岁半前，宜远热；半后，宜远寒。治上宜远热，治中下远寒，戊午则不远寒。

子午年，火在天，宜热化，使春多清冷，大风无雨，是己亥之风运未退也，泄厥阴可已。然至春分，火已得位，水虽有余，不能过也。燥在下，湿物不成。羽虫同天气，安静无损。介虫同地气，多育。金在地则木衰，毛虫孕不成。金火不和，羽虫亦不成。庚子、庚午，金乘金运，毛虫伤益甚。

太阴之政丑未之纪也

乙丑、乙未、太阴、少商、太阳金主凉，金不及。火盛，主热。火盛水复，主寒。是年寒热不时。

后天是年阴专其政，盖天湿地寒，阴盛而阳气退避。土不及，则风木胜之。大风时起，阴凝于上，寒积于下，寒水胜火，则为冰雹。阳光不治，杀气乃行。商与在泉同寒，药宜热忌寒。

丁丑、丁未、太阴、少角、太阳。木主风，木不及，金胜，主清。金克木，火复主热，是年凉雨时至。

同天木不及，土得政，与正官同。是年木弱金乘，草木晚荣，甚则大木碎裂，柔木萎干。人病中清，肋痛，小腹痛，是金克木也。肠鸣，溏泄，木弱不生火也。岁气和平，用燥热，宜和平，不宜峻。

己丑、己未、太阴、少宫、太阳。三土，天符岁会，太乙天符。土主雨。

同天土不及，得司天之助，与正官同。官与司天同湿，药宜燥忌湿。

辛丑、辛未、太阴、少羽、太阳三水合，岁会。水主寒。水不及，土胜主雨，主埃昏骤雨。木复土，主风，草偃木零，生长失时，皆不鲜明。

同天水不及，司天胜之。土齐水化，同正宫。是年水虚土乘，湿大行。水衰则火土同化，故火气用事，化乃速。暑雨数至，黑谷不成。人病下部。上太阴，大寒数举，虫早蛰，地坚冰。人病下寒，甚则腹满肿。羽与在泉同寒。药宜热忌寒。

癸丑、癸未、太阴、少征、太阳火主热，火不及，水胜，主寒。土复水，主雨。

后天是年火虚水乘，寒大行，物不能茂于上，但荣于下，寒甚阳衰，荣美乃折。人病火不及，阴邪盛而心气伤，胸肋背痛，目膜，腹大。水亢土复，大雨至，病泄，腹满不食，瞀瘛，足不任身。药宜燥热和平。

凡此太阴司天之政，气化运行后天。此总结丑未岁太阴司天，六气之化也。**阴专其政，阳气退辟，大风时起。**太阴司天以湿，太阳在泉以寒，故阴专其政，阳气退避。土不及则风胜之，故大风时起。**天气下降，地气上腾，原野昏霾，白埃四起。云奔南极，寒雨数至，物成于差夏。**湿气下降，寒气上腾，故原野昏霾，白埃四起。司天主南，而太阴居之，故云奔南极，雨湿多见于南方。差，参差也。夏尽入秋，谓之差夏。盖主气当湿土之时，客气值少阳之令，土气稍温，故物成也。**民病寒湿，腹满，身膜愤，胕肿，痞逆，寒厥拘急。**皆寒湿所化之病。膜愤，胀满也。**湿寒合德，黄黑，埃昏，流行气交，上应镇星辰星。**湿寒，黄黑，镇星，辰星，皆土水之化。**其政肃，其令寂。**寒之政肃，湿之令寂。**其谷黅玄。**黅应司天，玄应在泉。**故阴凝于上，寒积于下，寒水胜火，则为冰雹。阳光不治，杀气乃行。**上湿下寒，故政如此。杀气，阴气也。**故有余宜高，不及宜下。有余宜晚，不及宜早。土之利，气之化也。民气亦从之。**有余不及，言谷气也。凡岁谷间谷，色味坚脆，各有气衰气盛之别，本年寒政太过，故谷气有余者，宜高宜晚，以其能胜寒也。不及者宜下宜早，以其不能胜寒也。民之强弱，其气亦然。**间谷命其太也。**义见阳明之政。

初之气，地气迁，寒乃去；春气至，风乃来。生布万物以荣，民气条舒。风湿相薄，雨乃后。民病血溢，筋络拘强，关节不利，身重筋痿。

初气厥阴木，主客同，始大寒巳初初刻，终惊蛰卯初四刻。客主之气，皆厥阴风木用事，故寒乃去。春气至，风乃来，物以荣，以太阴湿土司天，故风湿相薄。风胜湿，故雨乃后时而至。风伤肝，故人病血溢。风病在筋，湿病在肉，故筋络拘强，关节不利，身重筋痿。上年子午气有余，恐火不退，则此风木，未便降下。又恐为五气金所抑，则木郁春冷，其验也。治宜伐金发木，乙丑乙未尤甚。

二之气，大火正，物承化，民乃和。其病温厉大行，远近咸若，湿蒸相薄，雨乃时降。应顺天常，不愆时候，谓之时雨。新校正云，详此以少阴居君火之位，故言大火也。

二气少阴火，主客同，始春分卯正初刻，终立夏丑正四刻。客主之气，皆君火用事，故大火气正。物承其化，民亦和也。火盛气热，故于民病，则瘟疠大行，远近咸若。以太阴司天，故湿蒸相薄，时雨应期，故曰时降。

三之气，天政布，湿气降，地气腾，雨乃时降，寒乃随之。感于寒湿，则民病身重，胕肿，胸腹满。

三气太阴土，主火生客，始小满寅初初刻，终小暑子初四刻。客土主火，太阴司天，湿土用事，故湿气降，地气腾，雨时降。三气之后，则太阳在泉，故寒乃随之。寒凝湿滞，故民病身重，胕肿，胸腹满。

四之气，畏火临，溽蒸化，地气腾，天气否隔，寒风晓暮。蒸热相薄，草木凝烟；湿化不流，则白露阴布，以成秋令。万物得之以成。**民病腠理热，血暴溢虐，心腹满热，胕胀，甚则跗肿。**

四气少阳火，生主土，始大暑子正初刻，终白露戌正四刻。少阳相火用事，其气尤烈，故曰畏火。以下凡言畏火者，皆相火也。客以相火，主以湿土，火土合气，溽蒸上腾，天气为之否隔。然太阳在泉，寒风随发于朝暮。蒸热相薄，故草木凝烟。以湿遇火，湿化不流。惟白露阴布，以成秋令。湿热并行，故民病腠理热，血暴溢虐，心腹满热，胕胀，甚则跗肿。胕，皮也，一曰腹前曰胕。跗肿，肉浮肿也。四气火恐为终气水所抑则火郁，乍暖乍冷，其验也。郁久，至王时必发，发则暴热化疫，病多渴泄，去其火热立已。

五之气，惨令已行，寒露下，霜乃早降，草木黄落，寒气及体，君子周密，民病皮腠。

五气阳明金，主客同，始秋分亥初初刻，终立冬酉初四刻。客主之气，皆阳明燥金用事，故其政令如此。寒气及体，故人病皮腠。皮腠属金，气求同类也。

终之气，寒大举，湿大化。霜乃积，阴乃凝，水坚冰，阳光不治，感于寒则病人关节禁固，腰脽痛，寒湿持于气交而为疾也。

终气太阳水，主客同。始小雪酉正初刻，终小寒未正四刻。在泉主客之气，皆太阳寒水用事，故其政令如此。病感寒，则关节禁固，腰脽痛。关节在骨，腰同属肾与膀胱，皆寒求同类也。

以上十年，湿土在天，土克水应，心火受病，寒水在地，水侮火，多小腹病，当乙丑、乙未二年，乘金运，金能生水，或又值水王时，其寒益甚。寒在地，热物不成。倮虫同天气，安静无损。然水土之气不和，虽生不育。鳞虫同地气，多育。水盛火衰，羽虫胎孕不成。辛丑、辛未，水乘水运，其伤益甚。

总治法

上湿土，治以苦温，从火化治湿。

中乙燥金，宜苦温，从火化治金。丁风木，宜辛温，从金化治木。己湿土，宜甘和补土。辛寒水，宜苦和，治寒以热。癸火宜咸温，火不及，温补。

下寒水，宜甘热，从土火化治寒。辛年，下宜苦热。

丑未年，土在天，宜雨化矣，而热气尚多，是子午之气有余未退，火反为灾，泄火可也。

温生于春，是少阴不退位之徵。土气不得迁正，万物当生不发，人多脾病，其时多热不雨，如小满前后有雨，是火退而土令矣。过小暑，则土不能令，当大灾。

少阳之政寅申之纪也。

丙寅、丙申、少阳、太羽、厥阴。水主寒，变霜雪冰雹。

先天。羽与上下异，风热，药宜寒化，不宜多用。

戊寅、戊申、少阳、太徵、厥阴。火气三合，天符。火主暑，炎热。火甚水承，主沸腾。

先天。徵与上下同，风热，药宜多用寒化

庚寅、庚申、少阳、太商、厥阴。金主凉，雾露。变肃杀凋零。病肩背胸中。金邪在肺。

同天。金过，相火司天制之。商与上下异，风热，金得其平，同正商。寒化宜用，不宜多。

壬寅、壬申、少阳、太角、厥阴。三木合，岁会。木主风，风亢金承，变主摧拔。病掉眩，支肋，惊骇。角与上下同，风热，药宜多用寒化。

先天。是年木有余，而火司天，是子居母上，气逆，当病吐痢。谷收麻木。稻，木齐金化。

甲寅、甲申、少阳、太宫、厥阴。土主雨，土亢木承，主烈风。**病体重，胕肿，痞，饮。**

先天。是年土胜克水，湿大行，泉涌河衍。湿甚木承之，风雨大至，土崩溃，人病先伤肾，后伤脾，腹痛，清厥，体重，肌痿足萎，四肢不举。宫与上下异，风热，药不宜多用寒化。

凡此少阳司天之政，气化运行先天。此总结寅申年少阳司天六气之化也。**天气正，地气扰。**少阳火气司天，阳得其位，故天气正。厥阴木气在泉，风动于下，故地气扰。**风乃暴举，木偃沙飞，炎火乃流。**此风木在泉，相火司天之化。**阴行阳化，雨乃时应。**太阴湿土，主二之气，与少阳并行于岁半之前，故阴行阳化，雨乃时应。**火木同德，上应荧惑岁星。**火木同气，故二星当明。按：六气司天，惟少阳厥阴言同德，其他皆言合德。盖此以上下相生，故言同；彼以上下相制，各行其政，故云合也。**其谷丹苍。**丹应司天，苍应在泉。**其政严，其令扰，故风热参布，云物沸腾，太阴横流，寒乃时至，凉雨并起。**此皆木火之化，火盛则寒水来复，故寒至雨起。**民病寒中，外发疮疡，内为泄满。**火盛于外，故民病寒中。外热，故为疮疡。内寒，故为泄满。**故圣人遇之，和而不争。**圣人调摄得中，故使水火气和，而不致争也。**往复之作，民病寒热疟，泄，聋，瞑，呕吐，上怫，肿，色变。**热盛寒复，则水火交争，故为诸病。怫，心郁不舒也。

初之气，地气迁，风胜乃摇，寒乃去，候乃大温，草木早荣，寒来不杀，温病乃起，其病气怫于上，血溢目赤，咳逆头痛，血崩，胁满，肤腠中疮。少阴之化。

初气少阴火，主生客，始大寒申初初刻，终惊蛰午初四刻。

君火司气，兼相火司天，故风胜乃摇。寒去而气候大温，草木早荣。寒来不杀，君相二火合气，故其为病如此。初气火，恐为五气水所抑。黑云胜，彤云寒，常布雪，其验也。郁久化疫，作瘟病，治宜散阳伏阴。丙寅、丙申，水运尤甚。

二之气，火反郁，白埃四起，云趋雨府，风不胜湿，雨乃零，民乃康。其病热郁于上，咳逆，呕吐，疮发于中，胸嗌不利，头痛身热，昏愦脓疮。

二气太阴土，主生客，始春分午正初刻，终立夏辰正四刻。太阴湿土用事，故主气君火反郁，而白埃四起，云趋雨府，风不胜湿，雨乃零。主客相生，民乃康。湿热为病，热郁于上，故其为病，皆湿热之所化也。

三之气，天政布，炎暑至，少阳临上，雨乃涯。民病热中，聋，瞑，血溢，脓疮，咳，呕，鼽衄，渴，嚏欠，喉痹，目赤，善暴死。

三气少阳火，主客同，始小满巳初初刻，终小暑卯初四刻。天布政，司天布化也。客主皆相火，客主之气，皆属少阳相火专令，故炎暑至，雨乃涯。涯，弥满之义。客主之火交炽，发为热病，故其症如此。

四之气，凉乃至，炎暑间化，白露降，民气和平。其病满，身重。

四气阳明金，主土生之，始大暑卯正初刻，终白露丑正四刻。燥金之客，加于湿土之主，故凉气至而炎暑时作时止，以间而化。土金相生，故民气和平。燥胜者肺自病，故胸中满。湿胜者脾自病，故身体重。四气金，恐为司天火所抑，则金郁。西风不雨，其验也。郁久而发，白雾清冷，人病咳嗽，散之则已。戊寅、戊申，火运尤甚。

五之气，阳乃去，寒乃来，雨乃降，气门乃闭。气门，玄府也，所以发泄经脉荣卫之气，故谓之气门。**刚木早凋，民避寒邪，君子固密**。

五气太阳水，主金生之，始秋分寅初初刻，终立冬子初四刻。寒水之客，加于燥金之主，水寒金敛，故其候如此。人避寒邪，君子固密者，金肃水寒，当畏避也。

终之气，地气正，风乃至，万物反生，蒙雾以行，其病关闭不禁，心痛，阳气不藏而咳。

终气厥阴木，主水生之，始小雪子正初刻，终小寒戌正四刻。厥阴在泉，故风木用事，主气以寒水生之，故地气得正，而风至物生，蒙雾以行。天气下，地气不应，曰蒙。时当闭藏，而风木动之，风为阳，故其为病如此。

以上十年，火在上克金，其年多暑，肺多热病。木在下克土，岁半后多风，多脾胃病。

总治法渗泄以去二便之实，渍发以去腠理之邪。

上相火，治以咸寒，以水治火。

中丙水，治以咸温，咸从水，温治寒。戊火治以咸寒治火，庚金治以辛温散其过，壬木治以酸和敛其过，甲土治以酸和制其过。

下辛温以金治木，戊年辛凉防火过。

寅申年，相火在天，宜暑化矣，而湿雨尚多，是丑未之土有余未退也，土反灾矣，泄中州可也。

太阴不退位，四季寒暑不时，夏反凉，秋反热，收成皆晚。若小满、小暑时大热，是火令矣。否则灾。风木在地，清物不生，谷收苍赤。毛虫同地气，多育。木郁于下，火失其生。羽虫虽生不育，然同天气，安静无损。木克土，倮虫耗。壬寅、壬申，木乘木运，其伤益甚。

阳得其位，天气正，风动于下；地气扰，风乃暴举，木偃沙飞，炎火乃流，阴行阳化，前半年雨乃时，应二气中。

阳明之政卯酉之纪也

丁卯、丁酉、阳明、少角、少阴。木承木，岁会。木不及，主微风。木虚金胜主清，火复主热

同天。木不及，司天金胜之。金兼木化得政，同正商。是年木衰金亢，火复之，则炎暑流火，湿物皆燥，草木焦枯，下体复生，生既迟，旋花旋实，人病寒热疮疡。木不及，又上临阳明，金亢甚，草木早衰，得火土王时，土无所制，化气乃急，至夏秋再荣。角与在泉同热，药宜多用清化。

己卯、己酉、阳明、少宫、少阴。土不及，木克，雨减风多。宫与上同清，温宜多用。

后天。是年木克土，则烈风飘扬；金复木，则苍干散落；木甚金复，则收气峻而草木凋。虫食甘黄，病应于脾，食少失味。草木得木气，发极荣美，然土气不充，虽秀不实，多粃。

辛卯、辛酉、阳明、少羽、少阴。主寒。水不足，土胜，主雨。木复主风。

后天。羽与上同清，药宜热化多。

癸卯、癸酉、阳明、少徵、少阴。三火合，岁会，主热。火不及，水胜，主寒。土复主雨。

同天。火不及，司天金得政，同正商。徵与下同热，药宜清化多。

乙卯、乙酉、阳明、少商、少阴。金气三合，岁会天符，太乙天符。

同天。金不及，司天金助之，同正商。商与上同清，药宜热化多。

凡此阳明司天之政，气化运行后天。此总结卯酉年阳明司天，六气之化也。天气急，地气明。燥金司天，故急。君火在泉，故明。阳专其令，炎暑大行，物燥以坚，淳风乃治。风燥横运，流于气交。凡阳明司天之年，金气不足，火必乘之，故阳专其令，炎暑大行，木亦无畏，故淳风乃治。金木之气并行，则风燥横于岁运，流于气交之际也。多阳少阴，云趋雨府，湿化乃敷，燥极而泽。多阳少阴，火气胜也。云趋雨府，湿化乃敷，燥气盛极，化为雨泽，皆火土合气于气交也。雨府，谓土厚湿聚之处。其谷白丹。白应司天，丹应在泉，正气所化，即岁谷也。间谷命太者。间谷，间气所化之谷也。命，天赋也。太，气之有余也。除正化岁谷之外，则左右四间之化，皆为间谷。但太者得间气之厚，故其所化独盛，是为间谷；少者得气之薄，则无所成矣。按：太、少间谷之义，其说有二。凡司天属太者，在泉必为少；司天属少者，在泉必为太。如卯酉年，阳明司天，少在上也。少阴在泉，太在下也。命其太者，则当以在泉之间气命其谷也。左为太阴，其色黄；右为厥阴，其色苍。是苍黄二色者，为本年之间谷，此以上下言也。后凡己亥、丑未年，皆察在泉左右之气以求间谷，其义仿此。然本篇凡不及之岁，则言间谷。

水，脾肾受伤，故为此诸病。溲黄赤，甚则淋。木克土，土克水也。

初气土，恐为五气木所抑，则土郁。风烈土埃，其验也。人病脾胃，治宜补土伐木，丁卯、丁酉尤甚。

二之气，阳乃布，民乃舒，物乃生荣，厉大至，民善暴死。

二气少阳火，主君火，始春分酉正初刻，终立夏未正四刻。相火用事于春分之后，故其气应如此。主君火，客相火，二火交炽，故疫疠大至，民善暴死。

三之气，天政布，凉乃行，燥热交合，燥极而泽，民病寒热。

寒热，虐也。

三气阳明金，主火克之，始小满申初初刻，终小暑午初四刻。天政布，司天燥金用事也。金用事，故凉乃行。然主气相火当令，则燥热交合，至三气之末，以交四气，主太阴，客太阳，乃燥极而泽矣。以阳盛之时，行金凉之气，故民病寒热。

四之气，寒雨降，病暴仆，振栗，谵妄，少气，嗌干引饮，及为心痛，痈肿疮疡，虐寒之疾，骨痿，血便。

四气太阳水，主土受克，始大暑午正初刻，终白露辰正四刻。太阳水用事于湿土王时，故寒雨降。四气之后，在泉君火所主，而太阳寒水临之。水火相犯，故病暴仆，震栗，谵妄，少气，嗌干引饮，心痛，痈肿疮疡，疟疾，骨痿，便血等病，皆心、肾二经也。四气水恐为初气土所抑，则水郁。湿而热蒸，其验也。郁久而发，甚为冰雹。民病注下内热，导水则愈。

五之气，春令反行，草乃生荣，民气和。

五气厥阴木，主金克之，始秋分巳初初刻，终立冬卯初四刻。厥阴风木用事，而得在泉君火之温，故春令反行，草木生荣，而民和无病。

终之气，阳气布，候反温，蛰虫来见，流水不冰，民乃康平，其病温。

终气少阴火，主水克之，始小雪卯正初刻，终小寒丑正四刻。少阴君火用事，故阳气布，候反温，蛰虫见，水不冰。病温者，火之化也。

以上十年，白露早降，寒雨害物。然金盛火衰，土亦弱矣。味甘色黄之物，必生虫蚀。人应之，又当脾土受邪也。后半年火气晚治，白谷乃屈，赤谷稍登。君火在地，寒物不生。羽虫同地

气多育，介虫同天气无损。然地克天，介虫亦不成。癸卯、癸酉，火乘火运，介伤益甚。

总治法

上，苦小温。苦，火化，治金。

中，丁木辛和，金化和木。己土甘和，补土。辛水苦和，以火温中。癸火咸温，咸以治火，温补不足。乙金苦和，苦火治金，和补不足。

下，咸寒，以水治火。

咸治君火，苦治燥金，然苦必兼辛。本年火盛金盛，辛从金化以求其平也。岁半前，燥金气敛，宜汗散之。岁半后，君火过热，宜清之。

卯酉年，金在天，宜清化矣，而暑热尚多，春多热，是寅申之火有余未退也，火反灾矣，泄相火可也。上年少阳不退位，必秋后有热，西风迟至，金衰多病。

司天金气在先，木受其克，毛虫乃死。应岁半前，在泉火气居后，金受其制。介虫殃，应岁半后。

岁半前多凉，人多肋目筋病。岁半后多热，人多寒热病。

太阳之政 辰戌之纪也。

戊辰、戊戌、太阳、太徵、太阴。火主热暑。火亢水承，水气熏蒸病热郁。

同天。火过司天，水制之。徵与上下寒湿异，药火得其平，同正徵。亦可用湿化燥化。

庚辰、庚戌、太阳、太商、太阴。金主凉寒雾露病燥，背闷瞀，胸胀满。

先天。商与上下同寒湿，药宜燥热，不宜寒湿。

壬辰、壬戌、太阳、太角、太阴。木主风，木亢金承，主摧拔。病眩掉目瞑。

先天。角与上下异寒湿，药可用寒湿。

甲辰、甲戌、太阳、太宫、太阴。三土合，岁会。土主阴雨。土过木承，主震惊飘骤**病湿下重**。宫与上下同寒湿，宜燥热，忌寒湿。

先天。土胜水衰，湿大行，泉涌河衍。湿甚，木承之，风雨大，至土崩溃。人应之，先伤肾，后伤脾。脾肾衰者，病进。土克水，病腹痛，清厥，体重，烦冤，肌萎，足痿，四肢不举。

丙辰、丙戌、太阳、太羽、太阴。水气合，天符。水主寒冽，冰雪霜雹病大寒，留于谿谷。

先天。羽与上下同寒湿，药宜多用燥热，寒湿大忌。

凡此太阳司天之政，气化运行先天。此下总结辰戌年太阳司天六气之化也。凡子寅辰午申戌六阳年，皆为太过；丑亥酉未巳卯六阴年，皆为不及。太过之气，常先天时而至，故其生长化收藏，气化运行皆早。不及之气，常后天时而至，故其气化运行皆迟。如《气交变大论》曰：太过者先天，不及者后天。本篇后文曰"运太过则其至先，运不及则其至后"，皆此义也。**天气肃，地气静，寒临太虚，阳气不令，水土合德，上应辰星、镇星。**太阳寒水司天，则太阴湿土在泉，故天气肃，地气静，水土合德而二星当先后明也。**其谷玄黅。**玄应司天，黅应在泉，本年正气所化。**其政肃，其令徐，寒政大举，泽无阳焰，则火发待时。**政肃者，寒之气令。徐者，阴之性也。寒盛则火郁，郁极必发，待王时而至也**少阳中治，时雨乃涯。**少阳中治，三之主气也。以相火王时，而寒水之客胜其主，故时雨乃涯。涯，水际也，雨至之谓。**止极雨散，还于太阴，云朝北极，湿化乃布。**岁半之后，地气主之。自三气止极，雨散之后，交于四气，则在泉用事，而太阴居之，故又云朝北极，湿化布焉。**泽流万物，寒敷于上，雷动于下。**泽流万物，土之德也。雷动于下，火郁发也。**寒湿之气，持于气交。**上寒下湿，相持于气交之中也。**民病寒湿发，肌肉萎，足萎不收，濡泻，血溢。**血溢者，火郁之病，他皆寒湿使然。

初之气，地气迁，气乃大温，草乃早荣，民乃厉，温病乃作，身热，头痛，呕吐，肌腠疮疡。

初气少阳火，主木生之，始大寒寅初初刻，终惊蛰子初四刻。本年初之气，少阳用事。上年在泉之气，至此迁易，故曰地气迁。然上年终气，君火也。今之初气，相火也。二火之交，故气乃大温，草乃早荣。客气相火，主气风木。风火相搏，故为此诸病，肌腠疮疡、瘢疹之属是也。初气火，恐为二气水所抑，则火郁，黑气胜彤云。欲暖忽冷，其验也。甚则冰雹验之。久则郁然化疫，治宜发火抑水，丙辰、丙戌尤甚。

二之气，大凉反至，民乃惨，草乃遇寒，火气遂抑。居病气郁中满，寒乃始。自凉而反之于寒气，故寒气始来迎人也。

二气阳明金，主火克之，始春分子正初刻，终立夏戌正四刻。燥金用事，故大凉至而火气抑，清寒滞于中。阳气不行，故人病气郁中满。

三之气，天政布，寒气行，雨乃降，民病寒，反热中，痈疽注下，心热瞀闷。不治者死。当寒反热，是反天常。热起于心，则神之危亟，不急扶救，神必消亡，故治者则生，不治则死。

三气太阳水，克主火，始小满亥初初刻，终小暑酉初四刻。三之气，即司天也。太阳寒水用事，故寒气行，雨乃降。寒气下临，心气上从。寒水侮阳，故人病寒，反为热中，即人伤于寒而为病热之理。痈疽注下，心热瞀闷，不治者死，盖寒水侮阳，则火无不应，若不治之，则阳绝而死矣。

四之气，风湿交争，风化为雨，乃长乃化乃成。民病大热少气，肌肉萎，足萎，注下，赤白。

四气厥阴木，克主土，始大暑酉正初刻，终白露未正四刻。厥阴木客用事，而加于太阴土主之上，故风湿交争，而风化为雨。木得土气，故乃化乃长乃成也。厥阴木气，值大暑之时，木能生火，故人病大热；以客胜主，脾土受伤，人病少气，肉萎，足萎，注下，赤白。四气木恐为二气金所抑，则木郁，春凉其验也。郁久，至王时必发，发则风烈。庚辰、庚戌，金运尤甚。人病在肝，当于春分前后治之。

五之气，阳复化，草乃长乃化乃成，民乃舒。大火临御，故万物舒荣

五气少阴火，克主金，始秋分申初初刻，终立冬午初四刻。少阴君火用事，故阳复化。以太阴湿土在泉，而得君火之化，故万物能长成，人亦舒而无病。

终之气，地气正，湿令行，阴凝太虚，埃昏郊野，民乃惨悽。寒风以至，反者，孕乃死。

终气太阴土，克主水，始小雪午正初刻，终小寒辰正四刻。土在泉，地气正也，故湿令行，阴凝太虚，埃昏郊野。民情喜阳恶阴，故惨悽。以湿令而寒风至，风能胜湿，故曰反，反者乃死。所以然者，人为倮虫，从土化也，风木非时相加，则土化者当不育，人多胎孕产病。

以上十年，寒在天，水克火应。其年多寒，寒束火，病多衄嚏。湿在地，土克水，应其年，多湿病，多痹重。

总治法

上，水，治以苦温。

中，戊火，甘和；庚金，上苦热，中辛温，下甘热；壬木，酸和；甲土，苦温；丙水，咸温。

下，土，治以甘温。

湿以燥之以治下，寒宜温之以治上。味用苦者，从火化，治寒以热也。庚年上下异治者，金属凉，温热以防凉过也。

辰戌年，水在天，宜寒化矣。而燥尚多，春生清冷，但清不大寒，是卯酉之气有余，阳明不退位也，燥反灾矣，泄金可也。

湿在地，燥物不生。倮虫同地气多育，鳞虫受制不成。然同天气，已成者，安静无损。甲辰、甲戌，土乘土运，鳞虫受伤。

厥阴之政 己亥之纪也。

己巳、己亥、厥阴、少宫、少阳。少宫，主小雨。风胜，主多风。金复，主清。

同天。土不及，司天木胜之。木兼土化，同正角。是年土虚木乘，风大行，木盛则草木荣茂，然充实在土，土不充，虽秀不实。人病泻，体重，腹痛，肌肉眴，善怒。火在下，水不冰，蛰虫见。火司地，故水不能用，而金气不得复，木得专其令矣。药宜平和。

辛巳、辛亥、厥阴、少羽、少阳。主寒。土胜主雨，木复主风

后天。药气平和，药宜平和品。

癸巳、癸亥、厥阴、少徵、少阳。三火合，岁会。主热。水胜主寒，土复主雨。

后天。风热少过，药宜清凉。

乙巳、乙亥、厥阴、少商、少阳。主凉。火胜主热，水复主寒。

同天。金不及，司天木制之，得政同正角。是年金虚火乘，炎火大行，

金不胜木，草木畅茂。人病金，受火邪，喷嚏血注。收气后时，坚芒之谷不成。火亢水复，则寒雨暴至，灾伤万物，继以冰雹霜雪，丹谷不成。人病阴厥格阳而反上行，为无根之火，头脑口舌俱病，甚则心痛。药宜平和。

丁巳、丁亥、厥阴、少角、少阳。木气合，天符。主小风。金胜主清，金复主热。

同天木不及，司天木助之，同正角。风热少过，药宜清凉。

凡此厥阴司天之政，气化运行后天。此总结己亥年厥阴司天六气之化也**诸同正岁，气化运行同天。**诸同正岁者，其气正，其生长化收藏，皆与天气相合，故日运行同天。此虽以上文丁巳、丁亥、己巳、己亥、乙巳、乙亥六岁为言，然六十年之气，亦莫不皆然。**天气扰，地气正。**风木司天，故天气扰。相火在泉，土得温养，故地气正。**风生高远，炎热从之。云趋雨府，湿化乃行。**木在上，故风生高远。火在下，故炎热从之。上气得温，故云雨作湿化行。**风火同德，上应岁星荧惑。**木火同气，故二星当明。**其政挠，其令速。**风政挠，火令速。**其谷苍丹。**苍应司天，丹应在泉。**间谷言太者，其耗文角品羽，风燥火热，胜复更作。蛰虫来见，流水不冰。**风甚则燥胜，燥胜则热复，故胜复更作如是。**热病行于下，风病行于上，风燥胜复形于中。**上下之气，持于气交也。

初之气，寒始肃，杀气方至，民病寒于右之下。

初气阳明金，克主木，始大寒巳初二刻，终惊蛰卯初四刻。燥金用事，故寒始肃，杀气方至。民病寒于右之下者，金位在右，其性镇重，故病右之下。初气金，恐为四气终气火所抑，欲凉欲热其验也。抑则金郁，人病咽干，引饮，胁痛，目盲，治宜理金清火。

二之气，寒不去，华雪水冰，杀气施化，霜乃降，名草上焦，寒雨数至，阳复化，民病热于中。

二气太阳水，克主火，始春分卯正初刻，终立夏丑正四刻。太阳寒水用事，故其气候如此。然以寒水之客加于火之主，其气必应，故阳复化。客寒外加，火应，则病热于中也。

三之气，天政布，风乃时举，民病泣出，耳鸣，掉眩。

三气厥阴木，生主火，始小满寅初初刻，终小暑子初四刻。厥阴风木司天用事，故风时举。民病泣出，耳鸣，掉眩，皆风木之气见症也。

四之气，溽暑，湿热相薄，争于左之上。民病黄瘅而为跗肿。

四气少阴火，生主土，始大暑子正初刻，终白露戌正四刻。以君火之客加于湿土之主，故湿热大行，人病黄疸，跗肿。火为阳，阳主左，其性炎上，湿得热而蒸腾，故争于左之上。四气火，恐为二气水所抑，则火郁，夏凉，其验也。郁久，至王时必发，发则暴热化疫，人多病渴，泄去其火热，立解。

五之气，燥湿更胜，沉阴乃布，寒气及体，风雨乃行。

五气，太阴土，生主金，始秋分亥初初刻，终立冬酉初四刻。客以湿土，主以燥金。燥湿更胜，故其气化如此。

终之气，畏火司令。阳乃大化，蛰虫出见，流水不冰，地气大发，草乃生，人乃舒，其病温疠。

终气少阳火，主水克之，始小雪酉正初刻，终小寒未正四刻。少阳相火在泉，时寒气热，故气候民病应之。

以上十年，木在天，木克土应，多体重骨痿，目转，耳鸣。火在地克金，其年多热。

总治法

上，木治以辛凉，从金化治木。

中，己土，甘和，土虚补之；辛水，苦和，从火以温水之寒；

癸火，咸和，治火，补火不足；乙金，酸和，收金，补金不足；丁木，辛和，制木。

下，火，咸寒，从水化治火。

辛以调上，以金治木也。和以治中，补其不及也。咸以调下，以水治火也。相火虚实多难辨，慎之，无妄犯也。己亥年，木在天，宜风化矣，而寒尚多，是辰戌寒水之气有余未退也，木欲当令而寒水不去，春必寒，是春失其时也。木失其正，人多肝经筋挛病。若三春内，寒去风行，木犹治天，否则灾大至。火在地，寒物不生。毛虫同天气无损，羽虫同地气多育。火制金化，介虫不成。火在泉，则木为退气，毛虫亦不育。

卷之十一

五运六气直格三

治病必求其本

将以施其疗疾之法，当先穷其受病之原。盖疾疚①之原，不离于阴阳之二邪也。穷此而疗之，厥疾弗瘳②者鲜矣。良工知其然，谓夫风热火之病，本乎阳邪之所客，病既本于阳，苟不求其本而治之，则阳邪滋蔓而难制；湿燥寒之病，本乎阴邪之所客，病既本乎阴，苟不求其本而治之，则阴邪滋蔓而难图。诚能穷原疗疾，各得其法，万举万全之功，可坐而致。夫邪气之基，久而传化，其变证不胜其数。如厥阴为标，风木为本，其风邪伤于人也，掉摇而眩转，眴动而瘛疭，卒暴强直之病生矣；少阴为标，君火为本，其热邪伤于人也，疮疡而痛痒，暴注而下迫，水液浑浊之病生矣；少阳为标，相火为本，其热邪伤于人也，为热而瞀瘛，躁扰而狂越，如丧神守之病生矣。善为治者，风淫所胜，平以辛凉；热淫所胜，平以咸寒；火淫所胜，平以咸冷，以其病本于阳也，求其阳而疗之，病之不愈者未之有也。太阴为标，湿土为本，其湿邪伤于人也，腹满而身肿，按之而没指，诸痉强直之病生矣；阳明为标，燥金为本，其燥邪伤于人也，气滞而膹郁，皮肤以逡揭，诸涩枯涸之病生矣；太阳为标，寒水为本，其寒邪伤于人也，

---

① 疚：长期生病。
② 瘳：疾病减轻，病愈。

吐利而腥秽，水液以清冷，诸寒收引之病生矣。善为治者，湿淫所胜，平以苦热；燥淫所胜，平以苦温；寒淫所胜，平以辛热，其病本于阴，必求其阴而治之，病之不愈者未之有也。岂非将以施其疗病之法，当先穷其受病之原也哉？抑常论之，邪气为病，各有其候；治之之法，各有其要，亦岂止于一端而已？其在皮者，汗而发之；其入里者，下而夺之；其在高者，因而越之，谓可吐也。慓悍者，按而收之，谓按摩也。脏寒虚夺者，治以灸焫。脉痼挛痹者，治以针刺。血实蓄结肿热者，治以砭石。气滞痿厥寒热者，治以导引。经络不通，病生于不仁者，治以醪醴。血气凝泣，生于筋脉者，治以熨药。是始焉求其受病之本，终焉蠲其为病之邪者，虽俞扁无出于此也。

审察病机无失气宜

邪气各有所属也，当穷其要于前。治法各有所归也，当防其差于后。盖治病之要，以穷其所属为先。苟不知法之所归，未免有误。是故疾病之生，不胜其众，要其所属，不出乎五运六气。非谓五运六气足以尽病，而其理足以尽之也。诚能于此审察，而得其机要，然后为之治，又必使之各应于运气之宜，而不至有一毫差误之失。若然，则治病求属之道，庶乎其无愧矣。《至真要大论》曰：审察病机，无失气宜。意蕴诸此。尝谓医道有一言而可以尽其要者，阴阳是也。天为阳，地为阴，阴阳二气各分三品，谓之三阴三阳。然天非纯阳，而亦有三阴；地非纯阴，而亦有三阳。故天地上下，各有风热火湿燥寒之六气，其斡旋运动乎两间者，又有木火土金水之五运，人生其中，脏腑气穴，亦与天地相为流通。是知众疾之作，不外阴阳，而所属之机，实无出乎风热火湿燥寒之六气，木火土金水之五运也。然则医之为治，当如何哉？惟当察乎此，使无失其宜而后可。若夫诸风掉眩皆属肝木，诸痛痒疮皆属心火，诸湿肿满皆属脾土，诸气膹郁皆属肺金，诸寒收引皆属肾水，此病机属于五运者也；诸暴强直皆属于风，诸呕吐酸皆属于热，诸躁扰狂越皆属于火，诸痉强直皆属于湿，诸涩枯涸皆属于燥，诸病水液澄彻清冷皆属于寒，此病机属于六气者也。夫惟病机之察，虽曰既审，而治病之施，亦不可不详，故必别阴阳于疑似之间，辨标本于隐微之际。有无之殊者，求其有无之所以殊。虚实之异者，责其虚实之所以异。为汗为吐为下，投其所当投。宜寒宜热，宜温宜凉，用其所当用。或逆之以制其微，或从之以导其甚。上焉以远司气之犯，中焉以辨岁运之化，下焉以审南北之宜，使大小适中，先后合度，以是为治，又岂有差错乖乱之失耶！又考之《内经》曰：治病必求其本。本草曰：欲疗病者，先察病机。此审病机之意也。《六元正纪大论》曰：无失天信，无逆气宜。《五常正大论》曰：必先岁气，无伐天和。此皆无失气宜之意也。故《素问》《灵枢》之经，未尝不以气运为言。既曰先立其年，以明其气，复有以戒之曰：治病必明天道地理，阴阳更胜。又曰：不知年之所加，气之盛衰虚实之所起，不可以为工。谆谆然若有不能自已者，是岂圣人私忧过计哉。以医道之要，悉在乎此也。观乎《原病式》一书，比类象物，深明乎气运造化之妙，其于病机气宜之理，不可以有加矣。

亢则害承乃制

夫制生则化，外列盛衰；害则败乱，生化大病。其气之来也，既以极而成灾，则气之乘也，必以复而得平。物极则反，理之自然也。大抵寒暑燥湿风火之气，木火土金水之形，亢极则所以害其物，承乘则所以制其极。然则极而成灾，复而得平。气运之妙，灼然而见矣。此亢则害承乃制之意。原夫天地阴阳之极，寒极生热，热极生寒，至神不测，有以斡旋宰制于其间也。故木极而似金，火极而似水，土极而似木，金极而似火，水极而似土，盖气之亢极，所以承之者反胜于己也。夫惟承其亢而制其害者，造化之功可得而成也。今夫相火之下，水气乘，而火无其变；水位之下，土气乘而水无其灾；土位之下，水承而土顺；风位之下，金承而风平。火热承其燥金，自无金家之疾；阴精乘其君火，自无火家之候。所谓亢而为害，承而乃制者，如斯而已。然此承也，其不亢则随之而已，故虽承而不见既亢，则克胜以平之，承斯见矣。

天地淫胜病治

六气淫盛胜复客主治法附后。

厥　阴

厥阴在泉，风淫于内，尘土飞扬，草早秀。

寅申年，厥阴在泉，水胜克土，病洒洒振寒，呻欠，心胁满痛，不食，咽塞，腹胀，噫气，身体重。

治法

厥阴在泉，治以辛凉。辛从金，风胜凉。佐以苦甘，甘以缓之，辛以散之。风邪盛，散之。

厥阴司天，风淫所胜。太虚风暗云乱，寒生春气，流水不冰，金承木，则清肃行而蛰虫不出。

己亥年，厥阴司天，木克脾土，则胃脘痛，胁满，不食，舌强，食呕，腹胀，泄泻，水闭。

治法

厥阴司天，风淫所胜，平以辛凉，以泻其子火佐以苦甘，苦胜辛，恐其过。甘以缓之，酸以泻之。木之正味，泻以酸。

厥阴之胜，大风数举，倮虫不滋。

厥阴之胜，土弱木强，耳鸣，头眩。木邪伤胃，愦愦欲吐，胃膈如塞。肝邪聚则胠①肋气并，邪侵小肠则化热而小便黄赤。在上则胃脘痛，两肋满。在下则飧泄，小腹痛，注下赤白。皆木克土也。

治法

厥阴之胜，治以甘清，甘益土，清平木。佐以苦辛，散风邪。酸以泻之。

厥阴之复，偃木飞砂，倮虫不荣。

厥阴之复，土胜木复，肝邪实则小腹坚满。肝主筋膜，则里急暴痛。肝邪乘胃，上凌于心，而阳气泄，则厥心痛，汗发。脾受肝伤，则饮食不入，入而复出。风淫所致，则掉眩。风甚兼金化，则手足清厥。

治法

厥阴之复，治以酸寒，酸泻木，寒泻子。佐以甘辛。甘补土，辛制木。甘以缓之，木性急，缓其急。酸以泻之。泻肝之实。

厥阴之客

己亥年，厥阴司天，风木之客加于厥阴、少阴、少阳之主。若客胜，则木气上动而风邪盛，耳鸣，掉眩，甚则为咳。

寅申年在泉，风木客加太阴、阳明、太阳主。肝木受制于下，

---

① 胠：腋下。

内为关节不利，痉强，拘瘛，外为不便。

治法

厥阴之客，辛以补之。酸以泻之，甘以缓之。

厥阴之主

己亥年，厥阴司天，主胜则火挟木邪。在相火则胸肋痛，心包所居也。在君火则舌难言，心开窍于舌也。

寅申年在泉，土金水之主胜，则制木客，则筋骨腰腹时痛。

治法

厥阴之主，酸以泻之，辛以补之。木性升，酸则反其性而敛之，故为泻。辛则助其发生之气。

少　阳

少阳在泉，火淫于内，焰热大至，热极生寒。

己亥年，少阳在泉，病热。伤气分则注白，伤血分则注赤。热在下焦则便血。其余诸病与少阴同。

治法

少阳在泉，治以咸冷，佐以苦辛。酸以收之，苦以发之。

少阳司天，火淫所胜，温气流行，金政不平。

寅申年，少阳司天，火胜克金。客热胜，水不能制，头痛，发热，恶寒而虐，皮肤痛，色变黄赤，传而为水，身面肿，腹满，泄下，疮疡，唾血，心烦，鼻衄。肺虚者，急补之。

治法

少阳司天，火淫所胜，平以咸冷，水胜火佐以苦甘，苦泻火实，甘缓火急。酸以收之，火胜散越，收之。苦以发之，火郁伏留，发之。酸以复之。以苦发火，未免伤气，又当以酸复之。

少阳之胜，暴热消烁，草萎水涸，介虫乃屈。

少阳之胜，金弱火胜，热客于胃而上行，则烦心心痛，目赤欲呕，呕酸，善饥，耳痛；下行则溺赤。火盛伤阴，则善惊谵妄。热陷下焦，则小腹痛，二便赤白。

治法

少阳之胜，治以辛寒，与少阴同。佐以甘咸，甘能泻火。甘以泻之。

无犯温凉，发不远热。

少阳之复，大热枯燥。

少阳之复，金胜火复。火乘心肺，则惊瘛咳衄。表里皆热，则便数，憎风。火炎于上，则形色变而逼血妄行，故而如浮埃，目瞑，口糜，呕逆，血溢，血泄。风火相薄，则发虐，恶寒而栗。火消津液，则渴。火在心则便赤，在脾则便黄，水道不通而肿，甚则火伤金而咳血。

治法

少阳之复，治以咸冷，佐以苦辛。咸以软之，酸以收之，辛苦以发之。

少阳之客

寅申年司天，畏火客加木火主，客主互胜。火在上焦，则丹疹疮疡，呕逆，喉痹，头痛，咽肿，耳聋，血溢，瘛疭。

己亥年在泉，相火客，加土金水主。客胜，则火居阴分，下焦热，腰腹痛，恶寒，下白。

治法

少阳之客，咸以补之，甘以泻之。

少阳之主

寅申年司天，主胜，则胸满咳仰息，甚而有血，手热。

己亥年在泉，主胜则阴盛格阳，热反上行，心痛，发热，格中而呕。

治法

少阳之主，甘以泻之，咸以补之。解见上。

少 阴

少阴在泉，热淫于内，焰浮川泽，阴处反明，蛰虫不藏。

卯酉年，少阴在泉，病火，气奔则腹中鸣，火炎上则气上冲胸，火乘肺则喘，不能久立，寒热，皮肤痛。热甚阴虚，则目瞑，畏阳光。热乘阳明，则齿痛，腮肿。金水受伤，阴阳争胜，则寒热如虐。热在下焦则小腹痛，在中焦则腹大。

治法

少阴在泉，治以咸寒，以水胜火。佐以甘苦，甘胜咸，恐其过。酸以收之，热胜于经，不敛者酸收之。苦以发之。热郁不解者，苦发之。

少阴司天，热淫所胜，火行其政，阴承之，大雨且至。

子午年，少阴司天。火炎克金，则胸热，咽干，右肋满，皮肤痛，寒热，咳喘血出，溺色变。甚则疮疡，跗肿，肩背痛。肺气虚者，急补之。

治法

少阴司天，热淫所胜，平以酸寒，佐以苦甘。苦能泄去实热。酸以收之。

少阴之胜，炎暑至，木乃津，草乃萎。

少阴之胜，金弱火强，火胜心下，热而善饥。热乘小肠，脐下反痛。火气游上焦则呕逆燥烦，游中焦则腹满痛，游下焦则溏泄，利血，尿赤。

治法

少阴之胜，治以辛寒，热乘金，此散火也佐以苦咸，泄热甘以泻之。火之正味，泻以甘。无犯温凉，发不远热。

少阴之复，流水不冰，热气大行，介虫不福。

少阴之复，金胜火复。火盛炎上则烦躁，鼽嚏。火在阴则小腹绞痛，火在喉则嗌燥身热，火居二便则泄，小便闭。火必伤金，则咳而皮肤痛，暴瘖。心火自伤则心痛，郁冒，不知人事。水火相争，则洒淅恶寒，振栗，谵妄，寒已而热。热亡津液则渴，热伤精则少气，骨萎，便闭。外为浮肿，哕噫，痈疹，疮疡，痈疽，痤，痔。伤肺则咳而鼻渊。

治法

少阴之复，治以咸寒以水治火，佐以苦辛发散其热，甘以泻之甘泻火，酸以收之敛浮热，辛苦以发之散火郁，咸以软之解热结。

少阴之客

子午年，少阴司天，君火之客加于木火三气之主，客胜则火在上焦，热居头项肌表，耳聋，目瞑，跗肿，血溢，疮疡。

卯酉年在泉，君火客加土金水主，客盛则腰尻下部痛，热溲便变，跗肿，不能久立。

治法

少阴之客，咸以补之，甘以泻之。

少阴之主

子午年，少阴司天，主胜则火木为邪，则心肝为病，心热，烦躁，胁痛，肢满。

卯酉年在泉，若土金水主胜，则君火受制发厥，心痛，发热，膈中痞，多汗，身寒。

治法

少阴之主，甘以泻之，咸以补之。火性烈，甘则反其性而缓之，故为泻；咸则顺其性而软之，故为补。

太　阴

太阴在泉，草乃早荣，泾淫于内。

辰戌年，太阴在泉，病寒。湿乘心则饮积心痛，土邪克水则三焦火胜，咽肿，喉痹，小腹肿痛，不得小便。

治法

太阴在泉，治以苦热，苦泻土，热燥湿。佐以酸淡从木化制土，苦以燥之，淡以泄之淡能利窍。

太阴司天，湿淫所胜，沉阴且布，雨多物伤。

丑未年，太阴司天，土克水，胕肿，骨痛，阴痹，腰脊头项痛，时眩，大便难。阴气不用，唾有血，心如悬。肾虚者，急补之。

治法

太阴司天，湿淫所胜，平以苦热，燥除湿，故用苦热。佐以酸辛，辛防酸之过。苦以燥之，淡以泄之。

太阴之胜，雨数至，湿化行。

太阴之胜，水弱，湿邪胜，则火内郁，故中外疮疡，甚则肋病，心痛。热格于上，则头痛，喉痹，项强。若无热而湿独胜，则湿气内郁，寒迫下焦，痛留巅顶，互引眉间，胃胀满。湿下流，则小腹满，腰重强。内湿则清浊不分，故注泄。湿郁则热生，故足温头重，足胕肿。饮发于中，胕肿于上。

治法

太阴之胜，治以咸热，土胜湿淫，咸润下，热除湿。佐以辛苦，湿

松菊堂医学溯源

一九八

胜土寒，辛温甘补。**苦以泻之。**土之正味，泻以苦。

太阴之复，大雨时行，鳞见于陆。

太阴之复，水胜，湿伤同气，则体重，中满，饮食不化。湿从寒化，则阴气上厥，胸中不便。湿侵脾肺，则饮发于中，咳喘有声。湿在三阳，则头顶痛重，而掉瘛尤甚。寒湿内动，则呕而唾吐清液，甚则土邪传肾，窍泻无度。

治法

太阴之复，治以苦热，佐以酸辛。苦以燥之，胜湿泄之，利水泻之夺其壅。

太阴之客

丑未年太阴司天，湿土客加木火主，若客胜，则湿热上升，首面浮肿而喘。

辰戌年，在泉，湿土客加金水主，客胜则足痿，下重，濡泄不时，发肿，小便数。

治法

太阴之客，甘以补之，苦以泻之。

太阴之主

丑未年，太阴司天，若主胜，则风热侵脾，胸满，食已而瞀。

辰戌年，在泉，主胜则寒水侮土，逆满，食饮不下，甚则为疝。

治法

太阴之主，苦以泻之，甘以补之。土性湿，苦则反其性而燥之，故为泻；甘则顺其性而缓之，故为补。

阳　明

阳明在泉，金气淫盛，露暗如雾，清冷晦暝。

子午年阳明在泉，金克肝胆，则呕苦，太息，肋痛不能转侧，甚则嗌干，面尘，体无膏泽，足面热。

治法

阳明在泉，治以苦温，佐以甘辛，木受金伤，以甘缓之苦以下之。燥结则邪实，故以苦下之。

阳明司天，燥淫所胜，木晚荣，草晚生，木生菀于下，草焦上首。

卯酉年，阳明司天，金克肝，左肋痛，中寒虐咳，腹鸣清泄，肋痛不可转侧，嗌干，面尘，腰痛，男疝，女小腹痛，目昧，眦疡，痤痈。肝虚者补之。

治法

阳明司天，燥淫所胜，平以苦温，苦胜燥，湿胜清。佐以酸辛，金之正味，以辛泻之。苦以下之。

阳明之胜，大凉肃杀，华英改容，毛虫乃殃。

阳明之胜，木弱金胜。金胜克木，则左肋痛。清在下则溏泄，在上则嗌塞，在小腹则为疝颓疝。燥胜则肺气敛，而失其治节则胸中不便，嗌塞而咳。

治法

阳明之胜，治以酸温，燥胜，病在肺肝，此润燥缓肝也。佐以辛甘泻肺补肝，苦以泻之。苦从火化，泄燥结之实。

阳明之复，清气行，大木苍干，毛虫厉。

阳明之复，木胜金复。金克木，则病生于肋。木郁火衰，阳气不达，则善太息，甚则心痛，痞满，腹胀而泄，呕吐，咳哕，恶心。寒束而热聚，则头痛。金侮肝，则惊骇筋挛。

治法

阳明之复，治以辛温，_{金泻以辛，燥胜以温。}佐以苦甘。_{苦制金，甘缓急。}苦以泄之_{开燥结}，苦以下之_{通实邪}，酸以补之。_{敛津液，滋干润。}

阳明之客

卯酉年，司天，燥金客加木火主，客不胜主，热邪乘之，则为咳衄嗌塞。肺伤极则血竭于肺，而白涎出，故白血出者死。

子午年，在泉，燥金客加土金水主，客胜则清，寒之气动于下焦，小腹坚满而便泻。

治法

阳明之客，酸以补之，辛以泻之。

阳明之主

卯酉年，司天，火居金位，客不胜主，故不言。主客之胜，此同上。

子午年，在泉，主胜则寒侵金脏，故下在肠腹，则为腰重腹痛，鹜溏，寒厥，甚则冲胸，中喘，不能久立。

治法

阳明之主，辛以泻之，酸以补之。_{金性敛，辛则反其气而散之，故为泻；酸则顺其气而收之，故为补。}

太　阳

太阳在泉，寒淫于内，凝肃惨栗。

丑未年，太阳在泉，寒邪自伤，则小腹睾丸痛，引腰脊痛。水侮火，则心痛，咽痛，颔肿。

治法

太阳在泉，治以甘热，_{甘胜水，热胜寒。}佐以苦辛，咸以泻之，辛以润之，苦以坚之。

太阳司天，寒淫所胜，寒至水冰。若乘火运而大热，则水火相激，暴雨冰雹。

辰戌年，太阳司天，水克心火，疮疡，心痛，呕血，泄血，衄血，眩仆，胸腹满，手热，肘挛，腋肿，心大动，面赤，目黄，噫气，咽干，色焰，渴欲饮。

治法

太阳司天，寒淫所胜，平以辛热，_{辛散寒，热胜寒}佐以苦甘，咸以泻之。

太阳之胜，凝栗至，非时冰。

太阳之胜，寒胜则邪正分争而多虐，寒侮君火则内生心痛，或为阴疡，为隐曲不利，互引阴股。筋肉得寒，则为急痹。血脉得寒，则经不行，血滞而妄行，或为血泄。表寒不行，则皮肤痞肿。里寒为滞，则腹满食减。阴寒在下，反戴阳于上，故热反上行，头项脑户目内眦为痛如脱。寒入下焦，则命门阳衰，故大便濡泄。

治法

太阳之胜，治以甘热，_{甘益土制水，热扶阳逐寒}。佐以辛酸，_{辛散寒邪之实，酸收心气之伤}。咸以泻之。

太阳之复，水凝雨冰，羽虫死。

太阳之复，心胃生寒，胸中不利。寒在膈间，则心痛痞满。寒并于上，而阳神虚，则头痛善悲。胃中寒，则眩冒，食减。寒归水脏，则腰痛，屈伸不便。寒侵君火，则小腹控睾。寒水侮土，则哕噫清水，善忘，善悲。

治法

太阳之复，治以咸热，_{水之正味，泻以咸}。佐以甘辛，_{甘制水，辛}

散寒。**苦以坚之。**肾不坚，则寒易起，故以苦坚肾。

太阳之客

辰戌年，司天，寒水客，加木火主。客胜则寒，气在上，胸中不利，涕出而咳。

丑未年，在泉，寒水客加金水主，水居水位，故寒复内余，则腰尻痛，屈伸不利，股胫足膝中痛。

治法

太阳之客，苦以补之，咸以泻之。

太阳之主

辰戌年，司天，主胜则火因寒覆，阳气欲达，而喉嗌鸣。

丑未年，在泉，水居水位，故不言主客之胜。

治法

太阳之主，咸以泻之，苦以补之，水性凝咸，则反其性而耎之，故为泻；苦则顺其气而坚之，故为补。

三　犯

犯天符，病速而危。犯岁会，病徐而持。犯太乙，病暴而死。

胜复主病

胜甚者复甚，胜微者复微。胜复之气，猝不能遽形于脉，当先以形症求之。

侮克主病

所胜来侮，其病微。所不胜来克，其病甚。

五郁之发

五运之气，郁极乃发，待时而作也。

木郁之发

木郁之发，太虚埃昏，云物以扰，大风乃至，屋发折木。木有变，故民病胃脘当心而痛，上支两胁鬲咽不通，食饮不下，甚则耳鸣眩转，目不识人，善暴僵仆。太虚苍埃，天山一色，或为浊色，黄黑郁若。横云不起雨，而乃发也。其气无常，长川草偃，柔叶呈阴，松吟高山，虎啸岩岫，怫之先兆也。

五运被胜太甚，其郁必极，郁极者必复，其发各有时也。金胜制木，木之郁也。木郁之发，风气大于行，故有埃昏云扰，发屋折木等候，皆木之为变也。民病皆风木肝邪之为病。厥阴之脉挟胃贯膈，故胃脘当心而痛，鬲咽不通，食饮不下也。上支两胁，肝气自逆也。肝经循喉咙，入颃颡，连目系，上会于巅，故为耳鸣眩转，目不识人等证。风木坚强，最伤胃气，故令人善暴僵仆。苍埃浊色，黄黑郁若，皆风尘也。风胜湿，故云虽横而不起雨。风气之至，动变不定，故其发也亦无常期。草偃，草尚之风必偃也。呈阴，凡柔叶皆垂，因风翻动而见叶底也。松吟，声在树间也。虎啸则风生，风从虎也。凡见此者，皆木郁将发之先兆。

五郁之治

天地有五运之郁，人身有五脏之应。郁则结聚不行，乃致当升不升，当降不降，当化不化，而郁病作矣。故或郁于气，或郁于血，或郁于表，或郁于里，或因郁而生病，或因病而生郁。郁而太过者宜裁之抑之，郁而不及者宜培之助之。大抵诸病多有兼郁，此所以治有不同也。

木郁达之

达，畅达也。凡木郁之病，风之属也，其脏应肝胆，其经在胁胁，其主在筋爪，其伤在脾胃，在血分。然木喜调畅，故在表者当疏其经，在里者当疏其脏，但使气得通行，皆谓之达。若徒以吐为达，恐不足以尽之。

木欲达之，达者，通畅之也。如肝性急怒，气逆，胠胁或胀，火时上炎。治以苦寒辛散而不愈者，则用升发之药，加以厥阴报使，而从治也。又如久风入中为飧泄，及不因外风之入，而清气在下为飧泄，则以轻扬之剂举而散之。凡此之类，皆达之之法也。

郁之甚者，治之奈何？过者折之，以其畏也，所谓泻之。

郁之甚者，邪聚气实，则为太过之病。过者畏泻，故以泻为畏，如《至真要大论》曰"木位之主，其泻以酸；火位之主，其泻以苦；土位之主，其泻以甘；金位之主，其泻以辛；水位之主，其泻以咸"之类，余依此。

火郁之发

火郁之发，太虚肿翳，大明不彰，炎火行，大暑至，山泽燔燎，材木流津，广厦腾烟，土浮霜卤，止水乃减，蔓草焦黄，风行惑言，湿化乃后，故民病少气，疮疡，痈肿，胁腹胸背面首四肢膜愤，胪胀，疡痱，呕逆，瘛疭，骨痛，节乃有动，注下，温虐，腹中暴痛，血溢流注，精液乃少，目赤心热，甚则瞀闷懊憹，善暴死。

水胜制火，火之郁也。肿字误，当作曛。盖火郁而发，热化大行，故太虚曛翳，昏昧，大明反不彰也。燔燎腾烟，炎热甚也。材木流津，汁溶流也。霜卤，木泉干涸，而卤为霜也。止水，畜积之水也。风行惑言，热极风生，风热交炽，而人言惑乱也。湿化乃后，雨不至也。民之所病，皆火盛之为病。壮火食气，故少气。火能腐物，故疮痈。阳邪有余，故为膜塞愤闷，胪腔胀满，疡痱疮毒等患。火气上冲，故呕逆。火伤筋，则瘛疭抽掣。火伤骨，则骨痛难支。火伏于节，则节乃有动。火在肠胃，则注下。火在少阳，则温疟。火实于腹，则腹暴痛。火入血分则血溢流注，火烁阴分则精液乃少，火入肝则目赤，火入心则心热，火炎上焦则瞀闷，火郁膻中则懊恼。火性急速，败绝真阴，则暴死。

火郁发之

发，发越也。凡火郁之病，为阳为热之属也。其脏应心主小肠、三焦，其主在脉络，其伤在阴分。凡火所居，其有结聚敛伏者，不宜蔽遏，故当因其势而解之、散之、升之、扬之，如开其窗，如揭其被，皆谓之发，非独止于汗也。

火郁发之，发者，汗之也，升举之也。如腠理外闭，邪热怫郁，则解表取汗以散之。又如龙火郁甚于内，非苦寒降沉之剂可治，则用升浮之药佐以甘温，顺其性而从治之，使势穷则止，如东垣升阳散火汤是也。凡此之类，皆发之之法也。

土郁之发

土郁之发，岩谷震惊，雷殷气交，埃昏黄黑，化为白气，飘骤高深，击石飞空，洪水乃从，川流漫衍，田牧土驹，化气乃敷，善为时雨。始生始长，始化始成。故民病心腹胀肠鸣而为数后，甚则心痛胁䐜，呕吐霍乱，饮发注下，胕肿身重，云奔雨府，霞拥朝阳，山泽埃昏，其乃发也。以其四气，云横天山，浮游生灭，怫之先兆。

木胜制土，土之郁也。郁极则怒，怒动则发。岩谷者，土深之处。震惊者，土气之发也，殷盛也。气交者，升降之中，亦三气四气之间。盖火湿合气，发而为雷，故盛于火湿之令。埃昏黄黑，尘霾蔽日也。化为白气，湿蒸之气，岚之属也。飘骤高深，飘风骤注，冲决高深也。击石飞空，岩崩石走，洪水从而出也，川流漫衍，洇没郊原也。田牧土驹，以洪水之后，惟余土石，巍然若群驹散牧于田野也。化气为雨，土湿之化，郁而伸也。土气被郁，物化皆迟。然土郁之发，必在三气四气之时，故犹能生长化成，不失其时也。民之所病，皆湿土为病。湿在上中二焦，故心腹胀；湿在下焦，故数后下利；心为湿乘，故心痛；肝为湿侮，故胁膜。膜，胀也。有声为呕，有物为吐。霍乱者，吐利并行，而心目瞭乱也。饮，痰饮也。注下，大便暴泄也。湿气伤肉，则跗肿身重。皆土发湿邪之证。雨府，太阴湿聚之处也。霞拥朝阳，见于旦也。埃昏，土气之浊也。土主四之气，在大暑六月中后，凡六十日有奇，故土郁之发，以其四气。浮游，蜉蝣也，朝生暮死，其出以阴。此言大者为云横天山，小者为浮游生灭，皆湿化也，二者之见，则土郁将发，先兆彰矣，怫郁也。

土郁夺之

夺，直取之也。凡土郁之病，湿滞之属也。其脏应脾胃，其主在肌肉四肢，其伤在胸腹。土畏壅滞，凡滞在上者夺其上，吐之可也；滞在中者夺其中，伐之可也；滞在下者夺其下，泻之可也。凡此，皆谓之夺，非独止于下也。

土郁夺之，夺者，攻下也，劫而衰之也。如邪热入胃，用咸寒之剂以攻去之。又如中满腹胀，湿热内甚，其人壮气实者，则攻下之；其或势盛而不能顿除者，则劫夺其势，而使之衰。又如湿热为利，有非力轻之剂可治者，则或攻或劫，以致其平。凡此之类，皆夺之之法也。

金郁之发

金郁之发，天洁地明，气清气切，大凉乃举，草树浮烟，燥气以行，霿雾数起，杀气来至，草木苍干。金乃有声，故民病咳逆，心胁满，引少腹，善暴痛，不可反侧，嗌干，面陈色恶，山泽焦枯。土凝霜卤，佛乃发也。其气五，夜雪白露，林莽声悽，佛之兆也。

火胜制金，金之郁也。金气清明急切，故其发如此。大凉者，金之寒气；浮烟者，金之敛气也。金风至则燥气行，阴气凝则霿雾起。霿雾，厚雾也。杀气，阴气也。苍干，凋落也。金乃有声，金气劲而秋声发也。民病咳逆嗌干，肺病而燥也。心胁满，引少腹，善暴病，不可反侧，金气胜而伤肝也。陈，晦也。金气肃杀，故面色陈而恶也。燥气行，故山泽焦枯，土面凝白，卤结为霜也。金王五之气，主秋分八月中后，凡六十日有奇，故其发也在气之五。夜雪白露，林莽声悽，二者之见，皆金郁欲发之先兆。

金郁泄之

泄，疏利也。凡金郁之病，为敛为闭，为燥为塞之属也。其脏应肺与大肠，其主在皮毛声息，其伤在气分，故或解其表，或破其气，或通其便。凡在表在里，在上在下，皆可谓之泄也。

金郁泄之，渗泄而利小便也，疏通其气也。如肺金为肾水上原，金受火烁，其令不行，原郁而渗导闭矣，宜肃清金化，滋以利之。又如肺气膹满，胸凭仰息，非利肺气之剂不足以疏通之。凡此之类，皆泄之之法也。王太仆谓，渗泻解表，在下者利小便，在表者汗泄之。

水郁之发

水郁之发，阳气乃辟，阴气乃举，大寒乃至，川泽严凝，寒雾结为霜雪，甚则黄黑昏翳，流行气交，乃为霜杀。水乃见祥，故民病寒客心痛，腰䯏痛，大关节不利，屈伸不便，善厥逆，痞坚腹满。阳光不治，空积沉阴，白埃昏暝，而乃发也。其气二火前后，太虚深玄，气犹麻散，微见而隐，色黑微黄，怫之先兆也。

辟，避也。寒雾，寒气之如雾者。阴气蔽阳，故其色黄黑。气交，两间也。祥，与灾相反。邪气所发谓之灾，正气所发谓之祥。胜复之气为灾，五运正化为祥。民之所病，皆寒水之气为病。火畏水，故心痛。寒入肾，故腰腿痛。寒则气血滞，筋脉急，故关节不利，屈伸不便。阴气胜，阳气不行，故厥逆，痞坚腹满。二火，君火相火也。君火主二气，相火主四气，前后从可知矣。水始于无形，故其色微见而隐。黑，其本色。黄，其所畏也。

水郁折之

折，调制也。凡水郁之病，为寒为水之属也。水之本在肾，水之标在肺，其伤在阳分，其反克在脾胃。水性善流，宜防泛溢。凡折之之法，如养气可以化水，治在肺也；实土可以制水，治在脾也；壮火可以胜水，治在命门也；自强可以帅水，治在肾也；分利可以泄水，治在膀胱也。凡此，皆谓之折，岂独抑之而已哉？

然，调其气。

然，如是也。用是五法，以去其郁，郁去则气自调矣。

水郁折之。折者，制御也，伐而挫之也，渐杀其势也。如肿胀之病，水气淫溢，而渗道以塞。夫水之所不胜者土也，今土气衰弱，不能制之，故反受其侮，治当实其脾土，资其运化，俾可以制水，而不敢犯，则渗道达而后愈。或病势既旺，非上法所能遏制，则用泄水之药以伐而挫之，或去菀陈莝，开鬼门，洁净府，三治备举迭用，以渐平之。王氏谓抑之制其冲逆，正欲折挫其泛滥之势也。夫实土者，守也；泄水者，攻也；兼三治者，广略而决胜也。守也，攻也，广略也，虽俱为治水之法，然不审病者之虚实，久近浅深，杂焉而妄施之，其不倾踣①者寡矣。

附　说

按：本篇风云雷雨之至，虽五行各有所主，然阴阳清浊之分，先贤亦有所辨。如或问雷霆风云霜雪雨露于张子者，对曰：阴气凝聚，阳在内不得出，则奋击而为雷霆；阳在外不得入，则周旋不舍而为风；阳为阴累，则相持为雨而降；阴为阳得，则飘扬为云而升。又有问雨风云雷于邵子者，答曰：阳得阴为雨，阳得阳为风，刚得柔为云，柔得刚为雷，无阴不能为雨，无阳不能为雷。雨柔属阴，待阳而后兴；雷刚属阳，待阴而后发。张氏释之曰：风雨自天降，故言阴阳；云雷自地升，故言柔刚。天阳无阴，不能为雨；地阴无阳，不能成雷。雨阴形柔，本乎天气之阳；雷阳声刚，出乎地体之阴。阴阳互相用也。又阳浅则为雾，阴浅则为露，阳包阴则为霰，阳和阴则为雪，阴包阳则为雷，阴入阳则为霜，阴阳相戛②则为电，阴阳失位则为霓。

运气标本歌

厥阴、少阴、太阴、少阳、阳明、太阳为标，风木、君火、相火、湿土、燥金、寒水为本。六气之中所见者为中气，每气皆

---

① 踣（bó 剖）：跌倒。
② 戛：打击。

有标本中，而所从各有所宜，乃六气之为病也。此歌发明《内经》之奥旨，理趣最优。

少阳从本为相火，

少阳，标也。相火，本也。相火代君行令者，此气何以从本，以其标阳本火，标本皆火，所以从本，言病皆相火为之也。

太阴从本湿土坐，

太阴，标也。湿土，本也。此气，标阴本湿，亦为标本同，所以从本。湿土坐者，言病皆湿土为之也。

厥阴从中火是家，

厥阴，标也。风木，本也。标本不同，故不从标本而从中，以其中见少阳也。少阳相火，故云火是家，言病亦相火为之也。

阳明从中湿是我。

阳明，标也。燥金，本也。标本不同，故不从标本而从中，以其中见太阴也。太阴湿土，故云湿是我，言病生于湿土也。

太阳少阴标本从，阴阳二气相包裹。

太阳寒水，标阳而本寒。少阴君火，标阴而本热。标本各异，故从本而又从标，言病在标者治其标，病在本者治其本，各随其见证也。包裹云者，申上意也。手少阴心火而足少阴肾水，手太阳小肠火而足太阳膀胱水，阴阳之交错，水火之互根，不与前四气一例也。

风从火断汗之宜，

风乃火之标，火乃风之本，二气皆阳，主于表。在表者当汗，所以为宜。

燥与湿兼下之可。

阳明燥湿相兼，燥为秘结，湿为肿满。燥则通其大腑，湿则利其小水，皆谓之下。凡在里者，当从下也。

万病能将火湿分，擘开轩岐无缝锁。

肝、胆、三焦、包络、心、小肠皆火，脾、胃、肺、大肠、肾、膀胱皆湿，细分在后篇。

寻十二经水火分治

胆与三焦从火治，肝和包络都无异。脾肺常将湿处求，胃与大肠同湿类。

肾与膀胱心小肠，寒热临时旋商议。

此四经，以寒热分表里，所以无定议。

里寒表热小膀湿，

谓里和表实也。实，邪气也小肠、膀胱属腑，主表。湿，热也。

里热表寒心肾炽。

谓表和里实也。心肾属脏，主里。炽者，热之盛也。

十二经最端的，四经属火四经湿。四经有热有寒时，攻里解表细消息，里热表寒宜越竭。

即里实表和，邪入腑也，法当下之。越，走也。竭，尽也。

表热里寒宜汗释。

即表实里和，邪在经也，法当汗之。释，谓解也。

湿同寒，火同热。

湿与寒同类，火与热同类。

寒热到头无两说，六分分来一分寒。寒热中停真浪舌，热寒格拒病机深。

格，至也。拒，抵也。病机深，言寒热至极也。

亢则害承乃制别，

亢者，过极也。害者，害其物也。承者，下承上也。制，谓克胜之道也。详见下文。

紧寒数热脉正邪。

此以脉证辨之。

标本求之真妙诀，休治风，休治燥，治得火时风燥了。当解表时莫攻里，当攻里时莫解表。表里如或两可攻，后先内外分多少。治湿无过似决川，此个筌蹄最分晓。湿热上甚以汗为，苦温辛甘发宜早。感谢轩岐万世恩，争奈醯鸡笑天小。

五行之内，水木金土，四行分之则愈少，惟火分之则愈多，可见火之为多也。

天地之数五，而火热居三，可见天地之间，热多于寒，火倍于水，而人之病化从可知也。

病　机

百病之生也，皆生于风寒暑湿燥火，以之化之变也。经言：盛者泻之，虚者补之，审察病机，无失气宜。

风寒暑湿燥火，天之六气也。气之正者为化，气之邪者为变，故曰之化之变也。病随气动，必察其机，治之得其要，是无失气宜也。

五运病机

诸风掉眩，皆属于肝。

风类不一，故曰诸风。掉，摇也。眩，运也。风主动摇，木之化也，故属于肝，其虚其实，皆能致此。如发生之纪，其动掉眩巅诸疾，厥阴之复，筋骨掉眩之类者，肝之实也。又如阳明司天，掉振鼓栗筋痿，不能久立者，燥金之盛，肝受邪也。太阴之复，头顶痛重而掉瘛尤甚者，木不制土，湿气反胜，皆肝之虚也。

故《卫气篇》曰"下虚则厥，上虚则眩"，亦此之谓。凡实者宜凉宜泻，虚则宜补宜温，反而为之，祸不旋踵矣。

诸痛痒疮，皆属于心。

热甚则疮痛，热微则疮痒。心属火，其化热，故疮疡皆属于心也。然赫曦之纪，其病疮疡，心邪盛也。太阳司天，亦发为痈疡，寒水胜也。火盛则心实，水胜则心虚，于此可见。实者凉之泄之，虚者温之补之；反而为之，祸不旋踵。

诸湿肿满，皆属于脾。

脾属土，其化湿。土气实，则湿邪盛行，如岁土太过，则饮发中满，食减，四肢不举之类是也。土气虚则风木乘之，寒水侮之，如岁木太过，脾土受邪，民病肠鸣，腹支满。卑监之纪，其病留满否塞。岁水太过，甚则腹大胫肿之类是也。脾主肌肉，故诸湿肿满等证，虚实皆属于脾。凡实者宜凉宜泻，虚则宜补宜温；反而为之，祸不旋踵。

诸气膹郁，皆属于肺。

膹，喘急也。郁，否闷也。肺属金，其化燥。燥金盛，则清邪在肺，而肺病有余，如岁金太过，甚则喘咳逆气之类是也。金气衰，则火邪胜之而肺病不足，如从革之纪，其发喘咳之类是也。肺主气，故诸气膹郁者，其虚其实，皆属于肺。凡实者宜凉宜泄，虚则宜补宜温；反而为之，祸不旋踵。

诸寒收引，皆属于肾。

收，敛也。引，急也。肾属水，其化寒。凡阳气不达，则营卫凝聚，形体拘挛，皆收引之谓。如太阳之胜，为筋肉拘苛，血脉凝泣。岁水太过，为阴厥，为上下中寒，水之实也。岁水不及，为足痿清厥，涸流之纪，其病癃闭，水之虚也。水之虚实，皆本于肾。凡实者宜凉宜泄，虚则宜补宜温；反而为之，祸不旋踵。

六气病机

诸暴强直，皆属于风。

暴，猝也。强直，筋病强劲，不柔和也。肝主筋，其化风。风气有余，如木郁之发，善暴僵仆之类，肝邪实也。风气不足，如委和之纪，其动緛戾拘缓之类，肝气虚也。此皆肝木本气之化，故曰属风，非外来虚风八风之谓。凡诸病风而筋为强急者，正以风位之下，金气乘之，燥逐风生，其燥益甚，治宜补阴以制阳，养荣以润燥，故曰治风先治血，血行风自灭，此最善之法也。设误认为外感之邪，而用疏风愈风等剂，则益燥其燥，非惟不能去风，而适所以致风矣。

诸热瞀瘛，皆属于火。凡五条

瞀，昏闷也。瘛，抽掣也。邪热伤神则瞀，亢阳伤血则瘛，故皆属于火。然岁火不及，则民病两臂内痛，郁冒朦昧。岁火太过，则民病身热，烦心，躁悸，渴而妄冒。此又火之所以有虚实也。

诸禁鼓栗，如丧神守，皆属于火。

禁，噤也，寒厥咬牙曰噤。鼓，鼓颔也，栗战也。凡病寒战，而精神不能主持，如丧失神守者，皆火之病也。然火有虚实之辨，若表里热甚而外生寒栗者，如《阴阳应象大论》所谓热极生寒，重阳必阴也；河间曰：心火热甚，亢极而战，反兼水化制之，故为寒栗者，皆言火之实也。若阴盛阳虚而生寒栗者，如《调经论》曰："阳虚畏外寒"，《刺节真邪论》曰："阴胜则为寒，寒则真气去，去则虚，虚则寒搏于皮肤之间"者，皆言火之虚也。有伤寒将解而为战汗者，如仲景曰："其人本虚，是以作战"，成无己曰："战栗者，皆阴阳之争也"。伤寒欲解，将汗之时，正气内实，邪不能与之争，则便汗出而不发战；邪气欲出，其人本虚，邪与正争，微者为振，甚者则战，皆言伤寒之战汗，必因于虚也。有痎疟之为寒栗者，如《疟论》曰："疟之始发也，阳气并于阴，当是之时，阳虚而阴盛，外无气，故先寒栗也"。夫疟气者，并于阳则阳胜，并于阴则阴胜，阴胜则寒，阳胜则热。又曰：阳并于阴则阴实而阳虚，阳明虚，则寒栗鼓颔也。由此观之，可见诸禁鼓栗，虽皆属火，但火实者少，火虚者多耳。

诸逆冲上，皆属于火。

火性炎上，故诸逆冲上者，皆属于火。然诸脏诸经，皆有逆气，则其阴阳虚实，有不同矣。其在心、脾、胃者，如《脉解》篇曰："太阴所谓上走心为噫"者，阴盛而上走于阳明，阳明络属心，故曰上走心为噫也。有在肺者，如《脏气法时论》曰：肺苦气上逆也。有在脾者，如《经脉篇》曰：足太阴厥气上逆，则霍乱也。有在肝者，如《脉要精微论》曰：肝脉若搏，令人喘逆也。有在肾者，如《脉解》篇曰：少阴所谓呕咳上气喘者，阴气在下，阳气在上，诸阳气浮，无所依从也。又《缪刺篇》曰：邪客于足少阴之络，令人无故善怒，气上走。贲，上也。又《示从容论》曰：咳喘烦冤者，是肾气之逆也。又《邪气脏腑病形》篇曰：肾脉微缓为洞。洞者，食不化，下咽还出也。有在胃者，如《宣明五气》篇曰：胃为气逆，为哕也。又《阴阳别论》曰：二阳之病发心脾，其传为息奔也。有在胆胃者，如《四时气》篇曰：善呕，呕有苦，长太息，心中憺憺，恐人将捕之，邪在胆，逆在胃也。有在小肠者，曰少腹控睾引腰脊，上冲心也。有在大肠者，曰腹中常鸣，气上冲胸，喘不能久立也。又《缪刺》篇曰：邪客于手阳明之络，令人气满，胸中喘息也。有在膀胱者，如《经脉别论》

曰：太阳藏独至，厥喘，虚气逆，是阴不足，阳有余也。有在冲督者，如《骨空论》曰：冲脉为病，逆气里急，督脉生病，从少腹上冲心而痛，不得前后，为冲疝也。凡此皆诸逆冲上之病，虽诸冲上皆属于火，但阳盛者火之实，阳衰者火之虚，治分补泻，当于此详察之。

诸病胕肿疼酸，惊骇，皆属于火。

胕肿，浮肿也。胕肿疼酸者，阳实于外，火在经也。惊骇不宁者，热乘阴分，火在脏也。故如少阴少阳司天，皆为疮疡胕肿之类，是火之实也。然伏明之纪，其发痛；太阳司天，为胕肿身后痈，太阴所至为重胕肿；太阳在泉，寒复内余，则腰尻股胫足膝中痛之类，皆以寒湿之胜，而为肿为痛，是又火之不足也。至于惊骇，虚实亦然。如少阴所至为惊骇，君火盛也。若委和之纪，其发惊骇；阳明之复，亦为惊骇，此又以木衰金胜，肝胆受伤，火无生气，阳虚所致，亦当知也。

诸躁狂越，皆属于火。

躁，烦躁不宁也。狂，狂乱也。越失常度也。热盛于外，则肢体躁扰。热盛于内，则神志躁烦。盖火入于肺则烦，火入于肾则躁，烦为热之轻，躁为热之甚耳。如少阴之胜，心下热，呕逆，躁烦；少阳之复，心热，烦躁，便数，憎风之类，是皆火盛之躁也。然有所谓阴躁者，如岁水太过，寒气流行，邪害心火，民病心热烦心躁悸，阴厥谵妄之类，阴之胜也，是为阴盛发躁，名曰阴躁。成无己曰：虽躁欲坐井中，但欲水不得入口是也。东垣曰[1]：阴躁之极，欲坐井中，阳已先亡，医犹不悟，复指为热，重

---

[1] 东垣曰：语出《东垣十书·烦躁总论》。

以寒药投之，死何疑焉？况寒凉之剂入腹，周身之火得水则升走矣。且凡内热而躁者，有邪之热也，病多属火；外热而躁者，无根之火也，病多属寒。此所以热躁宜寒，阴躁宜热也。狂，阳病也。《宣明五气》篇曰：邪入于阳则狂。《难经》曰：重阳者狂。如赫曦之纪，血流狂妄之类，阳狂也。然复有虚狂者，如《本神》篇曰：肝，悲哀动中则伤魂，魂伤则狂妄不精；肺，喜乐无极则伤魄，魄伤则狂。狂者，意不存人。《通天》篇曰：阳重脱者阳狂。《腹中论》曰：石之则易气虚，虚则狂。是又狂有虚实，补泻不可误用也。

诸病有声，鼓之如鼓，皆属于热。凡四条

鼓之如鼓，胀而有声也。为阳气所逆，故属于热。然《师传》篇曰：胃中寒则腹胀，肠中寒则肠鸣飧泄。《口问》篇曰：中气不足，肠为之苦鸣。此又皆寒胀之有声者也。

诸胀腹大，皆属于热。

热气内盛者，在肺则胀于上，在脾胃则胀于中，在肝肾则胀于下，此以火邪所至，乃为烦满，故曰诸胀腹大，皆属于热。如岁火太过，民病胁支满；少阴司天，肺䐜，腹大满，膨膨而喘咳；少阳司天，身面胕肿，腹满仰息之类，皆实热也。然岁水太过，民病腹大胫肿；岁火不及，民病胁肢满，胸腹大。流衍之纪，其病胀，水郁之发，善厥逆痞坚腹胀。太易之胜，腹满食减。阳明之复，为腹胀而泄。又如《五常政大论》曰：适寒凉者胀；《异法方宜论》曰：脏寒生满病；《经脉》篇曰：胃中寒则胀满，是皆言热不足，寒有余也。仲景曰①：腹满不减，减不足言，须当下之，

---

① 仲景曰：语出张仲景《伤寒论·辨阳明病脉证并治》。

宜与大承气汤，言实胀也；腹胀时减，复如故，此为寒，当与温药，言虚胀也。东垣曰①：大抵寒胀多，热胀少。岂虚语哉！故治此者，不可以诸胀腹大，悉认为实热，而不察其盛衰之义。

诸转反戾，水液浑浊，皆属于热。

诸转反戾，转筋拘挛也。水液，小便也。河间曰②：热气燥烁于筋，则挛瘛为痛，火主燔灼燥动故也。小便浑浊者，天气热则水浑浊，寒则清洁，水体清而火体浊故也。又如清水，为汤则自然浊也。此所谓皆属于热，宜从寒者是也，然其中亦各有虚实之不同者。如伤暑霍乱而为转筋之类，宜用甘凉调和等剂，清其亢烈之火者，热之属也。如感冒非时风寒，或因暴雨之后，湿毒中脏，而为转筋霍乱，宜用辛温等剂，理中气以逐阴邪者，寒之属也。大抵热胜者必多烦躁焦渴，寒胜者必多厥逆畏寒，故太阳之至为痉，太阳之复为腰脽反痛，屈伸不便，水郁之发，为大关节不利，是皆阳衰阴胜之病也。水液之浊，虽为属火，然思虑伤心，劳倦伤脾，色欲伤肾，三阴亏损者，多有是病，治宜慎起居，节劳欲，阴虚者壮其水，阳虚者益其气。金水既足，便当自清。若用寒凉，病必益甚。故《玉机真脏论》曰：冬脉不及，则令人少腹满，小便变；《口问》篇曰：中气不足，溲便为之变。阴阳盛衰，义有如此，又岂可尽以前证为实热。

诸呕吐酸，暴注下迫，皆属于热。

河间曰，胃膈热甚则为呕，火气炎上之象也。酸者，肝木之味也，由火盛制金，不能平木，则肝木自甚，故为酸也。暴注，

---

① 东垣曰：语出李杲《兰室秘藏》。
② 河间曰：语出刘完素《素问玄机原病式》。

卒暴注泄也。肠胃热甚，而传化失常，火性疾速，故如是也。下迫，后重里急。迫，痛也。火性急速，而能燥物故也。是皆就热为言耳。不知此云皆属于热者，言热化之本也。至于阴阳盛衰，则变如冰炭，胡可偏执为论。如《举痛论》曰：寒气客于肠胃，厥逆上出，故痛而呕也。《至真要》等论曰：太阳司天，民病呕血，善噫；太阳之复，心胃生寒，胸中不和，唾出清水，及为哕噫；太阳之胜，寒入下焦，传为濡泄之类，是皆寒胜之为病也。又如岁木太过，民病飧泄，肠鸣，反胁痛而吐甚。发生之纪，其病吐利之类，是皆木邪乘土，脾虚病也。又如岁土不及，民病飧泄霍乱，土郁之发，为呕吐注下。太阴所至，为霍乱吐下之类，是皆湿胜为邪。脾家本病，有湿多成热者，有寒湿同气者。湿热宜清，寒湿宜温，无失气宜，此之谓也。至于吐酸一证，在本节则明言属热。又如少阳之胜为呕酸，亦相火证也。此外别无因寒之说。惟东垣曰：呕吐酸水者，甚则酸水浸其心，其次则吐出酸水，令上下牙酸涩不能相对，以大辛热剂疗之必减。酸味者，收气也，西方肺金旺也。寒水乃金之子，子能令母实，故用大咸热之剂泻其子，以辛热为之佐，以泻肺之实。若以河间病机之法，作热攻之者，误矣。盖杂病酸心，浊气不降，欲为中满，寒药岂能治之乎？此东垣之说，独得前人之未发也。又丹溪曰[①]：或问吞酸，《素问》明以为热，东垣又以为寒，何也？曰：《素问》言热者，言其本也；东垣言寒者，言其末也。但东垣不言外得风寒，而作收气立说，欲泻肺金之实，又谓寒药不可治酸，而用安胃汤，加减二陈汤，俱犯丁香，且无治热湿郁积之法，为未合经意。余

尝治吞酸，用茱萸、黄连各制炒，随时令迭为佐使，苍术、茯苓为辅，汤浸蒸饼，为小丸吞之。仍教以粝食蔬果自养，则病亦安。此又二公之说有不一也。若以愚见评之，则吞酸虽有寒热，但属寒者多，属热者少，故在东垣则全用温药，在丹溪虽用黄连，而亦不免茱萸、苍术之类，其义可知。盖凡饮留中焦，郁久成积，湿多生热，则木从火化，因而作酸者，酸之热也，当用丹溪之法；若客寒犯胃，顷刻成酸，本非郁热之谓，明是寒气，若用清凉，岂其所宜。又若饮食或有失节，及无故而为吞酸嗳腐等证，此以木味为邪，肝乘脾也。脾之不化，火之衰也，得热则行，非寒而何欤？不温中其可得乎？故余愿为东垣之左祖而特表出之，欲人之视此者，不可谓概由乎实热也！

诸痉项强，皆属于湿。

痉，风强病也。项为足之太阳，湿兼风化，而侵寒水之经，湿之极也。然太阳所至，为屈伸不利，太阳之复，为腰脽反痛，屈伸不便者，是又为寒水反胜之虚邪矣。

诸病水液，澄澈清冷，皆属于寒。

水液者，上下所出皆是也。水体清，其气寒，故凡或吐或利，水谷不化，而澄澈清冷者，皆得寒水之化，如秋冬寒冷，水必澄清也。

诸厥固泄，皆属于下。

厥，逆也。厥有阴阳二证，阳衰于下则为寒厥，阴衰于下则为热厥。固，前后不通也。阴虚则无气，无气则清浊不化，寒闭也。火盛则水亏，水亏则精液干涸，热结也。泄，二阴不固也。命门火衰，则阳虚失禁，寒泄也。命门水衰，则火迫注遗，热泄也。下，言肾气。盖肾居五脏之下，为水火阴阳之宅，开窍于二阴，故诸厥固泄，皆属于下。

诸痿喘呕，皆属于上。

痿，有筋痿、肉痿、脉痿、骨痿之辨，故曰诸痿。凡肢体痿弱，多在下部，而曰属于上者，如《痿论》云：五脏使人痿者，因肺热叶焦，发为痿躄也。肺居上焦，故属于上。气急曰喘，病在肺也。吐而有物有声曰呕，病在胃口也，逆而不降，是皆上焦之病。

故《大要》曰：谨守病机，各司其属，有者求之，无者求之，盛者责之，虚者责之，必先五胜，疏其血气，令其调达而致和平。此之谓也。

上文一十九条，即病机也。机者，要也，变也，病变所由出也。凡或有或无，皆谓之机。有者言其实，无者言其虚。求之者，求有无之本也。譬犹寻物一般，必得其所，取之则易。如太阴雨化，施于太阳；太阳寒化，施于少阴；少阴热化，施于阳明；阳明燥化，施于厥阴；厥阴风化，施于太阴。凡淫胜在我者，我之实也。实者，真邪也。反胜在彼者，我之虚也。虚者，假邪也。此六气之虚实，即所谓有无也。然天地运气，虽分五六，而阴阳之用，水火而已。故阳胜则阴病，阴胜则阳病。泻其盛气，责其有也；培其衰气，责其无也。求得其本，而直探其赜，则排难解纷，如拾芥也。设不明遂顺盈虚之道，立言之意，而凿执不移，所谓面东者不见西墙，面南者不睹北方，察一曲者，不可与言化，察一时者，不可与言大，未免实实虚虚，遗人害矣。故余于本篇，但引经释经，单以明夫大义耳，非谓病机之变止于是也。夫规矩准绳，匠氏之法，一隅三反，巧则在人。知此义者，惟王太仆乎！其所注最妙而人多忽，余独深佩之，谨附于后。王氏曰：深乎，圣人之言，理宜然也。有无求之，虚盛责之，言悉由也。夫如大寒而甚，热之不热，是无火也，当助其心。又如大热而甚，寒之不寒，是无水也；热动复止，倏忽往来，时动时止，是无水也，当助其肾。内格呕逆，食不得入，是有火也。病呕而吐，食入反出，是无火也。暴速注下，食不及化，是无水也。溏泄而久，止发无恒，是无水也。故心盛则生热，肾盛则生寒；肾虚则寒动于中，心虚则热收于内。又热不得寒，是无水也；寒不得热，是无火也。夫寒之不寒，责其无水；热之不热，责其无火。热之不久，责心之虚；寒之不久，责肾之少。有者泻之，无者补之。虚者补之，盛者泻之。适其中外，疏其壅塞，令上下无碍，气血相调，则寒热自和，阴阳调达矣。是以方有治热以寒，寒之而火食不入，攻寒以热，热之而昏躁以生，此则气不疏通，壅而为是也。纪于水火，余气可知。故曰有者求之，无者求之，盛者责之，虚者责之，令气通调，妙之道也。五胜，谓五行更胜也。先以五行寒暑温凉湿，酸咸甘辛苦，相胜为法也。

天有五行御五位，以生寒暑燥湿风。人有五脏化五气，以生喜怒忧思恐。故五运之气内应人之五脏，诸风掉眩，皆属于肝；诸寒收引，皆属于肾；诸湿肿满，皆属于脾；诸气膹郁，皆属于肺；诸痛痒疮，皆属于心是也。诸厥固泄，皆属于下，谓下焦肾肝之疾也。诸痿喘满，皆属于上，谓上焦心肺之疾也。此皆五脏之疾，病机由于内动者也。天之三阴三阳化六气，以生寒暑燥湿风火，内应人之六腑，外司十二经络。诸热瞀瘛，皆属于火，手少阳三焦经也；诸禁鼓栗，如丧神守，皆属于火，手少阴心经也；诸逆冲上，皆属于火，手厥阴心包经也；诸痉项强，皆属于湿，足太阳膀胱经也；诸腹胀大，皆属于热，足太阴脾经也；诸躁狂越，皆属于火，足阳明胃经也；诸暴强直，皆属于风，足厥阴肝经也；诸病有声，鼓之如鼓，皆属于热，手太阴肺经也；诸病浮肿，疼酸惊骇，皆属于火，手阳明大阳经也；诸转反戾，水液浑浊，皆属于热，手太阳小肠经也；诸病水液，澄澈清冷，皆属于寒，足少阴肾经也；诸呕吐酸，暴注下迫，皆属于热，足少阳胆经也。此皆十二经络之邪，病机由于外入者也。刘河间《原病式》、楼氏既已纠其治法之偏矣，张景岳亦多正其失，然于各条所属，但未及深考，兹特并为订正，使后学各知其本也。

卷之十二

人身全体_{小序}

　　昔人有言，必知人之无病，而后可治有病。无病者，有生来之本体也。平昔无事时，于人之全体，未能一一熟识于胸中，则病源因何从知？是则人身之全体，为苍生司命者之第一大原也，而可昧焉不讲耶？古有擅洞垣之技者，每一症当前，必能实指其由来，而抉择其微奥。好奇之士，每乐道之，以为必得异人授，不知大道自在天地，精渺尽具吾身，此无异故，直经络脏腑认得真耳。苟能于此体，知之明，辨之细，使病无遁情，自可以知疾病去来之由，可以称药物之性之情，为常为变，左右逢原，将洞垣之术在我矣，何古今之不相及哉？

人身总论

　　人身之造化，即天地之造化也。天地之大，不外阴阳五行；而人之为人，亦同此阴阳，同此五行。试自人之形体言之，心火、肾水、肝木、肺金、脾土，此人身之五行也。五脏虽在内，然肺主皮毛，心主血脉，脾主肌肉，肝主筋膜，肾主骨髓，内外本自相贯，亦非五行各一其属而不相涉。肺主声也，入心为言，入肝为呼，入脾为歌，入肾为呻吟，自入则为泣矣。肝主色也，入肺为白，入心为赤，入脾为黄，入肾为黑，自入则为青矣。心主臭也，入肝为臊臭，入肺为腥臭，入脾为香臭，入肾为腐臭，自入则为焦臭矣。脾主味也，入心为苦，入肝为酸，入肺为辛，入肾为咸，自入则为甘矣。肾主液也，入心为汗，入肝为泪，入肺为涕，入脾为涎，自入则为唾矣。惟其自相贯通，是以内外自无间隔。肝窍于目而辨五色，肺窍于鼻而别五香，心窍于舌而知五味，脾窍于口而纳五谷，肾窍于耳而通五声。一岁之间，肝主春，其脉弦，象甲乙木也；心主夏，其脉钩，象丙丁火也；肺主秋，其脉毛，象庚辛金也；肾主冬，其脉石，象壬癸水也；脾虽旺于长夏，而主乎四季，弦、钩、毛、石，一以脾胃为本，象戊己土也。五行相生，循环无端，在天时为十二月，在地支为十二位，在人身为十二经，曾何间乎？非特一岁为然，即一昼夜，日经二十八宿，周天三百六十五度，而人身经脉，与之相运，旋而不停，如子注胆，丑注肝，寅注肺，卯注大肠，辰注胃，巳注脾，午注心，未注小肠，申注膀胱，酉注肾，戌注心包，亥注三焦，周而复始，与天运如一。一岁春以肝为主，一日子以胆为主。天地人身，一气周流，合此为平，太过则病，不及亦病，又岂特一日为然乎？呼吸何其速也，呼出心与肺，吸入肾与肝。呼为阳，而应乎天；吸为阴，而应乎地。即一呼一吸，亦莫不与天地阴阳相贯彻。是故五行相生相克，要不出乎阴阳二者而已。自顶至踵，凡骨节、皮毛、脏腑、经络，其所以相流通者，不过精、津、涕、唾、血液，而其所以运行之者，非气耶？彼以气血分阴阳者，谓气属阳，血属阴。不知气为卫，卫行脉外；血为营，营行脉中，气血盛则脉盛，气血衰则脉衰，气血和则脉平，气血乱则脉病，气血热则脉数，气血寒则脉迟。气血不可见，而悉以脉察之，是脉与气血一也。不然，任督二脉为一身阴阳之海，元气之会，虽欲二之，何可得也？又有以魂魄分阴阳者，气之呼吸为魂，耳目精明为魄，魄主纳受，魂主经营，故魄属阴，魂属阳也。然精气为物，游魂为变，亦自有不可得而离者，离之则非人矣。或又有以脏为神气所藏者，肝藏魂，肺藏魄，心藏神，脾藏意与智，肾藏精与志，而谓之七神。不知神岂有七乎？盖人心之神乘气机以出入，虽曰神统于心，气统于肾，其实神藏气中，犹天气下降于地；气载乎神，犹地道顺承乎天。故乾健统天，坤顺承天，乾坤合斯万物，由之以化生；神气合斯万化，由之以运用。气载乎神，而人身非神无以为主。所以谓五行一阴阳，阴阳一太极也。夫固三才合一之道也，韩持国问精住气住神住之说，明道总归之，求于心者此也。否则，神不足以宰气，喜怒哀乐失其节，而戕于中；寒暑燥湿失其调，而攻于外；五色适以害吾目，五声适以害吾耳，五香五味适以害吾口与鼻，而百凡思虑，适以乱吾之心矣，心乱则神疲，神昏则气衰，精血枯竭，神气两离，形且不能保，又何德之足云？

原 始

人得天地之正气以生，既有阴阳，即分男女，故禀乾道之粹者为男，禀坤道之粹者为女。头圆象天，足方象地，两目象日月，四肢象四时，五脏象五行，六腑象六气，呼吸象气机，寤寐象昼夜，血脉象江河，毛发象草木，骨节象周天之度，一身之中，无不肖乎天地，天地间最灵于物者人也。

人在胞胎中，一月如珠露，二月如桃花，三月男女分，四月形象具，五月筋骨成，六月毛发生，七月游其魂而能动左手，八月游其魄而能动右手，九月三转身，十月满足而生。

阳化气 阴成形

人之身体，脏腑、骨肉、皮毛，皆母之阴血所成。

人之性命，魂魄精神意智，及视听言动，皆父之阳精所化。

脏腑生成之次第

男先生右肾，女先生左肾，其次肾生脾，脾生肝，肝生肺，肺生心，以生其胜己者。肾属水，故五脏由是为阴。其次心生小肠，小肠生大肠，大肠生胆，胆生胃，胃生膀胱，膀胱生三焦，以生其己胜者。小肠属火，故六腑由是为阳。其次三焦生八脉，八脉生十二经，十二经生十五络，十五络生一百八十系络，系络生一百八十缠络，缠络生三万四千孙络，孙络生三百六十五骨节，骨节生三百六十五大穴，大穴生八万四千毛窍，则耳目口鼻，四肢百骸之身皆备矣。

男生于寅　女生于申

男妊自巳起，顺行，更午未申酉戌亥子丑，至十月而生于寅。寅为东方木，阳也，负阳而抱阴，故在胞胎中，头东而足西。女妊自巳，逆行，更辰卯寅丑子亥戌酉，至十月而生于申，申为西方金，阴也，负阴而抱阳，故在胞胎中，头西而足东。此男女之始基，阴阳顺逆，本自各异也。"自巳起"义见下。

所谓十月者，以月计之，凡十月；以日计之，三九二十七日为一月，非足三十日也。宋武帝永初元年，依郑玄议改晋所行二十六月为二十七月，其义或本诸此。

男三十而娶　女二十而嫁

人之元气始于子，子居坎位，天一所生，万物之所始也。男子从子左行，三十至巳阳也，故三十而娶；女子从子右行，二十至巳阴也，故二十而嫁。则此巳位者，正阴阳之分也，故怀妊从巳始。

小儿五脏盛怯并自幼至老之状

心气盛者，伶俐，早言笑，形神清而多发；心气怯，则性痴而语迟，发久不生，生则不黑。

肝气盛者，矫健而早行立；肝气怯，则长不能行而脚细，名曰鹤膝，又或眉久不生。

脾气盛者，肌肉厚而色紫，耐壮而乳多；脾气怯，则肌虚而喜汗，多则肉瘠。

肺气盛者，肌肉莹白滑腻，发细黑润；肺气怯，则肌肉沮散，若无皮而血凝，绕鼻口悉黄，闭目撮面，口中干燥，四肢不能伸缩，哭无声，不吮乳。此皮毛不敛也，多是不育，乳母未产前有乳汁，生子亦不育。

肾气盛者，囟小而早合，牙齿早生；肾气怯，则解颅而囟不合，牙久不生，生则不固而黪①，目睛多白，颅不合而百病交攻，极难将护，此最为大病。

人生十岁，五脏始定，血气已通，其气在下，故好走；二十岁，血气始盛，肌肉方长，故好趋；三十岁，五脏大定，肌肉坚固，血脉盛满，故好步；四十岁，五脏六腑，十二经脉，皆大盛以平定，腠理始疏，荣华颓落，发颇斑白，平盛不摇，故好坐；五十岁，肝气始衰，肝叶始薄，胆汁始减，目始不明；六十岁，心气始衰，苦忧悲，血气懈惰，故好卧；七十岁，脾气虚，皮肤枯；八十岁，肺气衰，魄离，故言善误；九十岁，肾气焦，四脏经脉空虚；百岁，五脏皆虚，神气皆去，形骸独居而终矣。

① 黪（cǎn 惨）：昏暗。

形体名义

人

人乃阳气阴精合而成人也。又人者，任也，谓能体具阴阳，肩任天下事也。左丿，乃阳气轻清；右乀，乃阴精重浊。两画中具有阴精阳气，故名为人。

身

身上之畔乃包字形，内具三字，下列才字，乃包三才而为身也。又身者，伸也，引而伸之，谓七尺之躯，能参天地，而可圣可贤也。

首

首乃先之义，首先众体，四肢莫之与京高，百骸而首出也，故曰首。首者，守也，所以守耳目口鼻之灵，使护泥丸也。古𩠐字，巛象髪髼。按：乱髮为髼。

发

发为血余。发者，发也，乃血脉所发也，上髟象发长垂，下友，音拔，言其生之浡①然，如拔之长也。

面

面者，现也，又验也，谓五脏六腑之精华，皆著现于面，荣悴可占验也。

十二经脉，三百六十五络，其血气皆上于面而走空窍，其精阳气，上走于目而为睛，其别气走于耳而为听，其宗气上出于鼻

---

① 浡：兴起，涌出。

而为臭，其浊气出于胃、走唇舌而为味。其气之津液皆上燻于面，而皮又厚，其肉坚，故天气甚寒不能胜之也。

眼

眼者，验也，五脏精华皆聚于目，可以验人之邪正病否也。

眉

按：太阳多血则美眉。眉者，媚也，湾如新月，淡若远山，纤秀而美，以媚人也。又眉者，覆也，所以覆目，故黄庭云眉号华盖覆明珠。

鼻

西方白色，入通于肺，开窍于鼻。又五官，鼻为中央戊土，故鼻字从白①从田，下有一横二直，乃鼻孔相联之窍形。鼻者，闭也，道家从此闭杀三尸②也；又裨也，所以裨益肺气，使得呼吸也。

口

口为心关，饮食所由入，言语所由出，下有长城玄谷邑，而此则乃其关塞之隘口也，故命曰口。口乃古方字，黄庭云念口鸿赤大如方。

齿

下曰牙，上曰齿。又先生曰牙，后生曰齿。齿者，止也，所

---

① 白：当为"自"，为形近之误。
② 三尸：指道教的三尸神。尸者，神主之意。道教认为人体有上中下三个丹田，各有一神驻跸其内，统称"三尸"。也叫三虫，三彭，三尸神。也有的指人痴，贪，嗔欲望产生的地方。

以摧止众物，不使得粗而入咽也。

舌

舌在口，所以言也，又别味者也。凡物入口，必干于舌，故从干。舌者，舍也。舌为心窍，乃心之舍也。

耳

耳属肾窍，亦属心窍，宗脉之所聚，乃至命之处。十二经脉，三百六十五络，其别气走于耳而为听，所以能聪。又声入心通，耳与口王，所以称圣。耳者，迩也，桴鼓应声，听远自迩也。

脊

脊乃人身柱骨，二十一椎，悬挂人身五脏六腑，如屋之有梁，俗云脊梁骨是也。脊者，积也，谓积续骨节脉络上下也。

背

北阴曰背。人之背乃居身之北，为面之反，阴之类也，故称背焉。又背者，佩也，谓为五脏所佩服也。

肩

两肩端似户，可以开阖，且能仔肩①天下之物也。

胸

胸者，空也，谓胸腔空洞，能盛受五脏也。

肓

肓处心上鬲②下，亡无同，此处空虚而无肉也，斯其所以能藏

---

① 仔肩：所担负的职务，责任。
② 鬲：通膈。《素问·风论》：食饮不下，鬲塞不通。

二竖耳。

膈

膈在心脾之间，谓脂膜隔遮，邪气不使熏心肺也。

肋

按：肋乃肋巴骨，俗名胁子骨。肋，勒也，所以捡勒五脏，使不散坠也。肋骨少者多力，故从力。

腰

腰乃身之中要害紧关处也。

腕

腕乃手腕，掌后节可以宛转屈伸也。

手

手者，守也，乃筋与骨相守，所以能屈伸也。又受也，言其利便，可以持物，相授受也。

腿

腿者，退也，乃环跳之主，屈伸之机，前固能进，后亦可退也。

膝

膝者，屈伸之机，谓可坐以休息也。

脚

脚，以其坐时却在后也。又跷也，言其机关跷捷而能步也。

肛门

肛门者，四围筋束，形如车缸，五谷从出之门，故称肛门。

常撮而不弛，否则病脱肛矣。又魄门，亦称五脏使。

产　户

产户，谓胎所从出也。其蔽骨有剪股形者，则易生育；如车缸形者，极难坐产。

肉

肉乃肌肉，皮内之有纹理者也，《内经》谓之分肉。

骨

骨乃肾之余。骨者，孤也，谓肾气孤行，能衬贴筋血皮肉，主持躯壳也。

髓

髓者，水也，又随也。谓骨内精水，灌注孔窍，随脑循脊而下，聚两肾也。

筋

肝主筋，所以束骨，为肉之力也，字从肉从力从竹。物之多筋者莫如竹，故象之。筋者，伸也，谓筋和能屈能伸也。

脉

按：脉乃血理之分行身中者，谓五脏六腑之气分流四肢也。脉，幕也，幕络一体也。古字从血从瓜，所以使气血各依分派而行经络也。今从永者，古永字反永为瓜，瓜音派，水之斜流也。水流之义，所以使肌肉以之长久，而永保天命也。

血

饮食入胃，其精纯津液之气，归于心，入于肺，变赤而为血，乃禀火之色也。按《释名》①：血，衃也，出于肉，流而衃衃也。又歔也，谓周流于身而不歔也。

肢　掌

天有四时，地有四方，人有四肢。指节可以观天，掌文可以察地，天地之理具于掌矣。一曰手仰本乎天，亲上；足方俯乎地，亲下。手可翻覆，足不可者，阳能兼阴，阴不能兼阳也。掌之后高前下，象地之西北多山，东南多水也，聚为川泽，掌中之文如川象也。手自掌腕肘至肩，足自趾胫股至胯，各三节，三四应十二辰也。四肢应天四时，应地四方。一手四指，各三节，三四十二，两手合之，应二十四气。拇指三节，二节为阴阳，隐者为太极。掌，大物也，合之而三十二，应天卦，并手足为六十四，兼地卦。地体极于十六，一手有十六数，而显者十五，一者太极隐于大物之间也。人之四肢，各有脉应四时之气也。手之一脉三部，应一时三月也；一部三候，应一月三旬也。《素问》以十二节气出于天气而应人之十二经脉，谓手足经各有三阴三阳也，是天地之理，举掌可尽。邵子固非欺我，而天之生人，又岂偶然哉？

人之耳目手足左右各有不如

人右耳目不如左聪明，手足便利；人左手足不如右强，耳目聪明。

天不足西北，故西北方阴也，而人右耳目不如左聪明也。地不满东南，故东南方阳也，而人左手足不如右强也。何以然？曰：

---

① 释名：训解词义的书。汉末刘熙作，《释名》是一部从语言声音的角度来推求字义由来的著作，它就音以说明事物得以如此称名的缘由，并注意到当时的语音与古音的异同。引文语出卷一。

东方阳也，阳者其精并于上，并于上则上明而下虚，故使耳目聪明而手足不便也。西方阴也，阴者其精并于下，并于下则下盛而上虚，故其耳目不聪明而手足便也。

人身总有三百六十五骨节，以应周天度数。男子骨白，妇人骨淡黑色。男髑髅骨自项及耳至脑后，共八片，脑后横一缝，当正直下至发际，别有一直缝；妇人只六片，脑后横一缝，当正直下则无缝。左右肋骨，男各十二条，八长四短；女各十四条，八长六短。手脚骨各二段，男左右手腕及左右臁仉骨边皆有摔骨；女无之。尾蛆骨，若猪腰子，仰在骨下，男子者其缀脊处凹两边皆有，尖瓣如麦角，周围九窍；妇人者其缀脊处平直周布六窍。余骨则大段相同也。

人之一身惟面耐寒

首面与身，形也，其卒寒，或手足懈惰，然而其面不衣，何也？十二经脉，三百六十五络，其血气皆上于面而走空窍。

头面为人之首，凡周身阴阳经络，无所不聚，故其血气皆上行于面而走诸窍。

其精阳气，上走于目而为睛。

精阳气者，阳气之精华也。故曰：五脏六腑之精，皆上注于目而为之睛。

其别气，走于耳而为听。

别气者，精阳旁行之气也。气自两侧上行于耳，气达则窍聪所以能听。

其宗气，上出于鼻而为臭。

宗气，大气也。宗气积于胸中，上通于鼻而行呼吸，所以能臭。

其浊气出于胃，走唇舌而为味。

浊气，谷气也。谷入于胃，气达于唇舌，所以知味。

其气之津液，皆上熏于面。

凡诸气之津液，皆上熏于面，如《脉度篇》曰：五脏常内阅于上七窍也，故肺气通于鼻，心气通于舌，肝气通于目，脾气通于口，肾气通于耳，此五脏之气皆上通乎七窍，不独诸阳经络乃得上头也。

而皮又厚，其肉坚，故天气甚寒，不能胜之也。

一身血气，既皆聚于头面，故其皮厚肉坚，异于他处，而寒气不能胜之也。

按：本篇所言首面耐寒之义，原无阴阳之分。考之《四十七难》曰：人面独耐寒者，何也？夫人头者，诸阳之会也，诸阴脉皆至颈胸中而还，独诸阳脉皆上至头耳，故合面耐寒也。此说殊有不然。夫头为诸阳之会则是，曰阴不上头则非。盖阴阳升降之道，亦焉有地不交天，阴不上头之理。观《太阴阳明论》曰：阴气从足上行至头而下行，循臂至指端；阳气从手上行，至头而下行至足。及本篇所谓十二经脉，三百六十五络，其血气皆上于面而走空窍，岂阴经独不上头耶？第近代所传经穴诸图，亦但云阳穴上头，而阴穴上于胸腋者，盖阳穴之见于肌表者若此，而阴脉之内行者不能悉也。矧阴阳表里，俱有所会，故但取阳穴，则可为阴经之帅，而阴亦在其中矣。及详考《经脉》等篇，则手足六阴无不上头者，今列诸脉于左，以便明者考校。

手少阴，上挟咽，走喉咙，系舌本，出于面，系目系，合目内眦。

手厥阴，循喉咙，出耳后，合少阳完骨之下。

手足少阴太阴，皆会于耳中，上络左角。

手太阴，循喉咙。

足少阴，循喉咙，系舌本，上至项，结于枕骨，并足太阳之筋合。

足太阴，合于阳明，上行，结于咽，连舌本。支者结舌本，贯舌中，散舌下。

足厥阴，循喉咙之后，上入颃颡①，络于舌本，连目系，上出额，与督脉会于巅。其支者，从目系下颊里，环唇内。

须眉毛发释义

妇人无须者，冲脉、任脉皆起于胞中，上循背里，为经络之海，其浮而外者，循腹右上行，会于咽喉，别而络唇口，血气盛则充肤热肉，血独盛则澹渗皮肤，生毫毛，今妇人之生，有余于气不足于血，以其数脱血也，冲任之脉不荣口唇，故须不生焉。士人有伤于阴，阴气绝而不起，阴不用，然其须不去，宦者独去，何也？宦者，去其宗筋，伤其冲脉，血泻不复，皮肤内结，唇口不荣，故须不生。其有天宦者，未尝被伤，不脱于血，然其须不生，此天之所不足也，其任冲不盛，宗筋不成，有气无血，唇口不荣，故须不生。

美眉者，太阳多血。通髯极须者，少阳多血。美须者，阳明多血。

足阳明之上，血气盛则髯美长，血少气多则髯短，故气少血多则髯少，血气皆少则无髯，两吻多画。

足阳明之下，血气盛则下毛美长至胸；血多气少则下毛美短

---

① 颃颡：为咽上上腭与鼻相通的部位，亦即软口盖的后部。

至脐，行则善高举足，足指少肉，足善寒；血少气多则肉而善瘃①；血气皆少则无毛，有则稀枯悴，善痿厥足痹。

足少阳之上，气血盛则通髯美长，血多气少则通髯美短，血少气多则少须，血气皆少则无须，感于寒湿则善痹，骨痛爪枯也。

足少阳之下，血气盛则胫毛美长，外踝肥；血多气少则胫毛美短，外踝皮坚而厚；血少气多则胫毛少，外踝皮薄而软；血气皆少则无毛，外踝瘦无肉。

足太阳之上，血气盛则美眉，眉有毫毛；血多气少则恶眉，面多小理；血少气多，则面多肉；血气和则美色。

足太阳之下，血气盛则跟肉满，踵坚；气少血多则瘦，跟空；血气皆少则喜转筋，踵下痛。

手阳明之上，血气盛则髭美，血少气多则髭恶，血气皆少则无髭。

手阳明之下，血气盛则腋下毛美，手鱼肉以温；气血皆少则手瘦以寒。

手少阳之上，血气盛则眉美以长，耳色美；血气皆少则耳焦恶色。

手少阳之下，血气盛则手卷多肉以温，血气皆少则寒以瘦，气少血多则瘦以多脉。

手太阳之上，血气盛则有多须，面多肉以平；血气皆少则面瘦恶色。

手太阳之下，血气盛则掌肉充满，血气皆少则掌瘦以寒。

医者所论人须发眉，虽皆毛类，而所主五脏各异，故有老而

---

① 瘃（zhú 竹）：冻疮。

须白眉发不白者，或发白而须眉不白者，脏气有所偏故也。大率发属于心，禀火气，故上生；须属肾，禀水气，故下生；眉属肝，禀木气，故侧生。男子肾气外行，上为须，下为势，故女子、宦人无势，则亦无须，而眉发无异于男子，则知不属肾也。

邪走空窍

欠

人之欠者，何气使然？曰：卫气昼日行于阳，夜半则行于阴。阴者主夜，夜者卧，阳者主上，阴者主下。故阴气积于下，阳气未尽，阳引而上，阴引而下，阴阳相引，故数欠。阳气尽，阴气盛，则目瞑。阴气尽，而阳气盛，则寤矣。欠，口气引身而上也。

哕

人之哕者，何气使然？曰：谷入于胃，胃气上注于肺，今有故寒气与新谷气俱还入于胃，新故相乱，真邪相攻，气并相逆，复出于胃，故为哕。哕，逆气呕也。

唏

人之唏者，何气使然？曰：此阴气盛而阳气虚，阴气疾而阳气徐，阴气盛而阳气绝，故为唏。唏，叹声也。

振　寒

人之振寒者，何气使然？曰：寒气客于皮肤，阴气盛，阳气虚，故为振寒、寒栗。

噫

人之噫者，何气使然？曰：寒气客于胃，厥逆从下上散，复出于胃，故为噫。

嚏

人之嚏者，何气使然？曰：阳气和利，满于心，出于鼻，故为嚏。

亸①

人之亸者，何气使然？曰：胃不实则诸脉虚，诸脉虚则筋脉懈惰，筋脉懈惰则行阴，用力气不能复，故为亸。

哀而泣涕

人之哀而泣涕出者，何气使然？曰：心者，五脏六腑之主也；目者，宗脉之所聚也，上液之道也；口鼻者，气之门户也。故悲哀愁忧则心动，心动则五脏六腑皆摇，摇则宗脉感，宗脉感则液道开，液道开故泣涕出焉。

夺　精

液者，所以灌精濡空窍者也，故上液之道开则泣，泣不止则液竭，液竭则精不灌，精不灌则目无所见矣，故命曰夺精。

太　息

人之太息者，何气使然？曰：忧思则心系急，心系急则气道约，约则不利，故太息以伸出之。

涎　下

人之涎下者，何气使然？曰：饮食者，皆入于胃，胃中有热则虫动，虫动则胃缓，胃缓则廉泉开，故涎下。

---

① 亸（duǒ 朵）：下垂。

耳 鸣

人之耳中鸣者，何气使然？曰：耳者，宗脉之所聚也，故胃中空则宗脉虚，虚则下溜脉有所竭，故耳鸣。

啮舌 啮颊 啮唇

人之自啮舌者，何气使然？此厥逆走上，脉气辈至也。少阴气至则啮舌，少阳气至则啮颊，阳明气至则啮唇矣。<small>辈，类也。</small>

凡此十二邪者，皆其邪之走空窍者也。故邪之所在，皆为不足。故上气不足，胸为之不满，耳为之苦鸣，头为之苦倾，目为之眩；中气不足，溲便为之变，肠为之苦鸣；下气不足，则乃为痿厥心悗。治之奈何？曰：肾主为欠，取足少阴；肺主为哕，取手太阴。足少阴嚏者，阴与阳绝，故补足太阳，泻足少阴。振寒者，补诸阳。噫者，补足太阴、阳明。嚏者，补足太阳。眉本弹，因其所在，补分肉间。泣出，补天柱经侠颈。侠颈者，头中分也。太息，补手少阴心主，足少阳留之。涎下，补足少阴。耳鸣，补客主人，手大指爪甲上与肉交者。自啮舌，视主病者，则补之。目眩头倾，补足外踝下留之。痿厥心悗，刺足大指间上二寸，留之，一曰足外踝下留之。

九窍为水注之气

经云：九窍为水注之气。如目之泪，鼻之涕，口之津，二阴之尿秽，皆是也。虽耳若无水，而耳中津气，湿而成垢，是即水气所致。气至水必至，水至气必至，故言水注之气。

历指人身之水

凡人身之水，在上为痰，伏皮为血，在下为精，从毛窍出为汗，从腹肠出为泻，从疮口出为水。

痰尽死，精竭死，汗枯死，泻极死。水从疮口出不止，干即死。

历指人身之血

血，充目则视明，充耳则听聪，充四肢则举动强，充肌肤则身色白。溃，则黑；去，则黄。外热则赤，内热则上蒸咽，或下蒸大肠为小窍。溃久则凝聚而为黑，去多则湿郁而发黄。喉有窍则咳血杀人，肠有窍则便血杀人。便血犹可止，咳血不易医。喉不停物，毫发必咳，血渗入喉，愈渗愈咳，愈咳愈渗，饮溲溺则百不一死，服寒凉则百不一生。血虽阴类，用之者，其和阳乎？溲溺虽出至阴，禀纯阳之气，善行血降火滋阴，饮之最妙，其功甚捷，即以阳和阴之义也。

气血津液精脉所生之源

食气入胃，散精于肝，淫气于筋。食气入胃，浊气归心，淫精于脉。脉气流经，经气归于肺。肺朝百脉，输精于皮毛。毛脉合精，行气于府。府为气海，膻中是也。府精神明，留于四脏。气归于权衡，权衡即膻中，有气三隧，气由三隧分布周身。权衡以平，气口成寸，以决死生。气口者，脉之大要会也，百脉尽朝，故以决死生也。饮入于胃，游溢精气，上输于脾。脾气散精，上归于肺，通调水道，下输膀胱，水精四布，五经并行。合于四时，五脏阴阳，揆度以为常也。

水入胃为饮，清者变而为血，化而为荣，入肾为精。谷入胃为食，浊者变而为气，化而为卫，入心为神，渣滓为清便。

经曰：五气入鼻，藏于心肺，上使五色修明，声音能彰。五味入口，藏于肠胃，味有所藏，以养五脏，气和而生，津液相成，神乃自生，此谓之气。

又曰：五谷入于胃也，其糟粕、津液、宗气，分为三隧。故宗气积于胸中，出于咽咙，以贯心肺，而行呼吸焉。

荣气者，泌其津液，注之于脉，化而为血，以荣四末；内注五脏六腑，以应刻数焉。

卫者，出其悍气慓疾，而行于四末分肉皮肤之间，而不休者也。昼行于阳，夜行于阴。常从足少阴之分间，行于五脏六腑。

又曰：两神相搏，合而成形，常先身生，是谓精。

上焦开发，宣五谷味，熏肤充身泽毛，若雾露之溉，是谓气。

火气熏蒸，腠理发泄，汗出溱溱①，是谓津。

谷入气满，淖泽注于骨，骨属屈伸泄泽，补益脑髓，皮肤润泽，是谓液。

中焦受气，取汁变化而赤，是谓血。

壅遏营气，令无所避，是谓脉。

人受水谷之气以生，而胃为水谷之海，故人以胃气为本。所谓清气、荣气、卫气、春升之气，皆胃气之别称也。若饮食失节，则脾胃乃伤，脾胃气衰则元气不足而心火独盛。心火，阴火也，起于下焦，其系系于心，不主令，相火代之。相火，乃下焦包络之火，元气之贼也。火与元气不两立，一胜则一负。惟脾胃气虚下流，使谷气不得升浮，是春生之序不行，则无阳以护其荣卫，故不任风寒，乃生寒热，皆脾胃之气不足所致也。又曰：上焦出于胃上口，并咽以上，贯膈而布胸中，走腋，循太阴之分而行，还至阳明，上至舌下。足阳明常与营俱行于阳二十五度，行于阴

---

① 溱（zhēn 真）溱：汗出貌。

亦二十五度，一周也，故五十度而复大会于手太阴矣，命曰卫。

中焦亦并胃中，出上焦之后，此所受气者，泌糟粕，蒸精液，化其精微，上注于肺脉，乃化而为血，以奉生身，莫贵乎此，故独得行于经隧，命曰荣气。

下焦者，别回肠，注于膀胱而渗入焉。故水谷者，常并居于胃中，成糟粕而俱下于大肠，而成下焦。渗而俱下，济泌别汁，循下焦而渗入膀胱焉，是为溺。

又云：中焦出气如露，上注谿谷而渗孙脉，津液和调，变化而赤为血，血和则孙脉先满溢，乃注于络脉，皆盈乃注于经脉，阴阳已张，因息乃行，行有经纪，周有道理，与天合同，不得休止。

又曰：胃为十二经之海。十二经皆禀气血以滋养。

又曰：冲任二脉，为血之海，主渗灌谿谷，而阳明为之长。

又曰：二阳之病发心脾，有不得隐曲，女子不月。

夫饮食入胃，阳气上行，津液与气入于心，贯于肺，充实皮毛，散于百脉。脾禀气于胃，而浇灌四方，荣养气血者也。此东垣补中益气汤之所本也。

悉观以上经旨，乃知人身气血，俱由脾胃所生，而分布于心肺肝肾者明矣。经曰：肺主气，肾纳气，心主血，肝纳血。皆不云生者，盖谓此也。其津液精脉，虽不言而可知矣。

阴阳气应

血腥尿臊　髓膻屎臭　津香

血，少阴也，金也，故其气腥。尿，太阴也，水也，故其气臊。

髓，少阳也，木也，故其气膻。屎，太阳也，火也，故其气臭。

津，隐于舌，通于脾，故其气香。

人身关要统会

阴　阳

血为阴，气为阳。腰以上属阳，腰以下属阴。背为阳，腹为阴。脏为阴，腑为阳。表为阳，里为阴。四肢外侧为阳，四肢内侧为阴。

表　里

表为阳，皮毛、腠理、经络是也。里为阴，脏腑、骨髓、咽喉、二便是也。

荣　卫

血为荣，气为卫。荣行脉中，卫行脉外。

三　焦

胸为上焦，气之源也。鬲为中焦，血之源也。腹为下焦，水之源也。

五　脏

五脏属阴。脏者，藏也。心属火，肝属木，脾属土，肺属金，肾属水。

六　腑

六腑属阳。腑者，府也。胃属土，又属金。胆属木，又属火。小肠属太阳火。大肠属阳明金。三焦属少阳火。膀胱属太阳寒水。

十二经

手三阴，足三阴，手三阳，足三阳。

奇经八脉

任脉，上自人中，当咽直下神阙至阴，为阴之奇脉。督脉，自人中以上，当看心贯顶直至脊中至尾闾，为阳之奇脉。冲脉，自内出于包上，循脊中，至咽喉，会任脉。三脉并起而异行。带脉，周围于季胁之下，腰之上，如围带之回还。阳跷，起足之外跟踝，直上入风池。阴跷，起足之内跟，循腹直上咽喉。阳维，起足太阳经，则出踝旁金门穴。阴维，发足少阴经，别行阴脉筑宾郗。

十二官

心者，君主之官，神明出焉。肺者，相傅之官，治节出焉。肝者，将军之官，谋虑出焉。胆者，中正之官，决断出焉。膻中者，臣使之官，喜乐出焉。脾胃者，仓廪之官，五味出焉。大肠者，传道之官，谋虑出焉。小肠者，受盛之官，化物出焉。肾者，作强之官，伎巧出焉。三焦者，决渎之官，水道出焉。膀胱者，州都之官，津液藏焉，气化则能出矣。凡此十二者，不得相失也。

此乃一身之根本，关节百病，总不外此。

八　会

腑会太仓，脏会季胁，筋会阳陵泉，髓会枕骨，血会膈俞，骨会太杼骨外，脉会太渊，气会三焦。

腑会太仓，即中脘穴也，在脐上四寸。

脏会季胁，即章门穴，在脐上二寸，两旁各开九寸。

筋会阳陵泉，在膝下外廉八寸是也。

髓会枕骨，脑为髓海，枕骨穴在脑后也。

血会膈俞，血乃心所主，肝所藏，膈俞在七椎旁各一寸半，上则心俞，下则肝俞，故为血会也。

骨会大杼，骨者髓所养，自脑下注大杼，渗入髓，心下贯尾骶诸骨也。

脉会太渊者，在右手寸口，扁鹊指为脏腑气血始终之处是也。

气会三焦，即膻中穴也，在玉堂下一寸六分，两乳间是也。

人之气与天地相通

天气通于肺，地气通于嗌，风气通于肝，雷气通于心，谷气通于脾，雨气通于肾。六经为川，肠胃为海。

天气通于肺

喉以下联络者五脏，主息道，盖肺管也。肺属乾金，乾为天，故曰天气通于肺，主通呼吸，与天地之气接。

地气通于嗌

咽，即胃管也。胃属坤土，故经曰地气通于嗌，言隘①要之处，主进饮食也，下通六腑，联贯者三。胃管下即胃府，名曰太仓，纳水谷而施运化，化则下幽门，而入小肠，泌别清浊，下阑门，入大肠，而滓秽出肛门矣。胆则联于肝脏间，无出入，膀胱脂膜虽联络于小肠，亦不相贯注，盖有下口而无上口，以其内空，善渗诸湿而为溺也，其下管又与精管俱出前阴焉。

---

① 隘（è 饿）：控制，扼守。

水火互根

水火之气，一燥一湿。水湿极而生木，火燥极而生金。人物始生，亦精与气聚而为之耳。精湿而气燥，精沉而气浮，故精为貌，而气为声。精之盛者湿之极，故为木为肝为视。气之盛者燥之极，故为金为肺为听。大抵貌与视属精，故精衰而目暗；言与听属气，故气塞而耳聋。阴阳交合之初，水火有互根之妙，善养德养身者，常使其相交而不相离焉，斯已矣。

呼吸出入

人之呼吸，呼出于心肺，心肺居阳部，阳主动，为阴之帅，领阴从乎阳也；吸纳于肾肝，肾肝居阴部，阴主静，为阳之依归，阳归于阴也，是气出于肺，而纳于肾。肺者气之主，肾者气之藏也。血出于心而纳于肝，心者血之主，肝者血之藏也。昼属阳，阳主动，呼吸气息皆从乎动，气从肺使，血随心运。夜属阴，阴主静，其呼吸气息皆归于静，血归于肝，气纳于肾。心神安静，魂魄肃清，人卧而寐矣。至于脾土则属中州，又呼吸出入之根本，故曰欲修其身者，先正其心。

五脏各有声色臭味

肝色青，其臭臊，其味酸，其声呼，其液泣。心色赤，其臭焦，其味苦，其声言，其液汗。脾色黄，其臭香，其味甘，其声歌，其液涎。肺色白，其腥焦，其味辛，其声哭，其液涕。肾色黑，其臭腐，其味咸，其声呻，其液唾。是五脏声色臭味也。

目舌用形，鼻耳容气

人之目与舌皆用形，而所视所食者亦皆形；鼻惟容气，故所嗅者亦惟气。至于耳，则中虚者也，而所听之声亦无迹。事物各以类应也。

耳闻鼻臭之义

经言肝主色，心主臭，脾主味，肺主声，肾主液；鼻者肺之候，而反知香臭；耳者肾之候，而反闻声，其意何也？然。肺者，西方金也，金生于巳，巳者南方火，火者心，心主臭，故令鼻知香。肾者，北方水也，水生于申，申者西方金，金者肺，肺主声，故令耳闻声。

五脏藏于中者难知，九窍通于外者易见，即其通于外，以察其藏于中者亦易易也。况口之于味，目之于色，耳之于声，鼻之于臭，喉舌之于声音，尤有易知者在乎，故肺气通于鼻，肝气通于目，脾气通于口，心气通于舌，肾气通于耳，三焦气通于喉，五脏九窍合外内之道也。苟心不在焉，则视而不见，听而不闻，食而不知其味。果知此义，而握其养德养生之枢焉，则一以贯之，何病之有？

目视耳听

目视，内光也，非日火不能自照，此乃木火之交，肝心之用，神魂之所以受役者也。耳听，内聪也，非风气不能自通，此乃金水之交，肺肾之用，精魄之所以受役者也。兹两端者，是皆体实而用虚，外感而内应也。

鼻息口食

鼻息，言鼻气之出入也。然非内气之出，则不能接外气之入，此雷风所搏也，金木之交，脑髓之用，气脉之所以受役者也，乃生死之门乎。口食，言五味之入于口也。然非己之液，不能滋外物之味，此山泽通气也，水火之交，脾胃之用，血肉之所以受役者也，乃兴败之基乎。兹两端者，是皆体虚而用实，内感而外应也。

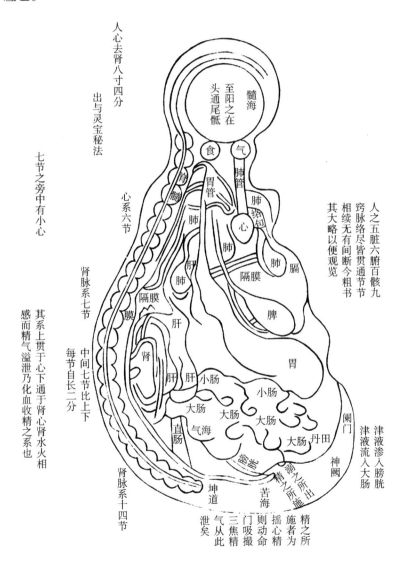

人身明堂五脏之图

内景统注

前贤于人身之外景，注释经络部分，重见叠出，而略于内景，华佗虽有内照图，然亦有难辨而未晰者，余悉取内景所有之名目而品列之。自气管以下，在前者，联络皆脏；自食管以下，在后者，联络皆腑。其有不相联络而附着于别脏者，亦释明之如下，欲使学者易于考镜焉。

口之上下谓之唇，名曰飞门。口内居者是舌，舌乃心之苗，其舌本更兼脾肾二经。舌下隐窍曰廉泉，舌动而津液涌出，穴在结喉下。其上下齿牙为户门，虽属手足阳明经，其本又从肾生，肾主骨，故曰齿者骨之余。其喉上如小舌而垂下者曰悬膺，乃发声之机也。又有会厌，居吸门之上，如大钱样，为声音之关，薄则易于起发，音出快而利；厚则起发迟，音出慢而重。项前硬管，谓之喉咙，主气，即肺管也，下即肺。肺为相傅之官，形如华盖，六叶两耳，上有二十四孔，附着于脊之第三椎，主藏魄，重三斤三两，心则居其中。心者，君主之官，形如未放莲花，中有七窍三毫，附着于脊之第五椎，其位在前，主藏神，重十二两，藏精汁三合。心旁近胃脘处有蔓脂，为心包络；下另有膈膜一片，周围着脊，遮隔浊气，不使上熏心肺。经曰：膻中为气之海。清气所居之地，谓之上焦，主持呼吸，而条贯百脉者。心发四系：一系上连于肺。一系循脊，从右而透膈，通于肝，肝者，将军之官，谋虑出焉，如木甲拆之象，凡七叶，重四斤四两，附着于脊之第九椎，主藏魂，其位在右，其治在左，胆即系于其中；胆者，中正之官，决断出焉，重三两三铢，盛精汁三合，又谓之青肠。一系近左而透膈入脾，脾为仓廪之官，形如马蹄，掩于太仓之上，附着于脊之第十一椎，其位在中，主藏意与智，重三斤三两，广三寸，长五寸，有散膏半斤，主裹血而藏荣。一系循脊直下，而通于肾，肾有二枚，形如豇豆，色紫黑而曲附于脊之十四椎，其位在后两旁膂筋间，其外有膜裹，内色淡白，主藏精与志。此言五脏相通，皆本于心而发也。喉咙后管，名曰咽门。咽者，咽物也，胃脘也，又谓之贲门，以下透膈，乃太仓。太仓，即胃也。胃为仓廪之官，为水谷之海，重二斤十二两，纡曲屈伸，长二尺六寸，大一尺六寸，径五寸，容谷二斗，水一斗五升，又谓之黄肠。脾司运转之职，胃为受纳之腑，主腐熟水谷，合变化，乃为中焦。胃之下口，即幽门也，幽暗隐秘之处，水谷由此而入小肠。小肠为受盛之官，化物出焉，重二斤十四两，长三丈二尺，广二寸半，径八分，分之小半，左回叠十六曲，容谷二斗四升，水六升三合；合之大半，谓之赤肠，阑住水谷，主泌别清浊，故曰阑门，清者渗入膀胱。膀胱者，与小肠脂蔓相联，有下口而无上口，其管直透前阴出溺，以其内空，善受湿气，湿气入始化而为溺，为州都之官，津液藏焉，气化则能出矣，重九两三铢，纵广九寸，盛溺九升九合，谓之黑肠。其小肠浊秽传入大肠，大肠为传导之官，变化出焉，又名回肠，当其右，回叠积十六曲，盛谷一斗，水七升半，重二斤十二两，长二丈一尺，广四寸半，径一寸五分。二腑咸禀下焦决渎之职，传导其滓秽从直肠而出肛门。如人元气损败，则肛门弛而不收，死则魄亦从此而去，故曰魄门。此言六腑，亦统一源而发也。

脏腑名义

脏

脏者，藏也，如宝藏之藏，谓藏而不泄也。

腑

腑者，聚也，如府库之府，谓能转输而有用也。

心

心，火脏，身之主，神明之舍也。《小篆》尝言：心字，篆文只是一倒火字。盖心，火也，不欲炎上，故颠倒之，以见调燮之妙。

肝

肝，木脏，魂所藏也。肝者，干也，其体状有枝干。又肝为将军之官，谋虑出焉，智周万物，足以干天下之事，故称肝。肝得肾养，不受金克，则为平人，否则病矣。

脾

脾，土脏，藏意与智，居心肺之下，故从卑。又脾者，裨也，掩乎太仓，裨助胃气，主化谷也。脾磨食消，则为平人，否则病矣。

肺

肺，金脏，魄所藏也。肺者，沛也，中有二十四孔，分布清浊之气，使沛然莫御也。又诸气尽橐①籥②于肺，如笙之有篁③，为气之市④，故曰肺。肺为娇脏，忌寒恶热，金得其养，不为火克，则为平人，否则病矣。

---

① 橐（tuó 驼）：一种口袋。
② 籥（yuè 岳）：古代的一种管乐器。
③ 篁（huáng 黄）：竹林，泛指竹子。
④ 市：交易，交换。

肾

肾，水脏，藏精与志，其体坚脆，故上从坚，臣而又臣，像两肾形也。肾者，慎也。故《黄庭》云：慎守精室勿妄泄。又云：长生至慎房中急。肾者，寿也。《内景》云：两肾之神主延寿。又云：闭子精门可长活。水得其养，不受土克，则为平人，否则病矣。

胃

胃属土，为仓廪之官，五谷之腑，故从田。田乃五谷所出，以为五谷之市也。又胃者，卫也，水谷入胃，游溢精气，上出于肺，畅达四肢，布濩①周身，足以卫外而为固也。土得其养，化物不停，则为平人，否则百病出矣。故四时皆以胃气为本。

胆

字从詹，不从旦。膽音檀，乃口脂泽也，与胆字不同，今用胆者，乃传袭之讹。

胆属木，为中正之官，中精之府，与肝相为表里，十一经皆取决于胆，人之勇怯邪正于此詹之，故字从詹。又胆者，担也，有胆量方足以担天下之事。肝主仁，仁者不忍，故以胆断。胆附于肝之短叶间，仁者必有勇也。肝胆异趋，何以知其为腑，正以肝胆皆木之精，人怒则色青目张者，非其效乎？木得其养，则胆壮神活，是为平人，否则病矣。

大肠小肠

大肠，传道之官，变化出焉，为肺之府。小肠，受盛之官，

---

① 濩（huó 胡）：雨水从屋檐向下流的样子。

化物出焉，为心之府。人食水谷，脾气化而上升，肠则化而下降，盖以肠者畅也，所以畅达胃中之气也。肠，通畅则为平人，否则必格而为病矣。

三　焦

三焦者，上中下三元之气也。焦者，热也，满腔中热气布濩，能通调水道也。上焦不治，则水泛高原；中焦不治，则水留中脘；下焦不治，则水乱二便。三焦气治，则脉络通而水道利，故曰决渎之官。

手心主

心乃五脏六腑之大主，其包络为君主之外卫，相火代君王而行事也，所以亦有主名。何以系之以手？盖以手厥阴之脉出属心包，手三阳之脉散络心包，是手与心主合，故心包络称手心主。

膀　胱

膀胱，州都之官，津液藏焉，气化则能出矣。位居最下，三焦水液所归，是同都会之地。膀者，横也。胱者，广也。言其体横广而盛津液也。又膀者，滂①也；胱者，光也。言气海之元气足，则运化而有常，其势滂沛光滑，而水道通也。膀胱气治，则为平人，否则为关而病矣。

命　门

凡出入之处皆称门，故华佗播为七冲门。又有所谓命门者，乃两肾中宫之门户，其气上与心通，非右肾也，主先天真一之气，

---

① 滂：水涌出的样子。

为三焦发源之始，人之至命处也，故称命门。指为右肾者，误矣。《内景》云：后有幽阙前命门。玩一前字便知。

小　心

按七节之旁，中有小心，与心通，故曰小心。肾藏志，心之所之之谓志，是心为大心，而此为小心也。

玄　府

玄府者，乃皮毛间之汗孔也，又名鬼门。

汗液色玄，故曰玄府。

腠　理

腠理者，乃皮肤内之纹理也。

分　肉

分肉者，乃在腠理中之肌肉也。

七冲门

唇为飞门，齿为户门，会厌为吸门，胃为贲门，胃下口为幽门，大肠小肠会为阑门，下极为魄门。

七冲门者，唇为飞门，言其动运开张，如物之飞来也。齿为户门，饮食由此而入，如室之有门户也。会厌为吸门，乃声音之机要，饮食之遮拦也。胃为贲门，饮食下咽，贲向聚于胃也。太仓，即胃也。太仓下口为幽门，在脐下三寸，谓居于幽暗之处也。大肠小肠会为阑门，言阑约水谷，从此泌别，其水谷自小肠承受于阑门以分别也，其水液则渗入于膀胱，气化出为溺溲，其谷之滓秽自阑门而传入大肠，故曰下焦者在膀胱际，主分别清浊也。下极为魄门，下极，即肛门也，受大肠之谷而道出焉，故经云：

魄门亦为五脏使，水谷不得久藏。扁鹊播此为七冲门者，皆水谷变化相传，冲要出入之门路也。凡言门者，俱有开阖。

气 海

经云：膻中者，臣使之官，喜乐出焉。膻中在两乳中间，为气之海也，以布阴阳，故气和志达，则喜乐由此而生。又云：膈肓之上，中有父母。盖膈肓之上为气海，气者有生之原，乃命之主，故气海为人之父母。膈肓，在心肺间也，其膈膜自心肺下，与脊胁腹周回相着，如幕不漏，以遮蔽浊气，不使熏清道也。

髓 海

诸髓者，皆属于脑。又云：肾生髓，髓生肝。《九墟》① 云：人有四海。脑为髓海，足太阳经入络于脑，故五脏之津液和合而为膏者，内渗于骨孔，补益于脑髓。今视藏象，其脊中髓，上至于脑，下至尾骶，其两傍附肋骨，每节两向，皆有细络一道，内连腹中，与心肺系五脏相通。

四 海

脑为髓海，冲脉为血海，膻中为宗气之海，胃为水谷之海。又阳明为五脏六腑之海。

有髓海，即脑为髓之海。

有血海，即冲脉为诸经之血海。一云，肝亦为血海。

有气海，即膻中为宗气之海。宗气，清气也。

有水谷之海，即胃受水谷而名海也。

又阳明者，五脏六腑之海。

---

① 九墟：为《灵枢》传本之一。

五脏六腑释义

五脏者，所以藏精神血气魂魄者也。六腑者，所以化水谷而行津液者也。此人之所以具受于天也。

五脏属阴。脏者，藏也，藏精气而不泄，满而不实，如心肺皆有空窍，肝肾脾亦有小小筒系条数不一之空窍，心包亦然。

六腑属阳。腑者，府也，传化物而不藏，实而不满，如肠胃皆空，饮食入胃则胃实而肠空，下入于肠则肠实而胃空实，则又下行矣。膀胱亦然。

五脏六腑之位

五脏者，心、肝、脾、肺、肾也。六腑者，小肠、大肠、胆、胃、膀胱、三焦也。肺居最上，为脏之华盖，六叶两耳，主藏魄。心在肺下，其体如未开莲花，上有七孔三毛，主藏神。心下为鬲，鬲下有胃，主藏水谷。胃左有肝，左三叶，右四叶，主藏魂。胆在肝之短叶间，有精汁三合。胃右有脾，主藏意。胃下为腹，大肠当脐右，回十六曲，小肠左回，叠积十六曲，主传溲便。二肠之下为脐，脐下为膀胱，主藏溺。背脊骨节第七之下有二肾，左者为肾，主藏志，右为命门，主藏精。故曰：脏者，藏也；腑者，聚也。

心肺在鬲上

五脏俱等，而心肺俱在鬲上者，何也？心者血，肺者气，血为荣，气为卫，相随上下，谓之荣卫，通行经络，营周于外，故令心肺在鬲也。

脏之要害

岐伯曰：脏有要害，不可不察。肝生于左，肺藏于右，心部于表，肾治于里，脾谓之使，胃谓之市。水谷所归，脾味所入也。鬲肓之中，上有父母。气海为人之父母也七节之旁，中有小心。小心，谓神灵之舍从之有福，逆之有害。

脏腑有合有不合

脏腑有相合者，有不相合者，有大相悬绝者。脏与脏交者，心肺也。腑与腑合者，胃与大小肠也。脏腑相合者，肝胆也，脾胃也。大相悬绝者，肾也。膀胱虽附于小肠之旁，而非通贯者也。口本一，而有二窍者，前则喉管，后则咽管。喉则通脏，而出入者气；咽则通腑，而出入者食。一玉茎也，亦有二窍，上则溺管，下则精管。妇人亦若男子有二管，但隐而不出，其溺管在上如常，小解或病淋浊皆从上管而出，行经崩带遗泄皆从下管而出。妇人下管又名廷孔，血室、子宫皆其异名。知此，则治淋浊、遗泄、崩带，不同一源矣。

夫五脏皆起于心，而着于脊者，不辩而明。其左右中前后之位，有不定者，何也？如心本前而居前，肾本后而居后，脾本中而居中，皆自然也；惟肺居最高之分，而位在左，其用又在右者，何也？盖其气禀西方庚金收敛肃杀之义，故其治在西；肝虽居于右，而其气禀东方甲木生长发育之仁，故其治在东。此又不可不知。

脏腑大小高下征验

心小则安，邪勿能伤，易伤以忧。心大则忧不能伤，易伤于邪。心高则满于肺，中悗而善忘，难开以言。心下则藏外，易伤于寒，易恐以言。心坚则藏安守固，心脆则善病消瘅热中；心端正则和利难伤，心偏倾则操持不一，无守司也。

肺小则少饮，不病喘喝。肺大则多饮，善病胸痹、喉痹、逆气。肺高则上气，肩息，咳。肺下则居贲迫肺，善胁下痛。肺坚则不病咳、上气，肺脆则苦病消瘅易伤。肺端正则和利难伤，肺偏倾则胸偏痛也。

肝小则脏安，无胁下之病。肝大则逼胃迫咽，迫咽则苦膈中，且胁下痛。肝高则上支贲切胁悗，为息贲。肝下则逼胃胁下空，胁下空则易受邪。肝坚则藏安难伤，肝脆则善病消瘅易伤。肝端正则和利难伤，肝偏倾则胁下痛也。

脾小则脏安，难伤于邪也。脾大则苦凑月少而痛，不能疾行。脾高则月少引季胁而痛。脾下则下加于大肠，下加于大肠则脏苦受邪。脾坚则脏安难伤，脾脆则善疾消瘅易伤。脾端正则和利难伤，脾偏倾则善满善胀也。

肾小则脏安难伤，肾大则善病腰痛，不可以俯仰，易伤以邪。肾高则苦背膂痛，不可以俯仰。肾下则腰尻痛，不可以俯仰，为狐疝。肾坚则不病腰背痛，肾脆则善病消瘅易伤。肾端正则和利难伤，肾偏倾则苦腰尻痛也。

赤色小理者心小，粗理者心大。无骭骭骬者心高，骭骬骭骬小短举者心下，骭骬骭骬长者心下坚，骭骬骭骬弱小以薄者心脆，骭骬骭骬直下不举者心端正，骭骬骭骬倚一方者心偏倾也。

白色小理者肺小，粗理者肺大。巨肩反膺陷喉者肺高，合腋张胁者肺下。好肩背厚者，肺坚。肩背薄者，肺脆。背膺厚者端正，胁偏疏者肺偏倾也。

青色小理者肝小，粗理者肝大。广胸反骹者肝高，合胁兔骹者肝下。胸胁好者肝坚，胁骨弱者肝脆。膺腹好，相得者，肝端正。胁骨偏举者，肝偏倾也。

黄色小理者脾小，粗理者脾大。揭唇者脾高，唇下纵者脾下。唇坚者脾坚，唇大而不坚者脾脆。唇上下好者脾端正，唇偏举者脾偏倾也。

黑色小理者肾小，粗理者肾大。高耳者肾高，耳后陷者肾下。耳坚者肾坚，耳薄不坚者肾脆。耳好前居牙车者，肾端正。耳偏高者，肾偏倾也。

五脏六腑，邪之舍也。五脏皆小者，少病，苦焦心，大愁忧。五脏皆大者，缓于事，难使以忧。五脏皆高者好高举措，五脏皆下者好出人下。五脏皆坚者无病，五脏皆脆者不离于病。五脏皆端正者，和利得人心。五脏皆偏倾者，邪心而善盗，不可以为人平，反覆言语也。

六腑之应

肺合大肠，大肠者皮其应。心合小肠，小肠者脉其应。肝合胆，胆者筋其应。脾合胃，胃者肉其应。肾合三焦、膀胱，三焦、膀胱者，腠理、毫毛其应。

肺应皮，皮厚者大肠厚，皮薄者大肠薄，皮缓腹里大者大肠大而长，皮急者大肠急而短，皮滑者大肠直，皮肉不相离者大肠结。

心应脉，皮厚者脉厚，脉厚者小肠厚。皮薄者脉薄，脉薄者小肠薄。皮缓者脉缓，脉缓者小肠大而长。皮薄而脉冲小者，小肠小而短。诸阳经脉皆多纡屈者，小肠结。

脾应肉，肉䐃①坚大者胃厚，肉䐃麼②者胃薄，肉䐃小而麼者胃不坚，肉䐃不称身者胃下。胃下者，下管约不利。肉䐃不坚者胃

---

① 䐃（jùn 俊）：肌肉突起处。

② 麼：微小。

缓。肉䐃无小里累者胃急，肉䐃多小里累者胃结。胃结者，上管约不利也。

肝应爪，爪厚色黄者胆厚，爪薄色红者胆薄，爪坚色青者胆急，爪濡色赤者胆缓，爪直色白无约者胆直，爪恶色黑多纹者胆结也。

肾应骨，密理厚皮者三焦、膀胱厚，粗理薄皮者三焦、膀胱薄，疏腠理者三焦、膀胱缓，皮急而无毫毛者三焦、膀胱急，毫毛美而粗者三焦、膀胱直，稀毫毛者三焦、膀胱结也。

五脏所藏

心藏神

阴阳不测谓之神，神之所藏在心者，以神属阳，心为牡脏，故藏之。

肝藏魂

随神往来者谓之魂，魂之所藏在肝者，以魂属阳，肝为牡脏，故藏之。

肺藏魄

并精而出入者谓之魄，魄之所藏在肺者，以魄属阴，肺为牝脏，故藏之。

脾藏意

心之所忆谓之意，意之所藏在脾者，以脾在志为思，故藏之。

肾藏志

意之所存谓之志，志之所藏在肾者，以肾为作强之官，有不可夺之概，故藏之。

六腑所出

脾胃者，仓廪之官，五味出焉。

胃司受纳，脾司运化，皆为仓廪之官。脾胃相和则知五味，故曰五味出焉。他脏腑，脏病而腑不病，腑病而脏不病，此则胃司受纳，若脾病则能纳而不能运，胃因不运即停滞而为病，脾司运化，若胃病则能运而不能纳，脾因无可运化即脾火自食而亦病，所以言腑而并及脏。

小肠者，受盛之官，化物出焉。

小肠在胃之下，受胃中水谷而盛之，变化清浊，其清者为水液渗于膀胱，其浊者为糟粕归于大肠，故曰化物出焉。

大肠者，传道之官，变化出焉。

大肠在小肠之下，受小肠之渣滓，传送直肠，故曰传道之官，小肠所化之物而未尽化者，又为之变化，故曰变化出焉。

膀胱者，州都之官，津液藏焉，气化则能出矣。

膀胱为三焦之下泽，津液藏聚，故曰州都，然赖下焦之气施化而通，若其不约而遗，不利而癃，皆气海之失职也，故曰气化则能出。

胆者，中正之官，决断出焉。

胆性刚直，故为中正之官。刚直者善决断，肝虽勇急，非胆不能断，故曰决断出焉。

三焦者，决渎之官，水道出焉。

上焦如雾，中焦如沤，下焦如渎。三焦气治，则水道疏通，故曰决渎之官，水道出焉。

奇恒之府　传化之府　五脏使

脑、髓、骨、脉、胆、女子胞，此六者，地气之所生也，皆藏于阴而象于地，故藏而不泻，名曰奇恒之府。胃、大肠、小肠、三焦、膀胱，此五者，天气之所生也，其气象天，故泻而不藏，此受五脏浊气，名曰传化之府，此不能久留输泻者也。魄门亦为五脏使，水谷不得久藏。

五脏有七神

五脏有七神，各有所藏。脏者，人之神气所舍藏也。故肝藏魂，肺藏魄，心藏神，脾藏意与智，肾藏精与志也。

神

神者，阴阳合德之灵也。二气合而生人，则血气荣卫五脏，以次相成，神明从而见矣。惟是神之为义有二，分言之，则阳神曰魂，阴神曰魄，以及意智思虑之类，皆神也；合言之，则神藏于心，而凡情志之属，惟心所统，是为吾身之全神也。夫精全则气全，气全则神全，未有形气衰而神能王者，亦未有神既散而形独存者。故曰：失神者死，得神者生。

神者，灵明之化也，无非理气而已。理依气行，气从形见。凡理气所至，即阴阳之所居。阴阳所居，即神明之所在。故曰：阴阳者，神明之府也。《天元纪大论》曰：阴阳不测之谓神。然万物之神，随象而应；人身之神，惟心所主。故本经曰：心藏神。又曰：心者，君主之官，神明出焉。此即吾身之元神也。外如魂魄志意，五神五志之类，孰非元神所化，而统乎一心？是以心正则万神俱正，心邪则万神俱邪。迨其变态，莫可名状。《黄庭经》曰：至道不烦决存真，泥丸百节皆有神。《金丹大要》[①] 曰：心为一身君主，万神为之听命。以故虚灵知觉，作生作灭，随机应境，

① 金丹大要：道教论著。中国元代道士陈致虚撰。致虚，字观吾，号上阳子，故该书又称《上阳子金丹大要》。原书 10 卷，每卷一篇：一虚无、二上药、三妙用、四须知、五积功、六累行、七发真、八图像、九越格、十超宗。书后附《列仙志》、《仙派》各一卷。此书主要论述内丹修炼理论及功法。

千变万化，瞬息千里，梦寝百般，又能逆料未来，推测祸福，大而天下国家，小而僻陋罅隙①，无所不至。然则神至心必至，心住神亦住。《邪客篇》曰：心者，五脏六腑之大主也，精神之所舍也。心伤则神去，神去则死矣。故曰事其神者神去之，休其神者神居之，则凡治身者，太上养神，其次养形也。

故生之来谓之精，两精相搏谓之神，随神往来者谓之魂，并精而出入者谓之魄，所以任物者谓之心，心有所忆谓之意，意之所存谓之志，因志而存变谓之思，因思而远慕谓之虑，因虑而处物谓之智。

按：精神魂魄，虽有阴阳之别，而阴阳之中复有阴阳之别焉。如神之与魂皆阳也，何谓魂随神而往来？盖神之为德，如光明爽朗，聪慧灵通之类，皆是也；魂之为言，如梦寐恍惚，变幻游行之境，皆是也；神藏于心，故心静则神清；魂随乎神，故神昏则魂荡，此则神魂之义，可想象而悟矣。精之与魄，皆阴也，何谓魄并精而出入？盖精之为物，重浊有质，形体因之而成也；魄之为用，能动能作，痛痒由之而觉也；精生于气，故气聚则精盈；魄并于精，故形强则魄壮，此则精魄之状，亦可默会而知也。然则神为阳中之阳，而魂为阳中之阴乎；精为阴中之阴，而魄则阴中之阳乎。虽然，此特其阴阳之别耳。至若魂魄真境，犹有显然可掬者，则在梦寐之际，如梦有作为而身不应者，乃魂魄之动静，动在魂而静在魄也；梦能变化，而寤不能者，乃阴阳之离合，离从虚而合从实也。此虽皆魂魄之证，而实即死生之几。苟能致心如太虚而长清长静，则梦觉死生之关，知必有洞达者矣。

---

① 僻陋罅隙：偏僻简陋的缝隙。

精

太极动而生阳，静而生阴。阴阳二气，各有其精。所谓精者，天之一，地之六也。天以一生水，地以六成之，而为五行之最先。故万物初生，其来皆水。如果核未实，犹水也；胎卵未成，犹水也。即凡人之有生，以及昆虫草木，无不皆然。《易》曰：男女构精，万物化生。此之谓也。甚矣！精为至精之宝也。故岐伯云：精者，身之本也。是以精枯则病，精竭则死。夫劳极则精罢，思极则精离，饮食少则精减，房欲频则精耗。试观树木，膏脂竭则枝叶萎枯矣。夫人曷可妄用其精哉！故曰：精不妄用则气不散，气不散则神不移。又曰：思不可用，意不可动。意动则神移，神移则气散，气散则精亡。《道德经》① 曰：致虚极，守静笃，谷神不死，是谓玄牝。

魂 魄

至于魂魄之义，如前《本神篇》曰，随神往来者谓之魂，并精而出入者谓之魄，及诸家得理之论，再附于下，以详其义。

唐·孔氏曰：人之生也，始变化为形，形之灵曰魄，魄内自有阳气；气之神曰魂。魂魄，神灵之名。初生时，耳目心识手足运动，此魄之灵也，及其精神性识，渐有知觉，此则气之神也。

朱子曰：魂神而魄灵，魂阳而魄阴，魂动而魄静，生则魂载于魄，而魄检其魂，死则魂游散而归于天，魄沦坠而归于地。运

---

① 道德经：又称《道德真经》《老子》《五千言》《老子五千文》，是中国古代先秦诸子分家前的一部著作，为其时诸子所共仰，是春秋时期的老子（即李耳）所作，是道家思想的主要来源，被奉为道教最高经典。《道德经》分上下两篇，原文上篇《道经》、下篇《德经》，不分章。

用动作的是魂，不运用动作的是魄。魄盛则耳目聪明，能记忆。老人目昏耳聩，记事不得者，魄衰也。又曰：人生则魂魄相交，死则各相离去。月之黑晕是魄，其光是魂。魂是魄之光焰，魄是魂之根柢。火是魂，镜是魄。灯有光焰，物来便烧。镜虽照见，却在里面。火日外景，金水内景；火日是魂，金水是魄。阴主藏受，故魄能记忆在内；阳主运用，故魂能发用出来。二物本不相离，精聚则魄聚，气聚则魂聚，是为人物之体。至于精竭魄降，则气散魂游而无所知矣。

肝，悲哀动中则伤魂，魂伤则狂妄不精。肺，喜乐无极则伤魄，魄伤则狂，狂者意不存人。

神气总论

天地定位，人物万殊，其主宰流行，总只在神与气也。粤自伏羲，俯仰近远，洞见此理。初画一奇一耦，名曰阴阳。奇耦各三，名曰乾坤。乾坤再索，名曰坎离①。八卦阴阳初交，名曰姤复②。孰知皆神气之名象也！上天之载，声臭俱无。天命流行，于穆③不已。此乃人生而静，不可得而名，不可得而象，故谓之曰先天，谓之曰元神、元气也。然天地开辟之始，阴阳交会之初，阳即神也，阴即气也。天地人物，咸得阴阳神气以有成。人之成形成性，生幼壮老，知能言动，气全则生神，气离则身死。是故神

① 坎离：本为《周易》的两卦，道教以"坎男"借指汞，内丹家谓为人体内部的阴精；以"离女"借指铅，内丹家谓为人体内部的阳气。

② 姤复：姤卦是《易经》六十四卦的第四十四卦，姤即遘，阴阳相遇。但五阳一阴，不能长久相处。复卦是《易经》六十四卦的第二十四卦。地雷复（复卦）寓动于顺。复卦，阐释恢复的原则。

③ 穆：温和。

宰乎心，气充乎身，非神自神，气自气也。神即气之灵，气即神之卫，一而二，二而一，与生俱生者也。但有生以后，神随气以飞扬，凡灵明识知之运于思虑者，皆识神用事，尽为耳目口体所役使，而神非元神矣。故气随神以奔轶①，凡氤氲充溢于四体者，皆血气运旋，咸狥②声色名利以经营，而气亦非元气焉。且昼梏③亡几尽，形虽存而实亡矣，抑岂欲气神之双修乎？孟子曰：先立乎其大者，则其小者不能夺也。养神，即养气也。曰：其日夜之所息，平旦之气，其好恶与人相近也者几希。又曰：我善养吾浩然之气。其为气也，至大至刚，以直养而无害，则塞乎天地之间。其为气也，配义与道，养气非所以养其神乎？有志身心性命者，真能因姤复之初交，使坎离之既济，而复乎乾坤之易简，俾神一定则气不妄动，气大和则神愈清明。乾知坤作，心正身修。乾统天，坤顺承天，易简理得，成位乎中，岂不为天地间之完人哉！

气血总论

人受天地之气以生，天之阳气为气，地之阴气为血。故气常有余，血常不足。何以言之？天地为万物父母。天，大也，为阳，而运于地之外。地居天之中为阴，天之大气举之。日，实也，亦属阳，而运于月之外。月，缺也，属阴，禀日之光以为光者也。人身之阴气，其消长视月之盈缺，故人之生也，男子十六岁而精通，女子十四岁而经行，是有形之后，犹有待于乳哺水谷以养，阴气始成，而可与阳气为配，以能成人而为人之父母。古人必近

---

① 奔轶：形容跑得极快，迅速前进。

② 狥：同"徇"，依从，曲从。

③ 梏：古代束缚罪人两手的木制刑具。

三十、二十而后嫁娶，可见阴气之难于成，而古人之善于摄养也。《礼记》注曰：惟五十，然后养阴者有以加。《内经》曰：年至四十，阴气自半，而起居衰矣。又曰：男子六十四岁而精绝，女子四十九岁而经断。夫以阴阳之成，止供给得三十年之视听言动，已先亏矣。人之情欲无涯，此难成易亏之阴气，若何而可以纵欲也？经曰：阳者，天气也，主外；阴者，地气也，主内。故阳道实，阴道虚。非吾之过论也。或曰：仰观俯察，天地日月，既若是之不同，何寒暑温凉之见于四时者，又如此之相等，而无降杀也。曰：动极复静，静极复动，犹人之嘘吸也。寒者吸之，极气之沉也；热者嘘之，极气之浮也；温者嘘之，微气之升也；凉者吸之，微气之降也。一嘘一吸，所乘之机，有以使之，宜其相等而无降杀。此以流行之用而言，前以大小虚实言者，盖其对待之体也。或曰：远取诸天地日月，近取诸男女之身，曰有余，曰不足，吾知之矣。人在气交之中，令欲顺阴阳之理，而为摄养之法，如何则可？曰：主闭藏者肾也，司疏泄者肝也，二脏皆有相火，而其系上属于心。心，君也，为物所感则易于动，心动则相火翕然而随，虽不交会，亦暗流而渗漏矣。所以圣贤只是教人收心养性，其旨深矣。

十二脏之相使贵贱

黄帝问曰：愿闻十二脏之相使贵贱如何？岐伯对曰：悉乎哉问也，请遂言之。心者，君主之官也，神明出焉。肺者，相傅之官，治节出焉。肝者，将军之官，谋虑出焉。胆者，中正之官，决断出焉。膻中者，臣使之官，喜乐出焉。脾胃者，仓廪之官，五味出焉。大肠者，传道之官，变化出焉。小肠者，受盛之官，化物出焉。肾者，作强之官，伎巧出焉。三焦者，决渎之官，水道出焉。膀胱者，州都之官，津液藏焉，气化则能出矣。凡此十二官者，不得相失也。故主明则下安。以此养生则寿，殁世不殆；以此为天下则大昌。主不明则十二官危，使道门塞而不通，形乃大伤。以此养生则殃，以为天下者，其宗大危。戒之！戒之！即此观之，信乎心为一身之主宰，万化升降气息之枢纽也。心胞、三焦，又呼吸出入升降气息之道路也，此二脏者，与心肝肺肾，动则俱动，静则俱静者也。

脏腑交相为资

脏为腑之本，腑为脏之用。非脏无以神其用，非腑无以育乎神。两相为依，周流无间，不可须臾离者也。

肾藏精，心藏神，肝藏魂，肺藏魄。精神魂魄，性之用也。血气水谷，形之用也。惟内外交相养，则精神强而魂魄盛。

性受于天，必有藏焉，然统其所藏者心也。心惟统其所藏，故能发见于声臭言视之间，而不为其测，所以灵也。

形资于地，必有腑焉。肺为传气之腑，胃为化水谷之腑。胃受物而化之，传气于肺，传血于肝，其滓秽之浊者乃传于脬①肠。

人之饮食入口，由胃管入胃中，其滋味渗入五脏，其形质入于小肠，既化乃入大肠，清浊至此始有分别，滓秽之浊者结于广肠，津液之清者入于膀胱。膀胱乃津液之腑也，至膀胱又分清浊，浊者入于溺中，清者入于胆，胆引入于脾，脾散于五脏，为涎、为唾、为涕、为泪、为汗，皆胆之所化也。胆属腑，而前贤以脏称之，非无本也，其滋味渗入于五脏，乃成五汁。五汁同归于脾，脾和乃化而成血，行于五脏六腑，而统之于肝脾，不和则化而为痰积，久致生百病。血气生于脏腑，而统之于肺。气血化精，统

---

① 脬：膀胱。

之于肾。精生神，统之于心。精藏于二肾之间，谓之命门。神藏于心之中窍，为人之元气。气从肺管出入，由鼻呼吸，与天地相通，故能长有天命。

按：五脏与腑各有配合，心与小肠配，肝与胆配，肺与大肠配，脾与胃配，肾与膀胱配，独三焦列于六腑而脏无专指。以经考之，十二官有膻中，无包络；十二经有包络，无膻中。膻中，即包络也。他脏腑既义于十二经以为配合，则此三焦者，自应以心包为脏，三焦为腑矣。

三焦包络命门集说

三焦、包络、命门者，医家之要领，脏腑之大纲。或言其有状，或言其无形，或言三焦包络为表里，或言三焦命门为表里，或言五脏各一，惟肾有两，左为肾，右为命门，不可以无定论。

《内经》之文，句无空发，而后之所以纷纷者，不无其由，盖自《难经》始也。二十五难曰：心主与三焦为表里，俱有名而无形。若谓表里则是，谓无形则非。夫名从形立，若果有名无形，则《内经》之言为凿空矣。叔和、启玄宗之，而直曰三焦无状空有名。实求其故，总由未尝详考诸经也。遍考两经，在《灵枢·本输》篇曰：三焦者，中渎之府，水道出焉，属膀胱，是孤之府也。《本脏》篇曰：密理厚皮者三焦膀胱厚，粗理薄皮者三焦膀胱薄，以及缓急直结六者，各有所分。《论勇》篇曰：勇士者，目深以固，长衡直扬，三焦理横；怯士者，目大而不减，阴阳相失，其焦理纵。《决气》篇曰：上焦开发，宣五谷味，熏肤充身泽毛，若雾露之溉，是谓气；中焦受气取汁，变化而赤，是谓血。《营卫生会》篇曰：营出于中焦，卫出于下焦。又曰：上焦出于胃上口，并咽以上，贯膈而布胸中；中焦亦并胃中，出上焦之后，泌糟粕，蒸津液，化精微，而为血以奉生身，故独得行于经隧，命曰营气；下焦者，别回肠，注于膀胱而渗入焉，水谷者居于胃中，成糟粕，下大肠，而成下焦。又曰：上焦如雾，中焦如沤，下焦如渎。《素问·五脏别论》曰：夫胃、大肠、小肠、三焦、膀胱，此五者，天气之所生也，其气象天，故泄而不藏。《六节藏象论》曰：脾、胃、大肠、小肠、三焦、膀胱者，仓廪之本，营之居也。其在心包络，则《灵枢·邪客》篇曰：心者，五脏六腑之大主，其脏坚固，邪弗能容，容之则心伤，心伤则神去，神去则死矣，故诸邪之在于心者，皆在于心之包络。凡此是皆经旨。夫既曰无形矣，何以有水道之出？又何以有厚薄缓急直结之分？又何以有曰纵曰横之理？又何以如雾如沤如渎及谓气谓血之别？心主亦曰无形矣，则代心而受邪者在于心之包络，使无其形，又当受之何所？即此经文，有无可见，不待辩而自明矣。

夫所谓三者，象三才也，际上极下之谓也。所谓焦者，象火类也，色赤属阳之谓也。今夫人之一身，外自皮毛，内自脏腑，无巨无名，无细无目，其于腔腹周围上下全体，状若大囊者，果何物耶？且其着内一层，形象最赤，象如六合，总护诸阳，是非三焦而何？如《五癃津液别论》曰：三焦出气，以温肌肉，充皮肤。固已显然指为肌肉之内，脏腑之外，为三焦也。又如《背腧》篇曰：肺腧在三焦之间，心腧在五焦之间，膈腧在七焦之间，肝腧在九焦之间，脾腧在十一焦之间，肾腧在十四焦之间。岂非以躯体称焦乎？至其相配表里，则三焦为脏腑之外卫，心包络为君主之外卫，犹夫帝阙①之重城，故皆属阳，均称相火，而其脉原自

---

① 帝阙：皇城之门。

相通，允为表里。《灵枢·经脉》篇曰：心主手厥阴之脉，出属心包络，下膈，历络三焦。手少阳之脉，散络心包，合心主。《素问·血气形志篇》曰：手少阳与心主为表里。此固甚明，无庸辩也。

《脉经》以肾脏之脉配命门议

肾两者，坎外之偶也。命门一者，坎中之奇也。一以统两，两以包一。是命门总主乎两肾，而两肾皆属于命门。故命门者，为水火之府，为阴阳之宅，为精气之海，为死生之窦。若命门亏损，则五脏六腑皆失所恃，而阴阳病变无所不至。其为故也，正以天地发生之道，终始于下；万物盛衰之理，盈虚在根。故许学士独知补肾，薛立斋每重命门，二贤高见，迥出常人，益得于王太仆所谓"壮水之主，益火之原"也。此诚性命之大本也。《脉经》以肾脏之脉配两尺，但当曰左尺主肾中之真阴，右尺主肾中之真阳，而命门为阳气之根，故三焦相火之脉，并同见于右尺则可，若谓左肾为肾，右肾为命门，则不可也。

最足混人者，止为《难经》"左为肾，右为命门"一句，不知《难经》原不错，《难经》所言者，谓诊肾之阴气当诊于左尺，左，阴也，诊命门相火当诊于右尺，右，阳也。相火之于命门，本一系相通，肾右属阳，故应诊于右尺，本指诊家说，非指脏象言也。将以"左为肾，右为命门"经文，言七节之旁，中有小心，肾有两，自应列于两旁。中有小心，即所谓中央一系，上通于心，下通于肾，而为小心者，若左为肾，右为命门，此一中字将何着落？但得中字明白，不啻命门端然主极于中，并三焦之发源依著，尽可不烦言而解矣。夫命门者，坎中真阳之门户也，先天一元之真气，由中而发，合同后天饮食所化之精气，历络三焦，遍蒸于躯壳之内。气无形，故不言气而言气之所依著者，曰三焦是指其所发之源，则曰命门指其蒸发之部分，则曰三焦二而一，一而二也。故在经络则有三焦而无命门，在藏象则有命门而无三焦，实皆一元真阳之气，统先后天，彻上彻下，而无一息留停，诚为生命之大根本，非可言语形容，故但指其发源依著者而为言也。

相火论

水火木金土，各一其性。惟火有二，曰君火、相火。君火主五行之一，常端拱于上，而高处乎离宫；相火则守位禀命，每易动而为变。夫火，内阴而外阳，其体本主动也。凡动皆属火，人有此生亦恒于动。其所以恒于动者，皆相火助之也。见于天者，出于龙雷。龙者，北方壬癸水，于卦为坎，于象为龙，龙潜海底，龙起而火随之；雷者，东方甲乙木，于卦为震，于象为雷，雷藏泽中，雷起而火随之。海也，泽也，莫非水也，莫非下也，具于人者，寄于肝肾二经，以肝属木，而肾属水也，而相火实伏藏于其内焉。苟非妄动，则在天足以生物，在人足以资生，而东垣乃以为元气之贼，又曰火与元气不两立，其义何居？周子曰[①]：五性感动而万事出。有知之后，五者之性，为物所感，不能不动，谓之动者，即《内经》五火也，正用之则为神知，妄动之则为贼害。贼害之火，煎熬真阴，阴虚则病，阴绝则死。故君火之气，经以暑与湿言之，相火之气，经直以火名之，盖表其暴悍酷烈，有伤于元气者也。故曰：相火者，元气之贼。周子又曰：圣人定之，

---

① 周子曰：语出宋代周敦颐《太极图说》，原文为"五性感动善恶分而万事出矣"。

以中正仁义而主静。朱子曰①：必使道心常为一身之主，而人心每听命焉。此善处乎火者，人心听命乎道心，而又能主之以静，彼五火之动皆中节，相火惟有裨补造化，以为生生不息之运用耳，何贼之有？

天癸非精血辩

天癸之义，诸家俱即以精血为解。然详玩本篇，谓女子二七天癸至，月事以时下，男子二八天癸至，精气溢泻，是皆天癸在先，而后精血继之，分明先至后至，各有其义焉，得谓天癸即精血，精血即天癸，本末混淆，殊失之矣。夫癸者，天之水，干名也；壬者，支之阳，阳所以言气。癸者，壬之偶，偶所以言阴。故天癸者，言天一之阴气耳。气化为水，因名天癸。此先圣命名之精，而诸贤所未察者。其在人身，是谓元阴，亦曰元气。人之未生，则此气蕴于父母，是为先天之元气；人之既生，则此气化于吾身，是为后天之元气。第气之初生，真阴甚微，及其既盛，精血乃王。故女必二七，男必二八，而后天癸至。天癸既至，在女子则月事以时下，在男子则精气溢泻，盖必阴气足而后精血化耳。阴气、阴精，譬之云雨。云者，阴精之气也；雨者，阴气之精也。未有云雾不布，而雨雪至者；亦未有云雾不浓，而雨雪足者。然则精生于气，而天癸者，其即天一之气乎，可无疑矣。

---

① 朱子曰：语出朱熹《中庸章句·序》。

卷之十三～卷之十七（缺）

卷之十八

治症提纲一

治病必求于本

万事万变，既皆本于阴阳，而病机药性，脉息论治，则最切于此。故凡治病者，在必求于本。或本于阴，或本于阳。求得其本，然后可以施治，故特复为冠诸首篇。栢村

景岳张氏曰：本者，原也，始也，万事万物之所以然也。世未有无源之流，无根之木，澄其源而流自清，灌其根而枝乃茂，无非求本之道。故黄帝曰：治病必求于本。孔子曰：其本乱而末治者否矣①。此神圣心传，出乎一贯。可见随机应变，必不可忽于根本，而于疾病尤所当先察，得其本无余义矣。惟是，本之一字，合之则惟一，分之则无穷。所谓合之惟一者，即本篇所谓阴阳也。未有不明阴阳而能知事理者，亦未有不明阴阳而能知疾病者，此天地万物之大本，必不可不知也。所谓分之无穷者，有变必有象，有象必有本，凡事有必不可不顾者，即本之所在也。姑举其略曰：死以生为本，欲救其死，勿伤其生；邪以正为本，欲攻其邪，以顾其正；阴以阳为本，阳存则生，阳尽则死；静以动为本，有动

---

① 孔子曰……者否矣：语出《大学》。

则活，无动则止；血以气为本，气来则行，气去则凝；证以脉为本，脉吉则吉，脉凶则凶；先者后之本，从此来者，须从此去；急者缓之本，孰急可忧，孰缓无虑；内者外之本，外实者何伤，中败者堪畏；下者上之本，滋苗者先固其根，伐下者必枯其上；虚者实之本，有余者拔之无难，不足者攻之何忍；真者假之本，浅陋者只知见在，精妙者疑似独明。凡此诸类，虽未足以尽求本之妙，而一隅三反，从可类推。总之，求本之道无他，求勿伤其生而已。王应震①曰：见痰休治痰，见血休治血，无汗不发汗，有热莫攻热，喘生休耗气，精遗不涩泄，明得个中趣，方是医中杰，行医不识气，治法从何据，堪笑道中人，未到知音处。此真知本之言也。

标本逆从，治有先后

夫阴阳逆从，标本之为道也。小而大言，一而知百，病之害，少而多，浅而博，可以言一而知百也。以浅而知深，察近而知远，言标与本，易而勿及。

此言标本逆从，阴阳之道，似乎浅近，言之虽易，而实无能及者。一者，本也；百者，标也。

治反为逆，治得为从。

此释逆从为治之义。得，相得也，犹言顺也。

先病而后逆者治其本，先逆而后病者治其本，先寒而后生病者治其本，先病而后生寒者治其本，先热而后生病者治其本。

有因病而致血气之逆者，有因逆而致变生之病者，有因寒热而生为病者，有因病而生为寒热者，但治其所因之本原，则后生

---

① 王应震：明代名医，该段文字语出《王应震要诀》。

之标病可不治而自愈矣。

先热而后生中满者，治其标；先病而后泄者，治其本；先泄而后生他病者，治其本。必且调之，乃治其他病。先病而后生中满者，治其标；先中满而后烦心者，治其本。

诸病皆先治本，而惟中满者先治其标。盖以中满为病，其邪在胃，胃者，脏腑之本也，胃满则药食之气不能行，而脏腑皆失其所禀，故先治此者，亦所以治本也。

人有客气，有同气。小大不利，治其标；小大利，治其本。

客气者，流行之运气也。往来不常，故曰客气。同气者，四时之主气也。岁岁相同，故曰同气。有不和，则客气、同气皆令人病矣。但二便不通，乃危急之候，无论客气同气之为病，即先治之，此所谓急则治其标也。诸皆治本，此独治标。若病而小大利者，皆当治本无疑矣。

病发而有余，本而标之，先治其本，后治其标。病发而不足，标而本之，先治其标，后治其本。

此以病气强弱而言标本也。如病发之气有余，则必侮及他脏他气，而因本以传标，故必先治其本；病发之气不足，则必受他脏他气之侮，而因标以传本，故必先治其标。盖亦治所从生，而注意于本也。

谨察间甚，以意调之。间者并行，甚者独行。

间者言病之浅，甚者言病之重也。病浅者可以兼治，故曰并行；病甚者难容杂乱，故曰独行。盖治不精专，为法之大忌，故当加意以调之也。一曰，病轻者，邪气与元气，互为出入，故曰并行；病甚者，邪专王而肆虐，故曰独行，于义亦通。

先小大不利而后生病者，治其本。

二便不利皆为急证，故无论标本，即当先治。此一句当在前，小大不利之后必古文脱简，误入于此。二便之治，小便尤难，但知气化则能出之意，则大肠之血燥者不在硝黄，而膀胱之气闭者又岂在五苓之类耶？出《素问·标本病传论》

病为本，工为标

帝曰：夫病之始生也，极微极精，必先入结于皮肤。今良工皆称曰，病成名曰逆，则针石不能治，良药不能及也。今良工皆得其法，守其数，亲戚兄弟，远近音声日闻于耳，五色日见于目，而病不愈者，亦何暇不早乎？

极微，言轻浅未深。极精者，言专一未乱。斯时也治之极易，及其病成，则良工称为逆矣。然良工之治，既云得法，而至数勿失，亲戚之闻见极熟，而声色无差，宜乎无不速愈者，而顾使其直至于精坏神去，而病不能愈，亦何暇治之不早乎？暇，言慢事也。

岐伯曰：病为本，工为标，标本不得，邪气不服。此之谓也。病必得医而后愈，故病为本，工为标。然必病与医相得，则情能相夹，才能胜任，庶乎得济，而病无不愈。惟是，用者未必良，良者未必用，是为标本不相得，不相得则邪气不能平服，而病之不愈者以此也。又如《五脏别论》曰：拘于鬼神者，不可与言至德；恶于针石者，不可与言至巧；病不许治者，病不必治，治之无功矣。

帝曰：其有不从毫毛，而五脏阳已竭也。津液充郭，其魄独居，孤精于内，气耗于外，形不可与衣相保，此四极急而动中，是气拒于内而形施于外，治之奈何？

不从毫毛生，病生于内也。五脏阳已竭，有阴无阳也。津液，水也。郭，形体，胸腹也。《胀论》曰：夫胸腹，脏腑之郭也。凡阴阳之要，阴无阳不行，水无气不化。故《灵兰秘典论》曰：气化则能出矣。今阳气既竭，不能通调水道，故津液妄行，充于郭也。魄者，阴之属，形虽充而气则去，故其魄独居也。精中无气，则孤精于内；阴内无阳，则气耗于外。三焦闭塞，水道不通，皮肤胀满，身体羸败，故形不可与衣相保也。四肢者，诸阳之本。阳气不行，故四极多阴而胀急也。胀由阴滞，以胃中阳气不能制水，而肺肾俱病，喘咳继之，故动中也。此以阴气格拒于内，故水胀形施于外，而为是病，将何以为治也？

岐伯曰：平治于权衡，去菀陈莝。是以微动四极，温衣，缪刺其处，以复其形。开鬼门，洁净府。精以时服，五阳已布，疏涤五脏，故精自生，形自盛，骨肉相保，巨气乃平。帝曰：善。

平治之法，当如权衡者，欲得其平也。且水胀一证，其本在肾，其标在肺，如五脏阳已极，魄独居者，其主在肺，肺主气，气须何法以化之？津液克郭，孤精于内，其主在肾，肾主水，水须何法以平之？然肺金生于脾，肾水制于土，故治肿胀者必求脾肺肾三脏，随盛衰而治。得其平，是为权衡之道也。菀，积也。陈，久也。莝，斩草也。谓去其水气之陈积，欲如斩草而渐除之也。四极，四肢也。微动之，欲其流通而气易行也。温衣，欲助其肌表之阳，而阴凝易散也。然后缪刺之，以左取右，以右取左，而去其大络之留滞也。鬼门，汗空也。肺主皮毛，其藏魄，阴之属也，故曰鬼门。净府，膀胱也，上无入孔，而下有出窍，滓秽所不能入，故曰净府。邪在表者散之，在里者化之，故曰开鬼门，洁净府也。水气去则真精服。服，行也。阴邪除则五阳布。五阳，五脏之胃气也。由是精生形盛，骨肉相保，而巨气可平矣。出《素问·汤液醪醴论》

病之中外，治有先后

帝曰：病之中外何如？岐伯曰：从内之外者调其内，从外之内者治其外。从内之外，而盛于外者，先调其内，而后治其外；从外之内，而盛于内者，先治其外，而后调其内。中外不相及，则治主病。帝曰：善。

从内之外者，内为本；从外之内者，外为本。但治其本，无不愈矣。先调其内而后治其外，先治其外而后调其内者，以所从来者为本也。病虽盛于标，治必先其本，而后可愈，此治病之大法也。若中外不相及，既不从内，又不从外，则但求其见，在所主之病而治之，亦正以所主为本也。

病之中外何如？

前篇问病之中外，伯答以标本之义，此复问者，盖欲明阴阳治法之详也。

岐伯曰：调气之方，必别阴阳，定其中外，各守其乡，内者内治，外者外治，微者调之，其次平之，盛者夺之，汗之下之，寒热温凉，衰之以属，随其攸利，谨道如法，万举万全，气血正平，长有天命。帝曰：善。

方，法也。阴阳之道，凡病治脉药，皆有关系，故必常详别之。中外，表里也。微者调之，谓小寒之气，和之以温；小热之气，和之以凉也。其次平之，谓大寒之气，平之以热；大热之气，平之以寒也。盛者夺之，谓邪之甚者，当直攻而取之，如甚于外者汗之，甚于内者下之。凡宜寒宜热，宜温宜凉，当各求其属以衰去之，惟随其攸利而已。诚能谨于道，而如其法，则举无不当，而天命可以永昌矣。出《素问·至真要大论》

帝曰：病在中，而不实不坚，且聚且散，奈何？岐伯曰：悉

乎哉问也。无积者求其脏，虚则补之，药以祛之，食以随之，行水渍之，和其中外，可使毕已。

积者，有形之病。有积在中，则坚实不散矣。今其不实不坚，且聚且散者，无积可知也。无积而病在中者，藏之虚也，故当随病所在，求其脏而补之，脏气充则病自安矣。药以祛之，去其病也。食以随之，养其气也。行水渍之，通其经也。若是则中外和调，而病可已矣。祛者，非攻击之谓，凡去病者，皆可言祛。渍，浸洗也。出《素问·五常政大论》

寒之而热取之阴，热之而寒取之阳。

帝曰：论言治寒以热，治热以寒，而方士不能废绳墨而更其道也。有病热者，寒之而热；有病寒者，热之而寒。二者皆在，新病复起，奈何治？

寒之而热，言治热以寒，而热如故。热之而寒，言治寒以热，而寒如故。反有以寒治热者，旧热尚在，而新寒生；以热攻寒者，旧寒未除，而新热起，皆不得不求其详也。

岐伯曰：诸寒之而热者取之阴，热之而寒者取之阳，所谓求其属也。

诸寒之而热者，谓以苦寒治热，而热反增，非火之有余，乃真阴之不足也。阴不足则阳有余，而为热，故当取之于阴，谓不宜治火也，只补阴以配其阳，则阴气复而热自退矣。热之而寒者，谓以辛热治寒，而寒反甚，非寒之有余，乃真阳之不足也。阳不足则阴有余，而为寒，故当取之于阳，谓不宜攻寒也，但补水中之火，则阳气复而寒自消也。故启玄子①注曰：益火之原，以消阴

---

① 启玄子：唐代道医王冰的道号，义为"启蒙于玄珠子"。

翳；壮水之主，以制阳光。又曰：脏腑之原，有寒热温凉之主，取心者不必齐以热，取肾者不必齐以寒，但益心之阳，寒亦通，行强肾之阴，热之犹可。故或治热以热，治寒以寒，万举万全，孰知其意。此王氏之心得也。然求其所谓益与壮者，即温养阳气，填补真阴也；求其所谓源与主者，即所谓求其属也。属者，根本之谓，水火之本，则皆在命门之中耳。

帝曰：善。服寒而反热，服热而反寒，其故何也？岐伯曰：治其王①气，是以反也。

此承上文，而详求其服寒反热，服热反寒之所以然也。治其王气者，谓病有阴阳，气有衰王，不明衰王，则治之反甚。如阳盛阴衰者，阴虚火王也，治之者不知补阴以配阳，而专用苦寒，治火之王，岂知苦寒皆沉降，沉降则亡阴，阴愈亡则火愈盛，故服寒反热者，阴虚不宜降也。又如阳衰阴盛者，气弱生寒也，治之者不知补阳以消阴，而专用辛温，治阴之王，岂知辛温多耗散，耗散则亡阳，阳愈亡则寒愈甚，故服热反寒者，阳虚不宜耗也。此无他，皆以专治王气，故其病反如此。又如夏令本热，而伏阴在内，故每多中寒；冬令本寒，而伏阳在内，故每多内热。设不知此，而必欲用寒于夏，治火之王，用热于冬，治寒之王，则有中热隔阳者，服寒反热，中热隔阴者，服热反寒矣。是皆治王之谓，而病之所以反也。春秋同法。

帝曰：不治王而然者，何也？岐伯曰：悉乎哉问也。不治五味属也。夫五味入胃，各归所喜攻，酸先入肝，苦先入心，甘先入脾，辛先入肺，咸先入肾，久而增气，物化之常也，气增而久，

---

① 王：王通旺。

夭之由也。

此言不因治王而病不愈者，以五味之属，治有不当也。凡五味必先入胃，而后各归所喜攻之脏。喜攻者，谓五味五脏，各有所属也。如《九针论》曰：病在筋，无食酸；病在气，无食辛；病在骨，无食咸；病在血，无食苦；病在肉，无食甘。犯之者，即所谓不治五味属也。凡五味之性，各有所入。若味有偏用，则气有偏病。偏用既久，其气必增，此物化之常也。气增而久，则脏有偏胜，脏有偏胜，则必有偏绝矣，此致夭之由也。如《生气通天论》曰，味过于酸，肝气以津，脾气乃绝；味过于咸，大骨气劳，短肌，心气抑之类是也。此篇前言寒热者，言病机也；后言五味者，言药饵也。药饵病机，必审其真，设有谬误，鲜不害矣。出《素问·至真要大论》

三阴比类之病。

雷公曰：肝虚肾虚脾虚，皆令人体重烦冤。

肝主筋，筋病则不能收持。肾主骨，骨病则艰于举动。脾主四肢，四肢病则倦怠无力，故皆令人体重。然三脏皆阴，阴虚则阳亢，故又令人烦冤满闷也。公疑三脏之气各不同，而病或一者，何也？

帝曰：夫脾虚浮似肺，肾小浮似脾，肝急沉散似肾，此皆工之所时乱也，然从容得之。

脾本微耎，病而虚浮，则似肺矣。肾本微沉，病而小浮，则似脾矣。肝本微弦，病而急沉散，则似肾矣。脉有相类，不能辨之，则以此作彼，致于谬误，此皆工之不明，所以时多惑乱。帝因公之疑于病同而脏异，乃告以不但病有相同，即脉亦有相类者，惟是察之不精，误以为类耳。若能知《从容篇》之道，而察之则可得矣。按王氏曰：浮而缓曰脾，浮而短曰肺，小浮而滑曰心，急紧而散曰肝，搏沉而滑曰肾。此详言五脏脉体，以明本节之义也。所以诊法有从部位察脏气者有，从脉体察脏气者，得其义则妙无不在，学者当于此而贯通焉。

雷公曰：于此有人，头痛、筋挛、骨重、怯然少气、哕噫、腹满、时惊、不嗜卧，此何脏之发也？脉浮而弦，切之石坚，不知其解，复问所以三脏者，以知其比类也。

公以病之相类为问，帝以脉亦有相类者，公因合症与脉之疑似者复问之，此问肾病与脉之疑似也。脉浮类肺，脉弦类肝，脉石坚类肾，难以详辨，不能不求之于三脏之比类也。

帝曰：夫从容之谓也，夫年长则求之于府，年少则求之于经，年壮则求之于脏。

此总引古经《从容篇》之语，以发明比异别类之法也。夫年长者每多口味，六腑所以受物，故当求之于府，以察其过；年少者每忽风寒劳倦，所受在经，故当求之于经，以察其伤；年壮者多纵房欲，五脏所以藏精，故当求之于藏，以察其虚实。

今子所言，皆失八风菀热，五脏消烁，传邪相受。

帝言公之所问，但据病而言，而不知其所以然，故于八风菀热之故，五脏消烁之由，及邪传相受之次，则皆失之也。

夫浮而弦者，是肾不足也；沉而石者，是肾气内着也；怯然少气者，是水道不行，形气消索也；咳嗽烦冤者，是肾气之逆也。一人之气，病在一脏也。若言三脏俱行，不在法也。

肾脉宜沉，浮则阴虚。水以生木，弦则气泄，故为肾之不足。沉而石，沉甚而坚也。阴中无阳则肾气不达，故内着不行也。精所以成形，所以化气，水道不行则形气消索，故怯然少气也。水脏空虚，则上窃母气，故令人咳嗽烦冤，是肾气之上逆也。凡此，皆一人之气，病在肾之一脏耳，即如上文。雷公所问头痛者，以水亏火炎也；筋挛者，肾水不能养筋也；骨重者，肾主骨也；哕噫者，肾脉上贯肝鬲，阴气逆也；腹满者，水邪侮土也；时惊者，肾藏志，志失则惊也；不嗜卧者，阴虚目不瞑也。病本于肾，而言三脏俱行，故非法也。

雷公曰：于此有人，四肢解堕，喘咳，血泄，而愚诊之，以为伤肺，切脉浮大而紧，愚不敢治，粗工下砭石，病愈多出血，血止身轻，此何物也？

此言脾病之疑似也。

帝曰：圣人之治病，循法守度，援物比类，化之冥冥，循上及下，何必守经。

循守法度，遵古人之绳墨也。援物比类，格事物之情状也。化之冥冥，握变化于莫测之间，而神无方也。能如是，则循上可也，及下亦可也。然则法不可废，亦不可泥，弗拘形迹，何必守经，是乃所谓圣人之至治。

今夫脉浮大虚者，是脾气之外绝，去胃外归阳明也。夫二火不胜三水，是以脉乱而无常也。四肢解堕，此脾精之不行也。喘咳者，是水气并阳明也。血泄者，脉急，血无所行也。若夫以为伤肺者，由失以狂也，不引比类，是知不明也。

此言所问脉证，皆脾胃病也。夫脾属阴，为胃之里；胃属阳，为脾之表。今脉来浮大而虚，则外有余，内不足，是脾气之外绝于胃也；脾已去胃，故气归阳明，而脉见如此。按《血气形志篇》曰：阳明常多气多血，刺阳明出血气。故雷公问粗工下砭石而愈者，正所以泄阳明之邪实耳。二火谓二阳，藏心肺，居于鬲上也。

三水谓三阴，藏肝脾肾，居于鬲下也。此五脏之象，阴多于阳，故曰二火不胜三水，独是脾为阴土，须赖火生，今之脾气去胃，外绝阳明，故脉乱无常者，以脾中无胃气也。脾病不能制水，则水邪泛而四肢解堕。脾主四肢也，水邪泛溢，并于胃府，气道不利，故为喘为咳，盖五脏六腑皆能令人咳也。经脉者，所以行血气而营阴阳也，脉之急疾，由于气乱，气乱则血乱，故注泄于便，无所正行矣。血不守中，主在脾也，狂妄也。不引比类，故因喘咳为伤肺，是知之不明也。若参合脉证而求之，则病在脾，而不在肺，可类察之矣。

夫伤肺者，脾气不守，胃气不清，经气不为，使真脏坏决，经脉傍绝，五脏漏泄，不衄则呕，此二者不相类也。

此明伤肺之候也。肺金受伤，窃其母气，故脾不能守。人受气于谷，谷入于胃，以传于肺，肺病则谷气无以行，故胃不能清。肺者，所以行营卫，通阴阳。肺伤则营卫俱病，故经气不为使。真脏，肺脏也。肺脏损坏，则治节不通，以致经脉有所偏绝，而五脏之气皆失其守。因为漏泄，故不衄血于鼻，则呕血于口，此其在脾在肺，所本不同，故二者不相类也。景岳张氏曰：人有五脏，曰心肺肝脾肾，皆为阴也。本篇发明三阴为病之义，独不及心肝二脏者，盖心为君主，邪不可伤，伤则死矣，不待言也；肝为将军之官，木气多强，故于篇首但言脾肝肾相似之脉，土木水参居之理，亦不详言其病也。舍此二者，则肾为藏精之本，肺为脏气之本，脾为水谷之本，水病则及肺，金病则及脾，盗母气也。土病则败及诸脏，失化生之原也。凡犯三阴亏损者，皆在此三脏耳。三脏俱伤，鲜能免矣，故圣帝特言于此，学者当深察其义。出

《素问·示从容论》

久病而瘠，必养必和。

帝曰：其久病者，有气从不康，病去而瘠，奈何？

谓气已顺而身犹不康，病已去而形则瘦瘠也。

岐伯曰：昭乎哉，圣人之问也。化不可代，时不可违。

化，造化也。凡造化之道，衰王各有不同。如木从春化，火从夏化，金从秋化，水从冬化，土从四季之化，以及五运六气，各有所主，皆不可以相代也，故曰化不可代。人之脏气，亦必随时以为衰王，欲复脏气之亏，不因时气，不可也，故曰时不可违。不违时者，如金水根于春夏，木火斟于秋冬，脏气皆有化原。设不预为之地，则临时不易于复元，或邪气乘虚再至，虽有神手，无如之何矣。

夫经络以通，血气以从，复其不足，与众齐同，养之和之，静以待时，谨守其气，无使倾移，其形乃彰，生气以长，命曰圣王。

疾病既去，而不求其复，则元气由衰而瘠矣。养者，养以气味。和者，和以性情。静以待时者，预有修为，而待时以复也。如阳虚者喜春夏，阴虚者喜秋冬，病在肝者愈于夏，病在心者愈于长夏，病在脾者愈于秋，病在肺者愈于冬，病在肾者愈于春，皆其义也。谨守其气，无使倾移，则固有勿失，日新可期，是即复原之道，而生气可渐长矣。

故《大要》曰，无代化，无违时，必养必和，待其来复，此之谓也。帝曰：善。

《大要》，上古书名。此引古语，以明化不可代，时不可失，不可不养，不可不和，以待其来复，未有不复者矣。来复之义，即易之复卦，一阳生于五阴之下，阳气渐回，则生意渐长，同此

理也。出《素问·五常政大论》

百病始生，邪分三部。

黄帝问于岐伯曰：夫百病之始生也，皆生于风雨寒暑，清湿喜怒。喜怒不节则伤脏，风雨则伤上，清湿则伤下，三部之气所伤异类，愿闻其会？岐伯曰：三部之气各不同，或起于阴，或起于阳。请言其方。喜怒不节则伤脏，脏伤则病起于阴也，清湿袭虚则病起于下，风雨袭虚则病起于上，是谓三部。至于其淫泆，不可胜数。

百病始生，无非外感内伤，而复有上中下之分也。喜怒不节，五志病也。内伤于脏，故起于阴。清湿袭虚，阴邪之在表也，故起于下。风雨袭虚，阳邪之在表也，故起于上。受病之始，只此三部，至其浸淫流泆，则变有不可胜数矣。

黄帝曰：余固不能数，故问先师，愿卒闻其道。岐伯曰：风雨寒热，不得虚邪，不能独伤人。卒然逢疾风暴雨，而不病者，盖无虚，故邪不能独伤人。此必因虚邪之风，与其身形，两虚相得，乃客其形；两实相逢，众人肉坚，其中于虚邪也，因于天时，与其身形，参以虚实，大病乃成。气有定舍，因处为名，上下中外，分为三员。

从冲后来者为虚风，伤人者也。从所居之乡来者为实风，主生长，养万物者也。若人气不虚，虽遇虚风，不能伤人。故必以身之虚，而逢天之虚，两虚相得，乃客其形也。若天有实风，人有实气，两实相逢，而众人肉坚，邪不能入矣。三员，如下文虚邪之中人，病因表也；积聚之已成，病因内也；情欲之伤脏，病在阴也，即内外三部之谓。

是故虚邪之中人也，始于皮肤，皮肤缓则腠理开，开则邪从

毛发入，入则抵深，深则毛发立，毛发立则淅然，故皮肤痛。

此下言阳邪传舍之次也。邪之中人，必由表入里，始于皮肤。表虚则皮肤缓，故邪得乘之。邪在表则毛发竖立，因而淅然。寒邪伤卫则血气凝滞，故皮肤为痛。凡寒邪所袭之处，必多酸痛，察系何经，则在阴在阳，或深或浅，从可知矣。诊表证者，当先乎此也。此下百病始生之义。

留而不去，则传舍于络脉。在络之时，痛于肌肉，其痛之时息，大经乃代。

邪在皮毛，当治于外。留而不去，其入渐深，则传舍于络脉，络浅于经，故痛于肌肉之间。若肌肉之痛时渐止息，是邪将去络而深，大经代受之矣。

留而不去，传舍于经，在经之时，洒淅喜惊。

络浮而浅，经隐而深，邪气自络入经，犹为在表，故洒淅恶寒。然经气连脏，故又喜惊也。

留而不去，传舍于输，在输之时，六经不通，四肢则肢节痛，腰脊乃强。

凡诸输穴，皆经气聚会之处，其所留止必在关节豁谷之间，故邪气自经传舍于输，则六经为之不通，而肢节、腰脊为痛为强也。

留而不去，传舍于伏冲之脉，在伏冲之时，体重身痛。

伏冲之脉，即冲脉之在脊者，以其最深，故曰伏冲。《岁露篇》曰，入脊内，注于伏冲之脉是也。邪自经输留而不去，深入于此，故为体重身痛等病。

留而不去，传舍于肠胃，在肠胃之时，贲响腹胀，多寒则肠鸣、飧泄、食不化，多热则溏出糜。

邪气自经入脏，则传舍于肠胃，而为贲响腹胀之病。寒则澄澈清冷，水谷不分，故为肠鸣、飧泄、食不化。热而浊垢下注，故为溏为糜，以糜秽如泥也。

留而不去，传舍于肠胃之外，募原之间，留着于脉，稽留而不去，息而成积。

肠胃之外，募原之间，谓皮里膜外也，是皆隐蔽曲折之所，气血不易流通，若邪气留着于中，则止息成积，如虐痞之属也。

或著孙脉，或著络脉，或著经脉，或著输脉，或著于伏冲之脉，或著于脊筋，或著于肠胃之募原，上连于缓筋，邪气淫泆，不可胜论。

此下言邪气所着，淫泆之变也。脊筋，详下文。募原，如手太阴中府为募，太渊为原之类也。缓筋，支别之柔筋也。邪之所着，则留而为病，无处不到，故淫泆不可胜数。

黄帝曰：愿尽闻其所由然。岐伯曰：其着孙络之脉而成积者，其积往来上下，臂手孙络之居也。浮而缓，不能句积而止之，故往来移行肠胃之间，水湊渗注灌，濯濯有音，有寒则䐜胀满，雷引，故时切痛。

凡络脉之细小者，皆孙络也。句，拘也。邪着孙络成积者，其积能往来上下，盖积在大肠、小肠之络，皆属手经，其络浮而浅，缓而不急，不能句积而留止之，故移行于肠胃之间，若有水则湊渗注灌，濯濯有声，若有寒则为胀满，及雷鸣相引，时为切痛。

其著于阳明之经，则挟脐而居，饱食则益大，饥则益小。

足阳明经挟脐下行，故其为积，则挟脐而居也。

阳明属胃，受水谷之气，故饱则大，饥则小。

其著于缓筋也，似阳明之积，饱食则痛，饥则安。

缓筋在肌肉之间，故似阳明之积。饱则肉壅，故痛；饥则气退，故安。

其著于肠胃之募原也，痛而外连于缓筋，饱食则安，饥则痛。

肠胃募原，痛连缓筋。饱则内充外舒，故安；饥则反是，故痛。

其著于伏冲之脉者，揣之应手而动，发手则热气下于两股，如汤沃之状。

伏冲，义如前。其上行者，循背里，络于督脉。其下行者，注少阴之大络，出于气街，循阴股内廉，入腘中，故揣按于股，则应手而动。若起其手，则热气下行于两股间，此邪着伏冲之验也。

其著于膂筋，在肠后者，饥则积见，饱则积不见，按之不得。

膂，脊骨也。脊内之经曰膂筋，故在肠胃之后，饥则肠空，故积可见；饱则肠满蔽之，故积不可见，按之亦不可得也。

其著于输之脉者，闭塞不通，津液不下，孔窍干壅。

输脉者，所以通血气，若闭塞不通，则津液干壅如此。

此邪气之从外入内，从上下也。

此总结上文邪气之起于阳者，必自外而内，从上而下也。

黄帝曰：积之始生，至其已成，奈何？岐伯曰：积之始生，得寒乃生，厥乃成积也。

此下言积之所以成也。

黄帝曰：其成积，奈何？岐伯曰：厥气生足悗，悗生胫寒，胫寒则血脉凝涩，血脉凝涩则寒气上入于肠胃，入于肠胃则䐜胀，䐜胀则肠外之汁沫迫聚不得散，日以成积。

此言寒气下逆之成积者也。厥气，逆气也。寒逆于下，故生足悗，谓肢节痛滞不便利也，由胫寒而血气凝涩，则寒气自下而上，渐入肠胃，肠胃寒则阳气不化，故为䐜胀，而肠外汗沫迫聚不散，则日以成积矣。

卒然多食饮则肠满，起居不节，用力过度，则络脉伤。阳络伤则血外溢，血外溢则衄血。阴络伤则血内溢，血内溢则后血。肠胃之络伤则血溢于肠外，肠外有寒汁沫与血相搏，则并合凝聚不得散，而积成矣。

此言食饮起居失节之成积者也。卒然多食饮，谓食不从缓，多而暴也。肠胃运化不及，则汁溢膜外，与血相搏，乃成食积，如婴童痞疾之类是也。又或起居用力过度，致伤阴阳之络，以动其血，瘀血得寒汁沫相聚于肠外，乃成血积，此必纵肆口腹，及举动不慎者多有之。

卒然外中于寒，若内伤于忧怒，则气上逆，气上逆则六输不通。温气不行，凝血蕴里而不散，津液涩渗，着而不去，而积皆成矣。

此言情志内伤，而挟寒成积者也。寒邪既中于外，忧怒复伤其内，气因寒逆则六经之输不通，暖气不行则阴血凝聚，血因气逆而成积，此必情性乖戾者多有之也。

黄帝曰：其生于阴者奈何？

此言情欲伤脏，病起于阴也。

岐伯曰：忧思伤心，重寒伤肺，忿怒伤肝，醉以入房，汗出当风伤脾，用力过度若入房，汗出浴则伤肾。

伤心者病在阳，伤肺者病在气，伤肝者病在血，伤脾者病在营卫，伤肾者病在真阴。凡伤脏者，皆病生于阴也。

此内外三部之所生病者也。

总结上文也。

黄帝曰：善治之，奈何？岐伯答曰：察其所痛，以知其应。有余不足，当补则补，当泻则泻，毋逆天时，是谓至治。

此总言内外三部之治法也。察其所痛之处，则阴阳表里，病应可知，虚补实泻，毋逆天时，如春气在肝，及月郭空满之类皆是也。出《灵枢·百病始生篇》

邪之中人，阴阳有异。

黄帝问于岐伯曰：邪气之中人也，奈何？岐伯答曰：邪气之中人高也。黄帝曰：高下有度乎？岐伯曰：身半以上者，邪中之也；身半已下者，湿中之也。故曰邪之中人也无有常，中于阴则溜于府，中于阳则溜于经。

风寒中人，上先受之。故曰：高阳受风气，阴受湿气，故风邪中上，湿邪中下溜于府溜于经，义详下文。

黄帝曰：阴之与阳也，异名同类，上下相会，经络之相贯，如环无端。邪之中人，或中于阴，或中于阳，上下左右，无有恒常，其何故也？

经脉相贯合一，本同类也。然上下左右，部位各有所属，则阴阳之名异矣。

岐伯曰：诸阳之会，皆在于面。中人也，方乘虚时，及新用力，若饮食汗出，腠理开，而中于邪。中于面则下阳明，中于下则下太阳，中于颊则下少阳，其中于膺背两胁，亦中其经。

此言邪之中于阳经也。手足六阳，俱会于头面，故为诸阳之会。凡足之三阳，从头走足，故中于面，则自胸腹下行于阳明经也。中于项，则自脊背下行于太阳经也。中于颊，则自胁肋下行于少阳经也。脉遍周身者，惟足六经耳，故但言足也。膺在前，阳明经也。背在后，太阳经也。两胁在侧，少阳经也。中此三阳经，与上同。

黄帝曰：其中于阴，奈何？岐伯答曰：中于阴者，常从臂胻始。夫臂与胻，其阴皮薄，其肉淖泽，故俱受于风，独伤其阴。

此言邪之中于阴经也。胻，足胫也。淖泽，柔润也。臂胻内廉曰阴，手足三阴之所行也，其皮薄，其肉柔，故邪中于此，则伤其阴经。

黄帝曰：此故伤其脏乎？岐伯答曰：身之中于风也，不必动脏，故邪入于阴经，则其脏气实，邪气入而不能客，故还之于府，故中阳则溜于经，中阴则溜于府。

邪中阴经，当内连五脏，因问故，伤其脏也。然邪入于阴，而脏气固者，邪不能客，未必动脏，则还之于府，仍在表也，故邪中阳者溜于三阳之经，邪中阴者溜于三阴之府。如心之及小肠，脾之及胃，肝之及胆，包络之及三焦，肾之及膀胱。此以邪中三阴，亦有表证，明者所当察也。

黄帝曰：邪之中人脏，奈何？岐伯曰：愁忧恐惧则伤心，形寒寒饮则伤肺，以其两寒相感，中外皆伤，故气逆而上行。

此下言邪之中于五脏也。然必其内有所伤，而后外邪得以入之。心藏神，忧愁恐惧则神怯，故伤心也。肺合皮毛，其脏畏寒，形寒饮冷，故伤肺也。若内有所伤，而外复有感，则中外皆伤，故气逆而上行，在表则为寒热疼痛，在里则为喘咳呕哕等病。《本病论》曰：忧愁思虑，即伤心；饮食劳倦，即伤脾；久坐湿地，强力入水，即伤肾；恚怒气逆，上而不下，即伤肝。

有所堕坠，恶血留内，若有所大怒，气上而不下，积于胁下，则伤肝。

肝藏血，其志为怒，其经行胁下也。

有所击仆，若醉入房，汗出当风，则伤脾。

脾主肌肉，饮食击仆者，伤其肌肉；醉后入房，汗出当风者，因于酒食，故所伤皆在脾。

有所用力举重，若入房过度，汗出浴水，则伤肾。

肾主精与骨，用力举重则伤骨，入房过度则伤精，汗出浴水则水邪犯其本脏，故所伤在肾。

黄帝曰：五脏之中风奈何？岐伯曰：阴阳俱感，邪乃得往。黄帝曰：善哉。

此承上文而言五脏之中风者，必由中外俱感，而后邪乃得往。往，言进也。

黄帝曰：邪之中人，其病形何如？

同前。

岐伯曰：虚邪之中身也，洒淅动形。正邪之中人也，微先见于色，不知于身，若有若无，若亡若存，有形无形，莫知其情。黄帝曰：善哉。

虚邪之中人也甚，故洒淅动形，有情形之可据。正邪之中人也微，故但先见于色，而不知于身。不知于身，故若有若无，若亡若存，若有形若无形，而莫知其情状也。出《灵枢·邪气脏腑病形论》

邪聚诸经。

言邪聚诸经之为病也，察其病即可知病由何经而发，便可因经用药，审症施治，惟此为的。

结阳者肿四肢。

阳，六阳也。结阳者肿四肢，四肢为诸阳之本也。

结阴者便血一升，再结二升，三结三升。

阴，六阴也。阴主血，邪结阴分，则血受病，故当便血。其浅者便血一升，则结邪当解。若不解而再结，以邪盛也，故便血二升。若又不解，邪为尤甚，故曰三结三升也。

阴阳结斜，多阴少阳，曰石水，少腹肿。

斜邪同，阴经阳经皆能结聚水邪。若多在阴，少在阳者，名曰石水。石水者，沉坚在下，其证则少腹肿也。

二阳结谓之消。

胃与大肠经也，阳邪留结肠胃，则消渴善饥，其病曰消。

三阳结谓之隔。

膀胱小肠二经也。小肠属火，膀胱属水，邪结小肠则阳气不化，邪结膀胱则津液不行，下不通则上不运，故为隔塞之病。

三阴结谓之水。

脾肺二经也。脾土所以制水，土病则水反侮之；肺金所以生水，气病则水为不行。故寒结三阴，则气化为水。

一阴一阳结，谓之喉痹。

一阴肝与心主也，一阳胆与三焦也。肝胆属木，心主三焦属火，四经皆从热化，其脉并络于喉，热邪内结，故为喉痹。痹者，闭也。出《素问·阴阳别论》

邪变无穷。

黄帝曰：有一脉生数十病者，或痛，或痈，或热，或寒，或痒，或痹，或不仁，变化无穷，其故何也？岐伯曰：此皆邪气之所生也。

一脉犹言一经也，邪气即下文之虚风也。虚邪贼风，善行数变，故其为病，则变化无穷。

黄帝曰：余闻气者，有真气，有正气，有邪气。何谓真气？

岐伯曰：真气者，所受于天，与谷气并而克身也。

真气即元气也。气在天者，受于鼻而喉主之；在水谷者，入于口而咽主之。然钟于未生之初者，曰先天之气，成于已生之后者曰后天之气。气在阳分即阳气，在阴分即阴气，在表曰卫气，在里曰营气，在脾曰克气，在胃曰胃气，在上焦曰宗气，在中焦曰中气，在下焦曰元阴元阳之气，皆无非其别名耳。

正气者，正风也，从一方来，非实风，又非虚风也。

从一方来，谓太一所居之方也。风得时之正者，是为正风。然正风实风，本同一方，而此曰非实风者，以正风之来徐而和，故又曰正气；实风之来暴而烈，故与虚风，对言也。按：《岁露论》曰，诸所谓风者，皆发屋，折树木，扬沙石，此虚风实风之谓也。

邪气者，虚风之贼伤人也。其中人也深，不能自去。

从冲后来者为虚风，其中人也甚，故深入不能自去。

正风者，其中人也浅，合而自去，其气来柔弱，不能胜真气，故自去。

合而自去，谓邪与正合，而正胜之，故自去也。

虚邪之中人也，洒淅动形，起毫毛而发腠理，其入深，内搏于骨则为骨痹，搏于筋则为筋挛，搏于脉中则为血闭不通，则为痈。搏于肉，与卫气相搏，阳胜者则为热，阴胜者则为寒，寒则真气去，去则虚，虚则寒搏于皮肤之间。

洒淅，寒栗也。邪之中人，变不可测，故无分皮肉筋骨，着则为病也。若与卫气相搏，阳胜则热，阴胜则寒，皆邪气也，何独曰寒？则真气去，去则虚。盖气属阳，人以气为主，寒胜则阳虚，所重在气也。阳气既虚，则阴寒搏聚于皮肤之间矣。

其气外发腠理，开毫毛，摇气往来，行则为痒，留而不去则痹，卫气不行则为不仁。

邪之在表者其气外发，或腠理开则汗为不敛，或毫毛动摇则毛悴而败，或气往来行则流而为痒，或邪留不去则痛而为痹。若卫气受伤，虚而不行，则不知痛痒，是谓不仁。

虚邪偏容于身半，其入深，内居荣卫，荣卫稍衰则真气去，邪气独留，发为偏枯。其邪气浅者，脉偏痛。

虚邪若中于半身，其入深而重者，则营卫衰，真气去，乃发为偏枯。若邪之浅者，亦当为半身偏痛也。

虚邪之入于身也深，寒与热相搏，久留而内着，寒胜其热则骨疼肉枯，热胜其寒则烂肉腐肌为脓，内伤骨，内伤骨为骨蚀。

邪中于外者必寒，气畜于内者必热。寒邪深入，与热相搏，久留不去，必内有所着，故寒胜则伤阳而为痛为枯，热胜则伤阴而为脓为腐，其最深者内伤于骨，是为骨蚀，谓侵蚀及骨也。

有所疾前筋，筋屈不得伸，邪气居其间而不反，发为筋溜。

有所疾前筋，谓疾有始于筋也。筋之初着于邪，则筋屈不得伸。若久居其间而不退，则发为筋溜。筋溜者，有所流注，而结聚于筋也，即赘瘤之属，下仿此。

有所结气，归之卫气，留之不得反，津液久留，合而为肠溜。

邪有所结，气必归之，故致卫气失常，留而不反，则畜积于中，流注于肠胃之间，乃结为肠溜。

久者数岁乃成，以手按之柔，已有所结，气归之，津液留之，邪气中之，凝结日以易甚，连以聚居为昔瘤。

其有久者，必数岁而后成也。然其始也，按之虽柔，或上或下，已有所结，及其久也，气渐归之，津液留之，复中邪气，则易于日甚，乃结为昔瘤。昔瘤者，非一朝夕之谓。

以手按之坚，有所结，深中骨，气因于骨，骨与气并，日以益大，则为骨疽。

又有按之而坚者，其深中骨，是气因于骨而然，骨与气并，其结日大，名为附骨疽也。

有所结，中于肉，宗气归之，邪留而不去，有热则化而为脓，无热则为肉疽。

又有结于肉中者，则宗气归之。宗，大也。以阳明之气为言，邪留为热，则溃腐肌肉，故为脓；无热则结为粉浆之属，聚而不散，是为肉疽。

凡此数气者，其发无常处，而有常名也。

虽有常名，而发无常处。无常处则形证亦无常矣，此所以变化无常也。出《灵枢·刺节真邪论》

邪风之至，治之宜早，诸变不同，治法亦异。

邪风之至，疾如风雨，故善治者治皮毛，其次治肌肤，其次治筋脉，其次治六腑，其次治五脏。治五脏者，半死半生也。

邪风中人，疾速快如风雨，治之者，当其初受邪在皮毛，感受尚浅，用力少而成功易。不然，日深一日，由皮毛而深于肌肤，由肌肤而深于筋脉，由筋脉而深于六腑，此犹可保也，失次而再入于五脏，虽善为调治，亦不能必其万全。故曰上工救其萌芽，下工救其已成。救其已成者，用力多而成功少，吉凶相半矣。《缪刺论》曰：邪之客于形也，必先舍于皮毛，留而不去，入舍于经脉，内连五脏，散于肠胃，阴阳相感，五脏乃伤。亦言邪自皮毛而至腑脏，与此义同。

故天之邪气，感则害人五脏；水谷之寒热，感则害于六腑；地之湿气，感则害皮肉筋脉。故善用针者，从阴引阳，从阳引阴，以右治左，以左治右，以我知彼，以表知里，以观过与不及之理，见微则过，用之不殆。

天之邪气，即风寒暑湿火燥，受于无形者也。咽主天气而通于脏，故感则害人五脏。水谷之寒热，即谷食之气味，受于有形者也。咽主地气而通于腑，故感则害于六腑。人之应土者肉也，湿胜则营卫不行，故感则害于皮肉筋脉。善用针者，必察阴阳。阴阳之义，不止一端，如表里也，气血也，经络也，脏腑也。上下左右有分也，时日衰王有辨也。从阴引阳者，病在阳而治其阴也。从阳引阴者，病在阴而治其阳也。以右从左，以左治右者，缪刺之法也。以我知彼者，推已及人也。以表知里者，有无相求也。能因此以观过与不及之理，则几微可见，过失可则，用之可不殆矣。则，度也。

善诊者察色按脉，先别阴阳，审清浊而知部分，视喘息、听音声而知所苦，观权衡规矩而知病所主，按尺寸、观浮沉滑涩而知病所生，以治无过，以诊则不失矣。

此下皆言诊法也。诊之一字，所该者广。如上文审清浊知部分，视喘息，听音声，观权衡规矩，总皆诊法，非独指诊脉为言也，然无非欲辨阴阳耳。前节言针治之阴阳，此言脉色之阴阳，皆医家之最要者，故曰先别阴阳，以见其不可缓也。色者，神之华，故可望颜察色，审清浊而知部分，如《五色篇》所言者是也。又仲景《金匮要略》曰：病人有气色见于面部，鼻头色青腹中痛，苦冷者死，鼻头色微黑者有水气，色黄者胸上有寒，色白者亡血也，设微赤非时者死。又色青为痛，色黑为劳，色赤为风，色黄者便难，色鲜明者有留饮，亦此之谓。病苦于中，声发于外，故可视喘息，听音声，而知其苦也。如《阴阳应象大论》曰：肝在音为角，声为呼；心在音为徵，声为笑；脾在音为宫，声为歌；肺在音为商，声为哭；肾在音为羽，声为呻。此五脏之音声也。声有不和，必有所病矣。仲景曰：病人语声寂然，喜惊呼者，骨节间病；语声瘖瘖然，不彻者，心隔间病；语声啾啾然，细而长者，头中病。又曰：息摇肩者，心中坚；息引胸中上气者，咳；息张口短气者，肺痿唾沫。又曰：吸而微数，其病在中焦，实也，当下之即愈。虚者不治。在上焦者其吸促，在下焦者其吸远，此皆难治。呼吸动摇振振者，不治。又曰：设令病人向壁卧，闻师到，不惊起而盼视，若三言三止，脉之咽唾者，此诈病也。设令脉自和处，但言此病大重，须服吐下药及针灸数十百处，当自愈。师持脉，病人欠者，无病也。脉之，呻者，痛也。言迟者，风也。摇头言者，里痛也。行迟者，表强也。坐而伏者，短气也。坐而下一脚者，腰痛也。里实护腹如怀卵者，心痛也。又曰：人病恐怖者，其脉何状？师曰：脉形如循丝，累累然，其面白脱色也。又曰：人愧者，其脉何类？师曰：脉浮而面色乍白乍赤也。此皆疾病之声色。总之，声由气发，气充则声壮，气衰则声怯。故华元化曰：阳候多语，阴证无声。多语者易济，无声者难荣。然则音声不惟知所苦，而且可知死生矣。权衡规矩，此四者所包者，多不独在脉。盖权言其重，衡言其轻，规言其圆，矩方其方。能明方圆轻重之理，则知变通之道矣。无过以诊，此诊字应前善诊之诊。至此过失也，言无失以前诸法，则治亦可以无失矣。

故曰：病之始起也，可刺而已，其盛可待衰而已。

此下皆言治法也。凡病之始起者，邪必在经络，故可刺之而已，及其既盛，则必待其盛势衰退而后已。已者，止针止药之谓，即《五常政大论》所谓十去其八，十去其九之意。

故因其轻而扬之，因其重而减之，因其衰而彰之。

轻者浮于表，故宜扬之。扬者，散也。重者实于内，故宜减之。减者，泻也。衰者气血虚，故宜彰之。彰者，补之益之，而使气血复彰也。于此三者，而表里虚实之治尽之矣。

形不足者，温之以气；精不足者，补之以味。

此正言彰之之法，而在于药食之气味也。以形精言，则形为阳，精为阴；以气味言，则气为阳，味为阴。阳者，卫外而为固也；阴者，藏精而起亟也。故形不足者，阳之衰也，非气不足以达表而温之；精不足者，阴之衰也，非味不足以实中而补之。阳性暖，故曰温；阴性静，故曰补。按《本论》有云"味归形，形食味，气归精，精食气"，而此曰"形不足者，温之以气；精不足者，补之以味"，义似相反，不知形以精而成，精以气而化，气以味而生，味以气而行。故以阴阳言，则形与气皆阳也，故可以温，味与精皆阴也，故可以补；以清浊言，则味与形皆浊也，故味归形，气与精皆清也，故气归精，然则气不能外乎味，味亦不能外乎气，虽气味有阴阳清浊之分，而实则相须为用者也。

其高者因而越之，其下者引而竭之，中满者泻之于内，其有邪者渍形以为汗，其在皮者汗而发之，其慓悍者按而收之，其实者散而泻之。审其阴阳，以别柔刚。阳病治阴，阴病治阳。定其血气，各守其乡。血实宜决之，气虚宜牵引之。

越，发扬也，谓升散之，吐涌之，可以治其上之表里也。竭，祛除也。祛除谓涤荡之，疏利之，可以治其下之前后也。中满二字，最宜详察，即痞满大实坚之谓，故当泻之于内。若外见浮肿，而胀不在内者，非中满也，妄行攻泻，必至为害。此节之要，最在一中字。邪在肌表，故当渍形以为汗。渍，浸也，言令其汗出如渍也。如许胤宗用黄芪防风汤数十斛，置于床下以蒸汗，张苗烧地，如桃叶于上以蒸汗，或用药煎汤浴洗之，皆渍形之法也。其在皮者，汗而发之。前言有邪者兼经络而言，言其深也，此言在皮者，言其浅也，均为表证，故皆宜汗。慓，急也。悍，猛利也。按，察也。此兼表里而言。凡邪气之急利者，按得其状，则可收而制之矣。其实者散而泻之，言阳实者宜散之，阴实者宜泻之也。形证有柔刚，脉色有柔刚，气味尤有柔刚。柔者属阴，刚者属阳。知柔刚之化者，知阴阳之妙用矣，故必审而别之。阳胜者阴必病，阴胜者阳必病。如《至真要大论》曰：诸寒之而热者取之阴，热之而寒者取之阳。启玄子曰"壮水之主，以制阳光；益火之源，以消阴翳"，皆阳病治阴，阴病治阳之道也，亦上文从阴引阳，从阳引阴之义。定其血气，各守其乡者，病之或在血分，或在气分，当各察其处，而不可乱也。决，谓决去其血，如决水之义。牵，《甲乙经》作掣，挽也。气虚者无气之渐，无气则死矣，故当挽回其气而引之使复也。如上气虚者，升而举之；下气虚者，纳而归之；中气虚者，温而补之，是皆掣引之义。出《素问·阴阳应象大论》

治之要极，无失色脉，治之极于一。

帝曰：余欲临病人，观死生，决嫌疑，欲如其要如日月光，可得闻乎？

如日月光，欲其明显易见也。

岐伯曰：色脉者，上帝之所贵也，先师之所传也。上古使僦贷季，理色脉而通神明，合之金木水火土，四时八风六合，不离

其常，变化相移，以观其妙，以知其要。欲知其要，则色脉是矣。

理色脉，察内外之精微也。通神明，色脉辨而神明见也。色脉之应，无往不合，如五行之衰王，四时之往来，八风之变，六合之广，消长相依，无不有常度也。五行四时八风之气，迭有盛衰，则变化相移，色脉随之而应，故可以观其妙，知其要。凡人之五脏六腑，百骸九窍，脉必由乎气，气必合乎天，虽其深微难测，而惟于色脉足以察之，故曰欲知其要，则色脉是矣。

色以应日，脉以应月，常求其要，则其要也。夫色之变化以应四时之脉，此上帝之所贵，以合于神明也，所以远死而近生。生道以长，命曰圣王。

色分五行，而明晦是其变。日有十干，而阴晴是其变，故色以应日。脉有十二经，而虚实是其变；月有十二建，而盈缩是其变，故脉以应月。常求色脉之要，则明如日月，而得其变化之要矣。上帝贵色脉之应，故能见几察微，合于神明，常远于死，常近于生，生道永昌，此圣王之治身如此。

中古之治病，至而治之，汤液十日以去，八风五痹之病，十日不已，治以草苏草荄之枝，本末为助，标本已得，邪气乃服。

中古之治病，必病至而后治之，其治也，先以汤液。汤液者，五谷所制，而非药也，服之十日，而八风五痹之病可以去矣。使十日不已，则治以草苏草荄之枝。苏，叶也。荄，根也，枝茎也。根枝相佐，故云本末为助，即后世之煎剂也。病原为本，病变为标，得其标本，邪无不服，此中古之治，虽不若上古之见于未然，而犹未若后世之误也。

暮世之治病也则不然，治不本四时，不知日月，不审逆从，病形已成，乃欲微针治其外，汤液治其内，粗工凶凶，以为可攻，

故病未已，新病复起。

王氏曰：四时之气，各有所在，不本其处而即妄攻，是反古也。《四时刺逆从论》曰：春气在经脉，夏气在孙络，长夏气在肌肉，秋气在皮肤，冬气在骨髓，工当各随所在，而辟伏其邪尔。不知日月者，谓日有寒温明暗，月有空满亏盈也。《八正神明论》曰：凡刺之法，必候日月星辰，四时八正之气，气定乃刺之。是故天温日明，则人血淖溢而卫气浮，故血易泻，气易行；天寒日阴，则人血凝泣而卫气沉；月始生则血气始精，卫气始行；月郭满则血气盛，肌肉坚；月郭空则肌肉减，经络虚，卫气去，形独居。是以因天时而调血气也。是故天寒无刺，天温无凝，月生无泻，月满无补，月郭空无治，是谓得时而调之，此之谓。不审逆从者，谓不审量其病可治与不可治也。既不能妨于未然，至其病形已成；又不能察其见在，心粗见浅，针药乱施，此粗工也。粗工学不精而庸浅也。兑兑，好自用而孟浪也。若辈者，意其为实而攻之，则假实未去而真虚至，意其为热而寒之，则故热未除而新寒起，是不足以治人，而适足以害人耳。景岳张氏曰：王太仆引经注此，其说虽是，而殊有未尽者。如不本四时，则有不知运气之盛衰，阴阳之消长，故好用温热者，恶天地之赫曦；专用寒凉者，昧主客之流衍。五音皆有宜忌，故可视为泛常。故《五常政大论》曰：必先岁气，无伐天和。设不知此而犯之，如抱薪救火，因雪加霜，误人误己，而终身不悟者，良可慨矣！如不知日月，王注即以日月为解，然本篇所言者，原在色脉，故不知色脉，则心无叁伍之妙，诊无表里之明。色脉不合者，孰当舍证以从脉。缓急相碍者，孰当先此而后彼。理趣不明，其妄孰甚？此色脉之参合，必不可少，故云日月也。又若不审逆从，则有气色之逆从，如《玉版要论》曰"色见上下左右，各在其要。上为逆，下为从。女子右为逆，左为从；男子左为逆，右为从"，《卫气失常篇》曰"审察其有余不足而调之"，可以知逆顺矣。有四时脉息之逆从，如《平人气象论》曰"脉有逆从四时，未有脏形，春夏而脉瘦，秋冬而脉浮大，命曰逆四时也"，《玉机真脏论》曰"所谓逆四时者，春得肺脉，夏得肾脉，秋得心脉，冬得脾脉，其至皆悬绝沉涩者，命曰逆四时也"；有脉证之逆从，如《平人气象论》曰"风热而脉静，泄而脱血脉实，病在中脉虚，病在外脉涩坚者，皆难治，命曰反四时也"，《玉机真脏论》曰"病热脉静，泄而脉大，脱血而脉实，病在中脉实坚，病在外脉不实坚者，皆难治也"；有治法之逆从，如《至真要大论》曰"有逆取而得者，有从取而得者"，逆，正顺也，若顺逆也，又曰"微者逆之，甚者从之"，又曰"逆者正治，从者反治，从少从多，观其事也"，《五常政大论》曰"强其内守，必同其气，可使平也，假者反之"，是皆逆从之道，医所最当潜心者。若不明四时脉证之逆从，则不识死生之理，而病必多失；不明论治之逆从，则必至妄投而绝人长命，此暮世之通弊也，宜详察之。

帝曰：愿闻要道？岐伯曰：治之要极，无失色脉。用之不惑，治之大则。

色脉之与疾病，犹形之与影，声之与应也。故察病之要道，在深明色脉之精微，而不至惑乱，即明如日月之大法也。

得神者昌，失神者亡。帝曰：善。

此总结上文，而言死生之大本也。《天年篇》曰：失神者死，得神者生。又本病论，亦有此二句。出素问·移精变气论

揆度奇恒，脉色主治。

黄帝问曰：余闻揆度奇恒所指不同，用之奈何？岐伯对曰：揆度者，度病之浅深也。奇恒者，言奇病也。请言道之至数，五色脉变。揆度奇恒，道在于一，神转不回，回则不转，乃失其机，至数之要，迫近以微。

揆度，揣度也。奇恒，异常也。所指不同，有言疾病者，有言脉色者，有言脏腑者，有言阴阳者，其类不一也，故问之。伯言奇病，异常之病也。病而异常，非揣度浅深之详，不易知也。至数之义，所包者广，如《六节藏象》《天元纪》《至真要》《六微旨》《五运行》《六元正纪》等论，皆言其义。盖天人之道，有气则有至，有至则有数；人之五色五脉，无非随气以至，故其太过不及，亦皆有至数存焉。能知天地之至数，即可知人之至数，色脉奇恒，其变虽多，其道则一，一者如下文所谓神而已矣。神者，阴阳之变化也。《易》曰：知变化之道者，其知神之所为乎，转运行不息也。回，逆而，邪也。神机之用，循环无穷，故在天在人，无不赖之以成，化育之功者，皆神转不回也。设其回而不转，则至数逆，生机失矣。故曰：神去则机息。又曰失神者亡也至。数，即神之机也。要在乎机，机在乎神。神机之道，纤毫无间，至精至微，无往不切，故曰迫近以微。

容色见上下左右，各在其要。

天之神机见于气候，人之神机见于脉色。凡此上下左右，及下文浅深逆从日数之类，皆色脉至数之要，不可不察也。

其色见浅者，汤液主治，十日已。其见深者，必齐主治，二十一日已。其见大深者，醪酒主治，百日已。色夭面脱，不治，百日尽已。脉短气绝，死。病温，虚甚死。

色浅则病微，故可以汤液主治而愈，亦速也。汤液者，五谷之汤液，盖调养之道，非后世汤药之谓。色深则病深，故当以齐主治而愈，稍迟。齐剂同，药剂也，《汤液醪醴论》曰：必齐毒药攻其中。色大深者病尤甚，故必以醪酒主治。醪酒，药酒也，如《腹中论》鸡矢醴之类。色夭面脱者，神气已去，故不可治。百日尽，则时更气易，至数尽而已。上节言病已，此言命已也，不可混看。脉短气绝者，中虚阳脱也，故死。病温，邪有余；虚甚，正不足。正不胜邪，故死。

色见上下左右，各在其要。上为逆，下为从。女子右为逆，左为从；男子左为逆，右为从。易，重阳死，重阴死。阴阳反作，治在权衡相夺，奇恒事也，揆度事也。

要，即逆从之要也。《五色》篇曰：其色上行者，病益甚；其色下行，如云彻散者，病方已。故上为逆，下为从。女为阴，右亦为阴，色在右则阴病甚矣，故女以右为逆；男为阳，左亦为阳，色在左则阳病甚矣，故男以左为逆。此虽以色为言，而病之逆从亦犹是也。易，变易也。男以右为从，而易于左则阳人阳病，是重阳也；女以左为从，而易于右则阴人阴病，是重阴也。重阳重阴者，阴阳偏胜也。有偏胜则有偏绝，故不免于死矣。反作如是，《四气调神论》所谓反顺为逆也。逆则病生矣，治在权衡。相夺，谓度其轻重而夺之，使平犹权衡也。奇恒事也，揆度事也，承上文而言阴阳反作者，即奇恒事也。权衡相夺者，即揆度事也。

搏脉痹躄，寒热之交，脉孤为消气，虚泄为夺血。孤为逆，虚为从。

上文言奇恒之色，此下言奇恒之脉。搏脉者，搏击于手也，为邪盛正衰，阴阳乖乱之脉，故为痹为躄，为或寒或热之交也。痹，顽痹也，躄足不能行也。脉孤者，孤阴孤阳也。孤阳者洪大之极，阴气必消；孤阴者微弱之甚，阳气必消，故脉孤为消气也。脉虚兼泄者，必亡其阴，阴亡则血虚，故虚泄，为夺血也。孤者，偏绝之谓。绝者，不可复生，故为逆。虚者，不足之称。不足者犹可补，故曰从。

行奇恒之法，以太阴始行。所不胜曰逆，逆则死。行所胜曰从，从则活。八风四时之胜，终而复始。逆行一过，不复可数，论要毕矣。

肺为百脉之朝会，故脉变奇恒之辨，当以太阴始。太阴者，手太阴之气口也。行所不胜，克我者也，如以木见金，以金见火之类。行所胜，我克者也，如以木见土，以土见水之类。八风之至，随四时之胜，至数有常，则终而复始，此顺常之令也。设或气令失常，逆行一过，是为回则不转，而至数紊乱，无复可以数计矣。过，失也，喻言人之色脉一有失调，则奇恒反作，变态百出，亦不可以常数计也。此则天人至数之论，要在逆从之间，察其神而毕矣。出《素问·玉版论要论》

治有缓急，方有奇偶。

帝曰：气有多少，病有盛衰。治有缓急，方有大小。愿闻其约奈何？

五运六气，各有太过不及，故曰气有多少。人之疾病，必随气而为盛衰，故治之缓急，方之大小，亦必随其轻重而有要约也。

岐伯曰：气有高下，病有远近，证有中外，治有轻重，适其至所为故也。

岁有司天在泉，则气有高下；经有脏腑上下，则病有远近。在里曰中，在表曰外。缓者治宜轻，急者治宜重也。适其至所为故，言必及于病至之所，而务得其以然之故也。

《大要》曰：君一臣二，奇之制也；君二臣四，偶之制也；君二臣三，奇之制也；君三臣六，偶之制也。故曰近者奇之，远者偶之。汗者不以偶，下者不以奇。补上治上制以缓，补下治下制以急。急则气味厚，缓则气味薄。适其至，所此之谓也。

君三臣六当作君二臣六。大要，古法也。主病之谓君，君当倍用。佐君之谓臣，臣以助之。奇者，阳数，即古所谓单方也。偶者，阴数，即古所谓复方也。故君一臣二，其数三，君二臣三，其数五，皆奇之制也；君二臣四，其数六，君二臣六，其数八，皆偶之制也。奇方属阳而轻，偶方属阴而重。近者为上为阳，故用奇方，用其轻而缓也；远者为下为阴，故用偶方，用其重而急也。汗者不以偶，阴沉不能达表也；下者不以奇，阳升不能降下也。旧本云：汗者不以奇，下者不以偶。而王太仆注云：汗药不以偶方，泄下药不以奇制。是注与本文相反矣，然王注得理，而本分似误，今改从之。

按：本节特举奇偶阴阳，以分汗下之概，则气味之阴阳，又岂后于奇偶哉？故下文复言之，此其微意，正不止于品数之奇偶，而实以发明方制之义耳，学者当因之以深悟。补上治上，制其缓，欲其留布上部也；补下治下，制以急，欲其直达下焦也。故欲急者，须气味之厚；欲缓者，须气味之薄。若制缓方而气味厚，则峻而去速；用急方而气味薄，则柔而不前。惟缓急厚薄得其宜，则适其病至之所，而治得其要矣。

病所远，而中道气味之者，食而过之，无越其制度也。是故平气之道，近而奇偶，制小其服也；远而奇偶，制大其服也。大则数少，小则数多，多则九之，小则二之。

言病所有深远，而药必由于胃，设用之无法，则药未及病，而中道先受其气味矣。故当以食为节，而使其远近皆达，是过之也。如欲其远者，药在食前，则食催药而致远矣；欲其近者，药在食后，则食隔药而留止矣。由此类推，则服食之疾徐，根梢之升降，以及汤膏丸散，各有所宜，故云无越其制度也。平气之道，平其不平之谓也。如在上为近，在下为远，远者近者，各有阴阳表里之分，故远方近方亦各有奇偶相兼之法。如方奇而分两偶，方偶而分两奇，皆互用之妙也。故近而奇偶，制小其服，小则数多，而尽于九，盖数多则分两轻，分两轻则性力薄，而仅及近处也；远而奇偶，制大其服，大则数少，而止于二，盖少则分两重，分两重则性力专，而直达深远也。是皆奇偶兼用之法。若病近而大其制，则药胜于病，是谓诛伐无过；病远而小其制，则药不及病，亦犹风马牛不相及耳。上文云近者奇之，远者偶之，言法之常也，此云近而奇偶，远而奇偶，言用之变也。知变知常，则应变可以无方矣。

奇之不去则偶之，是谓重方。偶之不去，则反佐以取之。所谓寒热温凉，反从其病也。

此示人以通变也。如始也用奇，奇之而病不去，此其必有未合，乃当变而为偶，奇偶迭用，是曰重方，即后世所谓复方也。若偶之而又不去，则当求其微甚真假而反佐以取之。反佐者，谓药同于病，而顺其性也。如以热治寒而寒拒热，则反佐以寒，是入之；以寒治热而热格寒，则反佐以热而入之。又如寒药热用，借热以行寒；热药寒用，借寒以行热。是皆反佐变通之妙用，盖欲因其势而利导之耳。王太仆曰：夫热与寒，背寒与热违，微小之热，为寒所折，微小之冷，为热所消；甚大寒热，则必能与违性者争雄，能与异气者相格。声不同不相应，气不同不相合，如是则且惮而不敢攻，攻之则病气与药气抗衡，而自为寒热以固守矣。是以圣人反其佐以同其气，使其声应气合，始同终异，而相违相格之患尽无虑矣。出《素问·至真要大论》

气味，方制，治法，逆从。

帝曰：五味，阴阳之用何如？岐伯曰：辛甘发散为阳，酸苦涌泄为阴，咸味涌泄为阴，淡味渗泄为阳。六者或收或散，或缓或急，或燥或润，或耎或坚，以所利而行之，调其气，使其平也。

涌吐也，泄泻也，渗泄利小便及通窍也。辛甘酸苦咸淡，六者之性，辛主散主润，甘主缓，酸主收主急，苦主燥主坚，咸主耎，淡主渗泄。《脏气法时论》曰：辛散，酸收，甘缓，苦坚，酸耎。故五味之用，升而轻者为阳，降而重者为阴，各因其利而行之，则气可调而平矣。

帝曰：非调气而得者，治之奈何？有毒无毒，何先何后？愿闻其道。

非调气，谓病有不因于气而得者也。王太仆曰：病生之类有四，一者始因气动而内有所成，谓积聚癥瘕，瘤气瘿气，结核癫痫之类也；二者因气动而外有所成，谓痈肿疮疡，疣疥痔，掉瘛浮肿，目赤熛疹，跗肿痛痒之类也；三者不因气动而病生于内，谓留饮癖食，饥饱劳损，宿食霍乱，悲恐喜怒，想慕忧结之类也；四者不因气动而病生于外，谓瘴气贼魅，虫蛇虫毒，蜚尸鬼击，冲薄坠堕，风寒暑湿所射，刺割捶朴之类也。凡此四类，有独治内而愈者，有兼治内而愈者，有独治外而愈者，有兼治外而愈者，有先治内后治外而愈者，有先治外后治内而愈者，有须齐毒而攻击者，有须无毒而调引者，其于或重或轻，或缓或急，或收或散，或润或燥，或耎或坚，用各有所宜也。

岐伯曰：**有毒无毒，所治为主，适大小为制也。**

治之之道，有宜毒者，有不宜毒者，但以所治为主，求当于病而已，故其方之大小轻重，皆宜因病而为之制也。

帝曰：**请言其制。**岐伯曰：**君一臣二，制之小也；君一臣三佐五，制之中也；君一臣三佐九，制之大也。寒者热之，热者寒之。微者逆之，甚者从之。**

寒者热之，热者寒之，治寒以热，治热以寒，此正治法也。病之微者，如阳病则热，阴病则寒，真形易见，其病则微，故可逆之。逆，即上文之正治也。病之甚者，如热极反寒，寒极反热，假证难辨，其病则甚，故当从之。从，即下文之反治也。王太仆曰：夫病之微小者，犹人火也，遇草而炳，得木而燔，可以湿伏，可以水灭，故逆其性气以折之攻之；病之大甚者，犹龙火也，得湿而焰，遇水而燔，不知其性，以水折之，适足以光焰诣天，物穷方止矣。识其性者，反常之理，以火逐之则燔灼自消，焰火扑灭。然逆之，谓以寒攻热，以热攻寒；从之，谓攻以寒热须从其性，用不与常同。是以下文曰逆者正治，从者反治，从少从多，观其事也，此之谓乎。

坚者削之，客者除之，劳者温之，结者散之，留者攻之，燥者濡之，急者缓之，散者收之，损者益之，逸者行之，惊者平之，上之下之，摩之浴之，薄之劫之，开之发之，适事为故。

温之，温养之也。逸者，奔逸愤乱也。行之，行其逆滞也。平之，安之也。上之，吐之也。摩之，按摩之也。薄之，追其隐藏也。劫之，夺其强盛也。适事为故，适当其所事之故也。

帝曰：**何谓逆从？**岐伯曰：**逆者正治，从者反治。从少从多，观其事也。**

以寒治热，以热治寒，逆其病者，谓之正治。以寒治寒，以热治热，从其病者，谓之反治。从少谓一同而二异，从多谓二同而一异，必观其事之轻重，而为之增损，然则宜于全反者，自当尽同无疑矣。

帝曰：反治何谓？岐伯曰：**热因寒用，寒因热用，塞因塞用，通因通用，必伏其所主而先其所因，其始则同，其终则异，可使破积，可使溃坚，可使气和，可使必已。**

此节从王氏及新校正等注云：热因寒用者，如大寒内结，当治以热，然寒甚格热，热不得前，则以热药冷服，下嗌之后，冷体既消，热性便发，情且不违，而致大益，此热因寒用之法也；寒因热用者，如大热在中，以寒攻治则不入，以热攻治则病增，乃以寒药热服，入腹之后，热气既消，寒性遂行，情且协和，而病以减，此寒因热用之法也。如《五常政大论》云：治热以寒，温而行之；治寒以热，凉而行之。亦寒因热用，热因寒用之义。塞因塞用者，如下气虚乏，中焦气壅，欲散满则更虚其下，欲补下则满甚于中，治不知本，而先攻其满，药入或减，药过依然，气必更虚，病必渐甚，乃不知少服则资壅，多服则宣通，峻补其下，以疏启其中，则下虚自实，中满自除，此塞因塞用之法也；通因通用者，如大热内蓄，或大寒内凝，积聚留滞，泻利不止，寒滞者以热下之，热滞者以寒下之，此通因通用之法也。以上四治，必伏其所主者，制病之本也；先其所因者，求病之由也。既得其本，而以真治真，以假治假，其始也类治似同，其终也病变则异矣，是为反治之法，故可使破积溃坚，气和而病必已也。

帝曰：善。气调而得者，何如？岐伯曰：**逆之从之，逆而从之，从而逆之，疏气令调，则其道也。**

气调而得者，言气本调和，而偶感于病，则或因天时，或因意料之外者也。若其治法，亦无过逆从而已，或可逆者，或可从者，或先逆而后从者，或先从而后逆者，但疏其邪气而使之调和，则治道尽矣。出《素问·至真要大论》

附：张景岳病有真假辨

治有逆从者，以病有微甚。病有微甚者，以证有真假也。寒热有真假，虚实亦有真假。真者正治，知之无难。假者反治，乃为难耳。如寒热之真假者，真寒则脉沉而细，或弱而迟，为厥逆，为呕吐，为腹痛，为飧泄下利，为小便清频，即有发热，必欲得衣，此浮热在外，而沉寒在内也；真热则脉数有力，滑大而实，为烦躁喘满，为声音壮厉，或大便秘结，或小水赤涩，或发热掀衣，或胀疼热渴，此皆真病。真寒者宜温其寒，真热者直解其热，是当正治者也。至若假寒者，阳证似阴，火极似水也，外虽寒而内则热，脉数而有力，或沉而鼓击，或身寒恶衣，或便热秘结，或烦渴引饮，或肠垢臭秽，此则恶寒非寒，明是热证，所谓热极反兼寒化，亦曰阳盛隔阴也；假热者，阴证似阳，水极似火也，外虽热而内则寒，脉微而弱，或数而虚，或浮大无根，或弦芤断续，身虽炽热而神则静，语虽谵妄而声则微，或虚狂起倒而禁之即止，或蚊迹假斑而浅红细碎，或喜冷水而所用不多，或舌胎面赤而衣被不撤，或小水多利，或大便不结，此则恶热非热，明是寒证，所谓寒极反兼热化，亦曰阴盛隔阳也。此皆假病，假寒者清其内热，内清则浮阴退舍矣；假热者温其真阳，中温则虚火归原矣，是当从治者也。又如虚实之治，实则泻之，虚则补之，此不易之法也。然至虚有盛候，则有假实矣；大实有羸状，则有假虚矣。总之，虚者正气虚也，为色惨形疲，为神衰气怯，或自汗不收，或二便失禁，或梦遗精滑，或呕吐隔塞，或病久攻多，或气短似喘，或劳伤过度，或暴因失志，虽外证似实，而脉弱无神者，皆虚证之当补也；实者邪气实也，或外闭于经络，或内结于脏腑，或气壅而不行，或血留而凝滞，必脉病俱盛者，乃实证之当攻也。然而虚实之间，最多疑似，有不可不辨其真耳。如《通评虚实论》曰：邪气盛则实，精气夺则虚。此虚实之大法也。设有人焉，正已夺而邪方盛者，将顾其正而补之乎，抑先其邪而攻之乎？见有不的，则死生系之，此其所以宜慎也。夫正者本也，邪者标也，若正气既虚，则邪气虽盛，亦不可攻，盖恐邪未去而正先脱，呼吸变生，则措手无及，故治虚邪者，当先顾正气，正气存则不至于害，且补中自有攻意，盖补阴即所以攻热，补阳即所以攻寒，世未有正气复而邪不退者，亦未有正气竭而命不倾者，如必不得已，亦当酌量缓急，暂从权宜，从少从多，寓战于守，斯可矣，此治虚之道也。若正气无损者，邪气虽微，自不宜补，盖补之则正无与而邪反盛，适足以藉寇兵而资盗粮，故治实证者当直去其邪，邪去则身安，但法贵精专，便臻速效，此治实之道也。要之，能胜攻者方是实证，实者可攻，何虑之有？不能胜攻者便是虚证，气去不返，可不寒心，此邪正之本末，有不可不知也。惟是假虚之证不多见，而假实之证最多也；假寒之证不难治，而假热之治多误也。然实者多热，虚者多寒。如丹溪曰"气有余便是火"，故实能受寒。而余续之曰"气不足便是寒"，故虚能受热。世有不明真假本末，而曰知医者，余则未敢许也。

约 方

约方者，犹约囊也，囊满而弗约则输泄，方成弗约则神与弗俱。

约者，要也。约方，约囊，其道同也。囊满勿约则输泄而倾，方成弗约则不切于用，盖杂则不精也。《易》曰：精义入神，以致用也。不得其精，焉能入神？有方无约，即无神也，故曰神与勿俱。所谓约者，即前外揣篇浑束为一之义。出《灵枢·禁服篇》

有毒无毒，制方有约。必先岁气，无伐天和。

帝曰：有毒无毒，服有约乎？

约，度也。

岐伯曰：病有久新，方有大小。有毒无毒，固宜常制矣。大毒治病，十去其六；常毒治病，十去其七；小毒治病，十去其八；无毒治病，十去其九；谷肉果菜，食养尽之，无使过之，伤其正也。不尽，行复如法。

病重者宜大，病轻者宜小，无毒者宜多，有毒者宜少，皆常制之约也。药性有大毒、常毒、小毒、无毒之分，去病有六分、七分、八分、九分之约者，盖以治病之法，药不及病则无济于事，药过于病则反伤其正，而生他患矣，故当知约制，而进止有度也。王氏曰：大毒之性烈，其为伤也多；小毒之性和，其为伤也少。常毒之性减大毒之性一等，加小毒之性一等，所伤可知也，故至约必止之，以待来证尔。然无毒之药，性虽平和，久而多之，则气有偏胜，必有偏绝，久攻之则脏气偏弱，既弱且困，不可长也，故十去其九而止，病已去其八九，而有余未尽者，则当以谷肉果菜饮食之类培养正气，而余邪自尽矣，如《脏气法时论》曰"毒药攻邪，五谷为养，五果为助，五畜为益，五菜为充"者是也。然毒药虽有约制，而饮食亦贵得宜，皆不可使之太过，过则反伤其正也。如此而犹有未尽，则再行前法，以渐除之，宁从乎慎也。

必先岁气，无伐天和，无盛盛，无虚虚，而遗人夭殃。无致

邪，无失正，绝人长命。

五运有纪，六气有序，四时有令，阴阳有节，皆岁气也。人气应之，以生长收藏，即天和也。设不知岁气变迁，而妄呼寒热，则邪正盛衰无所辨，未免于犯岁气，伐天和矣。夭枉之由，此其为甚。邪气实者，复助之，盛其盛矣；正气夺者，复攻之，虚其虚矣。不知虚实，妄施攻补，以致盛者愈盛，虚者愈虚，真气日消，则病气日甚，遗人夭殃，医之咎也。盛其盛是致邪也，虚其虚是失正也。重言之者，所以深戒夫。伐天和而绝人长命，以见岁气不可不慎也。出《素问·五常政大论》

形志苦乐，病治不同。

形乐者身无劳也，志苦者心多虑也。心主脉，深思过虑，则脉病矣。脉病者当治经络，故当随其宜而灸刺之。

形乐志乐，病生于肉，治之以针石。

形乐者逸，志乐者闲，饱食终日，无所运用，多伤于脾。脾主肌肉，故病生焉肉。病者或为卫气留，或为脓血聚，故当**用针石以取之。石，砭石也。**

形苦志乐，病生于筋，治之以熨引。

形苦者身多劳，思乐者心无虑。劳则伤筋，故病生于筋。熨，以药熨。引，谓导引。

形苦志苦，病生于咽。嗌，治之以甘药。

形苦志苦，必多忧思。忧则伤肺，思则伤脾。脾肺气伤，则虚而不行，气必滞矣。脾肺之脉，上循咽嗌，故病生于咽嗌。如人之悲忧过度，则咽咙哽咽，食饮难进；思虑过度，则上焦否隔，咽中核塞，即其征也。《通评虚实论》曰：隔则闭绝，上下不通，则暴忧之病也。亦此之谓。病在嗌者，因损于脏，故当以甘药调补之。

形数惊恐，经络不通，病生于不仁，治之以按摩醪药。惊者气乱，恐者气下。数有惊恐，则气血散乱，而经络不通，故病不仁。不仁者，顽痹冥弱也，故治宜按摩，以导气行血，醪药以养正除邪。醪药，药酒也。经络二字，《九针论》作筋脉，义亦同。

出《素问·血气形志篇》

妇人重身，毒之何如？

黄帝问曰：妇人重身，毒之何如？岐伯曰：有故无殒，亦无殒也。

重身，孕妇也。毒之谓峻利药也，故如下文大积大聚之故。有是故而用是药，所谓有病则病受之，故孕妇可以无殒，而胎气亦无殒也。殒，伤也。

帝曰：愿闻其故，何谓也？岐伯曰：**大积大聚，其可犯也，衰其大半而止，过者死。**

身虽孕，而有大积大聚，非用毒药不能攻，攻亦无害，故可犯也。然但宜衰其大半，便当止药，如上篇云"大毒治病，十去其六"者是也，若或过用，则病未必尽，而胎已受伤，多致死矣。

出《素问·六元正纪大论》

为治之道，顺而已矣。

岐伯曰：夫治民与自治，未有逆而能治之也，夫惟顺而已矣。黄帝曰：顺之奈何？岐伯曰：入国问俗，入家问讳，上堂问礼，临病人问所便。

便者，相宜也。

黄帝曰：便病人，奈何？岐伯曰：寒中之属则便热，夫中热消瘅则便寒。胃中热则消谷，令人悬心善饥。脐以上皮热，肠中热，则出黄如糜；脐以下皮寒，胃中寒，则腹胀，肠中寒，则肠鸣飧泄。

此下皆言治病之所便也。中热者，中有热也。消瘅者，内热为瘅，善饥渴而日消瘦也。凡热在中，则治便于寒；寒在中，则治便于热，是皆所以顺病情也。消谷者，谷食易消也。悬心者，胃火上炎，心血被烁，而悬悬不宁也。胃热消谷，故令人善饥。脐以上者，胃与小肠之分也，故脐以上皮热者，肠中亦热也。出黄如糜者，以胃中湿热之气传于小肠所致也。糜，腐烂也。此二节皆热证便寒之类。脐以下皮寒者，以肠胃中寒也。胃中寒，则不能运化，而为腹胀；肠中寒，则阴气留滞，不能泌别清浊，而为肠鸣飧泄，是皆寒证便热之类。水谷不化曰飧泄。

胃中寒，肠中热，则胀而且泄；胃中热，肠中寒，则疾饥，小腹痛胀。

上文言肠中寒者泄，而此言肠中热者泄，所以有热泄、寒泄之不同，而热泄谓之肠垢，寒泄谓之鹜溏也。胃中热则善消谷，故疾饥；肠中寒则阴气聚结不行，故小腹切痛而胀。此二节皆当因其寒热，而随所宜以调之者也。

黄帝曰：胃欲寒饮，肠欲热饮，两者相逆，便之奈何？

胃中热者欲寒饮，肠中寒者欲热饮，缓急之治，当有先后，而喜恶之欲，难于两从，且以贵人多任性，此顺之所以难，而治之当有法也。

岐伯曰：春夏先治其标，后治其本；秋冬先治其本，后治其标。

此言治有一定之法，有难以顺其私欲而可为假借者，故特举标本之治以言其概耳。如春夏之气达于外，则病亦在外。外者，内之标，故先治其标，后治其本。秋冬之气敛于内，则病亦在内。内者，外之本，故先治其本，后治其标。一曰春夏发生，宜先养气以治标；秋冬收藏，宜先固精以治本，亦通。

黄帝曰：便其相逆者奈何？

便其相逆者，谓于不可顺之中，而复有不得不委曲以便其情者也。

岐伯曰：便此者，饮食衣服，亦欲适寒温。寒无凄怆，暑无出汗。食饮者，热无灼灼，寒无沧沧。寒温中适，故气将持，乃不致邪僻也。

适，当也。此言必不得已而欲便病人之情者，于便之之中而但欲得其当也。即如饮食衣服之类，法不宜寒而彼欲寒，但可令其微寒，而勿使至于凄怆，法不宜热而彼欲热，但可令其微热，而勿使至于汗出。又如饮食之欲热者，亦不宜灼灼之过；欲寒者，亦不宜沧沧之甚寒。热适其中和，则元气得以执持，邪僻无由而致，是即用顺之道也。出《灵枢·师传篇》

五过四德

帝曰：凡未诊病者，必问尝贵后贱，虽不中邪，病从内生，名曰脱营；尝富后贫，名曰失精，五气留连，病有所并。医上诊之，不在脏腑，不变躯形，诊之而疑，不知病名，身体日减，气虚无精，病深无气，洒洒然时惊。病深者，以其外耗于卫，内夺于荣，良工所失，不知病情，此亦治之一过也。

尝贵后贱者，其心屈辱，神气不伸，虽不中邪，而病生于内。营者，阴气也。营行脉中，心之所主，心志不舒，则血无以生，脉日以竭，故为脱营。尝富后贫者，忧煎日切，奉养日廉，故其五脏之精，日加消败，是为失精。精失则气衰，气衰则不运，故为留聚，而病有所并矣。如前二病者，求之内证，则脏腑无可凭；求之外证，则形躯无所据。诊者不明其故，则未有不疑而莫识其为何病也。其病渐深，则体为瘦减，其气日虚则精无以生，《阴阳应象大论》曰"气归精，精食气"故也。及其病深，则真气消索，故曰无气。无气则阳虚，故洒然畏寒也。阳虚则神不足，故心怯而惊也。精气俱损，则表里俱困，故外耗于卫，内夺于荣，此其所以为深也。虽曰良工，而不能察此，则不得其情，焉知其本，此过误之一也？

凡欲诊病者，必问饮食居处。暴乐暴苦，始乐后苦，皆伤精气。精气竭绝，形体毁沮。暴怒伤阴，暴喜伤阳，厥气上行，满脉去形，愚医治之，不知补泻，不知病情，精华日脱，邪气乃并，此治之二过也。

饮食有膏粱藜藿①之殊，居处有寒温燥湿之异，因常知变，必详问而察之。乐则喜，喜则气缓。苦则悲，悲则气消。故苦乐失常，皆伤精气，甚至竭绝，则形体毁沮。沮，坏也。怒伤肝，肝藏血，故伤阴。喜伤心，心藏神，故伤阳。厥气，逆气也。凡喜怒过度而伤其精气者，皆能令人气厥，逆而上行。气逆于脉，故满脉。精脱于中，故去形。不明虚实，故不知补泻。不察所因，故不知病情。以致阴阳败竭，故精华日脱。阳脱者，邪并于阴。阴脱者，邪并于阳。故曰"邪气乃并"。此愚医之所误，过之二也。

善为脉者，必以比类奇恒，从容知之。为工而不知道，此诊之不足贵，此治之三过也。

---

① 藜藿：粗劣的饭菜。

比类，比别例类也。奇恒，异常也。从容，古经篇名，盖法在安详静察也。凡善诊者，必比类相求，故能因阴察阳，因表察里，因正察邪，因此察彼，是以奇恒异常之脉证，皆自从容之法而知之矣。《易》曰：引而伸之，触类而长之，天下之能事毕矣。其即比类之谓欤。工不知此，何诊之有？此过误之三也。又《示从容论》曰：脾虚浮似肺，肾小浮似脾，肝急沉散似肾，此皆工之所时乱也，然从容得之。

诊有三常，必问贵贱。封君败伤，及欲侯王，故贵脱势，虽不中邪，精神内伤，身必败亡；始富后贫，虽不伤邪，皮焦筋屈，痿躄为挛；医不能严，不能动神，外为柔弱，乱至失常，病不能移，则医事不行，此治之四过也。

三常，即常贵贱、常贫富、常苦乐之义。封君败伤者，追悔已往，及欲侯王者，妄想将来，皆致病之因，抑郁不伸，故精神内伤，迷而不达，不亡不已也。忧愁思虑，则心肺俱伤，气血俱损，故为是病。躄，足不能行也。戒不严则无以禁其欲，言不切则无以动其神，又其词色外为柔弱，而委随从顺，任其好恶，则未有不乱，而至失其常者，如是则病不能移。其于医也何有此过？误之四也。

凡诊者，必知终始，有知余绪。切脉问名，当合男女。离绝菀结，忧恐喜怒，五脏空虚，血气离守，工不能知，何术之语？尝富大伤，斩筋绝脉，身体复行，令泽不息，故伤败结，留薄归阳，脓积寒炅。粗工治之，亟刺阴阳，身体解散，四肢转筋，死日有期。医不能明，不问所发，唯言死日，亦为粗工。此治之五过也。

必知终始，谓原其始，要其终也。有知余绪，谓察其本，知其末也。切其脉，必问其名，欲得其素履之详也。男女有阴阳之殊，脉色有逆顺之别，故必辨男女，而察其所合也。离者，失其亲爱；绝者，断其所怀。菀，谓思虑抑郁；结，谓深情难解。忧则气沉，恐则气怯，喜则气缓，恚则气逆。凡此皆伤其内，故令五脏空虚，血气离守。医不知此，何术之有？大伤，谓甚劳甚苦也。故其筋如斩，脉如绝，以耗伤之过也。虽身体犹能复旧而行，然令泽不息矣。泽，精液也；息，生长也，故旧也。言旧之所伤，有所败结，血气留薄，不散则郁而成热，归于阳分，故脓血蓄积，令人寒炅交作也。炅，热也。粗工不知寒热为脓积所生，脓积以劳伤所致，乃治以常法，急刺阴阳，夺而又夺，以致血气复伤，故身体解散，四肢转筋，则死日有期。谓非粗工之误之者耶？但知死日，而不知致死者，由于施治之不当，此过误之五也。

凡此五者，皆受术不通，人事不明也。

不通者，不通于理也，物理不通，焉知人事。以上五条，所不可不知也。

故曰：圣人之治病也，必知天地阴阳，四时经纪。

阴阳气候之变，人身应之，以为消长，此天道之不可不知也。

五脏六腑，雌雄表里，刺灸砭石，毒药所主。

脏腑有雌雄，经络有表里，刺灸石药各有所宜，此藏象之不可不知也。

从容人事，以明经道。贵贱贫富，各异品理。问年少长，勇怯之理。

经道，常道也。不从容于人事，则不知常道。不能知常，焉能知变。人事有不齐，品类有同异，知之则随方就圆，因变而施，此人事之不可不知也。

审于部分，知病本始。八正九候，诊必副矣。

八正，八节之正气也。副，称也。能察形色于分部，则病之本始可知。能察邪正于九候，则脉之顺逆可据。明斯二者，诊必称矣。此色脉之不可知也。按：本篇详言五过，未明四德，而此四节，一言天道，一言藏象，一言人事，一言脉色，即四德也。明此四者，医道全矣。诚缺一不可也。

治病之道，气内为宝。循求其理，求之不得，过在表里。

气内者，气之在内者也，即元气也。凡治病者，当先求元气之强弱。元气既明，大意见矣。求元气之病而无所得，然后察其过之在表在里以治之，斯无误也。此下五节，亦皆四德内事。景岳张氏曰：按气有外气，天地之六气也；有内气，人身之元气也。气失其和，则为邪气；气得其和，则为正气，亦曰真气。但真气所在，其义有三，曰上中下也。上者，所受于天，以通呼吸者也；中者，生于水谷，以养荣卫者也；下者，气化于精，藏于命门，以为三焦之根本者也。故上有气海，曰膻中也，其治在肺；中有水谷气血之海，曰中气也，其治在脾胃；下有气海，曰丹田也，其治在肾。人之所赖，惟此气耳。气聚则生，气散则死。故帝曰：气内为宝。此诚最重之辞，医者最切之旨也。即如本篇始末所言，及《终始》等篇，皆倦倦以精气重虚为念，先圣惜人元气至意，于此可见，奈何今之医家，但知见病治病，初不识人根本。凡天下之理，亦焉有根本受伤，而能无败者。伐绝生机，其谁之咎？所以余之治人，既察其邪，必观其正，因而百不失一，存活无算。故于诸章之注，亦必以元气为首务，实本诸此篇，非臆见也。凡心存仁爱者，其毋忽于是焉。

守数据治，无失俞理。能行此术，终身不殆。

此承上文而言，表里阴阳，经络脏腑，皆有其数，不可失也。俞理，周身俞穴之理也。殆，危也。

不知俞理，五脏菀热，痈发六腑。

菀，积也。不知俞穴之理，妄施刺灸，则五脏菀积，其热痈乃发于六腑矣。是亦上文"故伤败结，留薄归阳"之义。

诊病不审，是谓失常。谨守此治，与经相明。

若不详加审察，必失经常中正之道，故欲谨守治法者，在求经旨，以相明也。

《上经》《下经》，揆度阴阳，奇恒五中，决以明堂，审于终始，可以横行。

《上经》《下经》，古经名也。《病能论》曰：上经者，言气之通天；下经者，言病之变化也。揆度，切度之也。奇恒，言奇病也。五中，五内也。明堂，面鼻部位也。终始，《灵枢》篇名也。凡诊病者，能明上经下经之理，以揆度阴阳，能察奇恒五中之色，而决于明堂，有万举万当，斯则高明，无敌于天下，故可横行矣。

出《素问·疏五过论》

四　失

黄帝在明堂，雷公侍坐。黄帝曰：经脉十二，络脉三百六十五，此皆人之所明知，工之所循用也。所以不十全者，精神不专，志意不理，外内相失，故时疑殆。

循，依顺也。言经络之略，谁不能知？即循经受业之谓，既已循经受业，而犹不能治之皆十全者，何也？盖道统之传载由经籍，圆通运用妙出吾心，使必欲按图索骥，则后先易辙，未有不失者矣。故精神不能专一者，以中无主而杂合也。志意不分条理者，以心不明而纷乱也。外内相失者，以彼我之神不交，心手之用不应也。故时有疑惑，致乎危殆。孟子曰：梓匠轮舆，能与人规矩，不能使人巧。然则循经受业，徒读父书，奚益哉？此过失之解也。

诊不知阴阳逆从之理，此治之一失也。

阴阳逆从之理，脉色证治，无不赖之。不知此者，恶足以言诊，此一失也。

受师不卒，妄作离术，谬言为道，更名自功，妄用砭石，后遗身咎，此治之二失也。

受师不卒者，学业未精，苟且自是也。妄作离术者，不明正道，假借异端也。谬言为道，更名自功者，佟口妄谈，巧立名色，以欺人也，及有不宜砭而妄用者，是不明针灸之理，安得免于灾咎，此二失也。

不适贫富贵贱之居，坐之薄厚，形之寒温，不适饮食之宜，不别人之勇怯，不知此类，足以自乱，不足以自明，此治之三失也。

适，察其所便也，坐处也。察贫富贵贱之常，则情志劳佚可知；察处之薄厚，则奉养丰俭可知；察形之寒温，则强弱坚脆受邪微甚可知；察饮食之宜否，则五味之损益，用药之寒热可知。凡此者，使不能比别例类，以求其详，则未免自乱矣，明者固如是乎，此三失也。

诊病不问其始，忧患饮食之失节，起居之过度，或伤于毒，不先言此，卒持寸口，何病能中？妄言作名，为粗所穷，此治之四失也。

凡诊病之道，必先察其致病之由，而后参合以脉，则其阴阳虚实，显然自明。使不问其始，是不求其本也。又若忧患饮食之失节，内因也；起居之过度，外因也；或伤于毒，不内外因也。

不先察其因，而卒持寸口，自谓脉神，无待于问，亦焉知真假逆从？脉证原有不合，仓卒一诊，安能尽中病情？心无定见，故妄言作名，误治伤生，损德熟①甚？人已皆为所穷，益粗疏不精所致，此四失也。

是以世人之语者，驰千里之外，不明尺寸之论，诊无人事治数之道，从容之葆，坐持寸口，诊不中五脉，百病所起，始以自怨，遗师其咎。

语驰千里，言工之得失，即毁誉之远闻也。人事治数之道，即前贵贱贫富守数据治之谓，从容周详也。葆，韬藏也。知周学富，即从容之葆也。若理数未明，而徒持寸口，则五脏之脉且不能中，又焉知百病之所起，是以动多过失，乃始知自怨其无术，而归咎于师传之未尽，岂其然哉？出《素问·征四失论》

祝　由

祝、咒同；由，病所从生也。王氏曰：祝，说病由，不劳针石而已。上古以全德之世，邪不能侵，故凡有疾病，惟用祝由而已，以其病不甚而治亦易也。按：《会典医术》十三科，曰大方脉，曰小方脉，曰妇人，曰伤寒，曰疮疾，曰针灸，曰眼，曰口齿，曰咽喉，曰接骨，曰金镞，曰按摩，曰祝由。今按摩、祝由二科失其传，惟民间尚有之。

帝曰：其毋所遇邪气，又毋怵惕之所志，卒然而病者，其故何也，唯有因鬼神之事乎？岐伯曰：此亦有故邪，留而未发，因而志有所恶，及有所慕，血气内乱，两气相搏，其所从来者微，视之不见，听而不闻，故似鬼神。帝又问曰：其祝而已者，其故何

①　熟：疑为"孰"之误。

也？岐伯曰：先巫因知百病之胜，先知其病所从生者，可祝而已也。

　　只此数语，而祝由鬼神之道尽之矣。夫曰似鬼神者，言似是而实非也；曰所恶所慕者，言鬼生于心也；曰知其胜，知其所从生，可祝而已者，言求其致病之由，而释去其心中之鬼也。何也？凡人之七情，生于好恶。好恶偏用，则气有偏并，有偏并则有胜负，而神志易乱。神志既有所偏，而邪复居之，则鬼生于心，故有素恶之者，则恶者见；素慕之者，则慕者见；素疑之者，则疑者见；素畏忌之者，则畏忌者见。不惟疾病，梦寐亦然。是所谓志有所恶，及有所慕，血气内乱，故似鬼神也。又若神气失守，因而致邪，如《补遗刺法》等论曰：人虚即神游失守，邪鬼外干。故人病肝虚，又遇厥阴岁气不及，则白尸鬼犯之；人病心虚，又遇二火岁气不及，则黑尸鬼犯之；人病脾虚，又遇太阴岁气不及，则青尸鬼犯之；人病肺虚，又遇阳明岁气不及，则赤尸鬼犯之；人病肾虚，又遇太阳岁气不及，则黄尸鬼犯之。非但尸鬼，凡一切邪犯者，皆是神失守位故也。此言正气虚而邪胜之，故五鬼生焉，是所谓故邪也，亦所谓因知百病之胜也。又如关尹子曰：心蔽吉凶者，灵鬼摄之；心蔽男女者，淫鬼摄之；心蔽幽忧者，沉鬼摄之；心蔽放逸者，狂鬼摄之；心蔽盟诅者，奇鬼摄之；心蔽药饵者，物鬼摄之。此言心有所注，则神有所依。依而不正，则邪鬼生矣。是所谓知其病所从生也。既得其本，则治有其法。故察其恶，察其慕，察其胜，察其所从生，则祝无不效矣。吁！人生于地，悬命于天，彼鬼神者，以天地之至德，二气之良能，既不得逆天命以祸福私人，又焉得乐诌媚以祝禳免患？尼父曰：获罪于天，无所祷也。又曰：敬鬼神而远之。此则吾心之所谓祝由也，又安用此喃喃者为哉？出《灵枢·贼风篇》

卷之十九

治症提纲二

阴阳寒热辨惑

从身之有汗无汗，身之大寒大热，以辨病之阴盛阳盛，阴虚阳虚，及阴阳俱盛，阴阳俱虚。

阳盛则身大热，无汗；阴盛则身大寒，多汗。

阴阳俱盛则无汗而身寒，阴阳俱虚则有汗而身热。

从身之外寒内寒，及内外寒，以辨病之阴虚阳虚，或阴阳俱虚。

阳虚则生外寒，阴虚则生内寒，阴阳俱虚则内外皆寒。

阴阳寒热，得病之由。

阳生寒热者，得之风雨寒暑；阴生寒热者，得之饮食劳倦喜怒。

从能食不能食以辨阴热阳热之虚实

阴不足能食为实热，阳不足不能食为虚热。

从色脉以辨病之寒热

颜色黄赤为热，青白为寒。脉数为热，脉迟为寒。

由表症之有无以辨病热者之属表属里

有表症而热者属表，无表症而热者属里。表症鼻息重，身热，手指热；里症口无味，两胁热，手心热。

从身之欲衣不欲衣以辨表里之寒热

表热内寒者身热欲衣，表寒里热者身寒不欲衣。

阴中伏阳，阳中伏阴。阴气隔阳，阳气闭阴。具有辨症。

阴中伏阳身冷而内燥，阳中伏阴身热而内寒。阴气隔阳则气上行而中满，甚则阴逼阳散；阳气闭阴则气郁伏而内结，极则关窍塞绝。

阴阳之寒热，非必尽由于阴阳之一实一虚。

阴侵于阳，令人寒栗，非阴盛也，因阳之虚；阳入于阴，令人发热，非阳盛也，阴虚使然。

阴阳不合则交战

阴阳交战，则寒热往来。

热分五脏

热在两胁，寅卯甚怒，属肝。热在血脉，日中甚焰，心掌热，属心。热在肌肉，遇夜甚，消谷，属脾。热在皮肤，日西甚，喘咳，属肺。热在骨及腰，不能起床，属肾。

热分肠胃

胃热脐上热，肠热脐下热。

热分气血

昼热属气，夜热属血。

热分上中下

肘独热，多渴，咽肿，目赤，口疮，属上；掌中热，胃实，鬲烦，属中；手独热，大小便涩闭，血痔，属下。病在上吸促，病在下吸远。

阴阳受病之初

清净则阳气周密，邪不能害；烦劳则阳气解散，邪入伤人。

七情伤气，饮食伤形。东垣论劳倦所伤：风雨寒暑伤阳，饮食男女伤阴，喜怒伤气，寒暑伤形。

心经郁热，心实热、虚热症治

脉弦数，五心热，为火郁热。火郁热，宜发运气。火助心，实而热者治以寒；寒攻心，虚而热者治以热。

诸寒热治法

正治以寒治热，以热治寒。热病服寒而热不退者取之阴，寒病服热而寒不退者取之阳。

实热正治，虚热反治

病之热也，当察其源。火苟实也，苦寒、咸寒以折之。若其虚也，甘寒、酸寒以摄之。大虚则用甘温，盖甘温能除大热也。病之寒也，亦当察其源。外寒则辛温、辛热以散之，中寒则甘温以益之，大寒则辛热以佐之。

热中宜温，寒病当夏从中治

脾胃病，始为热中，宜温之，即反治也。寒病当夏者，宜从中治。

寒热症可治、难治，以汗辨之

脉从病，皮肌寒热，无汗，可治。骨寒热，汗出不休，难治。

诛伐无过

经疏云：病在于阴，毋犯其阳；病在于阳，毋犯其阴。犯之者，是谓诛伐无过。

脏　腑

五脏外通四时、五方、五行，内通六腑、九窍、皮、脉、血液。阳主腑，阴主脏。阳主心肺，阴主肾肝。

五脏皆禀气于胃。

脏腑受病之初

脏腑之病皆始于胃气虚，胃虚则大小肠无津液灌溉诸处而病生，胃虚则五脏无气禀之受而九窍不通。

阳强不密，则外邪入，伤五脏。

天邪害脏，外伤入腑。邪中于阳者，从头面始，入陷于经。地邪害腑，内伤入脏。邪中于阴者，从臂胻始，入陷于府。

脏腑治法

五脏者，藏精气而不泻者也，故曰满而不能实，是有补而无泻者，其常也。脏偶受邪，则泻其邪，邪尽则止，是泻其邪，非泻其脏也。脏不受邪，毋轻犯也。六腑者，传导化物糟粕者也，故曰实而不能满，邪客之而为病，乃可攻也，中病即止，毋过用也。其为病也，又当分别而治。若病在腑，误理其脏，攻亦危，补亦危。病在脏，误理其腑，攻亦危，补亦危。且凡病症，有邪则宜攻，不攻反补，则犯实实；虚则宜补，不补反攻，则犯虚虚。实实虚虚，皆必至于危也。

脏腑脉症之辨

脉数属腑，欲寒。欲见人者属腑，腑病移动。

脉迟属脏，欲温。不欲见人者属脏，脏病不移。

表　里

病在于表，毋攻其里，恐攻令里虚，表邪乘虚陷入于里也；病在于里，毋攻其表，恐攻令表虚，里邪乘虚而发于表也。

经　络

病在于经则治其经，病流于络则及其络。经直络横，相维辅也。

标本之辨

李杲曰：夫治病者，当知标本。以身论之，外为标，内为本；阳为标，阴为本。故六腑属阳为标，五脏属阴为本；脏腑在内为本，十二经络在外为标。而脏腑阴阳，气血经络，又各有标本焉。以病论之，先受为本，后传为标。故百病必先治其本，后治其标。否则邪气滋甚，其病益蓄。纵先生轻病，后生重病，亦先治其轻，后治其重，则邪气乃伏。有中满及病大小便不利，则无论先后标本，必先治满及大小便为其急也。故曰：缓则治其本，急则治其标。又从前来者为实邪，后来者为虚邪，实则泻其子，虚则补其母。假如肝受心火，为前来实邪，当于肝经刺荣穴，以泻心火，为先治其本；于心经刺荣穴，以泻心火，为后治其标；用药则入肝之药为引用，泻心之药为君，经云"本而标之，先治其本，后治其标"是也。又如肝受肾水为虚邪，当于肾经刺井穴，以补肝木，为先治其标；后于肝经刺合穴，以泻肾水，为后治其本；用药则入肾之药为引用，补肝之药为君，经云"标而本之，先治其标，后治其本"是也。又如病先发热，加之吐利大作，粥药不入，略缓治热，先定呕吐，渐进饮食，方兼治泻，待元气稍正，乃攻热耳，此所谓"缓则治其本，急则治其标"也。

标本先后

邪之所在，攻必从之。受邪为本，现症为标。五虚为本，五邪为标。譬夫腹胀因于湿者，其来必速，当利水除湿，则胀自消，是病从标生，标急于本也，先治其标；若因脾虚，渐成胀满，夜剧昼静，病属于阴，当补脾阴，夜静昼剧，病属于阳，当补脾气，是病从本生，本急于标也，先治其本，即此一症，余可类推。

气　血

阳伤则气羸，阴伤则血出。血少则筋干，气耗则内脱。病在气分，则治其气。气实则宜降宜清，气虚则宜温补。病在血分，则治其血。血虚则发热，宜补心补肝补脾，兼以清热凉血；血实则为热为瘀，热者清之，瘀者行之。因气病而及血者先治其气，因血病而及气者先治其血。因症互异，宜精别之。

血气相较

气阳血阴，二者运行不息。气有一息之不运，则血有一息之不行。故气犹风也，血犹水也。此正所谓阳倡阴和，即"天依形，地附气"之说也。人身中，气血虽自并重，而气尤为紧要。

昼病属气，夜病属血。左主血，右主气。

脉浮洪弦数，气病脉，不可便作热；沉细弱涩，血病脉，不可便作寒。

治气三法

一补气。气虚宜补之，如人参、黄芪、羊肉、小麦、糯米之属是也。

二降气、调气。降气者，即下气也。虚则气升，故法宜降。其药之轻者，如紫苏子、橘皮、麦门冬、枇杷叶、芦根汁、甘蔗；其重者，如番降香、郁金、槟榔之属。调者，和也。逆则宜和，和则调也，其药如木香、沉水香、白豆蔻、缩砂蜜、香附、橘皮、乌药之属。

三破气。破者，损也。实则宜破，如少壮人暴怒气壅之类，然亦可暂不可久，其药如枳实、青皮、枳壳与牵牛之属。

气分之病，要不出此三端。治之之法及所主之药皆不可混滥，混滥则不能治病，且使病转剧。人身于气血为最重，故表而出之。

治血三法

血虚宜补之。虚则发热，内热法宜甘寒、甘平、酸寒、酸温以益荣血，其药为熟地黄、白芍药、牛膝、炙甘草、酸枣仁、龙眼肉、鹿角胶、肉苁蓉、甘枸杞子、甘菊花、人乳之属。

血热宜清之、凉之。热则为痈疽疮疖，为鼻衄，为齿衄，为牙龈肿，为舌上出血，为舌肿，为血崩，为赤淋，为月事先期，为热入血室，为赤游丹，为眼暴赤痛，法宜酸寒、苦寒、咸寒、辛凉以除实热，其药为童便、牡丹皮、赤芍药、生地黄、黄芩、犀角、地榆、大小蓟、茜草、黄连、山栀、大黄、青黛、天门冬、玄参、荆芥之属。

血瘀宜通之。瘀必发热，发黄，作痛作肿，及作结块癥积，法宜辛温、辛热、辛平、辛寒、甘温以入血通行，佐以咸寒，乃可软坚，其药为当归、红花、桃仁、苏木、桂、五灵脂、蒲黄、姜黄、郁金、京三棱、延胡索、花蕊石、没药、䗪虫、干漆、自然铜、韭汁、童便、牡蛎、芒硝之属。

血为荣，阴也，有形可见，有色可察，有证可审者也。病既不同，药亦各异。治之之法，要在合宜。倘失其宜，为害不浅。

气血虚实之辨

阳气，阴血。肥属气虚，瘦属血虚。汗多属气虚，无汗属血虚，宜补之。虚则发热，内热法宜甘寒、甘平、酸寒、酸温以益荣血，其药为熟地黄、白芍药、牛膝、炙甘草、酸枣仁、龙眼肉、鹿角胶、肉苁蓉、甘枸杞子、甘菊花、人乳之属。

血热宜清之凉之，热则为痈疽疮疖，为鼻衄，为齿衄，为牙龈肿，为舌上出血，为舌肿，为血崩，为赤淋，为月事先期，为热入血室，为赤游丹，为眼暴赤痛，法宜酸寒、苦寒、咸寒、辛凉以除实热，其药为童便、牡丹皮、赤芍药、生地黄、黄芩、犀角、地榆、大小蓟、茜草、黄连、山栀、大黄、青黛、天门冬、玄参、荆芥之属。

血瘀宜通之。瘀必发热，发黄，作痛，作肿，及作结块癖积，法宜辛温、辛热、辛平、辛寒、甘温以入血通行，佐以咸寒，乃可软坚，其药为当归、红花、桃仁、苏木、桂、五灵脂、蒲黄、姜黄、郁金、京三棱、延胡索、花蕊石、没药、䗪虫、干漆、自然铜、韭汁、童便、牡蛎、芒硝之属。

血为荣，阴也，有形可见，有色可察，有证可审者也。病既不同，药亦各异。治之之法，要在合宜。倘失其宜，为害不浅。

气血虚实之辨

阳气，阴血。肥属气虚，瘦属血虚。汗多属气虚，无汗属血虚。

五　实

五实者，五脏之实也。

脉盛，皮热，腹胀，前后不通，闷瞀，此谓五实。身汗，得后利，则实者活。

实者，邪气盛实也。脉盛者，心所主也。皮热者，肺所主也。腹胀者，脾所主也。前后不通，肾开窍于二阴也。闷瞀，是肝脉贯膈，气逆于中也。瞀，昏闷也。一曰目不明，得身汗则表邪解，得后利则里邪除，内外通和，故实者活也。

五　虚

五虚者，五脏之虚也。

脉细，皮寒，气少，泄利前后，饮食不入，此谓五虚。浆粥入胃，泄注止，则虚者活。

虚者，正气虚也。脉细，心虚也。皮寒，肺虚也。气少，肝虚也。泄利前后，肾虚也。饮食不入，脾虚也。治之者，能使浆粥入胃，则脾渐苏；泄注止，则肾渐固，根本气回，故虚者活也。

重　实

所谓重实者，言大热病，气热，脉满，是谓重实。

证脉皆实，是重实也。

经络皆实

经络皆实，是寸脉急而尺缓也，皆当治之。滑则从，涩则逆。故五脏骨肉滑利，可以长久也。

经，十二经也；络，十五络也。此以脉之寸尺察经络之虚实也。寸脉之直行者为太阴之经，尺中列缺别走阳明者为太阴之络。以上下言，则寸为阳，尺为阴。以内外言，则络为阳，经为阴。故寸脉急，则邪居于经；尺脉缓，则热盛于络。是经络俱实也，皆当治之。治，言写也。滑，阳脉也；涩，阴脉也。实而兼滑，阳气胜也，故为从。若见涩，则阴邪胜而阳气去也，故为逆。物之生则滑利，死则枯涩，皆由阳气之存亡，故五脏滑利，可以长久也。

邪盛则实，精夺则虚。邪气盛则实，精气夺则虚。

邪气有微甚，故邪盛则实。正气有强弱，故精夺则虚。夺，失也。

邪气盛则实，精气夺则虚，此二句为治病之大纲。其辞显，其义微，最当详辨。辨之有四：曰缓，曰急，曰有，曰无。所谓缓急者，察虚实之缓急也。无虚者急在邪气去之不速，留则生变；多虚者急在正气培之不早，临期无济；微虚微实者，亦治其实，可一扫而除也；甚虚甚实者，所畏在虚，但固守根本，而邪可徐图也；二虚一实者，兼治其实；二实一虚者，兼顾其虚。总是，实而误补，虽云助邪，犹可解救，其祸小；虚而误攻，真气忽去，莫可挽回，其祸大。此虚实之缓急，不可不察也。所谓有无者，察邪气之有无也。凡风寒暑湿火燥，皆能为邪，邪之在表在里，在腑在脏，必有所居，求得其本，则直取之，此所谓有，有则邪之实也。若无六气之邪，而病出三阴，则惟情欲以伤内，劳倦以伤外，非邪似邪，非实似实，此所谓无，无则病在元气也。不明虚实有无之义，必至以逆为从，以标作本，绝人长命，损德多矣，可不慎诸？虚者，正气虚；实者，邪气实。实皆外入之病，多有余；虚皆内伤之症，多不足。凡实宜泻，经曰"寒者热之，热者寒之，坚者削之，客者除之，结者散之，留者攻之，溢者行之，强者泻之"，皆泻之之法也。凡虚宜补，经曰"散者收之，燥者润之，急者缓之，脆者坚之，衰者补之，劳者温之，损者益之，惊者平之"，皆补之之法也。惟体认真，而按法施治，自无不应。

虚实症治

能食为实，不能食为虚。大法病气有余宜泻，病气不足宜补。形肥、汗多、脉弦、懒语为气虚，宜四君子辈；形瘦、无汗、脉大为血虚，宜四物。

虚实缓急

病属于虚，宜治以缓。虚者，精气夺也，譬如家贫，室内空虚，铢铢积累，岂能急办？盖病已沉痼，急则拂乱其经络，所以治必从缓，依次第而理之，无速法，亦无巧法也。病属于实，宜治以急。实者，邪气盛也，如贼寇入家，开门急逐，岂容少缓？盖病邪昌炽，缓则为害滋蔓，所以治必从急，有速法，亦有巧法也。

诸病惟虚与火为难治

经曰：精气夺则虚。又曰：邪之能凑，其气必虚。虚者，空也，无也。人之精气，曷至此耶？故经曰：不能治其虚，安问其余？盖言虚为百病之本也。夫火者，阳也，气也，与水为对待。水为阴精，火为阳气，二物匹配，斯为阴阳和平，亦名少火生气，如是则诸病不作。设不善摄养，以至阴亏水涸则火偏胜，阴不足则阳必凑之，是谓阳盛阴虚，亦曰壮火食气，东垣云"火与元气不两立"，正指此。夫火即气，气即火也，非二物也。盖平则为水火既济，火即真阳之气，及其虚而偏胜，则即此真阳之气变而为火矣，变而为火，始与元气不两立。当此施治，甚不易耳，乃戴人①则曰"莫治风，莫治燥，治得火时风燥了"。人苟解此，又何患虚与火之难治耶？苟非洞达阴阳水火之源，能曲畅而旁通者，又岂易办此？

劳伤治法

劳与伤有二义。劳者，劳其神气；伤者，伤其形体。如喜怒思虑伤心，忧愁悲哀伤肺，是皆劳其神气也；饮食失度伤脾，起居不慎伤肝，色欲纵肆伤肾，是皆伤其形体也，而症有可据焉。

---

① 戴人：即金代名医张子和，名从正，号戴人，为金元四大家之一。

损其肺者，伤其气，皮焦毛藁；损其心者，伤其神，血脉少，不营于脏腑，此伤之自上者也；损其肝者，伤其筋，筋缓不能自收持；损其肾者，伤其精，骨髓消减，痿弱不能起，此伤之自下者也；损其脾者，仓廪之本伤，饮食不为肌肤，此伤之自中者也。调治之法，《难经》曰：损其肺者，调其气；损其心者，调其营卫；损其脾者，调其饮食，适其寒温；损其肝者，缓其中；损其肾者，益其精。依此五脏之分，治而犹未为要也。夫五脏所藏，无非精与气也。精为阴，人之水也；气为阳，人之火也。水火得其正，则为精为气，失其和则为热为寒。水中不可无火，无火则阴胜而寒病生；火中不可无水，无水则阳胜而热病起。但得阴阳辨之既真，则虚损之治可一言而决矣。不仅此水亏者阴虚也，只宜大补真阴，切不可再伐阳气；火虚者阳虚也，只宜大补元阳，切不可再伤阴气。故治阴虚多热者，最嫌辛燥，恐助阳邪也，尤忌苦寒，恐伐生气也，惟喜纯甘壮水之剂，补阴以配阳，则刚为柔制，虚火自降，而阳归乎阴矣；阳虚多寒者，最嫌凉润，恐助阴邪也，尤忌辛散，恐伤阴气也，只宜甘温益火之品，补阳以配阴，则柔得其主，沉寒自敛，而阴从乎阳矣。是以气虚者宜补其上，精虚者宜补其下，阳虚者宜补而兼暖，阴虚者宜补而兼清。从此施治虚损之病，可以万全。更有气因精而虚者，自当补精以化气；精因气而虚者，自当补气以生精。又如阳失阴而离，非补阴何以收散失之元阳；水失火而败者，非补火何以起沉涸之真阴？此又阴阳相济之妙用，非把握阴阳，心通造化，与天地合其德，日月合其明，恶能至此耶？

治虚宜护胃气

夫胃气者，即后天元气也，以谷气为本。经曰：脉有胃气曰生，无胃气曰死。又曰：安谷则昌，绝谷则亡。可见先天之气纵有未全，而他脏不至尽伤，独胃气一至伤败，则危亡立至，虽遇神良，亦难治疗矣。所以从来擅斯术者，病果实邪，则直驱其邪，应病即止，惟恐伤及胃气，盖以胃气为五脏六腑之本根，本固而余可徐图。苟不识此，病者之精气既已亏矣，又复仅顾目前，希图速效，不顾根本，一例消散，则胃气不能不伤。以既虚之人，而胃气再伤，虽随即大用补剂，而胃气大伤，并药饵亦不能受矣，实谁之咎欤？所以前贤治病，必先审其虚实，一以保护胃气为本，而量以治其余。夫认得症真，用得药当，已属不易，于此虚难措手之症，而能万举万当，更不易易，其他内外诸病，应设药物之中，凡与胃气相违者，概勿施用，宜加三思。

以上诸症治法，举一以例其余，皆道其常也。或症有变端，法无一致，又在圆机者神而明之。

常　变

以寒治热，以热治寒，此其常也。有时寒不可以治热，热不可以治寒，又其变也。如治热也，始而凉和，继而寒取，寒取不愈，则因热而从之，从之不愈，其技穷矣，由是苦寒频进而不已，苦寒益深而积热弥炽，则奈何？当思经云：寒之而热者取之阴。夫寒之而热者，是以寒治热而热不衰，由乎真水之不足也；取之阴，正所以益水之不足，使制夫火之有余，王太仆所谓“壮水之主，以制阳光”者也。如治寒也，始而温和，次而热取，热取不愈，则因寒而从之，从之不愈，其技穷矣，由是辛热日用而勿止，辛热太过而沉寒愈滋，可奈何？当思经云：热之而寒者取之阳。夫热之而寒者，是以热治寒而寒不衰，由乎真火之不足也；取之阳，正所以益火之不足，使胜夫水之有余，王太仆所谓“益火之源，以消阴翳"者是也。实者泻之，虚者补之，此其常也。若以补为泻，是补中有泻；以泻为补，是泻中之补也。又或借攻为补，使邪退而正气自复；或借补为攻，使正气复而邪气自退，又其变也。譬夫参、芪、炙草之退劳倦气虚而发热，熟地黄之滋肾水以除阴虚潮热，是补中有泻也；桑白皮之泻肺火，车前子之利小便除湿，是泻中之补也。举斯为例，余可类推。春温夏热，元气外泄，阴精不足，药宜养阴；秋凉冬寒，阳气潜藏，勿轻开发，药宜养阳，此药之因时致用。补不足以和其气者，常也。然而一气之中初中末异，一日之内寒燠或殊。假令大热之时，人多感暑，忽发冰雹，亦复感寒，由先而感则为暑病，由后而感则为寒病，病暑投以暑药，病寒者投以寒药，此药之因时致宜，以和乎权，乃变中之常，时令不齐之所当审也。假令素患阴虚之人，虽当隆冬，阴精亏竭，水既不足，不能以制火，则阳无所依，外泄为热，或反汗出，药宜益阴，地黄、五味、鳖甲、枸杞之属是已。设从时令，误用辛温，势必立毙。假令素患阳虚之人，虽当盛暑，阳气不足，不能外卫其表，表虚不任风寒，洒淅战栗，思得热食，及御重裘，是虽天令之热，亦不足敌其真阳之虚，病属虚寒，药宜温补，参、芪、桂、附之属是已。设从时令，误用苦寒，亦必立毙。此药之舍时从症者也。假令阴虚血少之人，不利辛温，为温热能伤血也，若一旦中寒，手足厥冷，则肉桂、附子等药又在必用。假令阳气虚弱之人，不利苦寒，为寒凉能伤气也，若一旦中暑，暴注霍乱，则滑石、黄连等药又在必用。此药之舍人虚症，因时症而从时者也。从违之际，权其轻重。如症因时气所生，则所重在时，宜从时；如症非时气所生，别有所因，则时在所轻，宜从症因。正所谓法无定体，应变而施，药不执方，合宜而用也。

此段所论之寒热，乃阴阳偏胜，气血乖离，内生之寒热，而当补者，若以治外入寒热之法攻之则不宜。如以热治寒而寒愈盛，由乎真火之不足也，必益火之不足，使胜夫水之有余，而寒始衰；以寒治热而热弥炽，由乎真水之不足也，必兹水之不足，以制夫火之有余，而热始退。所以然者何也？盖天以阴阳化生万物，阴者水也，阳者火也，在人身以气血应之，气属阳，血属阴，水属寒而火属热，若阴阳无偏胜，水火有既济，气血得冲和，何偏寒偏热之有？惟气虚则发寒，是阴窜于阳，由阳之不足，非阴之独胜也，当养阳以配阴，不可抑其阴也，阳气已虚，若再抑其阴，则使阳气阴血双脱矣。血虚则发热，是阳窜于阴，由阴之不足，非阳之独胜也，当滋阴以配阳，不可抑其阳也，阴血已虚，若再抑其阳，则使阳气阴血重虚矣。况阴阳水火，乃有生以来得之先天，与吾身气血而俱来者，气血冲和，则寒热不作，一有所偏，寒热始见，与以寒治热，以热治寒，治外入寒热之法而驱除者自不同也。

平

人身气血，周流循环，各有常度，原自均平，不平则病，治之之法，要使得其平耳。如高者抑之，非高者固当抑之也，以其本下，而失之太高，故抑之而使安其下；若本高也，何抑之有？下者举之，非下者固当举之也，以其本高，而失之太平，故举之而使还其高；若本下也，何举之有？又如饮食内伤一症，原有寒热之分，法当以寒清热，以热散寒，此轻剂也，或用重剂以下之，使无寒热留滞之患者。治如其法，则平治；不如法，则不平。何也？其人所伤，如系生冷坚硬之物，治宜以大热攻之，巴豆之类是也。若不详察，遽以大黄等苦寒之药下之，则所伤有形之物，随下而去，而遗留食之寒性，与药之寒性合并交结，以寒济寒，则偏寒之变症莫测矣。故必用巴豆以下之，借其大热以胜其寒，又借其走而不守之性以开其窍，斯食之寒性随药之热性而散也。况药之热性，足以胜食之寒，则食之寒性亦足以分，药之热又何偏胜之害乎？此用巴豆，固其宜也。若内无寒积，巴豆又在所当忌。其人所伤，如系醇浓大热之物，治宜以大寒攻之，大黄之类是也。若不详察，轻以巴豆等大热之药下之，则所伤有形之物随便而下，而遗留食之热性与药之热性合并而炽，以热济热，而偏热之变症莫测矣。故必用大黄以下之，借其大寒以胜其热，又借其善走利下之性以导其滞，斯食之热性随药之寒性而降也。况药之寒性足以胜食之热，则食之热性亦足以分，药之寒偏胜之害在所必免。此用大黄，固其宜也。若内非热积，大黄又不可轻投。即此高下寒热四症以推之，而平之义晓然矣。且病之痊也曰愈，而俗语则曰平复。平者，是无乖离之变复者，是如其平日之常。此语甚得其理，学者何多求焉？

　　此段所论寒热，乃饮食失节，起居不慎，外入之寒热，而当攻者，若以治内生寒热之法而补之则不可。如生冷寒硬之物入咽为积，乃纯寒所结，必得大热之药以开之，故用巴豆以下其积，令寒气尽除而后已，若用大黄以寒济寒则不可；醇浓大热之物入咽为积，乃纯热所成，必得大寒之药以降之，故用大黄以下其积，令热气尽散而后已，若用巴豆以热济热则不宜。是外入之积，无论寒热，原非身内之所有，正如寇盗入室为害，当急用利兵以驱之，缓则蔓延滋害矣，攻之岂可缓乎？攻积而下，前人谓之洁净府，用下行之药而利之也。然下行之药非一种，性有寒热，有缓急。以寒药下热积，热药下寒积，令无以寒济寒，以热济热之患，是分用之，各得其宜也。至性之缓急，关系甚大，更宜究详。缓者姑无论，其最急者莫如巴豆，大热有毒，禀火性之急速，兼辛温之走散，入肠胃而能涤荡一切有形积滞之物，肠胃郁结无不开者，郁结虽开，而血液随亡，真阴亏损，使人口干舌燥，殆不可轻用也。惟人内食生冷寒硬之物，外感风寒，透肌噬脐，令腹内沉寒冰凝之势已成，阳气不畅，胀满胁疼，命在旦夕，非巴豆一味救之，断不能活，何也？巴豆大热之性足以散寒，善走之性足以疏窍，寒散窍通，胀满胁痛无不愈者，岂不能活人乎？即房事后，中寒腹痛，虽已板硬，亦可以疗。若内无寒积，断不可用；寒积轻者，亦毋过用也。人有谓巴豆大毒，火烈之气，沾人肌肉，无不灼烂，少许轻擦，完好之肤，须臾发泡，以入肠胃，势必亏损。不知巴豆原无生用，当如法以治之，用小枣一枚，刀切两片，去核，入巴豆仁一料，仍合之，以单绵线左缠一尺，右缠一尺，火煅焦黑，为末，酒调以用之也。火煅则油尽而毒散，焦黑则热减而毒消。况以药之热攻食之寒，则食之寒足以分药之热，以寒攻寒之后，药力竭矣，曷能肆害乎？所以云药不能治病，善用药者之能治病也。学者随机应变，临症而斟酌之可也。

方不一病

言一方不止治一病也。如二陈汤主治痰厥头疼，加白术、神曲，则治痰积泄泻；加酒大黄、连翘、桔梗、柴胡、栝蒌仁，则治颈项下结生痰核，加黄连、枳实、厚朴，则治禀气充实，心下痞；加白术、山楂、神曲，则治禀气素弱，转运不调，饮食不下，而心下痞；加苍术、砂仁、枳实，治肥人心下有痰而痞；加枳实、黄连、升麻，则治瘦人热郁中焦为痞；加藿香、草果、砂仁、吴茱萸，又治食后感寒，饮食不化，而心下痞；加木香、槟榔，治胃脘作痛，大小便不通，是痰隔中焦，气聚下焦也；加天星、川芎、枳实、苍术，则治痰注胁下作痛；加白术、苍术、黄柏、黄芩、竹沥，则治湿痰成痿，手足软弱之虚疾。又有枳缩二陈汤，亦不一治，所主者饮食停滞，心胸痞闷，身体发热，头疼也；又治脾胃虚弱，过伤饮食，气塞胸中，不得通达而咳逆。再加草果，治饮食所伤，停滞心胸，不得消化，变成疟疾；加木香，则治气郁泄泻；加白术，则治鼓胀初起，中满而腹未胀者。至于丁香二陈汤，主治翻胃，食物一日半日吐出如故，此胃弱不温，不能消化，糟粕随气逆上而出也；香砂二陈汤则治脾胃虚寒，痰涎恶心者；天麻二陈汤加黄连，则治痰火盛而眩晕。只此二陈汤一方，加味能治诸病如此，并加减二陈汤，又能治诸病如此，此岂泛投而胥验哉？盖治病必求其因，无论何病，因痰而作者，即兼有所伤，病状不一，皆可以加味二陈汤主之；若非痰因，始非二陈汤之所主也。然此一方，特举百中一二耳，其余可类推也。

病不一方

言一病不能以一方治也。如头疼一症，各有不同。其痰火上攻作痛者，二陈汤加芩连主之。若痰厥作痛，则头旋眼黑，烦闷恶心，昏沉，或目不能开，如在风云中，身重如山，头疼如裂者，则用半夏天麻汤；血虚作痛者，治用芎归汤矣；气虚作痛，又宜四君子汤加黄芪、蔓荆子。至于伤风作痛，宜分时令。冬月桂枝汤，余月则十味芎苏饮也。风热上攻作痛者，以彻空膏治之；而风湿热上攻作痛者，或偏正头痛，又宜清空膏；寒湿上攻，眉棱骨作痛者，则以芎辛散治之也。夫头痛一症，而治法不同如此，非多方以深度之也，盖治病必求其因，病虽一而起病之因不一，则随所因而投剂，所以用方亦不一也。然此一症，亦特举百中一二耳其，余可类推也。

方不一病，非执定一方以治诸病也。病状虽殊，而起病之因则一，随所因而用方，故一方可以治诸病。若诸病各有所因，则各用其药，又岂一方之所能治哉？所以医必洞悉药性之能，熟谙立方之旨，依病因而用方，则天下始无不可用之方。病不一方，非执定一病必多方以治之也。病状虽一，而起病之因不同，随所因而用方，故一病不可以一方治。若病一而起病之因又一，则一方足以治之，又何用多方哉？所以医必认病的确，方药了然，随病因而择方，则天下始无不可治之病。每见世人欲用一方以治病，必神其说，以为圣贤真传，异人秘授，百发百中，莫如吾方，及治病而罔功，则曰病不可治，非吾方之不效也。又有多方治病以求效，必曰医要变通，不宜固执，此方不效，可易彼方，多方治之，无有不效。及多方治之而不效，则曰非病不可治，未得效方耳。凡此者，皆不求知病，而欲治病，不求知方，而即用方。举所谓治病必求其因，依病因而用方，随病因而择方之妙均未之闻，学者于平昔未临症时可不加之意哉？

上一段是据方择病用，二段是据病择方用。总之，以法合病，而不以病合法也。以法合病，合病之因，而非合病之迹也。医之奥理，多言不能悉，而一言以蔽之，曰治病必求其因也。

医有四要，望闻问切。切固精密，而药性之寒热湿凉，其专用之能，协周之力，亦甚不易悉。盖必四要皆知，始能治病。药性熟谙，斯能知方。以方治病，又有千变万化，圆通不滞之机。提纲之作，正以言其机也。学者熟读而细味之，能以意会，不以言求，其庶几矣。

大法之义，总发平因二字之义而已，何也？人身气血，本自均平，不平则病。即用药以理之，理之之法，虽属多方，无非治其不平，使之复其本自平者而已。有时药不可以治病，非药之咎也，操术不审，不得其平，而更益之以不平也。平之如何？求其因而已。《内经》曰"治病必求其本"，本之义微妙而难知；《易》之曰"因义彰彰矣"，因者，由也，即三因之意。求其因，即求其所以不平之由，而理之也。攻者无失其为攻，补者无失其为补，或攻补互行，善济其用，使膏肓无侵，邪气尽而正气复，岂不亦快然于心哉？

四时用药例

李时珍曰：经云"必先岁气，毋伐天和"，又曰"升降浮沉则顺之，寒热温凉则逆之"。故春月宜加辛温之药，薄荷、荆芥之类以顺春升之气；夏月宜加辛热之药，香薷、生姜之类以顺夏浮之气；长夏宜加甘苦辛温之药，人参、白术、苍术、黄柏之类以顺化成之气；秋月宜加酸温之药，芍药、乌梅之类以顺秋降之气；冬月宜加苦寒之药，黄芩、知母之类以顺冬沉之气。所谓顺时气以养天和也。经又云：春省酸增甘以养脾，夏省苦增辛以养肺，长夏省甘减咸以养肾气，秋省辛增酸以养肝气，冬省咸增苦以养心气。此则既不伐天和，而又防其太过，所以体天地之大德也。昧者舍本从标，春用辛凉以伐木，夏用咸寒以抑火，秋用苦温以泄金，冬用辛热以涸水，谓之时药，殊背《素问》逆顺之理。以夏月伏阴，冬月伏阳之理推之，谅亦自知其非矣。然月有四时，或春得秋病，夏得冬病，则又不可拘定此例。

王好古曰：四时总以芍药为脾剂，苍术为胃剂，柴胡为时剂，十一脏皆取决于少阳，为发生之始故也。凡用纯寒纯热之药，及寒热相杂，并宜用甘草以调和之，惟中满者禁用①。

脏气法时并药

夫四时之气，行乎天地之间，人处气交之中，亦必因之而感者，其常也，春气生而升，夏气长而散，长夏之气化而耎，秋气收而敛，冬气藏而沉。人身之气，自然相通是也，生者顺之，长者敷之，化者坚之，收者肃之，藏者固之，此药之顺乎天者也。春温夏热，元气外泄，阴精不足，药宜养阴；秋凉冬寒，阳气潜藏，勿轻开通，药宜养阳，此药之因时制宜，补不足以和其气者也。然而一气之中，初中末异；一日之内，寒燠或殊。假令大热之候，人多感暑，忽发冰雹，亦复感寒。由先而感则为暑病，由后而感则为寒病。病暑者投以暑药，病寒者投以寒药，此药之因时制宜，以合乎权，乃变中之常也，此时令不齐之所宜审也。假令阴虚之人，虽当隆冬，阴精亏竭，水既不足，不能制火，则阳无所依，外泄为热，或反汗出，药宜益阴，地黄、五味、鳖甲、枸杞之属是已。设从时令，设用辛温，势必立毙。假令阳虚之人，虽当盛夏，阳气不足，不能外卫其表，表虚不任风寒，洒淅战栗，思得热食，及御重绵，是虽天令之热，亦不足以敌其真阳之虚，病属虚寒，药宜温补，参、芪、桂、附之属是已。设从时令，误用苦寒，亦必立毙，此药之舍时从证者也。假令素病血虚之人，不利苦寒，恐其损胃伤血，一旦中暑，暴注霍乱，须用黄连、滑石以泄之，本不利升，须用葛根以散之，此药之舍证从时者也。从违之际，权其轻重耳。至于四气所伤，因而致病，则各从所由。

---

① 王好古曰……禁用：语出《本草纲目·序例上·四时用药例》。

是故经曰"春伤于风，夏生飧泄"，药宜升之燥之，升麻、羌活、防风、柴胡之属是已；"夏伤于暑，秋必痎疟"，药宜清暑益气，以除寒热，石膏、知母、干葛、麦冬、橘皮、参、术之属是已，邪若内陷，必便脓血，药宜祛暑消滞，专保胃气，黄连、滑石、芍药、升麻、莲实、人参、扁豆、甘草之属是已；"秋伤于湿，冬生咳嗽"，药宜燥湿清热，和表降气保肺，桑白皮、石膏、薄荷、杏仁、甘草、桔梗、苏子、枇杷叶之属是已；"冬伤于寒，春必病温"，邪初在表，药宜辛寒苦温，甘寒苦寒，以解表邪，兼除内热，羌活、石膏、干葛、前胡、知母、竹叶、柴胡、麦冬、荆芥、甘草之属是已。至夏变为热病，六经传变药亦同前。散之贵早，治若后时，邪结于里，上则陷胸，中下承气，中病乃已，慎毋尽剂，勿僭①勿忒②，能事毕矣。以上皆四时六气所伤致病，并证重舍时，时重舍证，用药主治之大法，万世遵守之常经，圣哲复起，不可改已。所云六气者，即风寒暑湿燥火是已。过则为淫，故曰六淫。淫则为邪，以其为天之气，从外而入，故曰外邪。邪之所中，各有其地，在表治表，在里治里，表里之间则从和解。病有是证，证有是药，各有司存，不相越也，此古人之定法，今人之轨则也。

和剂治法

夫虚实者，诸病之根本也；补泻者，治疗之纲纪也。何谓虚？五脏六腑，虚所生病也。何谓实？五脏六腑，实所生病也。经云：真气夺则虚，邪气胜则实。虚则补之，实则泻之。此万世之常经也。间或以补为泻，是补中有泻也；以泻为补，是泻中有补也。

---

① 僭（jiàn）：超越本分。
② 忒：差。

譬夫参、芪、炙甘草之退劳倦气虚发热，地黄、黄柏之滋水坚肾，以除阴虚潮热，是补中之泻也；桑根白皮之泻肺火，车前子之利小便，除湿，是泻中之补也。升降者，病机之最要也。升为春气，为风化，为木象，故升有散之之义；降为秋气，为燥化，为金象，故降有敛之之义。饮食劳倦，则阳气下陷，宜升阳益气。泻利不止，宜升阳益胃；郁火内伏，宜升阳散火；滞下不休，宜升阳解毒，开胃除热；因湿洞泄，宜升阳除湿；肝木郁于地中，以致少腹作胀作痛，宜升阳调气。此病宜升之类也。阴虚则水不足以制火，火空则发而炎上，其为证也，为咳嗽多痰，吐血，鼻衄，齿衄，头痛，齿痛，眼痛，头眩晕眼花，恶心呕吐，口苦，舌干，不眠，寒热骨蒸，是为上盛下虚之候，宜用苏子、枇杷叶、麦冬、白芍、五味子之属以降气，气降则火自降，而气自归元，而又益之以滋水添精之药以救其本，则诸症自瘳。此病宜降之类也。设宜降而妄升，当升而反降，将使轻变为重，重必死矣。

论塞因塞用，通因通用，寒因热用，热因寒用，用热远热，用寒远寒

经曰"塞因塞用"者，譬夫脾虚中焦作胀，肾虚气不归元，致上焦逆满，用人参之甘以补元气，五味子之酸以收虚气，则脾得补而胀自消，肾得补而气自归元，上焦清泰而逆满自平矣；"通因通用"者，譬夫伤寒挟热下利，或中有燥粪，必用调胃承气汤下之乃安，滞下不休，得六一散清热除积而愈，皆其义也；"寒因热用"者，是药本寒也，而又佐之以热；"热因寒用"者，是药本热也，而反佐之以寒，则无拒格之患，故坚贞不屈，必先其所主，而伏其所因也；"用热远热"者，是病本于寒，法应热治，所投热剂，令使中病，毋令过焉，过则反生热病矣；"用寒远寒"，义亦同此。

卷之二十

脏腑总序

脏腑者，经脉之根本；经脉者，脏腑之枝叶。脏腑不可见，即脏腑之经脉，而脏腑之精微无一不可见。洞垣之技，岂真别有神异耶？特于十二经脉记得纯熟，分得精细过人耳。使学者能于此一一详识于胸中，凡经脉之大本支分，与他经之相为交贯，及表里之所合，并别络之由本经而别走邻经者，可以充口而出，则阴阳由此明，表里由此悉，气血由此分，虚实由此辨，因经知病，因病识经，认症既真，用药自的，洞垣之技将不独擅于前人矣。故于脉矩而外，于五脏部分，又特专为一类，并色诊梦征，附载于后。见得此三项，于医学极为切要，而在五脏部分，较之概发者，更为亲切耳。

肝部一

脏义原始

五脏应四时各有收受

收受者，言同气相求，各有所归也。

东方青色，入通于肝，开窍于目，藏精于肝。其病发惊骇，其味酸，其类草木，其畜鸡，其谷麦，其应四时，上为岁星，是以春气在头也。其音角，其数八，是以知病之在筋也。其臭臊。

东为木王之方，肝为属木之脏，其气相通。青者，木之色；

目者，肝之窍。阳气上升，以目为用，故开窍于目也。木之精气藏于肝曰魂，魂畏惊，且风木之气多振动，故病发则惊骇。《洪范》[①] 云：木曰曲直。曲直作酸，故曰其味酸，其类草木。巽，东方木也。《易》曰：巽为鸡。鸡禀木气而生，故其畜鸡。麦成最早，故应东方春气。木之精气上为岁星，春气在头，头象天为阳，春气上升，同气相求，故知其气在头也。木音曰角，其音调而直，象木也。木之生数三，成数八，故其数八。病在筋者，肝为罢极之本，劳则伤筋也。臭即气，气因木变，则为臊。《礼·月令》曰：其臭羶。羶与臊同

四时阴阳，外内之应

此言四时五行藏象，气味之化也。

东方生风，风生木，木生酸，酸生肝，肝生筋，筋生心。肝主目，其在天为玄，在人为道，在地为化。化生五味，道生智，玄生神。神在天为风，在地为木，在体为筋，在脏为肝，在色为苍，在音为角，在声为呼，在变动为握，在窍为目，在味为酸，在志为怒。怒伤肝，悲胜怒，风伤筋，燥胜风，酸伤筋，辛胜酸。

东方寅位，自子一阳初动，历丑至寅，三阳足而阳气上升，故东为生方。东方生风者，阳气上腾，散而为风也。风鼓木荣，故风生木。凡物之味酸者，皆木气所生，故木生酸。酸味入腑，必先长肝，故酸生肝。肝之精气能生养筋，故肝生筋。肝之精气内养筋而通乎心，且木能生火，故筋生心。肝主目，开窍于目也。玄为玄冥，言寅时天色高远，尚未盛明也。在人为道者，道本于

---

① 洪范：即《尚书·洪范》。

仁，仁者生人之本，道之大原也。化谓生化，化生万物，皆资始于春之生气也。万物生则五味具，故曰化生五味。道本于仁，而推行各有所宜，知明处当皆自道所出，故曰道生智。玄冥之内，神处其中，故曰玄生神。神在天为风者，飞扬鼓拆，风之用也。然发而周远，无所不通，信非神化不能。木性曲直，以五行之在地者言之，则东方属木，故曰在地为木。在体为筋者，束络联缀，犹木之枝干条达也。在脏为肝者，肝于五脏为木也。苍薄青色，木之正色。角为木音，其音调而直。呼谓叫呼，亦谓之啸，肝气所生也。又肝主怒，怒则叫呼，故曰在声为呼。握，所以牵就，筋之用也。变动而为病则搐搦，即肝病筋挛之义。目，肝窍也。酸，木味也。怒所以禁，非肝为正阳之气，故志在怒。怒伤肝者，志虽为怒，甚则自伤也。悲则肺金并于肝木，故胜怒。风胜则筋络拘急，故伤筋。燥为金气，故胜风木。酸伤筋，酸走筋，过则伤筋而拘挛也。辛胜酸，辛金味，故胜酸。

五气之合

此明人身之表里，万物之化生，皆与天地之气相合也。

东方生风，风生木，木生酸，酸生肝。肝生筋，筋生心。其在天为玄，在人为道，在地为化。化生五味，道生智，玄生神，化生气。神在天为风，在地为木，在体为筋，在气为柔，在脏为肝。其性为暄，其德为和，其用为动，其色为苍，其化为荣，其虫毛，其政为散，其令宣发，其变摧拉，其眚为陨，其味为酸，其志为怒。怒伤肝，悲胜怒。风伤肝，燥胜风。酸伤筋，辛胜酸。

此原东方之性用德化政令，皆本乎木，而内合人之肝气者也。明此者可以治肝，可以补心。化生气者，气由化生，物因气化也。

在气为柔，言得木化者，其气柔耎，筋之类也。暄，温暖也。肝为阴中之阳，应春气，故其性暄。其德为和者，春阳布和，木之德也。其用为动者，春风摇动，木之用也。其化为荣者，物色荣美，皆春木之气所化也。其虫毛者，毛虫丛直，得木气也。其政为散者，少阳生发之气散布于物，木之政也。其令宣发者，宣扬生发春木之令也。摧拉损拆，败坏也。风气刚强，木之变也。眚，灾也，陨坠也。木兼金化，陨而为灾也。此言东方木气偏胜，为病当以西方金令平之。

肝脏图象

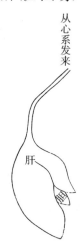

从心系发来

肝

脏腑释义

五脏者，藏精神血气魂魄者也；六腑者，所以化水谷而行津液者也。五脏主藏，故满而不实；六腑主传化，故实而不能满。

肝脏释名

肝者，干也，言其状如枝干也。

肝藏象

经曰：肝有二大叶，一小叶，如木甲柝①之象，各有支络血脉于中，以宣发阳和之气，在右胁右肾之前，并胃而介于胃与小肠之右外。

一云：左三右四，凡七叶。言两叶者举其大，言七叶者尽其详。

肝之部分

肝之部位居心下，并胃，著脊之第九椎。

滑氏曰②：肝之为脏，其治在左，其藏在右胁右肾之间，其系上络心肺，下亦无窍。

其治在左，以东方木位在左也。右以言其质，左以言其用。

肝为阴中之阳

腹为阴，阴中之阳肝也。

肝属木，位处下焦，以阳居阴，故为阴中之阳。

肝之正色

肝属木，为青帝，其色如缟映绀。

此肝脏所生之外荣也。

肝之外候

肝者，主为将，使之候外，欲知坚固，视目大小。

肝为将军之官，其气刚强，能捍御，故曰主为将。欲知其强与弱，以外候之，决之于目，肝主目也。目大者，其肝坚；目小

---

① 柝（tuó 驼）：打更用的梆子。
② 滑氏曰……下亦无窍：语出滑伯仁《十四经发挥》。

者，其肝弱。

肝之大小、高下、坚脆、偏正，具有征验

肝小则脏安，无胁下之病；肝大则逼胃迫咽，迫咽则苦膈中，且胁下痛。

何以验之？青色小理者肝小，粗理者肝大。

肝高，则上支贲切，胁悗为息贲；肝下则逼胃，胁下空，胁下空则易受邪。

广胸反骹者肝高，合胁兔骹者肝下。反骹_{骹，音敲}者，胁骨高而张也；兔骹者，胁骨低合如兔也。上支贲切，谓肝经上一行之支脉贲壅迫切，故胁为悗闷，为息贲喘急也。

肝坚则脏安难伤，肝脆则善病消瘅易伤。

胸胁好者肝坚，胁骨弱者肝脆。

肝端正则和利难伤，肝偏倾则胁下痛。

膺腹好相得者肝端正，胁骨偏举者肝偏倾。

脏腑相缀

脏腑中相缀者惟二，一则脾缀于胃，一则胆缀于肝。胃惟上下贯通，故有出纳；胆系虽联于肝，无出无入，设或受大惊而胆丧，则胆汁始渗于外，而有目青口苦之症。

五脏各有所余

肝主筋。爪者，筋之余。

察爪甲，即可知筋之丰润枯燥，以验肝胆气血之盛衰。

血海

人身有四海：肝为血海，血海有余，则常觉其身大，怫然不

知其所病；不足，则常觉其身小，狭然不知其所病也。

形以血充，故血有余，则常若其身大。怫怫，郁也，重滞不舒之貌。血不足，则常若其身小。狭，隘狭也，索然不广之貌。此皆血海不调之为病，病在血者，隐而不显，故茫然不觉其所病。

冲脉为十二经之海

冲脉者，为十二经之海。其输上在于大杼，下出于巨虚之上下廉。

此即血海也。冲脉起于胞中，其前行者并足少阴之经，侠脐上行，至胸中而散。其后行者上循背里，为经络之海。其上行者出于颃颡，下行者出于足。故其输上在于足太阳之大杼，下在于足阳明之巨虚上下廉。

按《动输篇》曰：胃为五脏六腑之海。《太阴阳明论》曰：阳明者表也，五脏六腑之海也。《逆顺肥瘦篇》曰：夫冲脉者，五脏六腑之海也，五脏六腑皆禀焉。此言冲脉者，为十二经之海。若此诸论，则胃与冲脉皆为十二经之海，亦皆为五脏六腑之海，又将何以辨之？故本篇有水谷之海，血海之分。水谷之海者，言水谷盛贮于此，营卫由之而化生也。血海者，言受纳诸经之灌注精血，于此而蓄藏也。此固其辨矣。及考之《痿论》曰：阳明者，五脏六腑之海，主润宗筋，宗筋主束骨而利机关也。冲脉者，经脉之海也，主渗灌谿谷，与阳明合于宗筋。阴阳总宗筋之会，会于气街，而阳明为之长。盖阳明为多血多气之府，故主润宗筋，而利机关，冲脉为精血所聚之经，故主渗灌谿谷，且冲脉起于胞中，并少阴之大络，而下行阳明，为诸经之长，亦会于前阴，故男女精血皆由前阴而降者，以二经血气总聚于此，故均称为五脏六腑、十二经之海，诚有非他经之可比也。

脏腑精义

肝主春，足厥阴少阳主治，其日甲乙。

肝主春，以应木也。厥阴肝，乙木也；少阳胆，甲木也。二经相为表里，皆行于足，甲为阳木，乙为阴木，俱东方之干，内应肝胆，年月日时，无不皆然。余四脏同此。

肝为牡脏，其色青，其时春，其音角，其味酸，其日甲乙。

肝属木，为阴中之少阳，故曰牡脏。

正月二月，天气始方，地气始发，人气在肝。

方者，以时方春，生物方升，岁事方兴也。发，发生也。肝为木，受气于春，故人气在肝。

东方青色，入通于肝。

东为木王之方，肝为属木之脏，故相通。即此便识人之气，时与天真之气通，不曰气而曰色，色为气征，言色而气即包括在内。

风气通于肝。

风为木气，肝为木脏，气相感召，自相通。

肝者，罢极之本，魂之居也，其华在爪，其充在筋，以生血气。其味酸，其色苍，此为阳中之少阳，通于春气。

人之运动由乎筋力，运动过劳，筋必罢极，故为罢极之本。藏魂，故为魂之居。爪者，筋之余，故其华在爪，其充在筋。肝属木，位居东方，为发生之始，故以生血气。酸者，木之味；苍者，木之色。木王于春，阳犹未盛，故为阳中之少阳，通于春气。

按：此节诸脏俱有，惟于肝部，多以生血气一句，足见肝为生发血气之本，断断①乎其不可伐矣。

肝生于左。

言肝气生发于左也。肝木旺于东方，主生发，故其气生发于左。

肝者，将军之官，谋虑出焉。

肝气急而志怒，故为将军之官。肝为厥阴，未出于阳，潜发未萌，故主谋虑。

五脏所藏，肝藏魂。

魂，神气之佐辅也。魂属阳，肝为牡藏，故藏之。

随神往来者谓之魂。

魂为阳，故随神而往来。

肝在志为怒，怒伤肝。

肝为将军之官，故主怒。怒则气并于肝，而肝自伤，故伤肝。

暴怒伤阴。

气为阳，血为阴。肝藏血，暴怒则肝气逆而血乱，故伤阴。《行针篇》曰"多阴者多怒"，亦各从其类也。

慎勿大怒，怒必真气却散之。

此为养生家言也。平昔既能知养气矣，倘一时大怒，则真气必为却散，而前功多废矣，不可不慎。

怒则肝气乘矣。

怒则气逆于肝，而乘于脾，木胜土也。

肝气虚则恐，实则怒，怒而不已，亦生忧矣。

气虚则馁，故恐有所拂逆。其气上而不下，则肝实，实则怒，

---

① 断断：绝对。

怒而不已，邪气下堕，反自生忧。物极则返，理当然也。

五精所并，精气并于肝则忧，虚而相并者也。

五精，五脏之精气也，并合而入之也。五脏精气各藏其脏则不病，若合而并于一脏，则邪气实之。其在肝者，乘脾之虚而为忧。然此并也，必彼脏气先虚，而后得乘虚以相并也。

四时之胜，春胜长夏。

木王于春，故胜长夏。五时五气，互有尅胜。所胜为邪，则不胜者受之。天之运气，人之脏气，无不皆然。

中焦受气取汁，变化而赤，是谓血。

中焦者，并胃中，出上焦之下。凡水谷之入，必先归胃，故中焦受谷之气，取谷之味，输脾达脏，由黄白而渐变为赤，以奉生身者，是谓之血。

肝藏血，血舍魂。肝气虚则恐，实则怒。

人卧则血归于肝，而魂与血相依，故曰肝藏血，血舍魂。此无病者然也。若气虚不足则多恐，气实有余则多怒。不言血而言气者，病之变也。此五脏之异藏，虚实之异病也。

人卧则血归于肝。

人寤则动，动则血随气行阳分，而运于诸经。人卧则静，静则血随气行阴分，而归于肝。人当寐时，面色多白，可证也。

肝受血而能视，足受血而能步，掌受血而能握，指受血而能摄。

肝开窍于目，肝受血则目有余养，故能视。所以能步，能握，能摄者，虽系于筋，若无血以养筋，则痿弱无力，足不能步，掌不能握，指不能摄矣。血之关于人也如此。

肝开窍于目。

窍于人身，精神出纳之门户也，窍之在肝者则为目。

诸脉者，皆属于目。

以经脉考之，膀胱之脉起于目内眦，胃之脉交頞頞音遏，与额同中，胆脉起于目锐眦，大肠之脉贯颊，小肠之脉上颊至目锐眦，其支者至目内眦，三焦之脉至目锐眦，又心脉系目系，肝脉连目系，是诸脉属于目也。

诸精者，皆上注于目，而为精。

《大惑论》曰：五脏六腑之精气，皆上注于目，而为之精。

五脏常阅于上七窍也，故肝气通于目，肝和则目能辨五色矣。

阅，历也。五脏位次于内，而气达于外，故阅于上之七窍。其气各有所通，亦各有所用，然必气和而后各称其职，否则脏有所病则窍有所应矣。目者，肝之外候。目能辨别五色，肝之和气为之也。

夫精明者，所以视万物，别黑白，审短长。以长为短，以白为黑，如是则精衰矣。

言目之精明，所以视万物，别黑白，审长短者也。若视长为短，视白为黑，则失其精明之体，是精气内衰也。

目者，肝之官也。肝病者眦青。

目为肝之窍，所以辨颜色者也。青者，肝之色，故青色见于目眦，即知为肝病。

肝实则目赤。

实，谓实热。

五脏化液，肝为泪。

脏真藏于肝者，于液为泪，阴之精也。一曰肾邪入肝，则多泪。

夫心者，五脏之专精也。目者，其窍也。华色者，其荣也。是以人之有德也，则气和于目。有亡忧形于色，是以悲哀则泣下。

五脏各有其精，心能专一之，故云五脏之专精，精专于心。神发于目，华滋于面，是以人之有德，自然气和于目。若有所亡失，则不能不忧形于色，悲哀则泣下。皆自然之道也。

肺邪入肝，则多哭。

肺金气燥，乘肝之虚而入，则多哭。老人血亏气燥，每易哭者，此也。

五脏所主，肝主筋。

肝主筋膜，应木之柔而联络关节也。谓之主者，存亡以之，治乱以之矣。

五脏所养，肝养筋。

肝藏血而主筋，故养筋。

脏真散于肝，肝藏筋膜之气也。

肝气喜散，春时肝木用事，故五脏天真之气皆散于肝。若其所藏，则筋膜之气也。

肝之合筋也，其荣爪也，其主肺也。

肝属木，木曲直而柔，筋体象之，故合于筋。爪者，筋之余，故荣于爪。木受金之制，故肝以肺为主。

阳气者，精则养神，柔则养筋。

神之灵通变化，阳气之精明也。筋之运动便利，阳气之柔和也。然则筋之诸病，皆阳气运用不固所致。

诸筋者，皆属于节。

人之身诸筋，所历必结于节间。是以筋力坚强，始为连属骨节；若使血不能荣养，便诸节强痛，多有所不利矣。

有伤于筋，纵，其若不容。

人之所以束骨而利机关者，筋维之也。有伤于筋，则纵而不收，其若不能为容止矣。

暮而收拒，无扰筋骨，无见雾露。

暮时阳气内行阴分，故宜收敛以拒虚邪，无扰筋骨而耗阳精，无见雾露为寒湿所侵。

膝者，筋之府，屈伸不能，行则偻附，筋将惫矣。得强者生，失强者死。

偻，曲其身也。附，附物而行也。惫，坏也。筋虽主肝而维络关节，以立此身者，惟膝腘腘，音国之筋为最，故膝为筋之府。筋惫若是，则诸经之失强可知矣。脏强则气强，故生。失强则气竭，故死。

肝合于筋，筋缓而不能自收持者，肝气先绝也。

脏真藏于肝，正谓此筋膜之气。筋病至此，真气去矣，是以知其气先绝也。

阴者，积筋之所终也，故酸入而走筋。

阴者，阴器也。积筋者，宗筋之所聚也。肝主筋，若酸味过多而走筋，则不止内为膀胱之癃，而外且走肝经之筋，而筋病矣。

五脉应象，肝脉弦。

耎弱而滑，端直以长，其应春。

五气所病，肝为语。

问答之辞曰语，语之再三，象木有枝条，多委曲也。

疾走恐惧，汗出于肝。

肝主筋而藏魂，疾走则伤筋，恐惧则伤魂，故知其汗出由于肝也。

五脏所恶，肝恶风。

肝属木，其应风，感风则伤筋，故恶风。

风胜则动。

风为挠动，为迎随，故风胜则动。凡振掉摇动，风淫末疾，皆知其自肝来也。

风客淫气，精乃亡，邪伤肝也。

风气应肝，故风淫则热，热则精血亡而伤肝也。

东风生于春，病在肝，俞在颈项。

此言经常五风触于五脏，而为邪气发病也。五方、五气、五脏各以五行相应，其在东者应于春，春木属肝，故病在肝。俞，与输同。五脏之气至此，而转输传送也。俞在颈项，春气发荣于上也。

春气者，病在头，故春病鼽衄。

病在头，阳气上升也。鼻出水谓之鼽，鼻出血谓之衄，正以阳气上升所致。

春善病鼽衄，冬不按跷，春不鼽衄。

春时善病鼽衄，风邪在头也。按谓手按，跷谓足踹，皆按摩肢节以行导引之法。三冬元气伏藏在阴，当伏藏之时而扰动筋骨，则精气泄越，以致春夏秋冬各生其病，故冬宜养藏，则春时阳气虽升，阴精自固，何有鼽衄？按跷且不可，则冒寒妄劳，益可知矣？

头者，精明之府。头倾视深，精神将夺矣。

六阳清气上升于头，故头为精明之府。盖七窍皆以神用，故同谓之精明。视深，视下也，又目陷也。夺，失也。头为精明之府，若头倾视深，则精神之将夺也可知。

五劳所伤，久行伤筋。

行者之劳在筋也。一曰恚怒气逆则伤肝。

五脏各有所损，肝劳者血损。

肝藏血，失血过多，渐成劳瘵_{瘵音债}之疾，谓之曰损。损其肝者，缓其中。

五劳过度，各行所极，肝劳过度则筋极。

极，谓竭也。血损不能荣筋，久而筋极。

天食人以五气，五气入鼻，藏于心肺，上使五色修明，音声能彰。

五气非徒臊焦香腥腐而已，此乃地气，非天气也。盖谓风气入肝，暑气入心，湿气入脾，燥气入肺，寒气入肾，当其不亢不害，则能养人。人在气交之中，以鼻受之而养五脏，是天食人以五气也。五者之气，由鼻而入，藏于心肺之间，心肺得受天之五气，始能入通五脏，生五色而发五音，苟失其养，不能受天之五气，则必失色而丧音矣。五气各有所入，其在肝者，臊气入之。

肝之臭臊，心邪入肝，则恶臊。

心火盛，乘肝虚而入肝，则肝臊。臊则气胜，即气之自生者，亦恶之。

地食人以五味，五味入口，藏于肠胃。味有所藏，以养五气。气和而生，津液相成，神乃自生。

酸苦甘辛咸，地之五味也，五脏赖之以养，是地食人以五味也。味有所藏，谓五味各有所藏，酸入肝，苦入心，甘入脾，辛入肺，咸入肾也。五脏得此五味，则以之养乎五气而气从矣。阳为气，阴为味，气得味，阳得阴也，故气得乎味，味以养气，为阴阳和而生生者也。生生则化津液，五液交相成就，则阴中有阳，阳中有阴，二气五行妙合，而凝神乃自生矣。五味各有所入，味之酸者入肝。

五谷为养，五果为助，五畜为益，五菜为充。气味合而服之，以补益精气。

养，养正气也。助，助其养也。益，言其有补益也。充，谓充实于脏腑也。经曰：形不足者温之以气，精不足者补之以味。又曰：气归精，味归形。故合而服之，可以补益精气。

五味所合，肝欲酸。

此五味合五脏之气也。肝味酸，酸与肝合，故欲之。五味入胃，喜归本脏，有余之病，宜本味通之，正用此意。下仿此。

五味所入，酸入肝。

酸化从木也。

五味入胃，各归所喜攻，酸先入肝。

凡五味必先入胃，而后各归所喜攻之脏。喜攻者，谓五味五脏各有所属也。味之酸者先入于肝，若误用之，不徒无益，而且有害。《九针篇》曰：病在筋，无食酸。即此义也。

久而增气，物化之常也。气增而久，夭之由也。

凡五味之性，各有所入。若味有偏用，则气有偏病。偏用既久，其气必增此物化之常也。气增而久，则藏有偏胜。藏有偏胜，则必有偏绝矣。此致夭之由也。上言误用，既有不可，即所应用，亦必应病而止。若过用之，亦必有害。如《生气通天论》曰：味过于酸，肝气以津，脾气乃绝。故药饵病机，必审其真，设有谬误，鲜不害矣。

五味各走其所喜，谷味酸，先走肝，麻味酸。

五脏嗜欲，各有所喜，故五味之走，亦各有所先。姑以五谷之味言之，谷味之酸者，当先走肝。麻味酸，麻谓芝麻也。

肝色青，宜食甘。秔米饭、牛肉、枣、葵皆甘。

此言脏气所宜之味也。《脏气法时论》曰：肝苦急，急食甘以缓之。即此意也。秔米，即粳米。

以上言味之合于肝者。

阴之所生，本在五味；阴之五官，伤在五味。是故味过于酸，肝气以津，脾气乃绝。

五官，五脏也。《六节藏象论》曰：地食人以五味。夫味得地气，故能生五脏之阴。若五味不节，则各有所尅，反伤其阴矣。津，溢也。酸入肝，过于酸则肝气溢。酸从木化，木实则尅土，故脾气乃绝。

五味入于口也，各有所走，各有所病。酸走筋，多食之，令人癃。

酸气涩收，溲脬脬，音抛得酸而缩卷，故水道不利而为癃也。

五味所伤，多食辛则筋急而爪枯。

辛从金化，筋与爪为木，多食辛则木受其尅，故筋急而爪枯。

以上言平时饮食之味，偏胜为患也。

五味所裁，病在筋，无食酸。

口嗜而欲食之，不可多，必自裁也，命曰五裁。酸走筋，故病在筋者，无食酸也。

五病所禁，肝病禁辛。

不足之病，畏其所胜，而宜其所不胜。辛为肝所畏，故禁辛。

以上言病之不宜食也。

五味之用，酸者能涩能收。

用，谓用于治疗。滑者涩之，散者收之，酸之用也。

五味所伤，甘伤肉，酸胜甘。

甘走肉，肉得甘则壅，故伤肉。酸从木化，能胜甘。

肝病者宜食麻、犬肉、李、韭。

肝属木，酸入肝，故宜用此酸物，正以本脏之味治本脏之病也。

肝欲散，急食辛以散之，用辛补之，酸泻之。

肝木喜条达而恶抑郁，散之则条达，故食辛以散之。顺其性为补，反其性为泻。肝木喜辛散，而恶酸收，故辛为补，而酸为泻也，此肝脏补泻之义也。

肝苦急，急食甘以缓之。

肝为将军之官，其志怒，其气急。急则自伤，反为所苦，故宜食甘以缓之，则急者可平，柔能制刚也。

以上言治疗之宜忌。

按：人生日用，不离气味，补泻在味，随时异气。凡气薄者为阳中之阴，气厚者为阳中之阳，味薄者为阴中之阳，味厚者为阴中之阴，辛甘淡之热者为阳中之阳，辛甘淡之寒者为阳中之阴，酸苦咸之寒者为阴中之阴，酸苦咸之热者为阴中之阳。夫辛甘淡咸苦酸，乃味之阴阳，又为地之阴阳也；温凉寒热，乃气之阴阳，又为天之阴阳也。气味生成，而阴阳造化之机存焉。日用饮食，与夫病疾药物，审其气味，酌而量之，调摄之道备是已。

五味阴阳之用

五味阴阳之用，辛甘发散为阳，酸苦涌泄为阴，咸味涌泄为阴，淡味渗泄为阳。六者或收或散，或缓或急，或燥或润，或耎或坚，以所利而行之，调其气使其平也。

涌，吐也。泄，泻也。渗泄，利小便及通窍也。辛甘酸苦咸淡，六者之性，辛主散主润，甘主缓，酸主收主急，苦主燥主坚，咸主软，淡主渗泄。《脏气法时论》曰：辛散，酸收，甘缓，苦坚，咸软。故五味之用，升而轻者为阳，降而重者为阴，各因其利而行之，则气可调而平矣。

五味之用

五味之用，辛散，酸收，甘缓，苦坚，咸软。毒药攻邪，五谷为养，五果为助，五畜为益，五菜为充，气味合而服之，以补精益气。此五者有辛酸甘苦咸，各有所利，或散或收，或缓或急，或紧或软，四时五脏病，随五味所宜也。

首言五味之用，药食皆然也。毒药攻邪者，药以治病，因毒为能。其所谓毒，正以气味之有偏也。盖气味之正者，谷食之属是也，所以养人之正气；气味之偏者，药饵之属是也，所以去人之邪气。其为故也，正以人之为病，病在阴阳偏胜耳，欲救其偏，则惟气味之偏者能之正者不及也。如《五常政大论》曰：大毒治病，十去其六；常毒治病，十去其七；小毒治病，十去其八；无毒治病，十去其九。是凡可辟邪安正者，均可称为毒药，故曰毒药攻邪也。五谷为养者，养生气也。五果为助者，助其养也。五畜为益者，益精血也。五菜为充者，实脏腑也。合服而补精益气者，《阴阳应象大论》曰"阳为气，阴为味，味归形，气归精"，又曰"形不足者，温之以气；精不足者，补之以味"，故气味和合，可以补精益气。此五者以下，总结上文，言五脏之气，四时之用，各有所利，然变出不常，则四时五脏，因病而药，五味当承受所宜也。

魂魄二义附

随神往来者谓之魂，并精而出入者谓之魄。

精对神而言，则神为阳而精为阴；魂对魄而言，则魂为阳而魄为阴。故魂则随神而往来，魄则并精而出入。

按：精神魂魄，虽有阴阳之别，而阴阳之中复有阴阳之别焉。如神之与魂皆阳也，何谓魂随神而往来？盖神之为德，如光明爽朗，聪慧灵通之类皆是也，魂之为言，如梦寐恍惚，变幻游行之境皆是也，神藏于心，故心静则神清，魂随乎神，故神昏则魂荡，此则神魂之义，可想像而悟矣。精之与魄皆阴也，何谓魄并精而出入？盖精之为物，重浊有质，形体因之而成也，魄之为用，能动能作，痛痒由之而觉也，精生于气，故气聚则精盈，魄并于精，故形强则魄壮，此则精魄之状，亦可默会而知也。然则神为阳中之阳，而魂则阳中之阴也，精为阴中之阴，而魄则阴中之阳者乎。

魂魄二义附说

勉斋黄氏①曰：夫人之生，惟精与气。为毛骨肉血者，精也；为呼吸冷热者，气也。然精与气，莫不各有神焉。精之神谓之魄，气之神谓之魂。耳目之所以视听者，魄为之也。此心之所以能思虑者，魂为之也。合魂与魄，乃阴阳之神，而理实具乎其中。惟其魂魄之中，有理具焉。是以静则为仁义礼智之性，动则为恻隐羞恶恭敬是非之情，人须如此分作四节看，方体认得着实。

今人骨肉脏腑皆血也，魄也；神灵运通皆气也，魂也。人之脏腑躯体属精血，人之呼吸运动属暖气。然而精血暖气则自有个

---

① 勉斋黄氏：当指南宋黄榦，福州闽县（今属福建）人，字直卿，号勉斋，学者称"勉斋先生"，因称所创学派为"勉斋学派"。黄榦早年师事朱熹，深得朱熹赏识，成其门婿，深得师传。

虚灵知觉在里面，精血之虚灵知觉便是魄，暖气之虚灵知觉便是魂。这虚灵知觉，又不是一个虚浮底物，里面却又是许多道理。故木神曰仁，是虚灵知觉。人受木之气，其虚灵知觉则具仁之理。木便是气血，神便是魂，仁便是个道理，如此看方是。

人记事，自然记得底是魄；如曾恁地搜索思量底，这是魂。魄藏在里面，如今人听得事，何尝是耳去听他，乃是他自入耳里面来，因透诸心，便记得，此是魄。魄主受纳，魂主经营，故魄属阴，魂属阳。

《坐忘铭》①曰：心死方得神活，魄灭然后魂昌。

一曰气清则魂爽，形劳则魄浊。

---

① 坐忘铭：即《昨非庵日纂·坐忘铭》，明代养生家郑瑄所著。

卷之二十一

肝部二

肝 脉 图

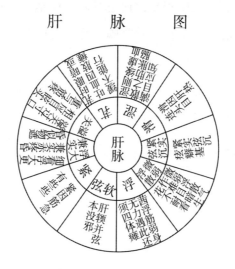

肝脉盛者，寸口大人迎一倍；虚者，寸口小于人迎。胆脉盛者，人迎大一倍于寸口；虚者，人迎反小于寸口。

厥阴注释

厥阴，两阴交尽也。

厥，尽也。两阴交尽，阴之极也。《阴阳系日月篇》曰：戌者九月，主右足之厥阴；亥者十月，主左足之厥阴。此两阴交尽，故曰厥阴。

足厥阳肝经铜人图

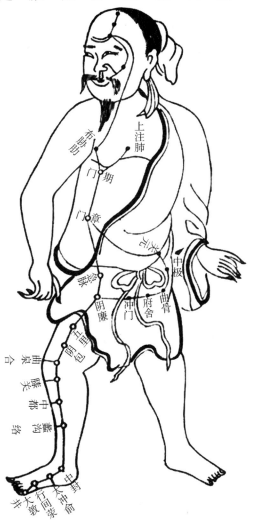

此经从足走胸，长六尺五寸，左右共一丈三尺。凡十三穴，左右两行，共二十六穴。自窍阴交与足大指端大敦，循膝股上行，至期门穴止，传手太阴肺经。

足厥阴肝经

肝足厥阴之脉，起于大指丛毛之际，上循足跗上廉，去内踝一寸，上踝八寸，交出太阴之后，上腘内廉，循股阴，入毛中，过阴器，抵小腹，挟胃，属肝，络胆。

足厥阴经肝脉也，起于足大指，去爪甲横纹后丛毛际大敦穴。足跗上廉，行间、太冲也。内踝前一寸，中封也。上踝，过足太阴之三阴交，历蠡沟、中都，复上一寸，交出太阴之后，上腘内廉，至膝关曲泉也。股阴，内侧也。循股内之阴包五里阴廉，上会于足太阴之冲门、府舍，入阴毛中之急脉，遂左右相交，环绕阴器，而会于任脉之曲骨。自阴上入小腹，会于任脉之中极、关元，循章门，至期门之所，挟胃，属肝，下足少阳日月之所，络胆，而肝胆相为表里也。

上贯膈，布胁肋，循喉咙之后，上入颃颡，连目系，上出额，与督脉会于巅。

自期门上贯膈，行足太阴食窦之外，大包之里，散布胁肋，上足少阳渊腋，手太阴云门之下。颃颡，咽颡也。目内深处为目系，其内行而上者，自胁肋间，由足阳明人迎之外，循喉咙之后，入颃颡，行足阳明大迎、地仓、四白之外，内连目系，上出足少阳阳白之外，临泣之里，与督脉相会于顶巅之百会。

其支者，从目系下颊里，环唇内。其支者，复从肝别，贯膈，上注肺。

此支者，从前目系之分，下行任脉之外，本经之里，下颊里，交环于口唇之内。又其支者，从前期门属肝所，行足太阴食窦之外，本经之里，别贯膈，上注于肺，下行至中焦，挟中脘之分，复接于手太阴肺经，以尽十二经之一周，终而复始者也。

按：足厥阴之脉，上下左右分行，共八道。其脉之起，自足大指聚毛之上，上循足跗上廉，去内踝一寸，上踝八寸，交出太阴之后，上腘内廉，循股阴入毛中，过阴器，至小腹，循章门穴，复上至期门穴之里，直两乳下，内行而挟胃，下而属肝络胆者二道，此为正经，乃脉之本也。其支者，自期门穴之里，上贯膈，布胁肋，循喉咙之后，上入颃颡，复上而内连目系，上出额，与督脉会于巅者二道，此其支脉之大者也。又其支之逆行者，从目系处下颊里，环唇内者二道，此其支脉之小者也。又其支之交经者，从期门属肝之处，别贯膈，上注于肺者二道，此由正经发出之支脉，从肺而交于手太阴经者也。

又按：上贯膈以下文，诸家俱载入正经之中，惟《伤寒辩注》另作一大支。盖足之三阴，从足上走入腹，其与督脉会于巅者，乃借诸阳经之气，其支脉始得上升于巅也，故于属肝络胆句下，另作一支。细考之，如复自期门穴而上贯膈，横布胁腹，上腋者，此借足少阳之气也；复上循喉咙之后者，此借手、足阳明，又手太阳与督脉之气也；复上入颃颡者，此又借足阳明、手太阳之气也；上行于头，循足阳明之里，即借阳明之气内行；连目脉深处，复上出额，行足少阳之里，又借少阳之气。上交于巅，与督脉相会于顶中之百会穴而终也，足太阳脉亦会于此。此可见厥阴支脉之行，必借诸阳经之气，始得上升于头者。如此则另自分作一段，未为背理。

足厥阴肝井荥输经合之次

肝出于大敦。大敦者，足大指之端，及三毛之中也，为井木。

此肝经之所出，为井也，属阴木。按本篇，五脏止言井木，六腑止言井金，其他皆无五行之分。考之滑氏，谓阴井木生阴荥火，阴荥火生阴俞土，阴俞土生阴经金，阴经金生阴合水。此言五脏之俞也。六腑则阳井属金，阳井金生阳荥水，阳荥水生阳俞木，阳俞木生阳经火，阳经火生阳合土。下仿此。

溜于行间。行间，足大指间也，为荥。

此肝经之所溜，为荥也，属阴火。

注于太冲。太冲，行间上二寸陷者之中也，为腧。

此肝经之所注，为腧也，属阴土。

行于中封。中封，内踝之前一寸半陷者之中。使逆则宛，使和则通，摇足而得之，为经。

此肝经之所行，为经也，属阴金。使逆则宛，使和则通，言用针治此者，逆其气则郁，和其气则通也。

入于曲泉。曲泉，辅骨之下，大筋之上也，屈膝而得之，为合。

此肝经之所入，为合也，属阴水。

足厥阴也。

以上肝之五腧，皆足厥阴经也。

足少阳胆经与足厥阴肝经为二合

足少阳之正，绕髀，入毛际，合于厥阴。别者入季胁之间，循胸里，属胆，散之上肝，贯心，以上挟咽，出颐颌中，散于面系、目系，合少阳于外眦也。

足厥阴之正，别跗上，上至毛际，合于少阳，与别俱行，此为二合也。

此胆肝二经为表里，经脉相为一合也。足少阳绕髀阳，入毛际，与足厥阴合，其内行而别者，乃自季胁入胸，属胆，散之上肝，由肝之上系贯心，上挟咽，自颐颌中出，散于面，上系目系，复合少阳本经于目外眦瞳子髎也。

足厥阴之正，别足跗内行，上至阴毛之际，合于足少阳，与别者俱行，上布胁肋，是为六合之二也。

足厥阴少阳别络并症

足厥阴之别，名曰蠡沟，去内踝五寸，别走少阳。其别者，循胫，上睾，结于茎。其病，气逆则睾肿、卒疝，实则挺长，虚则暴痒，取之所别也。

足厥阴之络名蠡沟，在足内踝上五寸，别走足少阳者也，本经络阴器，上睾，结于茎，故其所病如此，而治此者，当取所别之蠡沟。

足少阳之别，名曰光明，去踝五寸，别走厥阴，下络足跗。实则厥，虚则痿躄，坐不能起，取之所别也。

足少阳之络，名光明，在外踝上五寸，别走足厥阴者也。此经下络足跗，故为厥、为痿躄，治此者，当取所别之光明。

足厥阴、肝少阳胆筋结支别

足厥阴之筋，起于大指之上，上结于内踝之前。

大指上，三毛际大敦次也，行跗上，与足太阴之筋并行，结于内踝前中封之次。

上循胫，上结内辅之下，上循阴股，结于阴器，络诸筋。

由内踝上足胫，循三阴交之分上行，并足少阴之筋，上结于内辅骨下曲泉之次，复并太阴之筋，上循阴股中五里阴廉之分，上急脉而结于阴器。阴器者，合太阴、厥阴、阳明、少阴之筋，以及冲、任、督之脉，皆聚于此，故曰宗筋。厥阴属肝，肝主筋，故络诸筋而一之以成健运之用。

足少阳之筋，起于小指、次指，上结外踝，上循胫外廉，结于膝外廉。

小指、次指，即第四指窍阴之次也。外踝，丘墟之次。胫外廉，外丘阳交之次。膝外廉，阳陵泉、阳关之次。此皆刚筋也。

其支者，别起外辅骨，上走髀，前者结于伏兔之上，后者结于尻。

膝下两旁突出之骨曰辅骨，膝上六寸起肉曰伏兔，尾骶骨曰尻，此支自外辅骨上走于髀，分为二歧，前结于阳明之伏兔，后结于督脉之尻，至此刚柔相制，所以联臀膝而运枢机也。

其直者，上乘眇季胁，上走腋前廉，系于膺乳，结于缺盆。

季胁下两旁窌处曰眇少，胸上两旁高处曰膺，此直者自外辅骨走髀，由髀枢上行乘眇，循季胁上走腋，当手太阴之下出腋前廉，横系于胸乳之分，上结于缺盆，与手太阴之筋相合，皆刚筋也。

直者上出腋，贯缺盆，出太阳之前，循耳后，上额角，交巅上，下走颔，上结于颃。

此直者，自上走腋处，直上出腋，贯于缺盆，与上之结于缺盆者相合，乃行足太阳经筋之前，循耳上额角，交太阳之筋于巅上，复从足阳明头维之分走耳前，下颔颔，复上结于颃。

支者，结于目眦，为外维。

此支者，从颧上斜趋，结于目外眦，而为目之外维。凡人能左右盼视者，正以此筋为之缩也。

按本篇，有曰从左之右，右目不开，上过右角，并跷脉而行，左络于右等义，载奇经八脉、跷脉条下。

十二经筋结支别发明_附

十二经脉之外，复有所谓经筋者，盖经脉营行表里，故出入脏腑，以次相传；经筋联缀百骸，故维络周身，各有定位。虽经筋所行之部，多与经脉相同，然其所结所盛之处，则惟四肢谿溪谷之间为最，以筋会于节也。筋属木，其华在爪，故十二经筋皆起于四肢指爪之间，而后盛于辅骨，结于肘腕，系于膝关，联于肌肉，上于颈项，终于头面，此人身经筋之大略也。筋有刚柔，刚者所以束骨，柔者所以相维，亦犹经之有络，纲这有纪，故手足项背直行附骨之筋皆坚大，而胸腹头面支别横络之筋皆柔细也。但手足十二经之筋，又各有不同者，如手足三阳行于外，其筋多刚；手足三阴行于内，其筋多柔；而足三阴、阳明之筋皆聚于阴器，故曰前阴者，宗筋之所聚，此又筋之大会也。然一身之筋，又皆肝之所生，故惟足厥阴之筋络诸筋，而肝曰罢极之本，此经脉、经筋之所以异也。凡十二经筋所起所行之次，与十二经脉多相合，其中有小异者，乃其支别，亦互相发明耳，独足之三阴则始同而终不同也，所当并考。

五脏背腧

黄帝问于岐伯曰：愿闻五脏之腧出于背者。

五脏居于腹中，其脉气俱出于背之足太阳经，是为五脏之腧。

岐伯曰：背中大腧在杼骨之端，肺腧在三焦之间，心腧在五焦之间，膈腧在七焦之间，肝腧在九焦之间，脾腧在十一焦之间，肾腧在十四焦之间，皆挟脊相去三寸所。

大腧，大杼穴也，在项后第一椎两旁，故云杼骨之端。焦，即椎义，指脊骨之节间也，古谓之焦，亦谓之倾，后世作椎。

此自大腧至肾腧，左右各相去脊中一寸五分，故云挟脊相去三寸所也。

则欲得而验之，按其处，应在中而痛解，乃其腧也。

此所以验取穴之法也。但按其腧穴之处，必痛而且解，即其所也。解，酸软解散之谓。

灸之则可，刺之则不可。气盛则泻之，虚则补之。以火补者，毋吹其火，须自灭也；以火泻者，疾吹其火，传其艾，须其火灭也。

此言五脏之腧，但可灸，而不可刺也。不惟针有补泻，而灸亦有补泻。凡欲以火补者，勿吹其火，致令疾速，必待其从容自灭可也。凡欲以火泻者，必疾吹其火，欲其迅速，即传易其艾，须其火之速灭可也。此用火补泻之法。

欲知背俞，先度其两乳间中折之，更以他草度去半已，即以两隅相拄也，乃举以度其背，令其一隅居上，齐脊大椎，两隅在下，当其下隅者，肺之俞也。

此亦取五脏之俞，而量之有法也。背俞，即五脏之俞，以其在足太阳经而出于背，故总称为背俞。其度量之法，先以草横两乳之间，中半摺折之，又另以一草比前草而去其半，取齐中折之数，乃竖立长草，横置短草于其下，两头相拄，象△三隅，乃举此草以量其背，令一隅居上，齐脊中之大椎，其在下两隅，当三椎之间，即肺俞穴也。

复下一度，心之俞也。复下一度，左角肝之俞也，右角脾之俞也。复下一度，肾之俞也。是谓五脏之俞，灸刺之度也。

复下一度，谓以上隅齐三椎，即肺俞之中央，其下两隅，即五椎之间，心之俞也。余皆如法，递相降也。按肝俞、脾俞、肾俞，以此法折量，乃与前《背腧篇》及《甲乙经》《铜人》等书皆不相合，其中未必无误，或古时亦有此别一家法也，仍当以《灵枢经》所载《背腧篇》及《甲乙》等书者为是。

肝部俞募

肝俞在脊九椎下，挟脊两旁，各一寸五分，其募在腹期门二穴，不容两旁，各一寸五分。

"六十七难"曰：五脏募皆在阴，而俞在阳者，何谓也？然阴病行阳，阳病行阴，故令募在阴，俞在阳。

募与俞，五脏空穴之总名也。在腹为阴，则谓之募。在背为阳，则谓之俞。募犹募结之募，言经气之聚于此也。俞，《史记·扁鹊传》作"输"，犹委输之输，言经气由此而输于彼也。五脏募在腹，俞在背，其阴病行阳，阳病行阴者，阴阳经络，气相交贯，脏腑腹背，气相通应，所以阴病有时而行阳，阳病有时而行阴也。故针法曰：从阳引阴，从阴行阳。

俞募持脉指法

《素》《难》二经，既以俞、募分五脏之内外矣，然在诊家指法，又何以分内外而断病之在俞在募耶？凡诸脉皆动于三指指肚之中，然亦有脉动不在指肚之中，乃动于指尖之前，而指肚中却无脉者，即是病在内，而诸募穴受之，即各随肝心脾肺肾诸经部位断病。又有脉动于指肚之后，而指肚中亦无脉者，即是病在外，而诸俞穴受之，即随肝心脾肺肾诸经部位断病。《素问》所谓"内以候内，外以候外"者，即此耳。

经水相合释义

人有经脉十二，手足之三阴三阳也。天地有经水十二，清渭海湖汝渑淮漯江河济漳也。经脉有高下小大之不同，经水有广狭远近之各异。人与天地相似，即此五行之一，亦可以取证。此以人身之经脉，配天地之经水者，并欲因其象，以辨血气之盛衰也。

足厥阴外合渑水

足厥阴外合于渑水，内属于肝。

足厥阴经，内属于肝，常多血少气，故外合于渑水。按：渑水，即涧水，源出新安县东北白石山，由渑池新安之间入洛，由洛而入河，今属河南省河南府。

肝部脉义

经脉者，所以能决死生，处百病，调虚实，不可不通，而于五脏六腑界分，尤为切要。

春以胃为本。

肝主春，以冲和胃气为本，不得过于弦长而伤胃气。春冠四时，言春而四时可知矣。

五脏皆有和缓之气，何独言胃气为本？盖土为万物之母，五脏皆禀气于胃，诸脏不得胃气，不能自致其气于寸口，必得胃气，始为冲和之脉，变现于寸口也。

春脉弦。

天地之气，东升属木，位当寅卯，于时为春，万物始生。其气从伏藏中，透出一缕之烟，一线之泉，在人则肝应之，而见弦脉，即《素问·玉机真脏论》所谓"其气来，耎弱轻虚而滑，端直以长"，《平人气象论》所谓"耎弱招招，如揭长竿末梢"者是也。

春应中规。

规者，所以为圆之器。春气发生，圆活而动，故应中规，而人脉应之，所以圆滑也。

春脉浮，如鱼之游在波。

脉得春气，虽浮动而未全出，故如鱼之游在波也。

肝脉部位

左关，肝胆脉所出。

以本部内外分脏腑，内属肝，外属胆。以本部表里分脏腑，表属腑，里属脏。

肝平脉

平肝脉来，耎弱招招，如揭长竿末梢，曰肝平。

招，犹迢。如揭长竿末梢，长而柔也，此脉之得胃气者，故曰平。识得平脉，然后可以察有病之脉。

肝病脉

肝病脉来，盈实而滑，如循长竿，曰肝病。

盈实而滑，长而不耎，伤冲和之气矣，肝之病也。

春时脉

春，肝脉欲弦而长，心脉欲弦而洪浮，脾脉欲弦而缓，肺脉欲弦而微浮，肾脉欲弦而沉濡，命门脉欲弦而滑。

人在气交中，无一息不与天地通。时气，即真气。通时气，即通天地之真气。所以四时诊诸部脉，必以兼得时令之气为顺，故曰脉至从时，从其气则和，违其气则病，正是此义。

持脉指法

肝脉弦而长，肝合筋，脉循筋而行，持脉指法如十二菽之重，按至筋，而脉道如琴弦相似为弦，次稍加力，脉道迢迢者为长。

遵《内经》持脉指法，以定有余不足

肝部脉，以十二菽重为本部界限，在筋脉之间。于五脏等第，为第四等。沉弦而长，比胆脉微少后少沉，此为定位。即以十菽为浮，十一菽为中，十二菽为沉，其中脉亦统括浮沉二脉，浑然沉弦而长，俱兼和缓，斯为无病。如下入于本部之下，为不足；如再下入于十三菽筋脉以下，为太不足；如上出如本部之外，为有余；如再出于九菽之外，有力搏指，又非弦长，为太有余。

察脉过不及以辨病之在内在外

春脉者，肝也，东方木也，万物之所以始生也，故其气来輭弱，轻虚而滑，端直以长，故曰弦，反此者病。何如而反，其气来实而强，此谓太过，病在外；其气来不实而微，此谓不及，病在中。其病太过则令人善怒，忽忽眩冒而巅疾；其不及则令人胸痛引背下，两胁胠满。

弦者，端直以长，輭弱轻虚而滑。弦中自有和意，肝脏主之。扁鹊曰：春脉弦者，肝，东方木也，万物始生，未有枝叶，故其脉之来，濡弱而长，故曰弦。若其气来实而强，弦之过也；其气来不实而微，弦之不及也，皆为脉弦之反。太过者病在外，不及者病在中。外病多有余，内病多不足。《本神篇》曰：肝气虚则恐，实则怒。《气交变大论》曰：岁木太过，甚则忽忽善怒，眩冒巅疾。皆同此义。忽忽，恍忽不爽也。冒，闷昧也。巅疾，疾在顶巅也。足厥阴之脉会于巅，上贯膈，布胁肋，故其为病如此。

诊人迎以断肝部外感之症

人迎脉浮，主肝受风邪。

诊气口以断肝部内伤之症

气口脉濡，主怒气伤肝。

气口脉弦弱，主疲极筋力伤肝。

遵经旨，以缓急大小滑涩六脉断病

肝脉急甚者为恶言，微急为肥气在胁下，若覆杯。

肝脉急甚，肝气强也。肝强者多怒少喜，故言多嗔恶也。若其微急，亦以木邪伤土，故为肥气，在胁下胁下者，肝之经也。按《五十六难》曰：肝之积，名曰肥气，在左胁下。其义本此。然《难经》以木王东方，故言在胁，而此节本无左字。

缓甚为善呕，微缓为水瘕痹。

缓为脾脉，以肝脉而缓甚，木土相克也，故善呕。若微缓，而为水瘕为痹者，皆土为木制，不能运行而然。水瘕，水积也。

大甚为内痈，善呕，衄。微大为肝痹，阴缩，咳引小腹。

肝脉大甚，肝火盛也。木炎交炽，故为内痈。血热不藏，故为呕衄。若其微大，而为肝痹，为阴缩，为咳引小腹，皆以火在阴分也。

小甚为多饮，微小为消瘅。

肝藏血，肝脉小甚，则血少而渴，故多饮。若其微小，亦以阴虚血燥而为消瘅也。

滑甚为癀疝，微滑为遗溺。

肝脉滑甚者，热壅于经，故为癀疝。若其微滑，而为遗溺。以肝火在下，而疏泄不禁也。

涩甚为溢饮，微涩为瘛挛筋痹

肝脉涩甚，气血衰滞也。肝木不足，土反乘之，故湿溢肢体，是为溢饮。若其微涩，而为瘕，为挛，为筋痹，皆血不足以养筋也。

以浮沉迟数四脉断病

肝脉浮主中风瘫痪，筋脉挛搐，面肿牙疼，肠风下血。

肝脉沉主怒气伤肝，胁痛肥气，眼目昏痛，肚腹胀满。

肝脉迟主筋挛骨痛，目昏多泪，触事易惊，转筋麻木。

肝脉数主眼痛翳膜，目昏多泪，头风眩晕，妇人血热，骨蒸及中风。

以浮沉合迟数二脉断病

肝脉浮数，主风热筋搐。

肝脉浮迟，主眼多冷泪不止。

肝脉沉数，主背生疮，时善怒。

肝脉沉迟，主不能寐，主损目。

以本部察四脏之相乘，以断虚实微贼诸邪之病

肝木王，其脉弦细而长，曰平。反得沉濡而滑者，是肾之乘肝，母归子，为虚邪，虽病易治。

反得浮大而洪者，是心之乘肝，子乘母，为实邪，虽病自愈。

反得大而缓者，是脾之乘肝，土陵木，为微邪，虽病即瘥。

反得微涩而短《千金翼》云微浮而短涩者，是肺之乘肝，金尅木，为贼邪，大逆，十死不活。

肺乘肝，即为痈肿。心乘肝，必吐利。

是经平脉，濡弱而长，曰弦。弦紧伏属木，亦主脉也，谓之正邪，病主本经；以沉濡滑乘其部谓之虚邪，病主不及；以尅实洪乘其部谓之实邪，病主太过；以微迟缓乘其部谓之微邪，病主

自愈；以浮涩弱乘其部谓之鬼贼邪，病主不治。迟至为寒，数至为热。不及者补之，太过者泻之。不实不虚，以经取之。寒者温之，热者凉之。

表里虚实附说

表者，阳也，腑也。凡六淫之邪袭于经络，而未入于胃腑及脏者，皆属于表也。里者，阴也，藏也。凡七情之气郁于心腹之内，不能越散，饮食五味之伤留于脏腑之间，不能通泄，皆属于里也。寒则脉迟，热则脉数。虚者元气之自虚，精神耗散，气力衰竭也；实者邪气之实，由正气之本虚，邪得乘之，非元气之自实也。凡此，皆于诊脉之时，应于指下也。

表里虚实，为诊脉认症之大纲，故特表而出之。

能合脉色，可以万全

夫脉之小大滑涩浮沉，可以指别；五脏之象，可以类推；五脏相音，可以意识；五色微诊，可以目察。能合脉色，可以万全。

小者细小，阴阳俱不足也；大者豁大，阳强阴弱也。滑者往来流利，血实气壅也；涩者往来艰难，气滞血少也。浮者轻取，所以候表；沉者重按，所以候里。夫如是者，得之于手，应之于心，故可以指而分别也。象，气象也。肝象木之曲直而应在筋，心象火之炎上而应在脉，脾象土之安静而应在肉，肺象金之坚敛而应在皮毛，肾象水之润下而应在髓骨。凡若此者，藏象之辨，各有所主，皆可以类而推也。相，形相也。音，五音也。相音，如《阴阳二十五人篇》所谓木形之人，比于上角之类；又如肝音角、心音徵、脾音宫、肺音商、肾音羽，若以胜负相参，藏否自见，五而五之二十五变，凡耳聪心敏者，皆可意会而识也。五色者，肝青、心赤、脾黄、肺白、肾黑，此其常色也。至于互为生克，诊有精微，凡目明智圆者，可以视察而知也。因脉以知其内因，色以察于外，脉色明则参合无遗，内外明则表里具见，斯可万全无失矣。

青脉之至也，长而左右弹，有积气在心下，支胠，名曰肝痹，得之寒湿，与疝同法，腰痛，足清，头痛。

此即所以合脉色也。青者肝色见也，长而左右弹，言两手俱长而弦强也。弹，搏击之义。此以肝邪有余，故气积心下，及于支胠，因成肝痹。然得之寒湿，而积于心下支胠者，则为肝痹；积于小腹前阴者，则为疝气，总属厥阴之寒邪，故云与疝同法。肝脉起于足大指，与督脉会于巅，故病必腰痛，足冷，头痛也。胠，腋下胁也。合色与脉与症，诸病宜然。凡此之类，指不胜屈，姑举此条以例其余。

诸不治脉

脉反四时

脉得四时之顺，曰病无他。脉反四时，及不间脏，曰难已。

春得弦，夏得钩，秋得毛，冬得石，谓之顺四时，虽曰有病，无他虞也。脉反四时，春夏而脉瘦，秋冬而脉浮，加之悬绝沉涩，则阴阳偏绝，无复充和之胃气矣，是逆四时之脉。不间脏者，如木必乘土则肝病传脾，土必乘水则脾病传肾之类。是皆传其所胜，不相假借。脉证得此，均名鬼贼，其气相残，为病必甚。若间其所胜之脏而传其所生，虽病亦微。

春得秋脉

五邪所见，春得秋脉，名曰阴出之阳，病善怒，不治。

得胜己之脉，故谓之邪。又五邪之脉，名为真脏之阴脉，出于阳和脉之上。病不善怒可治，若善怒，是肝木已燥，东方生生之本已亡矣，故不治。

脉无胃气

春胃微弦曰平，弦多胃少曰肝病，但弦无胃曰死。胃而有毛曰秋病，毛甚曰今病。

春令木王，其脉当弦，但宜微弦而不至大过，是得春胃之充和也，故曰平。弦多是过于弦也，胃少者少和缓也，是肝邪之胜，胃气之衰，故为肝病。倘或但有弦急而无充和之气者，是春时胃气已绝，而肝之真脏见也，故曰死。毛为秋脉，属金，春时得之，是为贼邪，以胃气尚存，故至秋而后病。若春脉毛甚，则木被金伤，故不必至秋，今即病矣。

但得真脏脉

即前篇所谓但弦无胃，但石无胃之类是也。

真肝脉至，中外急，如循刀刃，责责然如按琴瑟弦，色青白不泽，毛折乃死。

肝之真脏，如刀刃，如琴瑟弦者，言细急坚搏，而非微弦之本体也。青本木色，而兼白不泽者，金克木也。五脏率以毛折死者，皮毛得血气而充，毛折则精气败矣，故皆死。

死肝脉，来急益劲，如新张弓弦，曰肝死。

脉来全无胃气，故曰死。

不治断时日脉

时，谓四时。

脉至如散叶，是肝气予虚也，木叶落而死。

如散叶者，浮泛无根也。此以肝气大虚，全无收敛。木叶落者，金胜木败，时当死也。《素问·大奇论》

真脏脉至断日

肝见，庚辛死。

以言真脏脉见者，遇克贼之日而死，庚辛为金，伐肝木也。

凡持真脉之脏脉者，肝至悬绝急，十八日死。

悬，与阳和之脉相去悬绝也。所谓绝者，绝阴无阳也。脉来悬绝急，谓之真脏脉也。十八日死者，金木生成之数，金胜木也。

不治脉症

足厥阴气绝则筋绝。厥阴者肝也，肝者筋之合也，筋者聚于阴器而脉络于舌本也，故脉弗荣则筋急，筋急则引舌与卵，故唇青，舌卷，卵缩，则筋先死。庚笃辛死，金胜木也。

肝部色诊

以五色命脏，青为肝。

五色与五脏配合，青属肝，肝合筋。凡色青筋病者，即为肝邪，可察其所见之部位，以参酌病情。

肝之部位

面王直下者肝也。

下极之下为鼻柱，相家谓之年寿。肝在心之下，故直下应肝。

肝之正色

五脏所生之外荣，生于肝，如以缟裹绀。

绀，青而赤色也。色生则外荣，谓有华采，外见不徒生而已也。缟，素帛也。以缟裹绀者，谓外皆白净，而内含青赤，隐然呈见也。

五色之见，青如翠羽者生。

翠羽者，明润光彩，精华之所生也。

青欲如苍璧之泽，不欲如蓝。

喜其光润有色泽，不欲仅见本色。

肝之病色

察目色以知病，目青色者，病在肝。

肝开窍于目，青为肝色，故见目青色者，即可知为肝病。

目内陷者死。

五脏六腑之精气，皆上注于目，而为之精。目内陷者，阳精脱矣，故必死。

肝之败色

五脏之气，败色见，青如草滋者死。

败色者，枯而不泽也。草滋者，纯于青而色深也。此以土败木贼，全失红黄之气，故死。

肝病见克色

肝病皮白，肺之日，庚辛死。

肝病而皮见白色，金克木矣，又遇庚辛金旺之日，应死。夫所谓白色者，非平常白色，必有一种怪异之色，令人惊骇也。

色脉合参

每一脏，俱有两胜两生，色之与脉，皆见本脏，谓之相应。否则，不相生，即相胜矣。所谓下工知一，中工知二，上工知三者，以此。

色青者，其脉弦也，见其色而不得其脉，反得其相胜之脉，则死矣；得其相生之脉则病已矣。色脉已定，调其脉之缓急、小大、滑涩，而病变定矣。

肝主木，其色青，其脉弦。不得其脉，言不得其合色之正脉也。相胜之脉，如青色得毛脉，以金克木也。相生之脉，如青色得石脉，以木生木也。

脉色合参

肝脉搏坚而长，色不青，当病坠。若搏，因血在胁下，令人喘逆。其耎而散，色泽者当病溢饮。溢饮者，渴暴多饮，而易入肌皮肠胃之外也。

肝脉搏坚而长，肝自病也。脏病于中，色必外见。其色当青，而不青者，以病不在脏而在经也，必有坠伤。若由搏击，则血停胁下，而气不利，故令人喘逆。若其耎散，则肝木不足，脾湿胜之，湿在肌肤，故颜色光泽，病为溢饮。又肝脉涩甚而溢饮。按：搏击之脉，五脏皆忌。搏击者，肝邪盛也。肝本属木，而何为五脏皆忌？盖五脏皆以胃气为本，脉无胃气则死。凡木强者土必衰，脉搏者胃必败，胃贯五脏，故坚搏为诸脏所忌也。又云：搏之微者，邪亦微；搏之甚，则几于真脏矣。更当由搏之微甚，以察病势。余脏仿此。

神圣工巧

望五色而知死生，谓之神；闻五音而知吉凶，谓之圣；问五味，及恶风、恶寒，所苦所欲，而知内外病情，谓之工；切六脉，别脏腑，审虚实，而知存亡，谓之巧。

梦　征

周礼命官，掌其岁时，观天地之会，辨阴阳之气，以日月星辰，占六梦之吉凶，亦考验身心之一助也；而《灵枢·发梦》篇言奇邪为梦，变幻无穷，察之脏腑，为盛为虚实，有征应，岂可以为幻而忽乎？

正邪从外袭内，而未有定舍，反淫于不得定处，与荣卫俱行，而与魂魄飞扬，使人卧不得安而喜梦。

正邪者，非正风之谓。凡阴阳劳逸之感于外，声色嗜欲之动于内，但有干于身心者，皆谓之正邪，亦无非从外袭内者也。惟其变态恍惚，未有定舍，故内淫于脏则于荣卫魂魄无所不乱，因令人随所感而为梦。

肝气盛，则梦怒。

肝在志为怒也。

阳盛则有余于腑，阴盛则有余于脏，但察其邪之所在而泻之，立已。

肝气虚，则梦见菌香生草。

肝合木也。

得其时，则梦伏树下，不敢起。

虽得木王之时，而肝气本虚，故梦伏而不敢起。经曰：肝气虚，阳气有余，阴气不足。盖阴气不足则虚阳独浮，虽云阳气有余，非真有余，乃无根之阳虚浮于上也，所以为厥为梦，皆阳不附阴之所致。

厥气客于肝，则梦山林树木。

肝属木也。

客于胆，则梦斗讼自刳。

胆主决断，其气刚也。刳，剖腹也。

此客邪乘脏腑之不足而为梦也，当各随其经以补之。

按：《周礼》六梦，一曰正梦，谓无所感而自梦也；二曰噩梦，有所惊愕而梦也；三曰思梦，因于思忆而梦也；四曰寤梦，因觉时所为而梦也；五曰喜梦，因所喜好而梦也；六曰惧梦，因于恐畏而梦也。《关尹子》①曰：好仁者多梦松柏桃李，好义者多梦金刀兵铁，好礼者多梦簠簋笾豆②，好智者多梦江湖川泽，好信者多梦山狱原野，役于五行，未有不然者。是皆致梦之因也。至其变幻之多，则有如宋昭公之梦为鸟，庄周之梦为蝶，光武之梦乘赤龙而登天，陶侃之梦生八翼飞入天门之类，又皆何所因也？夫五行之化，本自无穷，而梦造于心，其原则一。盖心为君主之官，神之舍也。神动于心，则五脏之神皆应之，故心之所至即神也，神之所至即心也。第心帅乎神而梦者，因情有所着，心之障也；神帅乎心而梦者，能先兆于无形，神之灵也。夫人心之灵，无所不至，故梦象之奇，亦无所不见，诚有不可以言语形容者。惟圣人能御物以心，摄心以性，则心同造化，五行安得而役之，故至人无梦也。

---

① 关尹子：又名《文始经》，《关令子》，全名《文始真经》。道家著作。作者系周代函谷关令尹喜。书分上、下两卷，9篇171章。

② 簠簋笾（fǔ guǐ biān 腹鬼边）豆：簠，古代祭祀时盛稻、梁的器具，长方形，有盖和耳。簋，古代盛食物的器具，多为圆形，两耳。笾，古代祭祀或宴会时盛果品等的竹器。豆，古代盛肉或其他食品的器皿，形状像高脚盘。

卷之二十二

肝部三

肝经有余症

目赤。

目睛肿痛。柴胡、薄荷、黄连

赤筋贯瞳人。生地、玄参、甘菊、草决明

额肿。

头眩。肝气逆则头眩，蔓荆子、川芎、白芷

巅顶痛。肝热

耳聋肿痛。

轻怒。青皮、枳壳、黄连

转筋。壮人脉有余，从实

淋闭。

胁痛，多痰。青皮、白芥子、枳壳、柴胡

两肋下痛，引小腹。

肝经不足症

善洁。悦色也

瞀昧。

目昧不明。当归、生地、熟地、羊肝

雀蒙内障。当归、熟地、枸杞、川芎、石决明

眩冒。

面毒。_{肝寒}

面发青气。_{熟地、当归、柴胡，煮汁浸煮羊肝合药}

爪甲青。_{气虚}

不得太息。_{气虚}

恐如人将捕之。_{气虚}

转筋。_{弱人脉不足属虚}

筋挛。

舌卷卵缩。_寒

㿗疝。_{虚寒}

两胁拘急。_{气虚}

腰痛如折。_{杜仲、补骨脂、牛膝、续断}

肝部察脉用药例

乙肝属足厥阴经，为阴脏。喜肾水相生，忌肺金相克。其脉沉弦而长，为平脉。诊脉界限在筋脉之间十二菽之重，较诸胆部微少后少沉，其治从火。

如肝部脉，上出于九菽之外，为有余，以本部清泄药治之。

如再上出于六菽之外，有力搏指，又不弦长，为太有余，倍加本部清泄药治之。

如肝部脉，下入于本部之下，为不足，以本部温补药治之。

如再下入于十二菽筋脉以下，为太不足，倍加本部温补药治之。

大而有力为实，当泻以栀仁、胆草、芍药、大黄之类。

小而无力为虚，当补以当归、川芎、人参、熟地之类。

数而有力为热，当泻以黄芩、栀子、胆草、芦荟之类。

迟而无力为寒，当温以吴萸、细辛、乌头、生姜之类。

一云肝经气寒，以吴茱萸为主治；肝经气热，以柴胡为主治；肝经血寒，以当归为主治；肝经血热，以黄芩为主治。

本热寒之

泻木。<small>芍药、乌梅、泽泻</small>

泻火。<small>黄连、黄芩、苦茶、猪胆、龙胆草</small>

攻里。<small>大黄</small>

标热发之

和解。<small>柴胡、半夏</small>

解肌。<small>桂枝、麻黄</small>

肝部行气养血药品

凡羌活、防风、川芎、青皮，皆行肝气之药。

凡当归、麦冬、秦艽、地黄，皆养肝血之药。

肝部苦欲补泻药例

肝苦急，急食甘以缓之，甘草。

肝为将军之官，不受制者也，急则有摧折之意，苦而恶之，缓之使遂其性也。甘可以缓，甘草之属是也。

肝欲散，急食辛以散之，川芎。

扶苏条达，木之象也。升发开展，魂之用也，故其性欲散。辛以散之，川芎味辛香而性升，有散之义焉。

肝虚，以辛补之，细辛。

收敛为性之所苦，违其性而苦，肝斯虚矣。补之以辛，是遂其欲也。遂其欲即为补，细辛、生姜、陈皮之属，味皆辛，俱可择用。

一曰虚则补之，细辛之属。如无他症，钱氏地黄丸补之，熟地、山药、山萸、丹皮、茯苓、泽泻。又曰虚则补其母，肾乃肝之母，用熟地、黄柏补肾。

肝实，以酸泻之，白芍药。

散固条达，若使太过，又当屈制。酸以收之，白芍药味酸性敛，取以泻肝，敛即泻也。

一曰实则泻之，白芍之属。如无他症，钱氏泻青丸主之，当归、川芎、胆草、栀子仁、羌活、防风、熟大黄。又曰实则泻其子，心乃肝之子，以甘草泻心汤泻心。

苦欲补泻附说

五脏苦欲补泻，乃用药第一义。好古为东垣高足，东垣得之洁古，洁古实宗仲景，仲景远师伊尹，伊尹原本炎黄圣哲授受，百世一源，靡或少异。不明此，不足以言医。五脏各有神，神各有性，性复各殊。故《素问》命之曰十二官。盖形而上者神也，有知而无质；形而下者，块然者也，五脏之体也，有质而无知。肝藏魂，肺藏魄，心藏神，脾藏意与智，肾藏精与志，皆指有知之性而言。性即神也，神也者，阴阳不测之谓，惟其无形，故能主乎有形。苦欲出乎性者也，犹言好恶也。违其性则苦，遂其性则欲。欲者是本脏之神之所好也，即补也；苦者是本脏之神之所恶也，即泻也。补泻者，药之功能。苦欲者，脏之好恶。以药之补泻合脏之苦欲，神与神遇也，用之得当，如水与乳，其应亦如神。使五脏之苦欲不明，药品之补泻不熟，不能两相吻合，则药性之神不能与五脏之神遇，乌在其能必应耶？

虚实子母相应之义

人之五脏应五行，子母相生。经曰：虚则补其母，实则泻其子。又曰：子能令母实①。如肾为肝母，心为肝子，子母之气异质而同源，故入肝者，并入肾与心；肝为心母，脾为心子，故入心者并入肝与脾；心为脾母，肺为脾子，故入脾者并入心与肺；脾为肺母，肾为肺子，故入肺者并入脾与肾；肺为肾母，肝为肾子，故入肾者并入肺与肝。

肝部泻火药

柴胡泻肝火，黄连佐之。

东垣虽云能泻肝火，然临症主方，必须详酌，余脏准此。

味分补泻，气随时换

肝胆属风木，主于春。

味，辛补，酸泻；气，温补，凉泻。

肝部引经报使

行上。柴胡、川芎

行下。青皮

肝部虚实症治提纲

肝实药味忌宜

忌补气，升，酸敛，辛热、辛温燥之药。

宜清热，降气，苦寒、辛寒、甘寒、酸寒。

橘皮　青皮　苏子　黄连　柴胡　胆草　竹叶　青黛　赤芍

---

① 经曰……子能令母实：语出《难经·六十九难》。

生甘草

肝实五症并药味忌宜

善怒。怒则气上逆，甚则呕血，及飧泄。

忌补，升，热燥，闭气之药。

宜降气，清热，甘寒、酸寒、咸寒，佐以辛散。

苏子　郁金　青黛　延胡　番降香　麦冬　生地　赤芍　橘皮　生甘草　蒲黄　当归　砂仁　香附　童便

善太息，忽忽不乐。

忌宜药俱同善怒。

胁痛，呕血，属肝气逆，肝火盛，肝血虚。

忌宜药俱同善怒。

发搐，属肝家邪热，热则生风，风主掉眩故也。

忌药同善怒。

宜清热降气，利小便，缓中。

生地　白芍　黄连　童便　羚羊角　苏子　麦冬　丹砂　竹叶　生甘草　甘菊　茯苓　木通

目赤肿痛，属血热。

忌药同肝实善怒。

宜凉血，清热，甘寒、苦寒、酸寒。

生地　赤芍　甘草　甘菊　谷精草　荆芥　黄柏　大黄　黄连　蜜蒙花　连翘　玄参　山栀　竹叶　龙胆草　木通　童便

外治：铜青　芒硝　石胆　蕤核

急者，宜以三棱针刺破眼眶肿处，捋出热血，立解。迟则血贯瞳人，目损矣。

肝虚药味忌宜

忌收敛，破气，升散，苦寒下之药。

宜辛散、甘缓。

当归　陈皮　生姜　谷精草　决明子　地黄　甘菊　甘草　刺蒺藜　兔、羊肝　胡麻

因郁而虚者，加细辛、木香、缩砂蜜、沉香、川芎、香附。

肝虚十症并药味忌宜

胸胁痛，属肝血虚；肝气实，因而上逆。

忌敛、补气、破血之药。

宜降气，养血和肝，辛甘平缓。

苏子　郁金　当归　白芍　生地　陈皮　甘草　续断　通草　鹿胶　番降香

转筋属血虚。

忌下，复忌升，燥热，闭气，苦寒，破气之药。

宜酸辛，甘平。

木瓜　牛膝　归身　白芍　石斛　续断　炙草　陈皮　缩砂蜜

目光短，属肝血虚，及肾水真阴不足。

忌破气、升、燥热之药。

宜补肝，兼滋肾，甘温益血，甘寒除热。

枸杞　生地　甘菊　五味　谷精草　决明　天冬　麦冬　沙苑蒺藜

目昏，属肝血虚，有热，兼肾水真阴不足。

忌药同目光短。

宜药同目光短，加黄柏、羚羊角。

目翳，属肝热，兼肾水不足。

忌破气、升、燥热、苦寒之药。

宜补肝血，除热退翳。

甘菊　生地　女贞　石决明　决明子　犀角　黄连　木贼
谷精草　密蒙花　珊瑚　真珠　琥珀　青草胆　羚羊角　蝉蜕
沙苑蒺藜

亡血过多，角弓反张，属肝血虚，有热。

忌风燥、升、破气、下之药。

宜补血，清热，甘寒，甘温，酸寒，咸寒，辛润。

当归　生地　芍药　炙草　牛膝　麦冬　丹皮　甘菊　童便
有汗，加人参、黄芪、枣仁、五味。

少腹连阴作痛，按之则止，属足厥阴经血虚。

忌宜药俱同角弓反张。

偏头痛，属血虚，肝家有热。不急治，久之，必损目。

忌升、燥热、苦寒之药。

宜养血，清虚热，甘寒、酸寒、辛寒。

生地　天冬　甘菊　炙草　金银藤　芍药　当归　川芎　乌
梅　土茯苓　黑豆

有实火者，加黄芩、大黄、石膏、雨前茶。

目黑暗，眩晕，属血虚，兼肾水真阴不足。

忌破气，燥热，辛温之药。

宜养血，补肝，清热，甘寒，甘平，酸寒，苦寒。

生地　枸杞　甘菊　山萸　当归　山药　五味　蒺藜　甘草
芍药　天冬　黄柏

肥气，属气血两虚，肝气不和，逆气与瘀血相并而成。

忌破气，下，苦寒之药。

宜和肝散结气，兼行气血凝滞，甘温、甘平。

川芎　当归　沉香　延胡　干姜　肉桂　橘皮　红花　郁金
香附　山楂　赤芍　红曲　砂仁

参用东垣肥气丸治之。

肝部实热虚寒症治选方

肝部诊治大法

凡肝经得病，必先察肺肾二脏，原其起病。如果非肾水有亏，不能相生，又非肺金过旺，鬼来相尅，即当察本脏虚实，以寒温之剂治之。

肝实热脉症

左手关上脉，阴实者，足厥阴经也，病苦心下坚满，常两胁痛，息忿忿如怒状，名曰肝实热也。

肝实热症治选方七条

竹沥泄热汤

治肝实热，阳气伏，邪热喘逆，闷恐，目视物无明，狂悸，非意而言。

竹沥十升　麻黄　栀子仁　大青　升麻　茯苓　玄参　知母各三分生葛　石膏各八分　生姜　芍药各四分

上十二味，㕮咀，以水九升，煮取二升半，去滓，下竹沥，煮两三沸，分三服。须利，下芒硝三分，去芍药，加生地黄五分。

《删繁方》无石膏、生姜、芍药、生葛，用人参三分。

前胡汤

治肝实热，目痛，胸满，气急塞。

前胡　芒硝　栀子仁　秦皮　黄芩　决明子　升麻　蕤仁　细辛各三两　苦竹叶　车前叶各切一升

上十一味，㕮咀，以水九升，煮取三升，去滓，下芒硝，分三服。又一方有柴胡三两，共十二味。

防风散

治肝实热，梦怒虚惊。

防风　茯苓　葳蕤　白术　橘皮　丹参各一两三分　细辛二两　甘草　射干各一两　升麻　黄芩各一两半　大枣三七枚　酸枣仁三分

上十三味，治下筛为粗散，以两方寸匕帛裹，以井花水二升煮，时时动上裹子，煎取一升，分服，日二。

远志散

治肝邪热，出言反常，乍宽乍急。

远志　射干　杏仁　大青各一两半　茯神　麦冬　葛根　甘草各两　芍药一两三分　桂心三分　知母　升麻各五分　石膏二两

上十三味，治下筛，为粗散，以水二升五合，煮竹叶一升，取汁，内药一匕半，煎取八合，为一服，日一，以绵裹散煮之。

地黄煎

治邪热伤肝，好生悲怒，所作不定，自惊恐。

生地　生姜　淡竹叶　干蓝　车前草各切一升　赤蜜一升　丹参　玄参各四两　茯苓二两　石膏五两

上十味，㕮咀，以水九升，煮取三升，去滓，停冷，下蜜，更煎三两沸，分三服。

菊花散

治肝实热，上攻眼目，赤肿疼痛。

菊花　羌活　荆芥穗　防风　蒺藜　蔓荆子　连翘　牛蒡子各五钱

上为末，每服一钱，熟汤下。

升麻散

治惛惛饶睡，眼瞙瞙视物不明，飞蝉上下，弩肉漫睛，或生晕映，冷泪下，两角赤痒。

升麻八分　栀子十个　苦瓠五钱　黄芩八分　干姜十个　龙胆五分　决明子一钱　车前子一钱　芜蔚子八分

为末，食上浆水调服方寸匕，日再服。

泻青丸，一名泻肝丸

通泻肝热之方。经云：如无他症，以泻青丸主之。

当归　川芎　草龙胆　大黄　羌活　栀子仁　防风各等分

上为末，炼蜜为丸，如鸡豆大。每服十丸，竹叶汤化下。

肝虚寒脉症

左手关上脉阴虚者，足厥阴经也，病苦胁下坚，寒热，腹满，不欲饮食，腹胀，悒悒不乐，妇人月经不利，腰腹痛，名曰肝虚寒也。

肝虚寒症治选方九条

补肝汤

治肝气不足，两胁下满，筋急，不得大息，四肢厥冷，发抢，心腹痛，目不明了，及妇人心痛，乳痛，膝热，消渴，爪甲枯，口面青。

甘草　桂心　山萸《翼》作乌头，各三两　桃仁《翼》作藙仁
细辛　柏子仁　茯苓　防风各二两　大枣二十四枚

上九味，哎咀，以水九升，煮取五升，去滓，分三服。

补肝散

治左胁偏痛，久宿食不消，并目眈眈昏，风泪出，见物不审
而逆，风寒偏甚。消食，破气，止泪。

山萸　桂心　薯蓣　天雄　茯苓　人参各五分　芎䓖　白术
独活　五加皮　大黄各七分　橘皮三分　防风　干姜　丹参　厚朴
细辛　桔梗各一两半　甘草　甘菊　贯众半两　陈麦曲　大麦蘖各
一升

上二十三味，治下筛，酒服方寸匕，日二。若食不消，食后
服。若止痛，食前服之。

防风煎

治肝虚寒，目眈眈，视物不明，谛视生花，补方。

防风　细辛　芎䓖　独活　白鲜　甘草各三两　橘皮二两　大
枣三七枚　蜜五合　甘竹叶一升

上十味，哎咀，以水一斗六升，先煮九味，取四升，去滓，
下蜜，更煎两沸，分四服，日三夜一。若五六月，以燥器贮，冷
水藏之。

槟榔汤

治肝虚寒，胁下痛，胀满，气急，目昏浊，视物不明。

槟榔二十四枚　附子七枚　母姜七两　茯苓　橘皮　桂心各三两
桔梗　白术各四两　吴茱萸五两

上九味，哎咀，以水九升，煮取三升，去滓，温服，每服一
升。若气喘者，加芎䓖三两，半夏四两，甘草二两。

三香散

治肝原虚冷，多困，口淡，耳鸣，眼暗，面青黄，神不快。

黄芪　防风　石斛　当归　白芷　藿香　沉香　蒺藜　附子炮
五味　川芎　吴茱萸　官桂　羌活　桑寄生等分　木香减半

上为末。每服三钱，水一大盏，枣一枚，煎五沸，热服。

镇肝丸

通治肝虚。

即泻青丸去栀子、大黄，水为丸。

补肝丸

通治肝虚。

即四物汤加防风、羌活，为末，炼蜜为丸。

松膏酒

补肝。治肝虚寒，或迎风眼泪等杂病。

以松脂十斤，细剉，以水淹浸一周日，煮之，细细接取，上膏水竭，更添之，脂尽更水煮如前，烟尽去火，停冷，脂当沉下，取一斤酿，米一斗，水七斗，好曲末二斗，如家常酿酒法，仍冷下饣封一百日。脂、米、曲并消，酒香满室，细细饮之。此酒须一倍加曲。

枸杞酒

治同前。

捣碎枸杞子一斗，先内绢袋中，酒二斗，渍讫，密封泥甕，勿泄。曝干。天阴勿出。三七日满旦，温酒，任性饮之，忌酢。

肝胆俱实脉症

左手关上脉，阴阳俱实者，足厥阴与少阳经俱实也。病苦胃胀呕逆，食不消，名曰肝胆俱实也。

肝胆实则气壅，其候肩项拘急，头皮瘴痛，目赤，筋骨痛，四肢倦，不思饮食。

肝与胆为脏腑，凡药之治肝实者即可以治胆实，方之治肝实者即可以治胆实，虚亦如是，所以孙真人《千金方》脏有方而腑无方也。

肝胆俱虚脉症

左手关上脉，阴阳俱虚者，足厥阴与少阳经俱虚也。病若恍惚，尸厥不知人，妄见，少气，不能言，时时自惊，名曰肝胆俱虚也。

肝胆虚主病，寐而不睡，两目昏暗，时泪下，视物不明，见黑花，四肢弱，筋脉怠惰，指节无力。

肝部受制脉症并方

凡肝经受病，既察其非肾水不能相生，恐是肺金鬼来相克。若诊得肺脉洪盛，或左关显见肺脉，当是肝受肺制。不即治肝，且先治肺，服后方。

杏苏散

柴胡　前胡　杏仁　贝母　紫菀　桔梗　麻黄　黄芩　丹皮
苏子各一钱　苍术六分

上为散。每服三钱，水一盏，姜一片，煎六分，温服。

肝自病及四脏相乘症治选方

肝主风，自病则风搐拘急，急食甘以缓之，佐以酸苦，以辛散之。实搐力大，泻青丸。虚搐力小，地黄丸。

脾乘肝为微邪，其症多睡，体重搐，先当定搐，泻青丸。搐止再见后证，则别法治之。

肾乘肝为虚邪，其症憎寒，呵欠而搐，羌活膏主之。

心乘肝为实邪，其症壮热而搐，利惊丸主之。

肺乘肝为为贼邪，其症气盛则前伸呵欠，微搐，法当泻肺，先补本脏肝，地黄丸；后泻肺，泻白散。

肝胆自病及四脏相乘传信方

肝胆自病为正邪，用逍遥散，泻木中之木。

逍遥散

治肝胆两经郁火，以致胁痛，头晕，或胃脘当心而痛，或肩胛绊痛；妇人郁怒伤肝，以致血热妄行，赤白淫闭，沙淋崩浊等症，并宜此方加减治之。

无论六经伤寒，但见阳症，悉用此方。

归身　白芍各一钱五分　软柴胡　白术　茯苓各一钱　甘草三分
姜引

肝胆之脾病为微邪，用小柴胡汤，泻木中之土。

小柴胡汤

治少阳胆经伤寒症，眼白赤，及夏秋六经疟疾，随症加减。

柴胡二钱五分　黄芩　人参各一钱　半夏八分　甘草五分　姜
枣引

肝胆之肾病为虚邪，用滋肾生肝饮，泻木中之水。

滋肾生肝饮

治肝火郁于胃中，以致怠倦嗜卧，饮食不思，口喝咽噪，及妇人小便自遗，频数无度。凡伤寒后热已退，而见口渴者用之。

熟地四钱　山药　山萸肉各二钱　丹皮　白芍　茯苓各一钱五分
泽泻　白术　柴胡各一钱　甘草二分

水煎，不用引。

肝胆之心病，为实邪，用七味饮，泻木中之火。

七味饮

治肝经气虚，筋无所养，变而为寒症。以治筋骨疼痛，脚软懒行，及伤寒服凉药过多，木中无火，手足牵引；肝经血虚，以致火燥筋挛，变为结核瘰疬等症，雨以润之，此方是也。

熟地　山药　山萸肉　丹皮　茯苓　泽泻　肉桂

水煎，不用引。

肝胆之肺病，为贼邪，用左金丸，泻木中之金。

左金丸

治肝胆郁火，伤酒，湿热发黄，背胁俱痛不可忍，每食吐酸、吞酸，如醋浸心，酸水嗳出口中，齿不可合者。

黄连六两　吴茱萸一两

肝　劳

人逆春气，则足少阳不生，而肝气内变。顺之则生，逆之则死。顺之则治，逆之则乱。反顺为逆，而关格之病由是而生。论曰：肝劳病者，补心气以益之，心王则感于肝矣。宜后方。

猪膏酒

治肝劳虚寒，关格劳涩，闭塞不通，毛悴色夭。

猪膏　姜汁各三升

上二味，以微火煎取三升，下酒五合，和煎，分为三服。

虎骨酒

治肝虚寒劳损，口苦，关节、骨疼痛，筋挛缩，烦闷。

虎骨一升，炙焦，碎如雀头　丹参八两　干地黄七两　干姜　芎藭
地骨皮各四两　白术　枳实　猪椒根　五加皮各五两

上十味，哎咀，绢袋盛，以酒四斗，浸四日，初服六七合，渐加至一升，日再。

卷之二十三

心部一

脏气原始

五脏应四时，各有收受

南方赤色，入通于心，开窍于耳，藏精于心，故病在五脏。其味苦，其类火，其畜羊，其谷黍，其应四时。上为荧惑星。是以知病之在脉也。其音徵，其数七，其臭焦。

南为火王之方，心为属火之脏，其气相通。赤者，火之色。耳者，肾之窍，舌无透窍，故心亦寄窍于耳。夜卧闻声而心觉者，可验也。又少阴之脉会于耳，《阴阳应象大论》曰"心在窍为舌，肾在窍为耳"，可见舌本属心，耳则兼乎心肾也。火之精气藏于心，曰神。病在五脏，心为五脏之主也。火曰炎上，炎上作苦，其味应苦。其畜羊，离为羊。离，南方火也。《五常政大论》曰"其畜马"，而此曰羊者，马属午，羊属未，谓午未俱属火也。其谷黍，黍色赤，即今之糯小米也。火之精气，上为荧惑星。病在脉者，心主血脉也。徵，火音也。火之生数二，成数七。气因火变，则为焦。

四时阴阳，外内之应

南方生热，热生火，火生苦，苦生心，心生血，血生脾，心主舌。其在天为热，在地为火，在体为脉，在脏为心，在色为赤，在音为徵，在声为笑，在变动为忧，在窍为舌，在味为苦，在志

为喜。喜伤心，恐胜喜。热伤气，寒胜热。苦伤气，咸胜苦。

南以火王，火气为热，故南方生热。热生火者，热气生于火也。诸味入火，变而为苦，故火生苦。苦味养心，故苦生心。心生血者，心之精气生养血也。火生土，故曰血生脾。心别是非，而舌言事，故主舌。气本于天，则为热。热，火气也，故坚贞不屈，在天为热。系质于地，地中有火，故曰在地为火。在体为脉者，通行荣卫而养血也。五脏之中，于心为火，故曰在脏为火。赤者，火之正色。徵为火音，和而美也。笑，喜声也，心主之。忧可以成务，故变动为忧。在窍为舌，心气通于舌也。物由火变，则味苦。在志为喜，心志畅发则喜；若过于畅发则转自伤，故曰喜伤心。恐者，肾之志，恐则气下而神消，故胜喜。恐则不喜，是其征也。喘息急促，气之伤也，热胜所致，故曰热伤气，壮火食气也。寒为水气，自能胜火。苦伤气者，苦从火化，肺气受伤也。又如阳气性升，苦味性降，气为苦遏则不能舒伸，故苦伤气。咸，水味，故能胜火之苦。

五气之合

南方生热，热生火，火生苦，苦生心，心生血，血生脾。其在天为热，在地为火，在体为脉，在气为息，在脏为心。其性为暑，其德为显，其用为躁，其色为赤，其化为茂，其虫羽，其政为明，其令郁蒸，其变炎烁，其眚燔炳，其味为苦，其志为喜。喜伤心，恐胜喜。热伤气，寒胜热。苦伤气，咸胜苦。

此原南方之性用，德化政令皆本乎火，而内合人之心气者也。明此者，可以治心，可以补脾。在体为脉者，经络流行，脉之体也。在气为息者，血气和平，息之调也。心主血脉，故其脏属火。其性为暑者，南方暑热，炎之性也。心为火脏，其气应之。其德为显者，阳象明显，火之德也。其用为躁者，阳用躁越，火之性也。赤，南方正色也，其化为茂者，万物茂盛，火之化也。其虫羽，羽虫飞扬，得火气也。其政为明者，阳明普照，火之政也。其令郁蒸者，暑热郁蒸，夏火令也。其变炎烁者，炎烁焦枯，炎之类变也。其眚燔焫者，燔焫焚烧，火之灾也。此言南方火气偏胜为病，当平以北方水令。

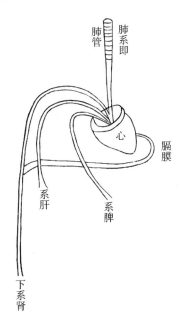

肺管 肺系即

心

膈膜

系肝

系脾

下系肾

心脏图像

心脏释名

心者，任也，即仁以为己之任。天下至重至大，至精至微者，惟心足以任之。

心藏象

经曰：心形如未敷莲花，中有九孔，以道天真之气，为一身主宰。

一云：心居肺下膈上，附着于脊之第五椎中，有七孔三毛，藏精汁三合。

一云：心居肺下，共有四系。一本上连于肺，一系循脊从左透膈而通于肝，一系循脊近右而透于脾，一系入肺两大叶间，由肺叶而下，曲折向后，并脊膂，经络相连，贯通脊髓，而与肾系相通，正当七节间，《内经》所谓"七节之旁，中有小心"，正指此也。

一云：五脏系通于心，心通五脏系。心之系与五脏之系相连，输其血气，渗灌骨髓，故五脏有病，先干于心。观此则知，诸脏气于此而得通于心，心亦于此而得通乎诸脏，故心于五脏为君主也。

心之部分

心之部分，内舍膺胁，外在经络。

一云：心，火宫也，居肺下，上对鸠尾下一寸。

鸠尾，即蔽心骨。

《素问》云：鬲肓之上，中有父母。

心下鬲上为肓，心为阳主血，肺为阴主气，父母之象也。

又云：心布于表。

心属阳，居鬲上，部署视听言动，故曰表。

心为阳中之阳

背为阳，阳中之阳心也。

心属火位，处上焦，以阳居阳，故为阳中之阳。

心之正色

心属火，为赤帝，其色如缟映绛。

此心脏所生之外荣也。

一云，心色赤而中虚，离之象也。

心之外候

五脏六腑，心为之主，缺盆为之道，骷骨有余，以候髑骬。

缺盆居肩前骨之上，五脏六腑皆禀命于心，故为之主；而脉皆上出于缺盆，故为之道；骷，《广雅》曰骨甫骨可也，即膝骨之名。髑骬，蔽心骨，亦名鸠尾。观乎此，而心之小大、高下、坚脆、偏正可知矣。

心之大小、高下、坚脆、偏正具有征验

心小则安，邪弗能伤，易伤以忧。心大，则忧不能伤，易伤于邪。

何以验之？赤色小理者心小，粗理者心大。心小则怯，故必多忧；大则不固，故邪易伤。

心高，则满于肺中，悗而善忘，难开以言。心下，则脏外易伤于寒，易恐以言。

无髑骬者心高，髑骬小短举者心下。高则满于肺，而窍多不利；下则阳气抑，而神必不扬。

心坚，则脏安守固。心脆，则善病消瘅，热中。

髑骬长者心下坚，髑骬弱小以薄者心脆，心脆者火必易动，故善病消瘅，热中。

心端正则和利，难伤心；偏倾则操持不一，无守司。

髑骬直下不举者，心端正。髑骬倚一方者心偏倾，偏倾者不得其中，故操持不能专一也。

五脏各有所余

心主血。发者，血之余。

舌机、悬雍、颃颡、横骨各有所主

舌者，音声之机也。悬雍垂者，音声之关也。颃颡者，分气之所泄也。横骨者，神气所使，主发舌者也。故人之鼻洞涕出不收者，颃颡不开，分气失也。

舌动则音生，故谓之机。悬雍垂者，悬而下垂，俗谓之小舌，当气道之冲，为喉间要会，故谓之关。颃，颈也。颃颡，即颈中之喉颡，当咽喉之上，悬雍之后，张口可见者也。颡前有窍，息通于鼻，故为分气之所泄。横骨，即喉上之软骨也，下连心肺，故为神气所使，上连舌本，故主举发舌机。鼻洞者，涕液流泄于鼻也。颃颡之窍不开，则清气不行。清气不行，则浊液聚而不出，由于分气之失职也。

脏腑精义

心主夏，手少阴、太阳主治，其日丙丁。

心主夏，以应火也。少阴心，丁火也；太阳小肠，丙火也。二经相为表里，皆行于手。丙为阳火，丁为阴火。

心为牡脏，其色赤，其时夏，其日丙丁，其音徵，其味苦。

心属火，为阳中之太阳，故曰牡脏。

五月、六月，天气盛，地气高，人气在头。

盛夏，阳升之极，故人气在头以应之。

九月、十月，阴气始冰，地气始闭，人气在心。

去秋入冬，阴气始凝，地气始闭，阳气在中。人以心为中，故人气在心也。

南方赤色，入通于心。

南为火王之方，心为属火之脏，故相通。不言气而言色，色即兼乎气也。

雷气通于心。

雷，火声也。心为火，气相感召，故雷气通于心。

心者，生之本，神之变也。其华在面，其充在血脉。为阳中之太阳，通于夏气。

心为君主而属阳，阳主生万物，系之以存亡，故曰生之本。心藏神，七神由之以动静，故曰神之变。变，谓宰其变也。火气炎上，故其华在面。心主血主脉，故其充养在血脉。心王于夏，气合太阳，以太阳居夏火之中，故为阳中之太阳，通于夏气也。

心为诸脏之主。

诸脏皆连系于心，而处心之上下左右，心当为诸脏之主也。

心者，君主之官也，神明出焉。

心为一身之君主，禀虚灵而含造化，具一理以应万务，脏腑百骸，惟所是命，聪明智慧，莫不由之，故曰神明出焉。

五脏所藏，心藏神。

神者，精气之灵明也。《本神篇》曰：两精相搏谓之神。神之所藏在心者，神属阳，心为牡脏，故藏之。

有生之来谓之精，两精相搏谓之神。

太极动而生阳，静而生阴。阴阳二气，各有其精。所谓精者，天之一，地之六也。天以一生水，地以六成之，而为五行之最先，故万物初生，其来皆水，如果核未实犹水也，胎卵未成犹水也，即凡人之有生，以及昆虫草木，无不皆然。《易》曰"男女媾精，万物化生"，此之谓也。两精者，阴阳之精也。搏，交结也。《易》

曰：天数五，地数五，五位相得，而各有合。周子①曰：二五之精，妙合而凝。是皆两精相搏之谓。凡万物生成之道，莫不阴阳交而后神明见，故人之生也，必合阴阳之气，两精相搏，形神乃成，所谓"天地合气，命之曰人"者是也。又《天元纪大论》曰：阴阳不测之谓神。《气交变大论》曰：善言化言变者，通神明之理。《易》曰：知变化之道者，其知神之所为乎。是皆神之为义。然万物之神，随象而应。人身之神，惟心所主。故《本经》曰：心藏神。又曰：心者，君主之官，神明出焉。此即吾身之元神也。外如魂魄志意，五神五志之类，孰非元神所化，而悉皆统乎一心？是以心正则万神俱正，心邪则万神俱邪。《淮南子》曰：或问神曰心，请闻之。曰：潜天而天，潜地而地。天地神明而不测者也。然则神至心必至，心住神亦住，故曰：事其神者神去之，休其神者神居之。

所以任物者，谓之心。

心为君主之官，统神灵而参天地，故万物皆其所任。

心有所忆，谓之意。

忆，思忆也。谓一念之生，心有所响而未定，曰意。

意之所存，谓之志。

意之所存，谓意已决，而卓有所立，曰志。

因志而存变，谓之思。

因志而存变，谓意志虽定，而复有反复计度，曰思。

因思而远慕，谓之虑。

深思远慕，必生忧疑，故曰虑。

因虑而处物，谓之智。

---

① 周子：指宋代周敦颐，著有《太极图说》等。

疑虑既生，而处得其善曰智。按：此数条，各有所主之脏，而总皆生之于心。此正诸脏为之相使，而心则为之主宰也。以上俱《本神篇》

人之始生，以母为基，以父为楯。失神者死，得神者生。

基，犹言基址也。楯者，材具之谓。人之始生也，形质之体，以母为基址，以父为材具，然形也而神寓焉，神以形为依归，形以神为运用，未有形气衰而神能王者，亦未有神既散而形独存者，故曰失神者死，得神者生。

何为神？血气已和，荣卫已通，五脏以成，神气舍心，魂魄毕具，乃成为人。连上

何为神？神者，阴阳合德之灵也。二气合而生人，则血气荣卫，五脏以次相成，神明从而见矣。惟是神之为义有二：分言之，则阳神曰魂，阴神曰魄，以及意智思虑之类，皆神也；合言之，则神藏于心。凡情志之属，惟心所统。若心不能敛神，而神不守舍，则阳魂阴魄俱不得正，亦人焉而已，安得为人？必神气舍心，魂魄毕具，夫如是，乃成为人也。朱子曰：魂神而魄灵，魂阳而魄阴，魂动而魄静，生则魂载于魄，而魄检其魂，死则魂游散而归于天，魄沦坠而降于地。运用动作者是魂，不运用动作者是魄。魄盛则耳目聪明，能记忆。老人目昏耳聩，记事不得者，魄衰也。又曰：阴主藏受，故魄能记忆在内；阳主运用，故魂能发用出来。二物本不相离，精聚则魄聚，气聚则魂聚，是为人物之体。至于精竭魄降，则气散魂游而无所知矣①。

是故怵惕思虑者则伤神，神伤则恐惧，流淫而不止。因悲哀

① 朱子曰……无所知矣：本段语出《朱子语类》卷一"鬼神"。

动中者，竭绝而失生。喜乐者，神惮散而不藏。愁忧者，气闭塞而不行。盛怒者，迷惑而不治。恐惧者，神荡惮而不收。

总言神志所伤之为害也。怵，恐也。惕，惊也。流淫，谓流注淫溢，如下文所云，恐惧而不解则伤精，时自下者是也。思虑而兼怵惕，则神伤而心怯，心怯则恐惧，恐惧则伤肾，肾伤则精不固，盖以心肾不交，故不能收摄如此也。悲则气消，悲哀太甚，则胞络绝，故致失生。竭者，绝之渐，绝则尽绝无余矣。喜发于心，乐散在外，暴喜伤阳，故神气惮散而不藏。惮，惊惕也。愁忧则气不能舒，故脉道为之闭塞。怒则气逆，甚者必乱，故致昏迷皇惑而不治。恐惧则神志惊散，故荡惮而不收。一言喜乐者神惮散而不藏，与此稍同。但彼云不藏者，神不能持而流荡也，此云不收者，神为恐惧而散失也，不能无辨。

心在志为喜。

神志畅发则喜，心之志也。

大喜伤心。

大喜则气不续，令人卒死。语云心不可伤，伤即死，此之谓也。

因而喜，大虚，则肾气乘矣。

有因而喜，非暴然大喜者比，然喜则心气散越，必大虚。大虚则肾气乘之，水胜火也。

喜乐无极，则伤魄。

喜乐无极，则心火实。心火实，必乘肺金，故伤魄。

心藏脉，脉舍神。心气虚则悲，实则笑不休。

《宣明五气篇》曰心主脉，而此言藏者，脉，犹血也，其行于经谓之脉，求其脉之未行者，则藏于心，故曰心藏脉。《调经论》

曰：心藏神。藏，犹舍也。神属阳，阳不足，则阴惨乘之，故悲。阳有余，则喜胜，故笑不休。

喜怒伤气，寒暑伤形。暴怒伤阴，暴喜伤阳。

喜则气缓，怒则气上，是喜怒伤气也。寒邪入肾，暑邪入心，是寒暑伤形也。大怒则形气绝，而血菀于上。血，阴属也，故曰伤阴。暴喜则心气缓，而神逸于外。神，阳属也，故曰伤阳。

心之专一者为志，大怒恐惧则伤志。

气壹则动志也。

五志所伤，忧愁思虑则伤心。

心志喜，忧愁思虑，则逆其志，故伤。

心者，君主之官，神明出焉。十二官皆听命于心，故主不明则十二官危，使道闭塞而不通，形乃大伤。

心不明则神无所主，而脏腑相使之道，闭塞不通，故自君主而下，无不失职，所以十二脏皆危，而形乃大伤也。

五脏六腑，心为之主。耳为之听，目为之候，肺为之相，肝为之将，脾为之卫，肾为之主外，故五脏六腑之津液，尽上渗于目。心悲气并，则心系急。心系急，则肺举。肺举，则液上溢。夫心系与肺不能常举，乍上乍下，故咳而泣出矣。

心总五脏六腑，为精神之主，故耳目肺肝脾肾，皆听命于心。是以耳之听，目之视，无不由乎心也。肺朝百脉而主治节，故为心之相。肝主谋虑决断，故为心之将。脾主肌肉而护养脏腑，故为心之卫。肾主骨而成立其形体，故为心之主外也。心为脏腑之主，故五脏之系皆根于心。心之总系复上贯于肺，通于喉，而息由以出，故心悲则系急，而肺叶举，液即承受之而上溢。然心系与肺本不常举，故有乍上乍下。当其气举而上，则为咳为泣也。

凡人之泣甚而继以嗽者，正以气并于上，而奔迫于肺耳。《口问篇》曰：心者，五脏六腑之主也。目者，宗脉之所聚也，上液之道也。口鼻者，气之门户也。故悲哀愁忧则心动，心动则五脏六腑皆摇，摇则宗脉感，液道通，故涕泣出焉。此说可以与此相参。

心欲实，令少思。

思则神劳，神劳则心虚。水胜之时，尤所当慎。

善养神者，必知形之肥瘦，营卫血气之盛衰。血气者，人之神，不可不谨养。

形者，神之体；神者，形之用。无神则形不可活，无形则神无以生。故形之肥瘦，营卫血气之盛衰，皆人神之所赖也。故欲养神者，不可不谨养其形。

五脏所主，心主脉。

心主血脉，应火之动，而运行周身也。谓之主者，得其所主，以为依归也。存亡以之，治乱以之。

壅遏营气，令无所避，是谓脉。

壅遏者，堤防之谓，犹道路之有封疆，江河之有涯岸也。有此涯岸，卒使营气无所回避，而必行其中，是谓脉。脉也者，非气非血，而可以通乎气血者也。

其行也，以息往来。

脉之行也，随鼻息之呼吸为往来。

脏真通于心，心藏血脉之气也。

心气喜通，夏时心炎用事，故五脏天真之气，皆通于心。若心之所藏，则血脉之气也。

心之合脉也，其荣色也，其主肾也。

心生血，血行脉中，故合于脉。血华在貌，故荣于色。心属火，受水之制，故以肾为主。

五脉应象，心脉钩。

钩，带钩也。来盛去衰，外实内虚，其应夏。

诸血者，皆属于心。

心为生血之源。《阴阳应象论》曰：心生血。《痿论》曰：心主身之血脉。故诸血皆属于心。又血由神旺，神由血灵。如肝开窍于目，肝得血则神聚于目，故能视；足得血则神在足，故步履健；掌得血则神在手，故把握固；指得血则神在指，故摄持强。

血主濡之。

《难经》云：气主呴之，血主濡之。言人身之四肢百骸，以及皮毛肌肤，无一不赖血之滋养以为荣也。

五脏化液，心为汗。

心主血。汗者，血之余。愧心生，而汗自出，可验也。

惊而夺精，汗出于心。

惊则精神暴散，若有所夺，自不觉，汗从心出也。

汗者，心之液，肾邪入心则多汗。

汗出于心，故曰汗者心之液。若肾气过旺，则乘心之虚而多汗，气有余便是火，即此气字。

心气通于舌，心和则舌能知五味矣。

心在窍为舌，故其气有所通，亦有所用，然必脏气和而后足称其职，否则脏有所病，则窍有所应矣。

舌者，心之官也。心病者，舌卷短，颧赤。

舌为心之窍，所以别滋味者也，病则卷缩，而色见于颧，颧色赤。

心主舌，故人之心风者，则舌缩不能语也。

风热邪气，乘心之虚而入心，则神昏闷，舌卷缩不能言。言者，心之声也。

五气所病，心为噫。

心不受邪，噫之而出，犹夫火气上炎，烟承受焰出也。故心脾胃皆有是证，盖由火土之郁，而气有不得舒也。

五脏所恶，心恶热。

心本属火，过热则病，故恶热。

热胜则肿。

热气所过，则为丹熛①痈肿之类，如医和云，阳淫热疾者是也。

掌中热者，腹中热。掌中寒者，腹中寒。

掌中者，三阴之所聚，故或热或寒，皆应于腹中。

五病所发，阳病发于血，阴病发于夏。

血生于心而主夏令，故阳病发于血，阴病发于夏，火炎水干之象也。

南风生于夏，病在心，俞在胸胁。故夏气者，病在脏。

此言神气随时之为病也。南，火方也，于时为夏。风自南方来者，始为正风。设或天时不正，人应之而心病，其症必见于胸胁，以心之俞在胸胁也。然五脏皆以心为主，故夏气者，病在脏。

五精所并，精气并于心则喜，虚而相并者也。

五精，五脏之精气也。并，合而入之也。五脏精气，各藏其脏则不病，若合而并于一脏，则邪气实之，各显其志，在心则喜。虚而相并，言由本脏之虚，故他脏乘其虚而并入之，所谓邪之所

---

① 熛（biāo 飘）：火星迸飞，也指迸发的火星或火焰。

凑，其气必虚也。

四时之胜，夏胜秋。

火王于夏，故胜秋金。五时五气，互有克胜。所胜为邪，则不胜者受之。

五劳所伤，久视伤血。

久视则劳神，故伤血。《营卫生会篇》曰：血者，神气也。

五脏各有所损，心劳者神损。

心藏神也。损其心者，调其营卫。

五劳过度，各有所极。心劳过度，则脉极。

心主脉也。

天食人以五气，五气所入，焦气入心。

清阳化气，出于天，故曰天食人以五气。焦与心之气合，故入心。

心之臭焦，热邪乘心，则恶焦。

心恶热，热邪乘心则心气胜，而为热所扰，即气之自生者亦恶之矣。

地食人以五味，五味所入，苦味入心。

浊阴成味出于地，故曰地食人以五味。苦从火化，故先入心。此天地之道，阴阳之化，而人形之所以成也。

五味所合，心欲苦。

合，谓有合于脏气也。苦，从火化，合于心，故心欲苦。

五味所入，苦入心。

苦味属火，与心合，故凡味之苦者，皆入心。

五味入胃，各归所喜攻，苦先入心。

苦从火化，同气相求，故苦味之入胃者，当先入心。

五味各走其所喜，谷味苦先走心，麦味苦。

五脏嗜欲不同，各有所喜，故五味之走，亦各有所先。谷味之苦者，当先走入心也，以五谷之味言之，麦味苦。

心色赤，宜食酸，犬肉、麻、李、韭皆酸。

此言脏气所宜之味也，《脏气法时论》曰"心苦缓，急食酸以收之"，即是此义。

以上言味之宜于心者。

阴之所生，本在五味。阴之五宫，伤在五味。是故味过于苦，脾气不濡，胃气乃厚。

苦入心，过于苦则心阳受伤，而脾失所养，气乃不濡。濡者，润也。脾气不濡，则胃气留滞，故曰乃厚。厚者，胀满之谓。

五味入于口也，各有所走，各有所病。苦走骨，多食之，令人变呕。

苦味性坚而沉，故走骨。味过于苦，则抑遏胃中阳气；不能运化，故五谷之气不能胜之。三焦之道闭而不通，所以入而复出，其变为呕。又如齿为骨之所终，苦通于骨，内不能受其气，复从口齿而出，正因其走骨也。

五味所伤，多食咸，则脉凝泣而变色。

泣，与涩同。咸为肾水，脉为心火。多食咸，则脉为咸所止，故凝涩而变其色，先赤后黑，此五味之所伤也。

以上言平时饮食之味偏胜为患也。

五味所裁，病在血，无食苦。

口嗜而欲食之，不可多，必自裁也。命曰五裁，《九针论》曰：苦走血。故病在血者，无食苦也。

五病所禁，心病禁咸。

不足之病，畏其所胜，而宜其所不胜。咸从水化，为心所畏，故禁咸。

以上言病之不宜食也。

五味之用，苦者能泻能燥能坚。

用谓用于治疗，盛者泻之，湿者燥之，软者坚之，苦之用也。

五味所伤，辛伤皮毛，苦胜辛。

辛之味，疏散腠理，故伤皮毛。若从火化，能胜辛。心病者，宜食麦、羊肉、杏、薤。

心属火，苦入心，故宜用此苦物，正以本脏之味，治本脏之病也。

心欲耎，急食咸以耎之，用咸补之，甘泻之。

万物之生，心皆柔耎，故心欲耎。心火太过，则为躁越，故急宜食咸以耎之。盖咸从水化，故能济其刚燥，使耎也。咸补甘泻者，心火喜耎而恶缓，故咸为补，甘为泻也。此心脏补泻之义也。

心苦缓，急食酸以收之。

心藏神，其志喜，喜则气缓，而心虚神散，故宜食酸以收之。

以上言治疗之宜忌。

卷之二十四

心部二

心　脉　图

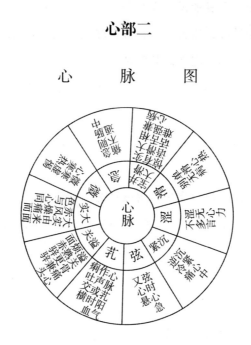

心脉盛者寸口大一倍于人迎，虚者寸口反小于人迎。小阳盛者人迎大一倍于寸口，虚者人迎反小于寸口。

手少阴心经铜人图

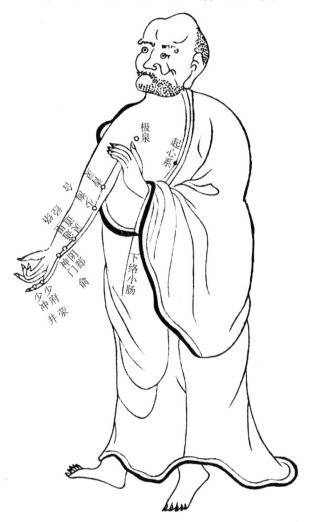

极泉

起心系

下络小肠

少冲 井荣 少府 神门 阴郄 通里 灵道 少海 青灵

此经从腹走手，长三尺五寸，左右共七尺。

凡九穴。左右两行，共一十八穴。自大包交与腋下极泉，循臂行至小指少冲穴止，传手太阳小肠经。

手少阴心经

心手少阴之脉，起于心中，出属心系，下膈，络小肠。

此言手少阴之脉，起于心中，上出属心之系，外行循任脉之外，下膈，当脐上二寸之分，以络于小肠也。

其支者，从心系出任脉之前，上行挟咽，系目系。

其支脉之行，即从心系而上，由喉之后，挟咽两旁再上，而系于目之内系也。

其直者，复从心系却上肺，下出腋下，循臑内后廉，行手太阴心主之后，下肘内，循臂内后廉，抵掌后锐骨之端，入掌内后廉，循小指之内，出其端。

其直行之经脉，复从心系，直上至肺之分，出循腋下，由本经之极泉穴下行，循臑内后廉，行手太阴心主二经之后，下肘臂内之后廉，至掌后锐骨之端，入掌内廉，循小指内，出其端，以交于手太阳经也。锐，手踝骨也。

按：手太阴之脉，上下左右分行，共六道。其脉之起，自心中，出属心系，下膈，络小肠者二道，此为脉之根也。其支者，即从前属心系处，上挟咽，系目系者二道，此为脉之枝也。其直者，复从心系却上肺，出腋下，下循臑肘臂掌之内，循上指内，出其端者二道，此为脉之本也。

手少阴心井荥输经合之次

心出于中冲。中冲，手中指之端也，为井木。

此心主之所出为井也，属阴木。按：此下五腧，皆属手厥阴之穴，而本经直指为心腧者，正以心与心胞，本同一脏，其气相通，皆心所主，故诸邪之在于心者，皆在于心之包络。包络者，心主之脉也。《邪客篇》曰：手少阴之脉独无腧。正此之谓。

溜于劳宫。劳宫，掌中中指本节之内间也，为荥。

此心主之所溜，为荥也，属阴火。

注于大陵。大陵，掌后两骨之间，方下者也，为腧。

方下，谓正当两骨之下也。此心主之所注，为腧也，属阴土。

行于间使。间使之道，两筋之间，三寸之中也。有过则至，无过则止，为经。

有过，有病也。此脉有病则至，无病则止也。此心主之所行，为经也，属阴金。

入于曲泽。曲泽，肘内廉下，陷者之中也，屈而得之，为合。

此心主之所入，为合也，属阴水。

手少阴也。

以上心主五腧，皆心所主，故曰手少阴也。

上五脏言心主而不言心，以《邪客篇》云，手少阴之脉独无腧，诸邪之在于心者，皆在于心之包络。包络者，心主之脉也，故独无腧焉。

手太阳小肠与手少阴心经为四合

手太阳之正指地，别于肩解，入腋，走心，系小肠也。

手少阴之正，别入于渊腋两筋之间，属于心，上走喉咙，出于面，合目内眦，此为四合也。

此小肠与心，表里经脉相为一合也。指地者，地属阴，居天之内，手太阳内行之脉，别于肩解，入腋，走心，系于小肠，皆自上而下，自外而内，故曰指地。《经脉篇》言，交肩上入缺盆，络心，此言别于肩解，入腋，走心，盖前后皆有入心之脉。

手少阴之正，自腋下三寸足少阳渊腋之次，行两筋之间，内属于心，与手太阳入腋走心者合，乃上行挟于咽，出于面，合于目内眦，是当与足太阳睛明相会矣，此六合之四也。

手少阴太阳别络并症

手少阴之别，名曰通里，去腕一寸半，别而上行，循经入于心中，系舌本，属目系。其实则支膈，虚则不能言。取之掌后一寸，别走太阳也。

手少阴之络名通里，在腕后一寸陷中，别走手太阳者也。此经入心下膈，故邪实则支膈，谓膈间若有所支而不畅也。其支者上系舌本，故虚则不能言。当取通里，或补或泻，以治之也。

手太阳之别名曰支正，上腕五寸，内注少阴。其别者，上走肘，络肩髃。实则节弛肘废，虚则生疣，小则如指痂疥，取之所别也。

手太阳之络名支正，在腕后五寸，走臂内侧，注手少阴者也。此经走肘，络肩，故邪实则脉络壅滞而节弛肘废，正虚则血气不行，大则为疣，小则为指间痂疥之类。取之所别，即支正也。

手少阴心、手太阳小肠筋结支别

手少阴之筋，起于小指之内侧，结于锐骨，上结肘内廉，上入腋，交太阴，挟乳里。

小指内侧，少冲次也。结于锐骨，神门次也。肘内廉，少海次也。上入腋，极泉之次。交手太阴之筋，邪络挟乳内行。此经自指至腋，皆刚筋也。

结于胸中，循臂，下系于脐。

自乳里内行，结于胸中，与三阴之筋合。臂字亦当作贲。盖心主少阴之筋，皆与太阴合于贲而下行也。

手太阳之筋，起于小指之上，结于腕，上循臂内廉，结于肘内锐骨之后，弹之应小指之上，入结于腋上。

手小指之上外侧，少泽穴也。上行结于手腕外侧腕骨、阳谷之次。上循臂内侧，结于肘下锐骨之后，小海之次。但于肘尖下两骨罅中，以指捺其筋，则酸麻应于小指之上，是其验也。又由肘臑外廉入结于后腋之下，此皆刚筋也。

其支者，后走腋后廉，上绕肩胛，循颈，出走太阳之前，结于耳后完骨。

其支者，自腋下与足太阳之筋合，走腋后廉，上绕肩胛，行肩外腧、肩中腧，循颈中天窗之分，出走太阳经筋曰缺盆出者之前，同上结于耳后完骨之次也。

其支者，入耳中。直者，出耳上，下结于颔，上属目外眦。

此支者，自颈上曲牙，入耳中听宫之分。其直者，上行出耳上，会于手少阳角孙之次。其前而下者，循颐，结于颔，与手阳明之筋合。其前而上者，属目外眦瞳子髎之次，与手足少阳之筋合也。

心部俞募

心俞在脊五椎下，侠脊两旁，各一寸五分。其募在腹巨阙一穴，鸠尾下一寸。

诊法载肝部。

经水相合

手少阴外合于济水，内属于心。

手少阴经，内属于心，常少血多气，故外合于济水。按：江源初发王屋山下，曰沇①水。既见而伏，复出为济。济截河而流，不混其清，故又曰清济，流虽微而独尊，故居四渎之一，今属河南省怀庆府济源县。

心部脉义

心主脉

壅遏营气，令无所避，是谓脉。

雍遏者，堤防之谓，犹道路之有封疆，江河之有涯岸也。俾营气无所回避，而必行其中，是谓脉。然则脉者，非气非血，而所以通乎气血者也。

夏以胃气为本。

胃为水谷之海，以养五脏者也。当夏时，亦以冲和胃气为本，不得过于钩而失和缓之胃气。

夏脉钩。

气转而南，于位属火。时当巳午，于令为夏，万物盛长，其气从升，后散大于外，如腾涌之波，燎原之火，在人则心应人而见钩脉，即《玉机真脏论》所谓"其气来盛去衰"，《平人气象论》所谓"脉来累累如连珠，如循琅玕"者是也。

夏应中矩。

矩者，所以为方之器。夏气藏盛，盛极而止，故应中矩。而人脉应之，所以洪大方正也。

夏日在肤，泛泛乎万物有余。

脉得夏气，则洪盛于外，故泛泛乎如万物之有余也。

---

① 沇（yǎn 演）：古水名，即济水。

夏气在孙络。

夏者，经满气溢，入孙络受血，皮肤充实。

夏时气盛，故溢入孙络而充皮肤，所以人气在孙络。

心脉部位

左寸，心小肠脉所出。

以本部内外分脏腑，内属心，外属小肠。以本部表里分脏腑，表属腑，里属脏。

心平脉

平心脉来，累累如连珠，如循琅玕，曰平。

琅玕，按《符瑞图》曰"玉而有光者"，《说文》曰"琅玕似珠"。脉来中手，如连珠，如琅玕者，言其盛满滑利，即微钩之义也，是为心之平脉。

心病脉

病心脉来，喘喘连属，其中微曲，曰心病。

喘喘连属，急促相仍也。其中微曲，即钩多胃少。不能如循琅玕之滑利矣，是失冲和之气，故曰心病。

夏时脉

夏，心脉欲洪大而散，脾脉欲洪而迟缓，肺脉欲洪而浮涩，肾脉欲洪而沉滑。命门脉，与肾同。肝脉欲洪而弦长。

洪者，夏时之正脉。洪大而散，故属心之本脉。其余皆欲见此正脉，是谓脉至从时。

持脉指法

心脉浮大而散，心合血脉，循血脉而行。持脉指法，如六菽之重，按至血脉而得者，为浮；稍稍加力，脉道粗者，为大；又稍加力，脉道阔软者，为散也。

遵《内经》持脉指法以定有余不足

心部脉，以六菽之重，为本部界限，在血脉之分。于五脏等第，为第二等。浮大而散，比小肠脉微少后少沉，此为定位，即以四菽为浮，五菽为中，六菽为沉，其中脉亦统括浮沉二脉。浑然浮大而散，俱兼和缓，斯为无病。如下入于本部之下，为不足。如再下入于九菽血脉以下，为太不足。如上出于本部之外，为有余。如再出于三菽之外，有力搏指，过于散大，为太有余。

察脉过不及以辨病之在内在外

夏脉者，心也，南方火也，万物之所以盛长也。其气来盛去衰，故曰钩。反此者病。何如而反？其气来盛去亦盛，此谓太过，病在外；其气来不盛去反盛，此谓不及，病在中。太过则令人身热而肤痛，为浸淫；其不及则令人烦心，上见咳唾，下为气泄。

钩者，举指来盛，去势似衰。盖脉盛于外，而去则无力，阳之盛也，心脏主之。扁鹊曰：夏脉钩者，心南方火也。万物之所茂，垂枝布叶，皆下曲如钩，故其脉之来疾去迟，故曰钩。若其气来盛去亦盛，钩之过也；其气来不盛去反盛，钩之不及也，皆为钩脉之反。去反盛者，非强盛之谓。凡脉自骨肉之分，出于皮肤之际，谓之来；自皮肤之际，还于骨肉之分，谓之去。来不盛，去反盛者，言来则不足，去则有余，即消多长少之意。故扁鹊于春肝夏心秋肺冬肾，皆以实强为太过，病在外；虚微为不及，病在内，辞虽异而意则同也。夏脉太过则阳有余，而病在外，故令人身热肤痛，而浸淫流布于形体；不及则君火衰而病在内，故上为心气不足而烦心，虚阳侵肺而咳唾，下为心气不固而气泄。以本经脉起心中，出属心系，下膈，络小肠，又从心系却上肺，故见以上诸症。

诊人迎以断心部外感之症

人迎脉弱，主心受火邪。

诊气口以断心部内伤之症

气口脉虚涩，主劳神役虑伤心。

气口脉虚，主喜怒伤心。

遵经旨以缓急大小滑涩六脉断病

心脉急甚者，为瘛疭，微急为心痛引背，食不下。

急者，弦之类。急主风寒，心主血脉，故心脉急甚则为瘛疭。筋脉引急曰瘛，弛长曰疭。弦急之脉多主痛，故微急为心痛引背。心胸有邪，食当不下也。大抵弦急之脉，当为此等病。故急甚亦可为心痛，微急亦可为瘛疭，学者当因理活变可也。

缓甚为狂笑，微缓为伏梁在心下上下行，时唾血。

心气热则脉纵缓，故神散而为狂笑，心在声为笑也。若微缓则为伏梁在心下，而能升能降，及时为唾血，皆心脏之不清也。伏梁，详疾病类七十三。

大甚为喉吤，微大为心痹引背，善泪出。

心脉大甚，心火上炎也，故喉中吤然有声。若其微大而为心痹引背，善泪出者，以手少阴之脉挟咽喉，连目系也。

小甚为善哕，微小为消瘅。

心脉小甚，则阳气虚而胃土寒，故善哕。若其微小，亦为血脉枯少，故病消瘅者，肌肤消瘦也。

滑甚为善渴，微滑为心疝引脐，小腹鸣。

心脉滑甚则血热，血热则燥，故当为渴。若其微滑，则热在于下，当病心疝而引脐腹。《脉要精微论》曰：病名心疝。心为牡脏，小肠为之使，故曰少腹当有形也。

涩甚为瘖，微涩为血溢，维厥，耳鸣，颠疾。

心脉涩甚，则血气滞于上。声由阳发，滞则为瘖也。微涩为血溢，涩当伤血也。维厥者，四维厥逆也。以四肢为诸阳之本，而血衰气滞也。为耳鸣，为颠疾者，心亦开窍于耳，而心虚则神乱也。

以浮沉迟数四脉断病

心脉浮，主风虚之症。

心虚，触事易惊，神不守舍，舌强不语，语言错乱。

心脉沉，主痰气之症。

小便淋沥，咯血，尿血，小便不通，寤而不寐，心惊。

心脉迟，主冷痛之症。

小便频数，心疼，呕水，怔忡多悸，伏梁，脐痛。

心脉数，主疮热之症。

烦躁狂言，舌上生疮，小便赤涩，眼耳昏花。

以浮沉兼迟数二脉断病

心脉浮数，主头痛热，瞀瞀然，每惊。

心脉沉数，主狂言，舌强。

心脉浮迟，主腹冷，胃虚。

心脉沉迟，主气短不能接续。

以本部察四脏相乘以断虚实微贼诸邪

心火王，其脉浮大而散曰平。

反得弦紧而伏，是肝之乘心，母归子，为虚邪，虽病易治。

反得微迟而缓，是脾之乘心，子乘母，为实邪，虽病自愈。

反得浮涩而弱，是肺之乘心，金凌火，为微邪，虽病即瘥。

反得沉濡而滑，是肾之乘心，水尅火，为贼邪，大逆不治。一曰肾乘心，必癃。

是经平脉，来疾去迟，曰钩芤。实、洪属火，亦主脉也，谓之正邪，病主本经。以弦紧伏乘其部，谓之虚邪，病主不及；以微迟缓乘其部，谓之实邪，病主太过；以浮涩弱乘其部，谓之微邪，病主自愈；以沉濡滑乘其部，谓之鬼贼邪，病不治。迟至为寒，数至为热。不及者补之，太过者泻之。不实不虚，以经取之。寒者温之，热者凉之。

能合脉色，可以万全

赤脉之至也，喘而坚，诊曰有积气在中，时害于食，名曰心痹，得之外疾，思虑而心虚，故邪从之。

赤者，心之色脉。喘而坚者，谓急盛如喘而坚强也。心脏居高，病则脉为喘状，故于心肺二脏独有之。喘为心气不足，坚为病气有余。心脉起于心胸之中，故积气在中。时害于食，积为病气积聚。痹，为藏气不行。外疾，外邪也。思虑心虚，故外邪从而居之矣。

诸不治脉

夏得冬脉

五邪所见，夏得冬脉，名曰阴出之阳，病善怒，不治。

五脉互胜，病胜脏也，故曰五邪。《阴阳别论》曰：所谓阴者，真脏也；所谓阳者，胃脘之阳也。凡此五邪，皆以真脏脉见而胃气绝，故曰阴出之阳，阴盛阳衰，土败木贼，故病当善怒，不可治也。

脉无胃气

夏胃微钩曰平，钩多胃少曰心病，但钩无胃曰死，胃而有石曰冬病，石甚曰今病。

夏令火王，其脉当钩，但宜微钩而不至太过，是得夏胃之和也，故曰平。钩多者，过于钩也。胃少者，少充和也。是心火偏胜，胃气偏衰，故为心病。但有钩盛，而无平和之气者，是夏时胃气已绝，而心之真脏见也，故死。石为冬脉，属水，夏时得之，是为贼邪，以胃气尚存，故至冬而后病。夏脉石甚，则无胃气，火被水伤已深，故不必至冬，今即病矣。

真心脉至，坚而搏，如循薏苡子，累累然，色赤黑不泽，毛折乃死。诸真脏脉见者，皆死不治也。

坚而搏，如循薏苡子者，短实坚强，而非微钩之本体，心脉之真脏也。赤本火色，而兼黑不泽者，水克火也，故死。毛折，义如前。无胃气者，即名真脏，皆为不治之脉。

死心脉

死心脉来，前曲后居，如操带钩，曰心死。

前曲后倨，言脉之前至者曲而不伸，后至者倨而不动，是洪大而不滑利，状如指下操持革带之钩，无复冲和胃气，是心死也。

心脏脉，浮之实如麻豆击手，按之益躁疾者，死。

是正所谓全无胃气者也。

不治断时日脉

脉至如火薪然，是心精之予夺也，草干而死。

如火薪然者，来如焰之锐，去如灭之速，此火脏无根之脉，而心经之精气将夺也。夏令火王，犹为可支，草干而死，阳尽时也。

脉至如华者，令人善恐，不欲坐卧，行立常听，是小肠气予不足也，季秋而死。

如华，如草木之华，而轻浮柔弱也。小肠属丙丁火，与心为表里，小肠不足，则气通于心，善恐。不欲坐卧者，心气怯而不宁也。行立常听者，恐惧多而生疑也。丙火墓于戌，故当季秋死。

真脏脉至断日

心见，壬癸死。

壬癸属水，灭心火也。

凡持真脉之脏脉者，心至悬绝，九日死。

真脉之脏脉，即真脏也。悬绝急者，全失和平，而弦搏异常也。九日者，为火水生成数之余，水胜火也。

病人心绝，一日死。何以知之？肩息，回视，立死。

一日，目亭亭。二日，死。

心部色诊

以五色命脏，赤为心。

五色与五脏配合，赤属心。心合脉，凡色赤脉病者，即为心邪，可察其所见之部位，以参酌病情。

心之部位

面王下极者，心也。

下极者，两目之间，相家谓之山根。心居肺之下，故下极应心。

心部正色

五脏所生之外荣，生于心，如以缟裹朱。

即外荣二字，可以想见其光彩。

五色之见，赤如鸡冠者生。

温润可爱，纯是生发之气。

赤欲如帛裹朱，不欲如赭。

赭则兼黑而暗矣。

心部败色

五脏之气，败色见，赤如衃血者死。

衃血，败血也。枯而不泽，故死。

察目色以知病

目赤色者，病在心。

五脏六腑，目为之候，故因目之赤色以知心病。

肾乘心，心先病，肾为应，色皆如是。

水邪克火，肾乘心也。肾邪乘心，心先病于中，而肾色则应于外，如以下极而见黑色者是也。不惟心肾，诸脏皆然。凡肝部见肺色，肺部见心色，肾部见脾色，脾部见肝色，及六腑之相克者，其色皆如是也。

脉色合参

心脉搏坚而长，当病舌卷不能言，其㹞_{奭，音软}而散者，当消

环自已。

搏，谓弦强搏击于手也。心脉搏坚而长者，肝邪乘心，脏气亏甚，而失和平之气也。手少阴脉，从心系上挟咽，故令舌卷，不能言。若证如前，而脉则耎散者，心气将和也。消，尽也。环，周也。谓期尽一周，而病自已矣。按：此条肝脾肾俱载色，而心与肺缺焉，当互参之。

梦　征

少阴之厥，令人妄梦，其极至迷。

手少阴，心也。心主阳，其藏神。足少阴，肾也。肾主阴，其藏精。是以少阴厥逆，则心肾不交，而精神散越，故为妄梦。若其至极，乃令人迷乱昏昧也。

阳气盛，则梦大火而燔焫。

以阳胜阴，故梦多阳。

心气盛，则梦喜笑恐畏。

心在志为喜，在变动为忧也。

阳盛则有余于腑，阴盛则有余于脏，但察其邪之所在而泻之，立已。

心气虚，则梦救火阳物。

心合火也，阳物即属火之类。

得其时，则梦燔灼。

得火王之时也。

经曰：心气虚，阳气有余，阴气不足。盖阴气不足，则虚阳独浮，虽云有余，非真有余，乃无根之阳虚浮于上也，所以为厥为梦，皆阳不附阴之所致。

厥气客于心，则梦见丘山烟火。

心属火也。

客于小肠，则梦聚邑冲衢。

小肠为受盛之官，物之所聚，类邑衢也。

此客邪乘脏腑之不足而为梦也，当各随其经以补之。

心实，则梦受惊怪异。

心虚，夜梦心悸健忘，神思不爽快。

心虚，则梦烟火飞明。

心气虚，则梦救火及属火之类。

心病者，夜梦赤衣人，持赤器，或以杖持火来怖。

卷之二十五

心部三

心经有余症

面赤_热

面热如火炙_{黄连、酒大黄、黄芩、栀子}

唇红_热

唇燥_{生地、黄连、黑参}

口干_热

舌干_热

舌苦及舌生黄苔_{酒连、酒芩、麦冬}

咽干_热

消渴_{实热}

掌中热_{如弱人则属虚}

胸内痛

胁支

满胁下痛

膺、背、膊、胛间痛

两臂内痛_{皆属心气实}

喜笑_{实热}

笑不休_{苦参、黑参、黄连}

五心烦热_{生地、当归、酒连、麦冬}

卷之二十五

心部三

心经有余症

面赤 热

面热如火炙 黄连、酒大黄、黄芩、栀子

唇红 热

唇燥 生地、黄连、黑参

口干 热

舌干 热

舌苦及舌生黄苔 酒连、酒芩、麦冬

咽干 热

消渴 实热

掌中热 如弱人则属虚

胸内痛

胁支

满胁下痛

膺、背、膊、胛间痛

两臂内痛 皆属心气实

喜笑 实热

笑不休 苦参、黑参、黄连

五心烦热 生地、当归、酒连、麦冬

心经不足症

掌中热_{弱人属虚}

咽中烟气_{黄连、连翘、黑参、苦参}

饮水不休_{麦冬、石膏、天花粉}

健忘_{血虚，百部、当归、五味、天冬、麦冬}

怔忡_{气虚，石菖蒲、远志、柏子仁}

梦中惊怖_{茯神、枣仁、石菖蒲}

心部察脉用药例

丁心，属手少阴心经，为阴脏，喜肝木上生，忌肾水相克。其脉浮大而散是平脉，诊脉界限在血脉之间，六菽之重，较小肠脉微少后少沉。其治从寒热。

如心部脉上出于本部之外，为有余，以本部清泄药治之。

如再上出于皮肤之外，有力搏指，又过于散大，为太有余，倍加本部清泄药治之。

如心部脉下入于本部之下，为不足，以本部温补药治之。

如再下入于九菽以下，为太不足，倍加本部温补药治之。

大而有力，为实，当泻以黄芩、黄连、大黄、朴硝之类。

小而无力，为虚，当补以人参、白术、柏子仁、赤石脂之类。

数而有力，为热，当清以黄连、栀仁、木通、连翘之类。

迟而无力，为寒，当温以桂心、细辛、益智、干姜之类。

一云，心经气寒，以桂心为主治；心经气热，以麦冬为主治；心经血寒，以当归为主治；心经血热，以黄连为主治。

本热寒之

泻火。_{黄芩、竹叶、麦冬、芒硝、炒盐}

凉血。<small>地黄、栀子、天竺黄</small>

标热发之

散火。<small>甘草、独活、麻黄、柴胡、龙脑</small>

心部行气养血药品

凡茯苓、远志、菖蒲、巴戟，皆行心气之药。

凡当归、生地、麦冬、五味，皆养心血之药。

心部苦欲补泻药例

心苦缓，急食酸以收之，五味子之属。

心为君主，神明居之，性恶散缓而喜收敛，散缓则违其性，收敛则宁静清明，故宜酸以收其缓也。

心欲软，急食咸以软之，芒硝之属。

软者，和调之义也。心君本自和调，邪热乘之则躁急，故复须芒硝之咸寒除其邪热，以软其躁急坚劲之气，使复其平也。

心虚，以咸补之，泽泻、炒盐之属。

心以下交于肾为补，泽泻能导心气入肾，故用泽泻；咸益于心，炒盐得咸味之正，经火气煎炼而成，故用炒。又经曰：虚则补其母。木能生火，肝乃心之母，以生姜补肝。如无他证，钱氏安神丸，麦冬、茯苓、山药、甘草、龙脑、朱砂、马牙硝、寒水石主之。一曰虚则惊悸，生犀散。

心实以甘泻之，人参、黄芪、甘草之属。

烦劳则虚而生热，故须人参、黄芪、甘草之甘温以益元气，而虚热自退，故谓之泻也。又经曰：实则甘草泻之。如无他证，钱氏方中，重则泻心汤，黄连极细末，每服一字至五分；轻则导赤散，生地、木通、甘草、竹叶。

心部泻火药

黄连泻心火。

味分补泻，气随时换

心、小肠属火，主于夏。

味咸补甘泻，气温补寒泻。

心部引经报使

独活　细辛

心部虚实症治提纲

心实药味忌宜

心实，即实火、实热。

忌补、敛、升、热、温、燥之药。

宜降火、清热、苦寒以折之，辛寒以散之，甘寒以缓之，咸寒以润之。

黄连　犀角　石膏　丹砂　丹皮　滑石　麦冬　竹叶　童便生甘草

便结燥加芒硝、大黄。发狂亦如之。

心实五症并药味忌宜

谵语，属心家邪热。

舌破，属心火。

烦躁，属心家邪热，及心火内炎。_{烦属心，躁属肾}

自笑，属心家有热邪。

发狂，属心家有热邪甚。

以上五症，忌宜药俱同心实。

心虚药味忌宜

忌升发、破气、苦寒、辛燥、大热之药。

宜补血、甘温、酸敛，佐以咸寒镇坠。

生地　龙眼　人参　炙草　石斛　枣仁　五味　柏仁　丹参
茯神　远志　鹿茸　炒盐　丹砂

心虚八症并药味忌宜

惊邪，属心气虚。

忌升，破气之药。

宜降，清热、豁痰；宜平，经曰："惊者平之"。

犀角　丹砂　琥珀　真珠　龙齿　金箔　牛黄　门冬　石斛
桔梗　胆星　麝香　竹沥　远志　天竺　羚羊角　代赭石

癫痫，属心气虚，有热。

忌补、敛、升之药。

宜降，清热、豁痰。

药见惊邪条。加钩藤钩、牛黄、竹沥、犀角、门冬、桔梗、
贝母、丹参、郁金。

不得眠，属心血虚有热。

忌升，辛、燥热之药。

宜敛，养阴血、清热。

枣仁　五味　龙眼　丹参　芍药　人参　石斛　竹叶　生地
茯神　远志　黄连　玄参　麦冬　竹茹　木通　辰砂　生甘草
六一散

心烦，属心家有热。

忌升，破气、燥热之药。

宜清热、生津液，甘寒、甘平、辛酸。参用不得眠中诸药。

竹叶　麦冬　石斛　丹参　龙眼　生地　玄参　沙参　茯神
远志　知母　枣仁　生甘草

怔忡，属心血不足。

心澹澹动。

二症忌宜药俱同心虚。

盗汗，属心血虚。汗者，心之液也。

忌破气、辛散、燥热之药。

宜补敛、清虚热，甘酸、甘平、甘寒、苦寒、咸寒。

生地　当归　茯神　龙眼黄芪　五味　芍药　枣仁　黄芩
黄柏　黄连　牡蛎

伏梁，属心经气血虚，以致邪留不去。

忌破血、汗下之药。

宜活血凉血、散热通结，辛咸。

郁金　乳香　没药　当归　延胡　赤芍　远志　菖蒲　茯神
牡蛎　五灵脂

参用东垣伏梁丸治之。

心部实热虚寒症治选方

心部诊治大法

凡心脏得病，必先调其肝肾二脏。肝者心之母，肝气通则心
气和，肝气滞则心气乏，故心病先求于肝，是澄源也；肾者心之
鬼，五脏有病，必先传其所胜，水能制火，则肾邪必传于心，故
先制其肾，逐其邪也。如诊其肝肾俱和，而心自生疾，则随其本
经虚实而治之。

心实热脉症

左手寸口、人迎以前脉阴实者，手少阴经也。病苦闭，大便不利，腹满，四肢重，身热，名曰心实热也。

心实热症治选方九条

石膏汤

治心实热，或欲吐，吐而不出，烦闷，喘急，头痛。

石膏一斤　淡竹叶　香豉各一升　小麦　地骨皮五两　茯苓三两　栀子仁三七枚

上七味，㕮咀，先以水一斗五升，煮小麦、竹叶，取八升，澄清，次下诸药，煮取二升，去滓，分三服。

《外台》名泻肺汤。

泻心汤

治老小下利，水谷不消，肠中雷鸣，心下痞满，干呕不安。

人参　黄芩　干姜各一两　甘草　半夏各八钱　黄连三钱三分　大枣十二枚

上七味，㕮咀，以水八升，煮取二升半，分三服。并治霍乱。若寒，加附子一枚。渴，加栝蒌根二两。呕，加橘皮一两。痛，加当归一两。客热，以生姜代干姜。

竹沥汤

治心实热，惊梦喜笑，恐畏，悸惧不安。

生地黄汁　淡竹沥各一升　石膏八两　芍药　紫菀　知母　茯神各二两　白术　人参　栀子仁各三两　赤石脂二两

上十一味，㕮咀，以水九升煮十味，取二升七合，去滓，下竹沥，更煎取三升。若须利，入芒硝二两，去芍药，分三服。

茯神散

治心实热，口干，烦渴，眠卧不安。

茯神 麦门冬各三十六铢 通草 升麻各三十铢 紫菀 桂心各十八铢 知母一两 赤石脂四十二铢 大枣二十枚 淡竹茹鸡子大一枚

上十味，治下筛为粗散，以帛裹方寸匕，井花水二升半，煮取七合，时动裹子，为一服，日再。

安心散

治心热满，烦闷，惊恐。

白芍 远志 宿姜各二两 茯苓 赤石脂 麦门冬 知母 紫菀 石膏各四十铢 人参二十四铢 桂心 麻黄 黄芩各三十铢 葳蕤三十六铢 甘草十二铢

上十五味，治下筛为粗散，先以水五升、淡竹叶一升，煮取三升，去滓，煮散一方寸匕半，以绢裹煮，时动之，煎取八合，为一服，日再。

泻心汤

治心气不定，吐血，衄血。

大黄二两 黄连 黄芩各一两

上三味，㕮咀，以水三升，煮取一升，顿服。亦治霍乱。

泻心汤泻丙

黄连一两，去须

上末，每服一字，温水调服。

导赤散泻

生地焙干 木通 甘草各等分

上为末，每服三钱，水一盏，入竹叶，煎五分，食后服。

朱砂安神丸

朱砂五钱，水飞，研为衣　黄连六钱，酒洗　甘草五钱　生地二钱
当归二钱半，酒洗

上为末，汤浸蒸饼为丸，如米大。每用十五丸，津咽下。

心虚寒脉症

左手寸口人迎以前脉阴虚者，手少阴经也。病苦悸恐不乐，
心腹痛难以言，心如寒，恍惚，名曰心虚寒也。

虚寒症治选方九条

茯苓补心汤

治心气不足，善悲愁，恚怒，衄血，面黄，烦闷，五心热，
或独语不觉，咽喉痛，舌本强，冷涎出一作汗出，善忘恐，走不定，
妇人崩中，面色赤。

茯苓四两　桂心　甘草各二两　紫石英　人参各一两　大枣二十
枚　麦门冬三两　赤小豆二十四枚

上八味，㕮咀，以水七升，煮取二升，分三服。

半夏补心汤

治心虚寒，心中胀满，悲忧，或梦山丘平泽。

半夏六两　宿姜五两　茯苓　桂心　枳实　橘皮各三两　白术四
两　防风　远志各二两

上九味，㕮咀，以水一斗，煮取三升，分三服。

大补心汤

治虚损不足，心气弱悸，或时妄语，四肢损变，气力颜色
不荣。

黄芩　附子各一两　甘草　茯苓　麦门冬　干地黄　桂心　阿

胶各三两　半夏　远志　石膏各四两　生姜六两　粘糖一斤　大枣二十枚

上十四味，取十三味，㕮咀，以水一斗五升，煮取五升，汤成下糖，分四服。

安神丸

正补心脏。

麦门冬　马牙硝　白茯苓　寒水石研，各六钱　朱砂飞，一钱
生草五钱　龙脑二分五厘　山药七钱

上为末，炼蜜为丸，如鸡头大。每服半丸，砂糖水下。

定志丸

人参　茯苓各三钱　菖蒲　远志各二钱

上为末，炼蜜为丸，如梧桐子大。每服七丸，米汤下。

补心圆

治脏虚善恐，恶如魔状，及女人产后余疾，月经不调。

当归　防风　芎䓖　附子　芍药　甘草　蜀椒　干姜　细辛
桂心　半夏　厚朴　大黄　猪苓各一两　茯苓一云茯神　远志各二两

上十六味，为末，蜜丸如梧桐子。酒服五丸，日三，加至十丸。冷极，加热药。

牛髓圆

治心虚，兼通治百病，虚瘠羸乏。

牛髓　羊髓　枣膏　白蜜　酥各一升　麦门冬　芎䓖　桂心
当归　茯苓一云茯神　甘草　羌活各三十铢　干地黄　干姜三十六铢
五味子　人参　防风各一两　细辛十八铢　白术四十二铢

上十九味，切捣十四味，再筛，别研枣膏和散，次与诸髓蜜和搅令相得，内铜钵中，于釜沸汤中煎之，取堪为丸，如梧子大。

酒服三十丸，稍加至四十丸，日再服。

五参丸

心有病，口干，舌强，或咽喉中痛，咽吐不得，口内生疮，忘前失后，梦见炉灶铸造之类，宜服此丸。

秦艽八分　人参七分　玄参一钱　干姜一钱　沙参五分　枣仁八分　丹参七分　苦参八分

上八味，为末，蜜丸，梧子大。空心，以人参汤下二十丸。

子母合补丸

治肝气亏损，致心乏生气，遂生虚冷。心既受病，当诊见心肝脉俱弱，即先服此方。

五味　白术　干熟地黄　川芎　甘草　山萸黄芪　当归　防风　白石英　紫石英各等分

上为末，每服二钱，水一盏，枣二枚，煎八分，食前服。

心与小肠俱实

左手寸口人迎以前脉，阴阳俱实者，手少阴与巨阳经俱实也。病苦头痛，身热，大便难，心腹烦满，不得卧，以胃气不转水谷实也，名曰心小肠俱实。

心实则心神烦乱，面赤，心热，手足烦热，口舌生疮，咽燥，头痛，汗出，喜笑，脉洪实。

心实则主脚手心热，脸赤，两目眵粘，睛痛赤，口干，咽燥，昏睡，涎唾，睡中惊惕，生疮，口臭，唇焦。

心与小肠俱虚

左手寸口人迎以前脉，阴阳俱虚者，手少阴与巨阳经俱病也。病苦洞泄，苦寒少气，四肢厥，肠澼，名曰心小肠俱虚。

心虚则心腹暴痛，心膈胀满，唾滑涎多，惊梦飞，舌本强，脉浮虚。

心部肾邪相干脉症并方

治肾邪相刑于心，心既受病，先诊肾脉，观其病症，若肾邪干心，宜先服此方以退肾邪。

养正丹

萆薢　牛膝　茯苓　石斛　续断各五钱　羌活　独活　木香　川芎各一钱　天灵盖酥炙，三钱

上为末，以小便少许，化麝香三铢，入蜜同炼为丸，梧桐子大。每服三十丸，空心盐汤下。

心自病及四脏相乘症治选方

心主火，自病则胸中热，嗌干，右脚满，皮肤痛，寒热，咳喘，惊恐，狂妄，一切血症，四仙汤主之。

生地　当归　白芍　细生甘草

肺乘心为微邪，其症喘而热，泻白散。

肝乘心为虚邪，其症风热，煎大羌活汤下大青丸。

脾乘心为实邪，其症泄泻身热，泻黄散。

肾乘心为贼邪，其症恐怖，恶寒，安神丸。

心小肠自病及四脏相乘传信方

心小肠自病为正邪，用归脾汤泻火中之炎。

脉来喘喘连属，其中微曲，为心自病。

归脾汤

治心火衰，衰则不能生土，以致土困金败，外兼咳嗽吐痰，寒热往来，盗汗，以此治之。凡见脾胃衰弱，饮食不思，大便泄

泻，总属君火不旺所致，此补本法也。凡各种虚症，补中益气汤所不效者，投以此方，当加酒炒白芍、五味子以敛其心气，奏效更神也。

当归二钱　茯苓　白术　黄芪　枣仁　人参各五分　远志肉一钱　甘草五分　龙眼肉五枚　姜枣引

心之肺病为微邪，用龙骨丸泻火中之金。

脉来微涩而短，金凌火炎，为微邪，虽病不死。

龙骨丸

治肾气不足，不能上交心火。

龙骨火煅，二两　肉苁蓉酒洗，去鳞膜　破故纸炒，研　原蚕蛾　五味子炒，各二两　蜜丸

心之肝病为虚邪，用养荣汤泻火中之木。

脉来弦而长，母克子，为虚邪，虽病当愈。

养荣汤

不但能泻火中之木，凡属大虚症，勿论脉与病，但服此方，诸症悉退。此十全大补汤对子也，十全大补但分血气，此方五脏俱补，无所不到，虚寒甚者当加附子以治之。阴虚更效。

白芍六钱　归身　黄芪　人参各三钱　五味子研，八分　茯苓　白术　枣仁　陈皮　远志肉各一钱　熟地五钱　肉桂一钱　甘草五分　姜枣引

心之脾病为实邪，用远志饮子泻火中之土。

脉来缓而大，子乘母，为实邪，虽病当愈。

远志饮子

治风入大肠，为风痢，脓血并见，腹不痛者，此方治之，或加桔梗。

当归黄芪各二钱　白术一钱五分　远志肉一钱　防风六分　甘草五分

心之肾病为贼邪，用导赤散泻火中之水。

脉来沉濡而滑，水克火为贼邪，大逆不治。色赤黑不泽，毛折，乃死。

导赤散

治心火亢甚，小肠郁结，不能通利，此方主之。其治白浊沙淋等症，合逍遥散。

生地黄二钱　黄芩一钱五分　木通一钱　甘草梢一钱

上为粗末，每服二钱，竹叶十片，水一钟，煎六分，空心服。

卷之二十六

脾部一

脏义原始

五脏应四时，各有收受

中央黄色，入通于脾，开窍于口，藏精于脾，故病在舌本。其味甘，其类土，其畜牛，其谷稷，其应四时，上为镇星。是以知病之在肉也。其音宫，其谷五，其臭香。

中央为土王之地，脾为属土之脏，其气相通。黄者土之色，中者脾之窍。土之精气藏于脾曰意，脾之脉连舌本，散舌下，故病在舌本。其味甘，其类土者，土爱稼穑，稼穑作甘，脾为三阴，类阴土也。其畜牛，其谷稷者，牛属丑而色黄，稷色黄而味甘也。土之精气，上为镇星，病在肉，脾主肌肉也。宫，土音也。土惟生数五，《尚书》五曰土，其臭香，气因土变则为香。

四时阴阳外内之应

中央生湿，湿生土，土生甘，甘生脾，脾生肉，肉生肺。脾主口，其在天为湿，在地为土，在体为肉，在脏为脾，在色为黄，在音为宫，在声为歌，在变动为哕，在窍为口，在味为甘，在志为思。思伤脾，怒胜思。湿伤肉，风胜湿。甘伤肉，酸胜甘。

土王中央，其气化湿，故曰中央生湿。湿生土，湿润则土气王，而万物生也。土生甘，《洪范》① 曰"土爱稼穑"，稼穑作甘，凡物之味甘者，皆土气所化也。甘味养脾，故生脾。脾之精气养肉，故生肉。肉生肺者，土生金也。在天为湿者，雾露云雨，皆湿气所化也。在地为土者，安静稼穑，皆土之德也。在体为肉者，肉厚以象土也。在脏为脾者，五脏之中，脾为中央土也。黄者，土之正色。土音曰宫，属脾，其音大而和。在声为歌者，得意则歌，脾主意也。脾气作逆名曰哕，呃逆也。脾主水谷，口以司纳，故在窍为口。甘，土味也。用心为思，思以知远，脾志也。过于思则脾气自伤，怒为肝志，属木，木尅土，故胜思，怒则不思是其验也。脾主肉而恶湿，故湿胜则伤肉；风为木气，故胜土之湿。甘益脾，过于甘则反伤脾，故曰甘伤肉，脾主肉也；酸为木味，故胜土之甘。

五气之合

中央生湿，湿生土，土生甘，甘生脾，脾生肉，肉生肺。其在天为湿，在地为土，在体为肉，在气为充，在脏为脾。其性静兼，其德为濡，其用为化，其色为黄，其化为盈，其虫倮倮，同裸，**其政为谧，其令云雨，其变动注，其眚淫溃，其味为甘，其志为思。思伤脾，怒胜思。湿伤肉，风胜湿。甘伤脾，酸胜甘。**

此原中央之性用德化政令，皆本乎土，而内合人之脾气者也。明此者，可以治脾，可以补肺。土之施化，其气充盈，故曰其气为充。脾健则肉丰，此其征也。脾属至阴，故其性静。土养万物，故其性兼。其德为濡者，濡润泽物，土之德也。其用为化者，万物所归，土之用也。黄为土之正色。其化为盈者，万物充盈，土

---

① 洪范：即《尚书·洪范》。

之化也。其虫倮，赤体曰倮，土应肉也。谧，静也。其政为谧者，安静宁谧，土之政也。其令云雨者，云雨湿蒸，土之令也。其变动注者，风雨动注，土之变也。其眚淫溃者，霖淫崩溃，土之灾也。此中央土气偏胜，为病东方，木令卒以平之。

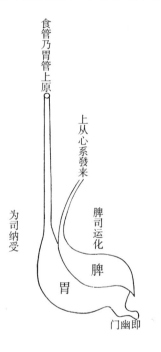

脾脏图像

脾脏释名

脾者，裨也，裨助胃气，主化谷也。

脾藏象

经云：脾掩太仓，脂膜相连，附着于脊之第十一椎。一云：形如刀镰，与胃同膜，而附其上之左俞，当十一椎下，闻声则动，动则磨胃而主运化。一云：脾长一尺，掩太仓，在脐上三寸。

脾之部分

脾之部分，内舍心腹，外在肌肉四肢。

《刺禁论》曰：肝藏于左，肺藏于右。心部于表，肾治于里。脾为之使，胃为之市。

五脏受气于胃，不能自致也，必脾气运动，而后能至，是脾为之使也。

脾为阴中之至阴

腹为阴，阴中之至阴，脾也。

脾为土，位处中焦，以太阴居阴，故为阴中之至阴。

脾之正色

脾属土，为黄帝，其色如以缟裹瓜蒌实。

此脾脏所生之外荣也。

脾之外候

脾者主为卫，使之迎粮，视唇舌好恶以知吉凶。

脾主运化水谷以长肌肉，五脏六腑皆赖其养，故脾主为卫。卫者，脏腑之护卫也。《五癃津液别篇》亦曰：脾为之卫。脾为仓廪之官，职在转输，故曰使之迎粮。视唇好恶以知吉凶，谓察其饮食及唇舌之善恶，则脾之吉凶可知也。

粗理而肉不坚者，善病痹。

肉不坚，则风寒湿邪易以入也。

脾之大小高下坚脆偏正具有征验

脾小则脏安，难伤于邪也。脾大，则苦凑月少而痛，不能疾行。

何以验之？小理者脾小，粗理者脾大。凑，塞也。月少，胁下软肉处也。季胁，小肋也。

脾高，则月少引季胁而痛；脾下，则下加于大肠，下加于大肠则脏苦受邪。

揭唇者脾高，唇下纵者脾下。

脾坚，则脏安难伤；脾脆，则善病消瘅易伤。

唇坚者脾坚，唇大而不坚者脾脆。脾气通于口，其荣在唇，故脾之善恶验于唇而可知也。

脾端正则和利难伤，脾偏倾则善满善胀。

唇上下好者脾端正，唇偏举者脾偏倾。凡此诸变者，持则安，减则病也。

五脏各有所余

脾主肌肉，一身肌肉之边薄者，皆其余。上下眼皮，指甲边皮，鼻准边皮之类是也。

脏腑精义

脾主长夏，足太阴阳明主治，其日戊己。

长夏，谓六月也，属中央土，脾气主之。脾，己土也；阳明胃，戊土也。二经相为表里，皆行于足。戊为阳土，己为阴土。

脾为牝脏，其色黄，其时长夏，其日戊己，其音宫，其味甘。

脾属土，为阴中之至阴，故曰牝脏。

三月四月，天气正方，地气定发，人气在脾。

正方者，以时气正暄，生物正升，岁事正兴也。定发，一于生发也。脾为坤土，万物资生，天地方以发生为事，故人气在脾也。

中央黄色，入通于脾。

中央者，天地气交之中极也，于色为黄，而人之脾气应之，故曰中央黄色。入通于脾，人知脾气与天地通，则人之饮食劳倦时当自谨矣。

谷气通于脾。

山谷土气，脾为土脏，故相通。即此一气，足征地气之与人相通矣。

脾、胃、大肠、小肠、三焦、膀胱者，仓廪之本，营之居也，名曰器，能化糟粕，转味而入出者也。其华在唇四白，其充在肌，其味甘，其色黄，此至阴之类，通于土气。

脾胃、大小肠、三焦、膀胱，此六者皆主盛受水谷，故同称仓廪之本。营者，水谷之精气也。营出中焦脾胃之位，故曰营之居也。盛贮水谷，犹夫器物，故名曰器。凡所以化糟粕，转五味者，皆由乎此也。四白，唇之四际白肉也。唇者，脾之荣。肌肉者，脾之合。甘者，土之味。黄者，土之色。脾以阴中之至阴而分王四季，故通于土气。此虽若指脾而言，其实总结六腑皆仓廪之本，无非统于脾气也，故曰此至阴之类，通于土气。

脾王长夏。

长夏，六月也。脾气王之，以应土。

脾为五脏之枢。

心肺居上，肝肾居下，运动于上下之间者，脾实主之，故脾为五脏之枢轴也。

谷气通于脾。

谷气冲和入脾，故曰谷气通于脾。五味皆入脾，而独言谷者，养生莫善于五谷也。

脾胃者，仓廪之官，五味出焉。

脾主运化，胃司受纳，通主水谷，故皆为仓廪之官。五味入胃，由脾布散，故曰五味出焉。

脏真濡于脾，脾藏肌肉之气也。

濡，泽也。脾气喜濡泽，长夏之时，脾土用事，故五脏真气皆濡泽于脾。若脾之所藏，则藏肌肉之气者也。

食气入胃，散精于肝，淫气于筋。食气入胃，浊气归心，淫精于脉。脉气流经，经气归于肺。肺朝百脉，输精于皮毛。毛脉合精，行气于府。府精神明，留于四脏，气归于权衡。权衡以平，气口成寸，以决死生。

精者，食气之精华也。肝主筋，故胃散谷之精气于肝，则浸淫滋养于筋也。浊食，气之厚者也，如《阴阳清浊篇》曰"受谷者浊，受气者清"是也。心主血脉，故食气归心，则精气浸淫于脉也。精淫于脉，脉流于经，经脉流通，必由于气，气主于肺，故为百脉之朝会。皮毛者，肺之合，故肺精输焉。输者，转运之名也。肺主毛，心主脉，肺藏气，心生血，一气一血，称为父母，二脏独居胸中，故曰毛脉合精，行气于府。府者，气聚之府也，是谓气海，亦曰膻中。府精神明，留于四脏，气归于权衡，宗气积于肺，神明出于心，气盛则神王，故气府之精为神明，神王则脏安，故肺肝脾肾四脏，无不赖神明之留以为主宰，然后脏气咸得其平，而归于权衡矣。权衡，平也。故曰主明则下安，主不明则十二官危。脏腑之气，既得其平，则必变见于气口，而成寸尺。气口者，脉之大会，百脉俱朝于此，故可以决死生也。以上皆言食气之化，又必由于胃气，而下文乃言饮之入于胃者。

饮入于胃，游溢精气，上输于脾。脾气散精，上归于肺，通

调水道，下输膀胱。水精四布，五经并行，合于四时，五脏阴阳，揆度以为常也。

游，流行也；溢，涌溢也，《灵枢》所谓"中焦如沤"也。五经，五脏之经络也。水饮入胃，则其气化精微，必先输运于脾，是谓中焦如沤也。脾乃散气，上如云雾，而归于肺，是谓上焦如雾也。肺气运行，水随而注，故肺能通调水道，下输膀胱，是谓水出高原，下焦如渎也。水因气生，气为水母，凡肺气所及，则水精布焉。然水名虽一，而清浊有分。清者为精，精如雨露。浊者为水，水如江河。故精归五脏，水归膀胱，而五脏之经络并行矣。若是，则食饮精气既得其滋养升降之宜，故四时五脏皆合于阴阳揆度以为常也。

脾不主时。脾者，土也，治中央，常以四时长四脏，各十八日寄治，不得独主于时也。

此言时惟四，而脏有五。如肝心肺肾分主四时，而脾为五脏之一，独无所主者。五脏所主，如肝木主春，而王于东；心火主夏，而王于南；肺金主秋，而王于西；肾水主冬，而王于北。惟脾属土，而蓄养万物，故位居中央，寄王四时，各一十八日，为四脏之长而不得独主子时也。考之历法，凡于辰戌丑未四季月，当立春、立夏、立秋、立冬之前，各土王用事十八日，一岁共计七十二日，凡每季三月，各得九十日，于九十日中，除去十八日，则每季亦止七十二日，而为五行分王之数，总之五七三百五，二五一十，共得三百六十日，以成一岁之常数也。

脾脏者，常著胃土之精也。土者，生万物而法天地，故上下至头足，不得主时也。

著，彰显于外也。脾胃相为表里，脾常依附于胃，以膜连着，而为之行其精液，然脾胃皆属乎土，所以生成万物，故曰法天地也。土为万物之本，脾胃为脏腑之尊，故上至头，下至足，无所不及，又岂得独主一时而已哉？《平人气象论》曰：人无胃气曰逆。逆者死，脉无胃气亦死。此所以四时五脏，皆不可一日无土气也。

天食人以五气，地食人以五味。五气入鼻，藏于心肺，上使五色修明，声音能彰，五味入口，藏于肠胃。味有所藏，以养五气。气和而生，津液相成，神乃自生。

清阳化气出乎天，浊阴成味出乎地。故天食人以气，地食人以味。五气入鼻，由喉而藏于心肺，以达五脏。心气充则五色修明，肺气充则声音彰著。盖心主血，故华于面。肺主气，故发于声。五味入口，由咽而藏于肠胃。胃藏五味，以养五脏之气，气和而化生津液以成精，精气充而神自生，人生之道止于是耳。

诸阴皆清，足太阴独受其浊。

足太阴，脾也。胃司受纳水谷，而脾受其气，以为运化，所以独受其浊，而为清中之浊也。清者其气清，浊者其气涩，此气之常也。

脾为谏议之官，知周出焉。

脾藏意，神志未定，意能通之，故为谏议之官。虑周万务，皆由乎意，故知周出焉。苟或意有所着，思有所伤，劳倦过度，则脾神散失矣。

五脏所藏，脾藏意。

心之忆念谓之意，神有所注者也。

脾者肉之本，意之处也。

脾健则肌肉充盛，故曰肉之本。脾藏意，故曰意之处。

五脉应象，脾脉代。

代，更代也。脾脉和耎，分王四季。如春当和耎而兼弦，夏当和耎而兼钩，秋当和耎而兼毛，冬当和耎而兼石，随时相代，故曰代，非中止之谓也。

五志所属，脾在志为思。

志有未通，求其所以为思，脾藏意，故善思。

五脏所恶，脾恶湿。

脾属土，其应湿，湿胜则伤肌肉，故恶湿。一曰土之所喜在燥，湿乃所恶也。

湿胜则濡泄。

湿胜则土不足以制水，故为注泄，即医和云雨淫腹疾之类。

五脏化液，脾为涎。

涎出于口，脾之窍也，故为脾液。凡人之耗液耗涎者，皆足损脾。一曰，涎者脾之液，肾邪入脾则多涎。

四肢属脾，肢胫者，人之管以趋翔。

肢胫所以趋翔，故为人之管键也。

脾病则四肢不用。四肢皆禀气于胃，而不得至经，必因于脾，乃得禀也。今脾病不能为胃行其津液，四肢不得禀水谷气，日以衰，脉道不利，筋骨肌肉皆无气以生，故不用焉。

四肢之举动，必藉胃气以为用。然胃气不能自至于诸经，必因脾气之运行，始得布胃中水谷之气，化为精微，以注于四肢，故曰必因于脾乃得禀也。今者，脾为饮食所伤，或为劳倦所困，而脾病矣。脾既自病，即不能为胃行其津液，又乌能使四肢得禀水谷之气，令中气日盛，脉道滑利，筋骨肌肉皆藉胃气以生而为用也。

脾与胃，以膜相连耳，而能为之行其津液，何也？足太阴者，三阴也，其脉贯胃属脾络嗌，故太阴为之行气于三阴。阳明者，表也，五脏六腑之海也，亦为之行气于三阳。脏腑各因其经而受气于阳明，故为胃行其津液。四肢不得禀水谷气，日以益衰，阴道不利，筋骨肌肉无气以生，故不用焉。

为之，为脾也。三阴，谓五脏之经也。三阳，谓六腑之经也。阴道，血脉也。上言脾病不能为胃行其津液，故四肢不用，此复明脾之所以能为胃行其津液者，不仅脾与胃以膜相连，而经脉实相贯通也。脾脉贯胃属脾络嗌，所以能为胃行气于三阴，即以胃脉论，阳明虽为太阴之表，主受水谷，以溉脏腑，为五脏六腑之海，行气于三阳，然不能自至其气于三阳，必得脾气转运，始得至于三阳，是阳明之行气于三阳者，亦脾之为胃行气于三阳，而脏腑乃得各因其经受气于阳明也。由此观之，故知为胃行其津液者脾也。所以上文言脾病不能为胃行其津液，则四肢不得禀水谷精微之气，脉道日益衰，不利，筋骨肌肉无气以生，而不用也。

脾藏营，营舍意。脾气虚则四肢不用，五脏不安；实则腹胀，经溲不利。

营出中焦，受气取汁，变化而赤，是谓血，故曰脾藏营。营舍意，舍即藏也。脾虚则四肢不用，五脏不安，以脾主四肢，而脾为五脏之原也。太阴脉入腹络胃，故脾实则腹胀，经溲不利。经，当作泾。此五脏之异藏，虚实之异病也。

摇体劳苦，汗出于脾。

摇体劳苦，用力勤作也。脾主四肢，故汗出于脾。

中央为土，病在脾，俞在脊。长夏善病洞泄寒中，冬不按跷，长夏不病洞泄寒中。

脊居体中应土，长夏主脾，善病洞泄寒中，风寒犯脾也。若冬时精气固密，至长夏自无此病。

五精所并，精气并于脾则畏，虚而相并者也。

气并于脾，则脾实乘肾，故为畏。此言由本脏之虚，故他脏乘其虚而并入之，所谓"邪之所凑，其气必虚"是也。

脾开窍于口，病在舌本，脾实则舌本强直。

实，邪气实也。脾主受纳，口者脾之窍也，脾经循舌本，故脾有邪，实则病而舌本强直也。

五脏常内阅于七窍也，故脾气通于口。脾和，则口能知五谷矣。

脾在窍为口，故脾气通则口知五味，脾病则口干不能食，不知五谷之香润矣。不言五味，而言五谷，言其重也。

五气所病，脾为吞。

脾受五味，故为吞象。土之包容，为众物所归也。

五脏所主，脾主肉。

脾主肌肉，应土之厚，而畜养万物也。

脾之合肉也，其荣唇也，其主肝也。

脾为土，土性敦厚，肉则象之，故为之合。脾气通于唇，故荣唇。脾受木之制，故脾以肝为主。

五病所发，阴病发于肉。

肉属脾，脾者阴中之至阴也，故病之由阴而发者，当见于肉。

地之湿气，感则害皮肉筋脉。

脾属肺金，肉属脾土，筋属肝木，脉属心火，地气何以害之？盖土贯于四时，通于五行，故皮肉筋脉皆为所害，非若他气，各从其类也。

五劳所伤，久坐伤肉。

久坐则血脉滞于四体，故伤肉。

五脏各有所损，脾劳者肉损。

肉损者，肌肉消瘦，饮食不能为肌肤，脾之劳也。经曰：损其脾者，调其饮食，适其寒温。

五劳过度，各有所极，脾劳过度则肉极。

极，竭也，即大肉已脱之谓。

天食人以五气，五气所入，香气入脾。

清阳化气出乎天，故曰天食人以五气。香与脾合，故香气入脾，脾喜燥也。

地食人以五味，五味所入，甘味入脾。

浊阴成味，故地食人以五味。甘之味，能补能和能缓，适乎中，故甘先入脾。

五味所合，脾欲甘。

合，谓合于脏气。甘之味，适于中，与脾气合，故欲之。

五味所入，甘入脾。

甘化从土，与脾合。故凡味之甘者，皆入脾。

五味入胃，各归所喜攻，甘先入脾。

甘味属土，同气相求，故甘味之入胃者，当先入脾。

五味各走其所喜，谷味甘，先走脾，秔米甘。

五脏嗜欲不同，各有所喜，故五味之走，亦各有所先。谷味之甘者，当先走入脾也。以五谷之味言之，秔味甘。秔，作粳。

淡近甘，淡无所归，乃归于脾。

淡能利窍，能渗泄，脾之用也，故归脾。

脾色黄，宜食咸。大豆、豕肉、栗、藿，皆咸。

脾苦湿，咸能泄湿，故食之。瓜果肉菜，得盐而湿出，理可知矣。一云，咸从水化，其气入肾，脾宜食咸者，以肾为胃关，胃与脾合，咸能润下，利其关窍，胃关利，则脾气运，故宜食之。上文云脾苦湿，急食苦以燥之，此复言咸者，咸之利湿，与苦之泻者，各有宜也。故诸脏皆同前，惟此独异耳。藿，豆叶羹也。

以上言味之宜于脾者。

阴之所生，本在五味。阴之五官，伤在五味。是故味过于甘，心气喘满，色黑，肾气不衡。

甘入脾，过于甘则滞缓上焦，故心气喘满。甘从土化，土胜则水病，故黑色见于外，而肾气不衡于内。衡，平也，所以称物而取平者也。

五味入于口也，各有所走，各有所病。甘走肉，多食之，令人悗心。

悗，闷也。甘入脾，脾主肉，故甘走肉。甘性柔缓，其气弱小，不能至于上焦，味过于甘，则与谷气留于胃中，令人柔润而缓，久则甘从湿化，致生诸虫，虫动于胃，甘缓于中，心当悗矣。

五味所伤，多食酸则肉胝月刍而唇揭。

木气过则侵脾也。胝，皮厚也，手足胼胝之谓。酸从木化，木能剋土，故病在脾之肉与唇。

以上言平时饮食之味偏胜为患也。

五味所裁，病在肉，无食甘。

口嗜而欲食之，不可多，必自裁也，命曰五裁。甘走肉，故病在肉者，勿食甘也。

五病所禁，脾病禁酸。

不足之病，畏其所胜，而宜其所不胜。酸从木化，为脾所畏，故禁酸。

以上言病之不宜食也。

五味之用，甘者能补能和能缓。

用，谓用于治疗。虚者补之，表里升降失宜者和之，急者缓之，甘之用也。

五味所伤，咸伤血，甘胜咸。

咸能渗泄，故伤血。甘从土化，能胜咸。

脾病者，宜食秔米饭、牛肉、枣、葵。

脾属土，甘入脾，故宜用此甘物，正以本脏之味治本脏之病也。

脾欲缓，急食甘以缓之，用苦泻之，甘补之。

脾以温厚冲和为德，其性欲缓，宜急食甘以缓之。脾喜甘而恶苦，故苦为泻而甘为补，此脾脏补泻之义也。

脾苦湿，急食苦以燥之。

脾，运化水谷者也，以制水为事，喜燥恶湿，湿胜则反伤脾土，故宜急食苦温以燥之。

以上言治疗之宜忌。

脾胃主血气之分

胃阳主气，司纳受。脾阴主血，司运化。一纳一运，化生精气；津液上升，糟粕下降，是为长度。取汁变化，其清者为荣血，浊者为卫气，内外资养，全藉于此。苟或饮食不节，起居不时，以致损伤脾胃，胃损则不能纳，脾损则不能化，脾胃皆损，纳化皆难，元气斯弱，而百邪易侵矣。

胃之阳常有余，脾之阴常不足，故有食可入而不能运化。反倒饱者，脾病也。

脾胃分而言之，一为阴，一为阳；合而言之，总皆属土。五行以土为尊，寄旺于四时。朱子曰：土于五行无不在。盖水火金木，无不待是以生。人身心肝肺肾，无不资此以养也，故曰胃为六腑之本，脾为五脏之原。《内经》有曰：安谷则昌，绝谷则亡。又曰：脾胃者，水谷之海。又曰：饮食伤脾。又曰：劳倦伤脾。又曰：忧思伤脾。与夫房劳大怒大惊，莫不伤脾与胃，是以诸病多生于脾胃。东垣拳拳于补养脾胃，正为此也。前人云胃气弱则百病生，脾阴足则万邪息，诚为要言。

调理脾胃，乃医中之王道。节戒饮食，乃却病之良方。东垣《脾胃论》，后人称为医中王道。诚以脾胃调理得所，则水谷可入，荣卫有所资，元气有所助，病可不生，而邪亦可除矣。然于本人，又须节戒饮食。夫节戒者，凡与自身脾胃之气不和不当用之物，截然戒而不用，即所当用之物，检点无使之过。如是则胃气常舒，脾不受困，而气血自然充裕。近世论治脾胃者，不分阴阳气血，率皆用辛热助火消阴之剂，致令胃火益旺，脾阴愈伤，胃脘干枯，大肠燥结，脾脏之生气日渐消散，实谁之过欤？

四肢皆能运用，若脾气一病，津液不行，则四肢困乏而懈惰矣。

脾连于胃口上，主口，善消谷与食，势比磨转，化生为熟，化粗为细。食不消者，脾之转运不健也。故食坚物者，脾磨不尽化，为食患。凡人戒食坚物者，养身之妙道也。

淡薄不堪生肿胀

淡薄不堪生肿胀者，寒湿之所致也。如田夫道释之俦[1]，餐素

---

① 俦（chóu 筹）：辈，同伴。

茹蔬，未尝有病，倘或纵恣生冷，酷饮冷茶冷水，或居处洿①下，过于寒湿，内外受伤，淡无所归，悉归于脾，积久不运，而肿胀之病成矣。宜大辛热之剂治之，与东垣、丹溪所谓湿热生胀者有别。

胃气者，中气也。慎言语，则中气不散而上越。节饮食，则中气不滞而下泄。《易·颐象》曰：君子慎言语，节饮食，颐养也。养生养德，其舍此乎？

脾之于胃，如转磨然，化生为熟。食不消，脾不转也。食坚物者，脾磨不尽化，则为食患，故诸脏不调则伤质，伤质则损神，为患甚速。故不欲食坚物者，养身之善术也。

---

① 洿（wū 污）：低洼的地方。

脾部二

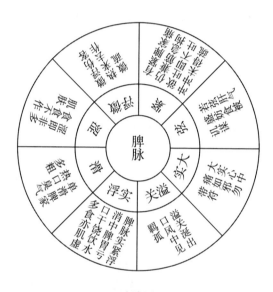

脾脉图

脾脉盛者，寸口大三倍于人迎；虚者，寸口反小于人迎。胃脉盛者，人迎大三倍于寸口；虚者，人迎反小于寸口。

此经从足走胃，长六尺五寸，左右共一丈三尺，凡二十一穴，左右两行共四十二穴，自足大指隐白穴起，循腿腹上行至腋下大包穴，传手少阴心经。

足太阴脾经

脾足太阴之脉，起于大指之端，循指内侧白肉际，过核骨后，上内踝前廉，上踹内，循胫骨后，交出厥阴之前，上膝股内前廉，入腹，属脾络胃，考此处，当有"其支者"三字上膈，挟咽，连舌本，散舌下。

足 太 阴 脾 经 铜 人 图

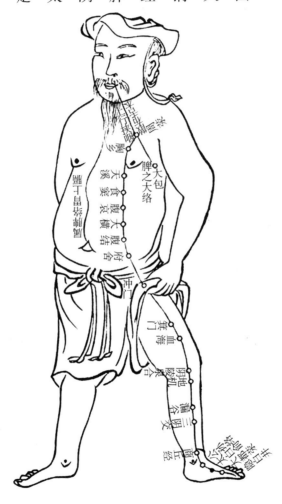

足太阴脾经铜人图

核骨，一作覈骨，足大指本节后，内侧圆骨。腨腨，音喘内、胫骨，注并见前。髀内为股，大腿是也。咽，所以咽物者，居喉之前。舌本，舌根也。此言足太阴之脉，起于足大指之端，循大指内侧白肉际，过大指本节内侧覈骨之后，上内踝前廉，复上腨内，过三阴交。本经穴名，足太阴、厥阴、少阴之交会，正当足胫骨之内侧，腿肚之下，故云循胫骨之后，上行而交出于足厥阴之前也。复自胫骨之上而行，循膝股内前廉，迤逦入腹，上行至本经之腹哀穴，内行以属脾络胃也。盖足之三阴，其正经之脉，止从足走腹。下文云上膈挟咽至舌者，乃支脉也。今考正其支者，复自腹哀穴，上膈，至乳外上侧之周荣穴，由周荣穴外，曲折向下，至大包穴，皆本经穴名，复自大包而内，曲折向上，行人迎之里，挟咽，连舌本，散舌下而终也。

其支者，复从胃别上膈，注心中。

此又其支脉之行，复从络胃处别正经而上膈，内注于心之分，以交于手少阴经也。滑氏注云"由腹哀穴别行，再从胃部上膈"者非。

按：足太阴之脉，上下左右分行，共六道。其脉之起，自足大指之端，循指内侧白肉际，过核骨后，上内踝前廉，上腨内，循胫骨后，交出厥阴之前，上膝股内前廉，入腹，屈曲上行，至腹哀穴，内行而属脾络胃者，二道，此为正经，乃脉之本也。其支者，由腹哀穴接正经，而上行至膈，挟咽，连舌本，散舌下者，又二道，此其二大支脉也。《内经》中系缺文，诸家亦无明注，遂溷入正经之中。又其支者，复从胃别上膈，注心中者，二道，此其二小支脉也。

足太阴脾井荥输经合之次

脾出于隐白。隐白者，足大指之端内侧也，为井木。

此脾经之所出，为井也，属阴木。

溜于大都。大都，本节之后，下陷者之中也，为荥。

此脾经之所溜，为荥也，属阴火。

注于太白。太白，腕骨之下也，为腧。

此脾经之所注，为腧也，属阴土。

行于商丘。商丘，内踝之下陷者之中也，为经。

此脾经之所行，为经也，属阴金。

入于阴之陵泉。阴之陵泉，辅骨之下陷者之中也，伸而得之，为合。

此脾经之所入，为合也，属阴水。

足太阴也。

以上脾经之五腧，皆足太阴经也。

足阳明胃经与足太阴脾经为三合

阳明之正，上至髀^{髀，音彼}，入于腹里，属胃，散之脾，上通于心，上循咽，出于口，上頞顑^{顑，音拙}，还系目系，合于阳明也。

足太阴之正，上至髀，合于阳明，与别俱行，上结于咽，贯舌中，此为三合也。

此胃脾二经，表里相为一合也。足阳明上至髀关，其内行者由气街入腹里，属于胃，散于脾，上通于心，循咽，出于口，上頞顑，入承泣之次，系目系，为目下纲，以合于阳明本经也。

足太阴之正，上股内，合于足阳明，与别者俱行，上咽贯舌，是为六合之三也。

足太阴阳明别络并症

足太阴之别，名曰公孙，去本节之后一寸，别走阳明。其别者，入络肠胃。厥气上逆则霍乱。实则肠中切痛，虚则鼓胀。取之所别也。

足太阴之络，名公孙，在足大指本节后一寸，别走足阳明者也。厥气者，脾气失调，而或寒或热，皆为厥气逆而上行，则为霍乱。本经入腹，属脾络胃，故其所病如此，治此者当取所别之公孙也。

足阳明之别，名曰丰隆，去踝八寸，别走太阴。其别者，循胫骨外廉，上络头项，合诸经之气，下络喉嗌。其病气逆，则喉痹瘁瘖。实则狂颠，虚则足不收，胫枯。取之所别也。

足阳明之络，名丰隆，在外踝上八寸，别走足太阴者也。此经循喉咙入缺盆。胃为五脏六腑之海，而喉嗌缺盆为诸经之孔道，故合诸经之气，下络喉嗌。而为病如此，治之者常取所别之丰隆也。

足太阴脾阳明胃筋结支别

足太阴之筋起于大指之端内侧，上结于内踝。

大指之端内侧，隐白也。循覈骨而上，结于内踝下商丘之次。

其直者，络于膝内辅骨，上循阴股，结于髀，聚于阴器。

络，当作"结"。此自内踝直上，结于膝内辅骨阴陵泉之次。股之内侧曰阴股。结于髀，箕门之次也，乃上横骨两端，与足厥阴会于冲门，横绕曲骨，并足少阴阳明之筋，而聚于阴器，皆刚筋也。

上腹，结于脐，循腹里，结于肋，散于胸中。其内者，着于脊。

其前行者，自阴器上腹，会手少阴之筋，结于脐，循腹里，由大横、腹哀之次，结于肋，乃散为柔细之筋上行，布于胸中，胸乡大包之次。其内行者，由阴器宗筋之间，并阳明、少阴之筋而上着于脊。

足阳明之筋，起于中三指，结于跗上，邪外上加于辅骨，上

结于膝外廉，直上结于髀枢，上循胁，属脊。

中三指，即足之中指，属兑之方也。结于跗上，冲阳之次，乃从足面邪行，出太阴、少阳两筋之间，上辅骨，结于膝之外廉直，上髀枢，行少阳之前，循胁向后，内属于脊。

其直者，上循骭，结于膝。其支者，结于外辅骨，合少阳。

骭骭，音干，足胫骨也。其直者，自跗循骭，结于膝下外廉三里之次，以上膝膑中。其支者，自前跗跗，音附上邪外上行，结于外辅骨阳陵泉之分，与少阳相合。

其直者，上循伏兔，上结于髀，聚于阴器，上腹而布。

此直者，由膝膑直上，循伏兔髀关之分，结于髀中，乃上行聚于阴器。阴阳总宗筋之会，会于气街，而阳明为之长也，乃自横骨之分，左右夹行，循天枢、关门等穴，而上布于腹。此上至颈，皆刚筋也。

至缺盆而结，上颈，上挟口，合于頄頄，音葵，下结于鼻，上合于太阳。太阳为目上网，阳明为目下网。

自缺盆上颈中人迎穴，乃循颐颊上挟口吻，与阳跷会于地仓，上合于颧髎髎，音辽，下结于鼻方，复上睛明穴，合于足太阳。太阳细筋，散于目上，故为目上网。阳明细筋，散于目下，故为目下网。

其支者，从颊，结于耳前。

其支者，自颐颊间，上结耳前，会于足少阳之上。

关颔厌，上至头维而终也。

脾部俞募

中央为土，病在脾，俞在脊。

脾系脊中，应于土也。

脾俞在脊十一椎下，侠脊两旁，各一寸五分。其募在腹章门

二穴，季胁下直脐

诊法载肝部。

经水相合

足太阴，外合于湖水，内属于脾。

足太阴经，内属于脾，常多气少血。《九针论》云：多血少气，故外合于湖水。湖即五湖，谓彭蠡、洞庭、巢湖、太湖、鉴湖也。五湖皆在东南，《周礼·职方氏》扬州泽薮曰具区。

脾部脉义

长夏以胃气为本。

脾主长夏，以胃气为本，不得伤其冲和也。

脾脉和缓。

弦、钩、毛、石，应各见于四时，而其中总不可少和柔平缓景象。和柔平缓者，胃气也，即是脾之本脉。《玉机真脏论》曰：脾脉者土也，孤脏以灌四方者也。位当辰戌丑，于时为四季土旺之日，于五行则土当中宫，居夏秋金火之间，属于长夏，为相生之旺脉。所谓脉贵有神，脉以胃气为本者，皆赖此脾脉之和柔平缓者，贯串于其间也。

脾脉部位

右关，脾胃脉所出。

以本部内外分脏腑，内属脾，外属胃。以本部表里分脏腑，表属腑，里属脏。

脾平脉

平脾脉来，和柔相离，如鸡践地，曰脾平。

和柔，雍容不迫也。相离，匀净分明也。如鸡践地，从容轻缓也。此即充和之气，有柔畏之义焉，是为脾之平脉。

脾病脉

病脾脉来，实而盈数，如鸡举足，曰脾病。

实而盈数，强急不和也。如鸡举足，轻疾不缓也，失冲和之气矣，脾之病也。

长夏时脉

长夏，脾脉欲和而缓，肝脉欲缓而弦长，心脉欲缓而洪浮，肺脉欲缓而微浮，肾脉欲缓而沉濡，命门脉欲缓而滑。

所谓四时诊诸部脉，必以兼得时令之气为正者，指此。

持脉指法

脾脉大而缓。脾合肌肉，脾脉循肌肉而行，持脉指法，如九菽之重，按至肌肉而得者，如微风轻飐①柳梢之状，为缓。又稍加力，脉道敦实，为大也。

遵《内经》持脉指法以定有余不足

脾部脉，以九菽之重为本部界限，在肌肉之间，于五脏等第，为第三等。其脉和缓而大，比胃脉微少后少沉，此为定位。即以七菽为浮，八菽为中，九菽为沉。其中脉亦统括浮沉二脉，浑然和缓而大，且兼时令之气，斯为无病。如下入于本部之下，为不足；如再下入于十菽肌肉以下，为太不足。如上出于本部之外，为有余；如再上出于六菽之外，有力搏指，又失和缓，为太有余。

---

① 飐（zhǎn 展）：风吹物体使颤动。

察脉过不及以辨病之在内在外

脾脉者，土也，孤脏以灌四傍者也。善者不可得见，恶者可见其来如水之流者，此谓太过，病在外。如鸟之喙者，此谓不及，病在中。太过则令人四肢不举，不及则令人九窍不通，名曰重强。

脾土太过，病在外，故令人四肢不举，以脾主四肢，而湿胜之也。不及，病在中，故令人九窍不通，以脾气弱而气不行也。重强，不柔和貌，沉重拘强也。按《平人气象论》言，如水之流，曰脾死。此为太过，词同意异，岂无所辨！水流之状，滔滔洪盛者，其太过也；溅溅不返者，其将竭也。一盛一危，迥然有异，勿以词害义也。

诊人迎以断脾部外感之症

人迎脉细缓，主湿邪伤脾。

诊气口以断脾部内伤之症

气口脉滑实或弦缓，主饮食饥饱伤脾。饥则弦缓，饱则滑实。

气口脉结，主思虑伤脾。

遵经旨以缓急大小滑涩六脉断病

脾脉急甚为瘛疭，微急为膈中食饮。入而还出，后沃沫。

脾脉急甚，木乘土也。脾主肢体，而风气客之，故为瘛疭。若其微急，亦为肝邪侮脾，则脾不能运，而膈食还出。土不制水，而复多涎沫也。

缓甚为痿厥，微缓为风痿，四肢不用。心慧然，若无病。

脾脉宜缓，而缓甚则热，脾主肌肉四肢，故脾热则为肉痿，及为厥逆；若微缓，而为风痿。四肢不用者，以土弱则生风也。

痿弱在经，而脏无恙，故心慧然，若无病。

大甚，为击仆。微大，为疝气，腹里大，脓血在肠胃之外。

脾主中气，脾脉大甚为阳极，阳极则阴脱，故如击而仆地。若其微大为疝气，以湿热在经，而前阴为太阴阳明之所合也。腹里大者，以脓血在肠胃之外，亦脾气壅滞所致。

小甚，为寒热。微小，为消瘅。

脾脉小者，以中焦之阳气不足，故甚则为寒热，而微则为消瘅。

滑甚为㿉癃，微滑为虫毒蛕蛕，音为**蝎腹热。**

脾脉滑甚，太阴实热也。太阴合宗筋，故为㿉癃疝。若其微滑，湿热在脾。湿热熏蒸，故生诸虫，及为腹热。

涩甚为肠㿉，微涩为内㿉，多下脓血。

脾脉涩甚而为肠㿉，微涩而为内㿉，及多下脓血者，以涩为气滞血伤，而足太阴之别入络肠胃也。肠㿉、内㿉，远近之分耳。一曰下肿病，盖即疝漏之属。

以浮沉迟数四脉断病

脾脉浮，主脾虚作膨，饮食不进，上气喘急，呕逆，泄泻。

脾脉沉，主中满不食，痞气色黄，手足不仁，呕吐，泄泻，贪睡。

脾脉迟，主咳嗽，泄泻，腹中有虫，痰涎壅滞，饮食不化。

脾脉数，主口臭，胃番，齿痛，牙宣，多食不饱，四肢不举。

以浮沉兼迟数二脉断病

脾脉浮数，主龈宣，盗汗。

脾脉浮迟，主胃冷，气虚膨胀。

脾脉沉数，主肌热，口臭。

脾脉沉迟，主胀满，坚痞。

以本部察四脏相乘以断虚实微贼诸邪

脾土王于四季，其脉大，阿阿而缓，曰平。

反得浮大而洪者，是心之乘脾，母之归子，为虚邪，虽病易治。

反得微涩而短者，是肺之乘脾，子之乘母，为实邪，虽病自愈。

反得沉濡而滑者，是肾之乘脾，水之凌土，为微邪，虽病即瘥。

反得弦紧而伏者，是肝之乘脾，木之尅土，为贼邪，大逆，十死不治。

是经平脉，和柔平缓曰平。微迟缓，属土，亦主脉也，谓之正邪，病主本经。以浮大洪乘其部，谓之虚邪，病主不及。以微涩短乘其部，谓之实邪，病主太过。以沉濡滑乘其部，谓之微邪，病主自愈。以弦紧伏乘其部，谓之鬼贼邪，病主不治。迟至为寒，数至为热。不及者补之，太过者泻之。不实不虚，以经取之。寒者温之，热者凉之。

能合脉色，可以万全

黄脉之至也，大而虚。有积气在腹中。有厥气，名曰厥疝。女子同法。得之疾使四肢，汗出当风。

黄者，脾色见也。脉大，为邪气盛；虚，为中气虚。中虚则脾不能运，故有积气在腹中。脾虚则木乘其弱，水无所畏，而肝肾之气上逆，是为厥气。且脾肝肾三经，皆结于阴器，故名曰厥疝，而男女无异也。四肢皆禀气于脾，疾使之，则劳伤脾气，而汗易泄，汗泄则表虚而风邪客之，故为是病。

诸不治脉

长夏得春脉

五邪所见，长夏得春脉，名曰阴出之阳，病善怒，不治。

五脉互胜，病胜脏也，故曰五邪。《阴阳别论》曰：所谓阴者，真脏也；所谓阳者，胃脘之阳也。凡此五邪，皆以真脏脉见而胃气绝，故曰阴出之阳，阴盛阳衰，土败木贼，故病当善怒，不可治也。

脉无胃气

长夏，胃微耎弱曰平，弱多胃少曰脾病，但代无胃曰死，耎弱有石曰冬病，弱甚曰今病。

长夏属土，虽主建未之六月，然实兼辰戌丑未四季之月为言也。四季土王之月，脉当耎弱。但宜微有耎弱而不至太过，是得长夏胃气之和缓也，故曰平。弱多胃少，则过于弱，而胃气不足，以土王之时而得之，故为脾病。代，更代也。脾主四季，脉当随时而更，然必欲皆兼和耎，方得脾脉之平，若四季相代，而但弦但钩但毛但石，是但代无胃，真脏见也，故曰死。石为冬脉，属水，长夏阳气正盛，而见沉石之脉，以火土气衰，而水反乘也，故至冬而病。弱，当作石。长夏石甚者，火土大衰，故不必至冬，今即病矣。

真脾脉至，弱而乍数乍疏，色黄青不泽，毛折乃死。

弱而乍数乍疏，则和缓全无，而非微耎弱之本体，脾脉之真脏也。黄本土色，而兼青不泽者，木克土也，故死。

死脾脉

死脾脉来，锐坚如鸟之喙，如鸟之距，如屋之漏，如水之流，曰脾死。

脉来坚锐，如鸟之喙，连属而至也；如鸟之距，但劲不柔也；如屋之漏，点滴无伦，忽而连属，忽而停，久一至也；如水之流，去而不返也，是皆脾气断绝之怪脉，故曰死。

脾脏脉，浮之入坚，按之中如覆杯，絷絷然如摇者，死。

浮之向下而坚，按之如覆杯，皆土凝定，无生动之状。絷絷如摇，土之神散矣，是以死。

不治断时日脉

脉至如颓土之状，按之不得，是肌气予不足也。五色先见黑，白垒发死。

颓土之状，虚大无力，而按之即不可得。肌肉即脾气，脾主肌肉也。黑为水之色，土败极而水反乘之，故当死。垒，即蓬蔂之属，有五种，而白者发于春，木王之时，土当败也。

真脏脉至断日

脾见甲乙死。

此言真脏脉见者，遇胜己之日而死。甲乙属木，木克土，断以死期。

凡持真脏之脉者，脾至悬绝，四日死。

悬绝，解见肝部。四日为木生数之余，木胜土也。凡此者，皆不胜克贼之气，故真脏独见者，气败而危矣。

不治脉症

形肉已脱，九候虽调，犹死。

脾主肌肉，为五脏之本，未有脾气脱而能生者，故九候虽调亦死。

足太阴气绝者，则脉不荣肌肉。唇舌者，肌肉之本也。脉不荣则肌肉软，肌肉软则舌萎、人中满，人中满则唇反，唇反者肉先死。甲笃，乙死，木胜土也。

脱肉身不去者死。

脾胃竭则肌肉消，肝肾败则筋骨惫。肉脱身重，死期至矣。不去者，不能动摇来去也。

脾部色诊

以五色命脏，黄为脾。

五色与五脏配合，黄属脾。脾合肌肉，凡色黄肌肉病者，即为脾邪。可察其所见之部位，以参酌病情。

脾之部位

面王下者，脾也。

年寿之下者，相家谓之准头，是为面王，亦曰明堂。准头属土，居面之中央，故以应脾。

脾之正色

五色之见，生于脾。如以缟裹栝楼实，此脾脏所生之外荣也。

缟，素帛也。

以缟裹绀，生于脾。

缟，素色；青而含赤曰绀，得此气色见于面，更觉红润可爱。

五色之见，黄如蟹腹者生。

其色明润光彩，故生。

黄欲如罗裹雄黄，不欲如黄土。

罗裹雄黄，光泽而隐。黄土之色，沉滞无神。此土色之善恶也。

察目色以知病

察目色以知病：目色黄者，病在脾；目黄色不可名者，病在胸中。

五脏之精华皆聚于目，故五脏之病，尽可以目色断。黄者，脾之色。目黄色者，知其病在脾。脾应中州，胸中者，脾肺之部也。

口唇者，脾之官也。脾病者，唇黄。

口唇为脾之窍，所以纳水谷者也，病则真色见于外。

脾热病，鼻先赤。

病人鼻下平者，胃病也。微赤者，病发痈。微黑者有热，青者有寒，白者不治。唇黑者胃先病，微燥而渴者可治，不渴者不可治。脐反出者，此为脾先落。一云先终

脾之败色

五脏之气，败色见，黄如枳实者死。

黄黑不泽也。

脾病见克色

脾病皮青，木之日甲乙死。

脾病而皮见青色，木克土矣，又遇甲乙木旺之日，应死。青色，当是青之恶色。

脉色合参

脾脉搏坚而长，其色黄，当病少气。其耎而散，色不泽者，

当病足胻肿，若水状也。

邪脉乘脾，脾气必衰。脾虚无以生血，故本脏之色见于外。脾弱不能生肺，故为少气。若其夭散而色不泽者，尤属脾虚。脾经之脉，从拇指上内踝前廉，循胻骨后，交出厥阴之前，故病足胻肿。若水状者，以脾虚不能制水也。

梦 征

脾气盛，则梦歌乐，身体重不举。

脾主喜悦，盛则意满，故梦欢歌快乐。身体重者，脾主肌肉也。气轻清则上升，盛满则重坠，故不举。

脾气盛者，脏气之有余也。但察其邪之所致而泻之，立已。

脾气虚，则梦饮食不足。

仓廪空虚，故欲得饮食以助之。

得其时，则梦筑垣盖屋。

得土王之时也。

经曰：脾气虚，阳气有余，阴气不足。盖阴气不足，则虚阳独浮，虽云有余，非真有余，乃无根之阳，虚浮于上也，所以为厥为梦，皆阳不附阴之所致。

厥气客于脾，则梦见丘陵大泽，坏屋风雨。

丘陵垣屋，土类也。大泽风雨，脾主湿也。

厥气客于胫，则梦行走而不能前，及居深地窌苑中。

窌，窖同。四肢属脾，厥逆之邪在下，故其梦如此。

厥气客于股肱，则梦礼节拜起。

劳倦所致。

客于胃，则梦饮食。

胃为水谷之海也。

此客邪乘脏腑之不足而为梦也，当各随其经以补之。

盛饥，则梦取。

因不足也。

甚饱，则梦予。

因有余也。

脾湿热生虫，短虫多，则梦聚众。

繁盛之象也。

长虫多，则梦相击毁伤。

长虫势力相角，内有损伤，故梦亦然。

卷之二十八

脾部三

脾经有余症

面黄肿_{木瓜、防己、茵陈}

面色黑_实

口甘_热

口疮_{黄芩、黄连、大黄、枳实}

唇燥裂_{石膏、黄芩、黄连、丹皮}

唇口白疮_热

舌本强_{实热}

腹胀不利

满胀_实

腹痛_实

身重

呕哕_{藿香、黄连、枳壳}

即吐_实

善味_实

善饥_热

若饥

易饥，饮水多_{黄连、苦参、石膏、归身、升麻}

疟_{实热}

黄疸_热

二便不通_热

行善瘛

脚下痛_{皆属脾气实}

足痿不收

脾经不足症

面黄_虚

食不消_虚

不思饮食_{白术、当归、山楂、神曲、麦芽}

米谷不化_{当归、白术、山药、茯苓、炙草、附子}

善哕_虚

胀满水肿_{白术、当归、葶苈、商陆}

腹胀，肠鸣_{皆属脾气虚}

飧泄不化_虚

倦怠_{人参、茯苓、当归}

嗜卧_虚

体重节痛_{虚寒}

四肢不用

久疟_{白术、鳖甲、乌梅、草果}

脾部察脉用药例

己脾属足太阴经，为阴脏。喜心火相生，忌肝木上尅。其脉和缓而大为平脉，诊脉界限在肌肉之间，九菽之重，较胃部微少后少沉。其治从湿。

如脾部脉上出于本部之外，为有余，以本部清泄药治之。

如再上出于三菽之外，有力搏指，又少和缓，为太有余，倍加本部清泄药治之。

如脾部脉下入于本部之下，为不足，以本部温补药治之。

如再下入于十五菽之下，为太不足，倍加本部温补药治之。

大而有力为实，当泻以枳实、厚朴、大黄、芒硝之类。

小而无力为虚，当补以人参、白术、黄芪、山药之类。

数而有力为热，当清以黄连、栀仁、白芍、石膏之类。

迟而无力为寒，当温以砂仁、良姜、干姜、豆蔻之类。

一云：脾经气寒，以吴茱萸为主治；脾经气热，以白芍为主治；脾经血寒，以当归为主治；脾经血热，以生地为主治。

本湿除之

燥中宫。白术、苍术、陈皮、半夏、吴茱萸、南星、草蔻、白芥子

洁净府。木通、赤苓、猪苓、藿香

标湿渗之

开鬼门。葛根、苍术、麻黄、独活

脾部行气养血药品

凡陈皮、青皮、苍术、枳壳，皆行脾气之药。

凡当归、白术、麦冬、麻仁，皆养脾血之药。

脾部苦欲补泻药例

脾苦湿，急食苦以燥之，白术之属。

脾为仓廪之官，主运动磨物之脏。燥，其性也。宜健而不宜滞，湿斯滞矣，违其性，故苦而恶之。急食苦以燥之，使复其性之所喜，脾斯健矣，白术之苦温是已。

一云：脾气郁，则苦湿，燥与湿反，苦性干燥，故急食苦味燥之。

脾欲缓，急食甘以缓之，甘草之属。

脾以温食冲和为德，故欲缓，病则失其缓矣，宜急食甘以缓之。

一云：缓，土性也，故脾欲缓。甘能缓急，宜急食甘以缓之。

脾虚以甘补之，人参、甘草、大枣之属。如无他证，钱氏益黄散①主之，丁香、橘红、诃子、青皮、甘草。心乃脾之母，以炒盐补心。

脾主健运，气旺则行。补之以甘，人参为最。虚则宜补，炙甘草之甘，足以益血；大枣之甘，足以益气，乃所以补其不足也。

一云：甘益于脾，故以甘补之，遂土性也。

脾实，以苦泻之，黄连、枳实之属。如无他证，以泻黄散泻之，藿香、山栀、防风、石膏、甘草。肺乃脾之子，以桑白皮泻肺。

长夏之令，湿热主之，脾气斯困，故当急食苦以泻之，黄连之苦寒是也。

一云：苦则坚燥，故用苦泻之，逆土性也。

脾部泻火药

白芍药，泻脾火。

味分补泻，气随时换。

脾胃属湿土，寄旺于四季，盛于长夏。

---

① 钱氏益黄散：见钱乙《小儿药证直诀》卷下。

味，甘补苦泻。气，温凉寒热。各从其宜而补泻之。

脾部引经报使

升麻、葛根、白芍、苍术。

脾部虚实症治提纲

脾实药味忌宜

脾实，即湿热邪胜。

忌湿润、收涩、滞、腻、热、咸甘之药。

宜除湿清热，利小便，辛散，风燥，苦寒。

白术　山栀　猪苓　泽泻　滑石　车前　茯苓　白蔻　防风
干葛　黄连　枳实

脾实六症并药味忌宜

蛊胀，由于脾家湿热积滞，或内伤瘀血，停积而成。

忌补气、甘温、燥热之药。

宜除湿、清热、利小便、消积。

木通　防己　车前　猪苓　泽泻　茯苓　葶苈　桑皮　山楂
红曲　三棱　蓬术

易饥，属脾家邪火。

忌升、辛温、大热、香燥之药。

宜清火、除热、生津液、益脾阴，甘寒、苦寒、酸寒。

黄连　青黛　连翘　山栀　石膏　竹叶　麦冬　石斛　白芍
枣仁

口唇生疮。

忌温、燥、热之药。

宜甘寒、酸寒、苦寒、辛寒。

麦冬　生地　甘草　白芍　乌梅　黄连　黄柏　玄参　连翘

干葛　石膏　龙胆草　竹叶　栝楼根

口糜。

忌宜药俱同口唇生疮。

中消，属脾家实火。

忌破气、下、温、燥热之药。

宜药同口唇生疮，加人参。

湿热腹痛，按之愈甚。

忌闭气、酸敛、温、热、燥之药。

宜利小便，兼升提，苦寒。

滑石　车前　木通　黄连　黄芩　升麻　柴胡　葛根　防风

不愈，加熟大黄。即"土郁则夺"之义也。

脾虚药味忌宜

忌下、降泄、破气、苦寒之药。

宜甘温，佐以辛香酸平。

人参　大枣　黄芪　山药　莲肉　藿香　茯苓　橘红　白蔻

缩砂　木瓜　炙甘草　白芍　枣仁　白扁豆

脾虚十二症并药味忌宜

饮食劳倦，伤脾发热。

忌破气、发散、下、苦寒之药。

宜补中、益气、甘温、升、酸。

人参　黄芪　白术　大枣　柴胡　炙甘草　升麻　石斛　麦

冬　橘红　芍药　枣仁

饮食不消化，属脾气虚。

忌破气、消导、克伐、苦寒，复忌燥之药。

宜益真气、甘温、甘辛，同脾虚药，加肉豆蔻、谷蘖。

伤食，必恶食。

忌润湿、苦寒之药。

宜健脾消导、甘温、辛香。

橘皮　薯蓣　莲肉　扁豆　白芍　茯苓　草果　山楂　麦芽
缩砂　谷蘖　草豆蔻

如腹痛，大便不通，宜下，枳实、槟榔、厚朴、大黄。

虚人加参、术。

如伤肉食，轻者宜蒜、山楂，兼黄连。重者宜红枣肉、矾，
丸服二钱，不可过。伤面食，宜炒用莱菔子。

停饮，为恣饮汤水或冷茶、冷酒所致。

忌下、酸敛、湿润、滞腻之药。

宜健脾、利水、淡渗与辛散。

人参　白术　半夏　茯苓　橘皮　泽泻　猪苓　木通　桑皮
紫苏　白蔻　旋覆花

水肿，属脾气虚。

忌破气、下泄、湿润，咸、苦、寒之药。

宜补脾、益气、燥湿、利水，辛香、甘温，佐以淡渗。

人参　二术　橘皮　山药　木瓜　薏苡　桑皮　茯苓　香薷
车前　猪苓　泽泻　姜皮　通草　缩砂　赤小豆

脾虚中满，属脾气虚兼脾阴虚。

忌破气、下、消导、利水、甘之药。

昼剧夜静，属脾气虚。

宜补气、健脾、甘温、淡渗，佐以辛香。

人参　二术　芍药　桑皮　茯苓　车前　橘红　姜皮　藿香
缩砂

无热证者佐以桂。

夜剧昼静属脾阴虚。

宜补脾阴，兼制肝清热，甘平、酸寒、淡渗。

枣仁　芍药　石斛　莲肉　橘皮　山药　苏子　五味　木瓜
桑皮　车前　茯苓　白扁豆

噎膈，属气血两虚，由于血液衰少，而非痰气壅逆所成。

忌破气、升，复忌下、消导、燥、苦寒、辛热，宜降、清热、
润燥、甘温、甘平以益血，略佐辛香以顺气。

橘红　人参　白芍　枣仁　龙眼　人乳　牛乳　蔗浆　梨汁
韭汁　姜汁　白蔻　芦根汁　枇杷叶

脾泄，属气虚。

忌破气、下、消导、苦寒之药。

宜温中、补气、升清、甘温、甘平，佐以辛香。

人参　白术　山药　莲肉　扁豆　炙甘草　茯苓　车前　芍
药　升麻　柴胡　肉蔻　缩砂　橘皮　木香　丁香　藿香　白
莱菔

兼有湿及痰，经年不愈，粪色白者，须服九制松脂。

健忘，属气血两虚。

忌升、燥热、苦寒、辛散之药。

宜益脾阴，兼补气、酸敛、甘温、甘寒、辛平以通窍。

枣仁　芍药　五味　人参　黄芪　炙甘草　龙眼　麦冬　丹
参　茯苓　茯神　柏子仁　远志　石菖蒲

倦怠嗜卧，属脾气不足。

忌破气、消导、苦寒之药。

宜补气，兼健脾，甘温、辛香。

人参　白术　黄芪　茯苓　山药　炙甘草　谷蘖　扁豆　白蔻　缩砂　橘皮　藿香

脾虚腹痛，按之则止，属血虚。

忌破气、破血、香燥、苦寒之药。

宜益气、补血，甘温、酸平。

人参　龙眼　大枣　枣仁　石斛　麦冬　芍药　炙甘草

痞气，属脾气虚，及气郁所致。

忌破气、下、湿润、苦寒之药。

宜健脾，兼散结滞，甘温、辛香。

人参　白芍　橘红　缩砂　藿香　谷蘖　麦蘖　红曲　香附　木香　吴茱萸

参东垣痞气丸治之。

脾部实热虚寒症治选方

脾部诊治大法

凡脾之得病，必先察其肝心两脏之虚实，原其所始而疗之。盖肝为脾鬼，心是脾母，肝气盛则鬼胜，心气亏则脾之生气不足。盛者抑之则退，亏者益之则平，故有抑肝益心二药。诊其脉，肝心二脏俱和，是脾自生疾矣，须察本经虚实而治之。

脾实热脉症

右手关上脉阴实者，足太阴经也。病苦足寒胫热，腹胀满，烦扰不得卧，名曰脾实热也。

实热症治选方七条

泻热汤

治舌本强直，或梦歌乐，而体重不能行。

前胡　茯苓　龙胆　细辛　芒硝各三两　杏仁四两　玄参　大青各二两　苦竹叶切，一升

上九味，㕮咀，以水九升，煮取三升，分三服，食后服。

射干煎

主治同前。

射干八两　大青三两　石膏十两，一作一升　赤密一升

上四味，㕮咀，以水五升，煮取一升五合，去滓，下蜜，煎取二升，分三服。

杏苓煎

治脾热，面黄，目赤，季胁痛满。

半夏　母姜各八两　枳实　栀子　茯苓　芒硝各三两　细辛五两　白术　杏仁各四两　生地　淡竹叶各切，一升

上十一味，㕮咀，以水九升，煮取三升，去滓，下芒硝，分三服。

大黄泻热汤

治脾脉厥逆，大腹中热，切痛，舌强，腹胀，身重不下，心注，脾急痛。

大黄细切，水一升半，别渍一宿　甘草各三两　泽泻　茯苓　黄芩　细辛　芒硝各二两　橘皮二两

上八味，㕮咀，以水七升，煮取三升三合，去滓，下大黄，更煎两沸，去滓，下芒硝，分三服。

石膏汤

治脾热胁痛，热满不歇，目赤不止，口唇干裂。

石膏一升，碎　生地汁　赤密各一升　淡竹叶切，五升

上四味，先以水一斗二升煮竹叶，取七升，去滓，澄清，煮石膏，取一升五合，去滓，下地黄汁，两沸，次下蜜，煎取三升，细细服之。

橘苓汤

治脾热，偏一边痛，胸满，胁偏胀。

茯苓　橘皮　泽泻各三两　芍药　白术各四两　人参　桂心各一两　石膏八两　半夏六两　生姜切，一升　桑根白皮一升

上十一味，㕮咀，以水一斗二升，煮取三升，去滓，分二服。若须利下，加芒硝二两，佳。

泻黄散又名泻脾散

藿香七钱　栀子五两　石膏五钱　甘草三两半　防风四两

上锉，同蜜、酒炒香为末，每用二钱，水一盏，煎五分。

脾虚寒脉症

右手关上脉阴虚者，足太阴经也。病苦泄注，腹满气逆，霍乱呕吐，黄瘅，心烦不得卧，肠鸣，名曰脾虚冷也。

虚寒症治选方八条

四皮饮

治虚胀，胁痛，肩息有时发作，悉补之。

丹参　橘皮　五加皮各一斤　干姜　白术　地骨皮各八两　芎䓖　附子　干地黄各五两　猪椒根皮二斤　桂心　桔梗各四两　大枣五十枚　甘草三两

上十四味，㕮咀，以酒四斗渍五七日，服七八合，加至一升，日再服。

槟榔散

治脾寒，饮食不消，劳倦气胀，噫满，忧恚不乐。

槟榔八枚，皮子并用　人参　茯苓　陈曲　厚朴　麦蘖　吴茱萸　白术各二两

上八味，治下筛，食后酒服二方寸匕，日再。一方用橘皮一两半。

温脾圆

治久病虚羸，脾气弱，食不消，喜噫。

黄柏　桂心　大麦蘖　干姜　细辛　吴茱萸　附子　当归　大黄　黄连　曲各一两

上十一味，为末，蜜丸如梧子大。每服十五丸，空腹酒服，日三。

益心气散

治心气不足，脾乏生意，即宜服此。

人参　白术　菖蒲　藿香　远志　川芎　白芷　陈皮各等分

上为末，每服二钱，水一钟，煎七分，和渣服。

白术散

正补脾经。

人参　白术　茯苓　甘草　木香　藿香各一两　干葛五钱

上为末，每用二钱，水一盏，煎五分，温服。

六君子汤

治脾气虚，有痰。

人参　白术　茯苓　甘草　橘红　半夏

上为末，熟汤调下二钱，或作汤亦可。

益黄散，又名补脾散

治脾气虚寒，呕恶，或时胁胀，泄泻。

陈皮　青皮各一两　诃子去核　甘草各五钱　丁香二钱

上为末，每用二钱，水一盏，煎六分，食前温服。

麻豆散

主脾气弱，不下食，饵此以当食方。

大豆黄二升　大麻子三升，熬令香

上二味，治下筛，饮和服一合，日四五，任情多少。

脾胃俱实

右手关上脉阴阳俱实者，足太阴与阳明经俱实也，病善脾胀，腹坚，抢胁下痛，胃气不转，大便难，时反泄利，腹中痛，上冲肺肝，动五脏，立喘鸣，多惊，身热，汗不出，喉痹，精少，名曰脾胃俱实也。

橘黄饮子

泻热方。

大黄　麻黄　黄芩各四两　杏仁　赤苓　甘草　橘皮　芒硝泽泻各三两

上九味，㕮咀，以水九升煮取三升，绞去滓，内大黄，煮两沸，去滓，下芒硝，分三服。

麻仁汤

治脾胃俱实热。

大黄　麻仁　黄芩各四两　杏仁　赤苓　甘草　陈皮　芒硝泽泻各三两

上㕮咀，水九升煮三升，绞去渣，内大黄，煮三沸，去渣，下芒硝，分四服，得清利快止，后服。

治脾横方

若赤黑发如瓜大，煎羊脂摩之。

又方

末赤小豆和鸡子白傅之。

灸方

四肢寒热，腰疼不得俯仰，身黄，腹满，食呕，舌根直。

灸第十一椎上，及左右各一寸五分，三处各七壮。

脾胃俱虚

右手关上脉阴阳俱虚者，足太阴与阳明经俱虚也。病苦胃中如空状，少气不足以息，四肢逆寒，泄注不已，名曰脾胃俱虚也。

余粮饮

治腹胀善噫，食则欲呕，泄澼溏下，口干，四肢重，好怒，不欲闻人声，忘误，喉痹。补方。

黄连一两　禹余粮二两　白术　干姜各三两　大麻子五两　桑白皮八两　大枣二十枚

上七味，㕮咀，以水一斗二升，煮取三升，分四服。

参萸煎

治脾胃俱虚，苦饥寒痛。

人参　当归　桂心　茯苓　桔梗　芎劳各三两　厚朴　甘草　橘皮　白术五两　吴茱萸各二两　麦糵一升

上十二味，㕮咀，以水一斗二升，煮取三升，分三服。

白术散

治脾胃俱虚冷。

白术　厚朴　人参　吴茱萸　茯苓　麦糵　芎劳　面各三两

上八味筛，酒服方寸匕，食后服，日三。一方加大腹皮、橘皮。

白术散

治脾胃虚寒。

白术　茯苓　人参　川芎　神曲　麦蘗　厚朴　吴茱萸各二两

上为末，酒服方寸匕，食后服。一方加大腹皮、陈皮。

脾部肝邪相干脉症并方

治肝脏实热相刑于脾，脾既受病，先诊肝脉弦紧，或脾脉微带弦急，即宜服通肝饮，后服脾药。脾受肝热邪，多吐逆；受肝冷邪，多飧泄。

通肝饮

治肝脏实热刑脾，脾受病，宜先服此。

荆芥　羌活　防风　蔓荆子　川芎　连翘　山栀　麻黄各等分

上为细末，每服三钱，水二钟，煎八分，食后热服。

治脾病方

脾有病，两胁胀满，饮食不消，时呕逆不能下，合背膊沉重，气满冲心，四肢虚肿，宜服诃黎勒丸。

诃黎勒　山药　泽泻　茯苓　川芎各二钱　荜茇四钱　干姜五钱　干地黄一两　丹皮七钱　山萸九钱

为末，蜜丸梧子大，空心用地黄汤下二十丸。

脾自病及四脏相乘症治选方

脾主湿，自病则泄泻，多睡，体重，倦怠，急以苦燥之。

实则泻赤黄，睡不露睛，泻黄散。虚则泄泻白色，睡则露睛，白术散。

肾乘脾，微邪，恶寒而泄，理中丸。

心乘脾，虚邪，壮热，体重而泻，羌活黄芩苍术甘草汤。

肺乘脾，实邪，能食，不大便而呕，嗽，煎槟榔大黄汤下葶苈丸。

肝乘脾，贼邪，风胜泻而呕，茯苓半夏汤。

脾胃自病，及四脏相乘传信方

脾胃自病为正邪，用六君子汤泻土中之土。

六君子汤

治脾胃气虚，饮食不进，致成痰癖，不时咳吐，或胃气虚寒，动成呕恶。凡虚疟，及诸疟后痢后，俱当用此方治之。

人参　茯苓　白术　陈皮　半夏等分　甘草减半

脾之肾病为微邪，用理中汤泻土中之水。

理中汤

治虚寒胃痛，呕吐不绝，泄泻，完谷不化，此阳明胃经药也。

人参　白术土炒，各一钱　干姜八分　甘草炙，五分

脾之肺病为实邪，用四君子汤泻土中之金。

四君子汤

治脾胃不和，饮食不进，泄痢虚饱。

人参　茯苓　白术等分　甘草减半

脾之心病为虚邪，用香连丸泻土中之火。

香连丸

治脾胃两经中湿火传变大肠，泄痢无度，里急后重。

黄连十两　木香不见火，二两四钱

水丸，梧子大。

脾之肝病为贼邪，用建中汤泻土中之木。

建中汤

治肝虚不能生火，以致火不能生土。用芍药之酸，甘草之甘，此系甲己化土也。再加肉桂补肝之子，益土之母，以培其生化之原。凡脾胃不和，饮食不进，其外见症，两胁寒痛，泄痢，小腹痛，因此治之。

卷之二十九

肺部一

脏义原始

五脏应四时，各有收受

西方白色，入通于肺，开窍于鼻，藏精于肺，故病在背。其味辛，其类金，其畜马，其谷稻，其应四时，上为太白星。是以知病之在皮毛也。其音商，其数九，其臭腥。

西为金王之方，肺为属金之脏，其气相通。白者，金之色。鼻者，肺之窍。金之精气藏于肺，曰魄。秋气者，病在背，肺在胸中，附于背也。其味辛，金曰从革，从革作辛。其类金，其畜马，肺有乾象，为金为马。其谷稻，稻之坚，白象金，金之精气上为太白。病在皮毛，肺主皮毛也。其音商，金音曰商。其数九，金之生数四，成数九也。其臭腥气，因金变则为腥。

四时阴阳，外内之应

西方生燥，燥生金，金生辛，辛生肺，肺生皮毛，皮毛生肾。肺主鼻，其在天为燥，在地为金，在体为皮毛，在脏为肺，在色为白，在音为商，在声为哭，在变动为咳，在窍为鼻，在味为辛，在志为忧。忧伤肺，喜胜忧。热伤皮毛，寒胜热。辛伤皮毛，苦胜辛。

金王西方，其气化燥，故西方生燥。燥生金者，燥气生于金也。金生辛，《洪范》①曰"金曰从革"，从革作辛，凡物之味辛者，皆金气所化。辛味养肺，故辛生肺。肺生皮毛者，肺之精气生养皮毛也。金生水，故皮毛生肾。肺主气，而鼻通呼吸，故主鼻。气化于天，在西则为燥；形成于地，在西则为金。在体为皮毛者，皮毛坚白，金之象也。在脏为肺者，肺于五脏属金。在色为白，白者，金之正色。在音为商，轻而劲者，金之正音也。哭，哀声也。悲哀则哭，肺所生也。肺气失常而不利则咳，邪伤于肺也。在窍为鼻者，肺息通于鼻也。在味为辛者，物由金变则味辛。在志为忧者，深虑为忧。金气惨切，故令人忧，忧则气消，故伤肺。喜为心火之志，能胜肺金之忧，喜则神畅，故胜忧也。热胜则津液耗而伤皮毛，火烁金也。寒胜热，水制火也。辛主发散，故过于辛者，伤乎皮毛。苦为火味，能制金，故胜辛。

五气之合

西方生燥，燥生金，金生辛，辛生肺，肺生皮毛，皮毛生肾。其在天为燥，在地为金，在体为皮毛，在气为成，在脏为肺。其性为凉，其德为清，其用为固，其色为白，其化为敛，其虫介，其政为劲，其令雾露，其变肃杀，其眚苍落，其味为辛，其志为忧。忧伤肺，喜胜忧。热伤皮毛，寒胜热。辛伤皮毛，苦胜辛。

此原西方之性用德化正令，皆本乎金，而内合人之肺气者也，故肺主右。明此者，可以治肺，可以保肾。在气为成者，物得金气而后坚，故金曰坚成。其性为凉者，西方凉爽，金之气也。其德为清者，秋气清肃，金之德也。其用为固者，金之用也。其化为敛者，万物收敛，金之化也。其虫介，皮甲坚固，得金气也。

---

① 洪范：即《尚书·洪范》。

其政为劲者，风气刚劲，金之政也。其令雾露者，凉生雾露，秋金令也。其变肃杀者，凋残肃杀，金之变也。其眚苍落者，清苍毁败，金之灾也。此言西方金气偏胜为病，平以南方火令，庶几安康。

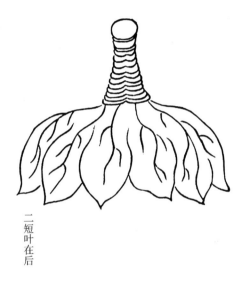

二短叶在后

肺脏图像

肺脏释名

肺者，沛也，分布清浊之气，沛然莫御也。

肺脏象

经曰：肺形如人肩二布，大叶四垂如盖，附着于脊之第三椎，中有二十四孔，以分布诸脏清浊之气。

《难经》云：肺六叶两耳，凡八叶。

一云：肺为五脏华盖，居上对胸，有六叶。

肺之部分

肺之部分，内舍膺胁肩背，外在皮毛。

又云：肺藏于右。

肺金王于西方，而主收敛，故其气藏于右。一云：肺居至高，虽为五脏华盖，而其用在右。

又云：鬲肓之上，中有父母。

鬲，鬲膜也。肓，心之下，鬲之上也。鬲肓之上，心肺所居。心为阳中之阳，肺为阳中之阴。心主血，肺主气，营卫于身，故称父母。

肺为阳中之阴

背为阳，阳中之阴肺也。

肺属金，位处上焦，以阴居阳，故为阳中之阴。

肺之正色

肺属金，为白帝，其色如缟映红。

此肺脏所生之外荣也。

肺之外候

五脏六腑者，肺为之盖，巨肩陷咽，候见其外。

五脏六腑之应天者肺，故肺为五脏六腑之盖。但观其人之巨肩陷咽，即可知其肺之大小高下，坚脆偏正矣。

肺之大小高下坚脆偏正具有征验

肺小，则少饮，不病喘喝。肺大，则多饮，善病胸痹，喉痹，逆气。

何以验之？白色小理者肺小，粗理者肺大。喘喝，气喘声急也。

肺高，则上气，肩息咳。肺小，则居贲迫肺，善胁下痛。

巨肩反膺陷喉者肺高，合腋张胁者肺下。胃前两旁为膺，胸突而向外者是为反膺。肩高胸突，其喉必缩，是为陷咙。合腋张胁者，腋敛胁开也。肩息咳，耸肩喘息而咳也。居，当作苦。肺下则气道不利，故苦于贲迫而胁下痛也。

肺坚，则不病咳上气。肺脆，则苦病消瘅易伤。

好肩背厚者肺坚，肩背薄者肺脆。

肺端正则和利难伤，肺偏倾则胸偏痛。

背膺厚者肺端正，胁偏疏者肺偏倾，胁偏疏者胁骨欹斜而不密也。

五脏各有所余

肺居皮毛，一身毛孔皆其余。

一云：肺开窍于鼻，鼻者，肺之余。

气　海

人身有四海，肺为气海。气海有余者，气满胸中，悗息面赤；气海不足，则气少不足以言。

气有余者，邪气实也；气不足者，正气虚也。下仿此。气海在胸中而属阳，故气实则胸中悗闷，喘息，面热而赤。声由气发，气不足则语言轻怯，不能出声。《脉要精微论》曰：言而微，终日乃复言者，此夺气也。

谷始入于胃，其精微者先出于胃，之两焦，以溉五脏，别出两行，营卫之道。

谷之精气，先出于胃，即中焦也。而后至上下两焦，以溉五脏。之，至也。溉灌，注也。两行，言清者入营，营行脉中；浊者入卫，卫行脉外。故营主血而濡于内，卫主气而布于外，以分营卫之道。

其大气之搏而不行者，积于胸中，命曰气海，出于肺，循喉咽，故呼则出，吸则入。

大气，宗气也。搏，聚也。循，由也。气海，即上气海，一名膻中，居于膈上。盖人有三气，营气出于中焦，卫气出于下焦，宗气积于上焦，出于肺，由喉咙而为呼吸出入，故曰气海。

天地之精气，其大数，常出三入一，故谷不入半日则气衰，一日则气少矣。

人之呼吸，通天地之精气，以为吾身之真气，故真气者，所受于天，与谷气并而充身也。然天地之气，从吸而入；谷食之气，从呼而出。总计出入大数，则出者三分，入止一分。惟其出多入少，故半日不食则谷化之气衰，一日不食则谷化之气少矣。知气为吾身之宝，而得养气之真者，可以语道矣。

膻　中

两乳中间，名膻中。膻中者，为气之海，其输上在于柱骨之上下，前在于人迎。

膻中，胸中也，肺之所居。诸气者，皆属于肺，是为真气，亦曰宗气，积于胸中，出于喉咙，以贯心脉而行呼吸，故膻中为之气海。柱骨，项后天柱骨也。《忧恚无言论》曰：颃颡者，分气之所泄也。故气海运行之输，一在颃颡之后，即柱骨之上下，谓督脉之瘖门，大椎也；一在颃颡之前，谓足阳明之人迎也。

膻中者，臣使之官，喜乐出焉。

肺气舒则喜乐，不舒则悲愁。《素问》本篇有膻中而无心包络，《灵枢·经脉》篇有心包络而无膻中。

会 厌

肺上连于会厌。会厌者，声音之门户。肺属金，律应黄钟，象金石之有声也。

会厌，深三寸半，大容五合。

会厌在咽喉之上，乃所以分水谷，司呼吸，而不容其相混者也。

厌小而疾薄，则发气疾，其开阖利，其出气易。其厌大而厚，则开阖难，其气出迟，故重言也。

疾，速也。重言，言语謇涩之谓。

会厌缀于舌本之下，正应乎气管之上。气管，即喉咙也，居于前，主持呼吸，为声音之门户，又曰吸门十二节，上三节微小，下九节微大，第四节乃结喉也。结喉可容得上三节于内，如进饮食，则结喉即起套于上三节之外，直抵于会厌之下而摒之，令水谷不得漏入。一或误投，即发呛不已矣。

脏腑精义

肺主秋，于太阴阳明主治，其日庚辛。

肺主秋，应金。太阴肺，辛金也。阳明大肠，庚金也。二经相为表里，皆行于手。庚为阳金，辛为阴金。

肺为牝，其色白，其音商，其时秋，其日庚辛，其味辛。

肺属金，为阳中之少阴，故曰牝脏。

七月、八月，阴气始杀，人气在肺。

清秋之令，阴金气也，故始杀。万物肺为金，故人气在肺。

西方白色，入通于肺。

西为金王之方，肺为属金之脏，故相通。肺，乾金也，主气。

天行健，昼夜循环不已者，惟此一气；而人之得与天地通者，亦惟藉此一气。然则肺脏之于人，为最切矣。

天气通于肺，地气通于嗌。

天气，清气也，谓呼吸之气。地气，浊气也，谓饮食之气。清气通于五脏，由喉而先入肺。浊气通于六腑，由嗌而先入胃。嗌，咽也。此言天地阴阳之通于人者。

肺者，气之本，魄之处也。其华在毛，其克在皮，为阳中之太阴，通于秋气。

肺主气而藏魄，故曰气之本，魄之处也。皮毛者，肺之外候，故其华在毛，其克养在皮也。肺居阳部而王于秋，故为阳中之太阴，通于秋气。

秋气在皮肤。

秋气始收，腠理始闭，所以人气在皮肤，而皮肤引急也。

诸气者，皆属于肺。

肺行诸脏之气，一呼一吸，消息自然，司清浊之运化，为人身橐龠①，故诸气者皆属于肺。

气主呴之。

人身最贵者气血，然濡润脏腑，滋养肌肤者血之力，而气则鼓动周身，自上自下，合内合外，无一而非气，则气之于血为尤重矣。

悲伤即肺动而真气复散也，人欲实肺者，要在息气。

肺病者，既已调治，而肺气平复矣。若悲则肺气复动，而真气仍自散而不固。其调治之法，要在息气。肺主气息，气可以补

---

① 橐龠（tuó yuè 驼岳）：古之鼓风用之袋囊，其犹现代之风箱。

肺也。

上焦开发，宣五谷味，熏肤充身泽毛，若雾露之溉，是谓气。

上焦，胸中之分。开发，通达也。宣，布散也。气者，人身之大气，名曰宗气，亦名曰真气。人受气于谷，谷入于胃，以传于肺，五脏六腑皆以受气，故能熏肤充身泽毛，若雾露之温润而溉养万物。然气之本原，虽资始于谷，根于胃，而非肺无以宣布，故曰"诸气者，皆属于肺"。

宗气积于胸中，出于喉咙，以贯心脉，而行呼吸焉。

宗气，即前所为真气，实肺气也。其宣发之道路次第，则由胸中出喉咙，贯心脉，而行呼吸焉。

脏真高于肺，以行荣卫阴阳。

秋金用事，其气清肃。肺处上焦，故脏真之气高于肺。肺主乎气，而营行脉中，卫行脉外者，皆自肺宣布，故以行营卫阴阳也。

手太阳独受阳之浊，手太阴独受阴之清。其清者上走空窍，其浊者下行诸经。

手太阳，小肠也。小肠居胃之下，承受胃中水谷，清浊未分，秽污所出，虽诸阳皆浊，而此其浊之浊者也，故曰独受阳之浊。手太阴，肺也。肺者，五脏六腑之盖也，为清气之所注，虽诸阴皆清，而此其清之清者也，故曰独受阴之清。上走空窍，下行诸经，即胃之清气上出于口，肺之浊气下注于经之义。

人气之清浊，受谷者浊，受气者清。清者注阴，浊者注阳。浊而清者，上出于咽。清而浊者，则下行。清浊相干，命曰乱气。

人身之气有二，曰清气，曰浊气。浊气者，谷气也，故曰受谷者浊。清气者，天气也，故曰受气者清。二者总称真气。《刺节真邪篇》曰：真气者，所受于天，与谷气并，而克身也。《五味篇》曰：天地之精气，其大数常出三入一。故谷不入半日则气衰，一日则气少。是指入者为天气，出者为谷气。清者注阴，浊者注阳。喉主天气，故天之清气自喉而注阴。阴者，五脏也。咽主地气，故谷之浊气自咽而注阳。阳者，六腑也。浊之清者，自内而出，故上行。清之浊者，自外而入，故下行。一上一下，气必交并。二者相合，而一有不正，则乱气出其中矣。

气之大别，清者上注于肺，浊者下走于胃。胃之清气上出于口，肺之浊气下注于经，内积于海。

大别，言大概之分别也。上文以天气谷气分清浊，而此言清中之浊，浊中之清，其所行复有不同也。清者上升，故注于肺。浊者下降，故走于胃。然而浊中有清，故胃之清气上出于口，以通呼吸津液。清中有浊，故肺之浊气下注于经，以为血脉营卫，而其积气之所，乃在气海间也。上气海在膻中，下气海在丹田。

谷入于胃，胃气上注于肺。

人之水谷入胃，其精微之气必上注于肺，而后行于脏腑营卫。上言气之清浊本于肺胃，此下乃实指胃之谷气所以充于肺者。

人受气于谷，谷入于胃，以传于肺，五脏六腑皆以受气。

人之生由乎气，气者所受于天，与谷气并而充身者也。故谷食入胃，化而为气，是为谷气，亦曰胃气。此气出自中焦，传化于脾，上归于肺，积于胸中气海之间，乃为宗气。宗气之行，以息往来，通达三焦，而五脏六腑皆以受气，是以胃为水谷血气之海，而人所受气者亦唯谷而已。

营气之道，内谷为宝，谷入于胃，乃传之肺，流溢于中，布

散于外，精专者行于经隧。

营气之行，由于谷气之化，谷不入则营气衰，故云内谷为宝。谷入于胃，以传于肺，清者为营，营行脉中，故其精专者行于经隧。

气口独为五脏主。

气口之义，其名有三：手太阴，肺经脉也，肺主诸气，气之盛衰见于此，故曰气口；肺朝百脉，脉之大会聚于此，故曰脉口；脉出太渊，其长一寸九分，故曰寸口。是名虽三，而实则一耳。五脏六腑之气味皆出于胃，变见于气口，故为五脏之主。

胃者，水谷之海，六腑之大源也。五味入口，藏于胃，以养五脏气。气口，亦太阴也。是以五脏六腑之气味皆出于胃，变见于气口。

人有四海，而胃居其一，是为水谷之海。脏腑之属阳为腑，阴为脏，胃属阳而为六腑之本，故云六腑之大源。然五味入口，藏于胃，以养五脏气，故又曰胃为五脏六腑之海。气口本属太阴，而曰亦太阴者，何也？盖气口属肺，手太阴也，布行胃气则在于脾足太阴也。按：《营卫生会篇》曰，谷入于胃，以传于肺，五脏六腑皆以受气；《厥论》曰，脾主为胃行其津液者也；《经脉别论》曰，饮入于胃，游溢精气，上输于脾，脾气散精，上归于肺。然则胃气必归于脾，脾气必归于肺，而后行于脏腑营卫，所以气口虽为手太阴，而实即足太阴之所归，故曰气口亦太阴也，是以五脏六腑之气味皆出于胃，而变见于气口，故胃为脏腑之大源，然无不由脾达肺也。

肺开窍于鼻。

人生得与天地通者，全藉此气，而肺窍之呼吸通之。人知一日不食则饥，而不知一息不与天地通则危，奈何人知重食而不知重气也？

五脏常内阅于上七窍也，故肺气通于鼻，肺和则鼻能知香臭矣。

肺在窍为鼻，故其气有所通，亦有所用，不和则内有所病，即窍有所应矣。

五气入鼻，藏于心肺，心肺有病而鼻为之不利。

气味之化，在天为气，在地为味。上文言五味入口藏于胃者，味为阴也。此言五气入鼻，藏于心肺者，气为阳也。鼻为肺之窍，故心肺有病，而鼻为之不利也。

鼻者，肺之官也。肺病者，喘息鼻张。

官者，职守之谓。鼻为肺之窍，所以司呼吸者也，故病则喘息鼻张。

男女之气不同，男子之气早在上而晚在下，女子之气早在下而晚在上。

男生于寅，阳也；女生于申，阴也。男女之禀赋不同，故气之升降亦别。

肺者，相傅之官，治节出焉。

肺与心皆居膈上，位高近君，犹之宰辅，故称相傅之官。肺主气，气调则营卫脏腑无所不治，故曰治节出焉。节，制也。谓治节者，如风痹痿蹩之人，心欲动而手足不随，以肺病而失其治节故也。

五脏所藏，肺藏魄。

魄者，精气之质地，对魂而言。《本神篇》曰：并精而出入者谓之魄。魂阳魄阴，故魂则随神而往来，魄则并精而出入。兹言魄之所藏在肺者，魄阴也，肺为牝脏，故藏于肺。

五脏所主，肺主皮。

皮应金之坚，而保障全体，捍御诸邪也。

人皮应天，人肉应地，人脉应人，人筋应时，人声应音，人阴阳合气应律。

肺主皮毛，人之皮应天，无物不包，天之象也；肉应地，温柔博厚，地之象也；脉应人，内营外卫，人在气交中之象也；筋应时，长短大小，四时盈虚之象也；声应音，清浊长短，五音之生也；阴阳合气应律，六阴六阳以合天气十二律之象也。

肺之合皮也，其荣毛也，其主心也。

肺属金，凡物体，其表必坚，金之象也，故合皮毛。得皮之养则润，故荣于毛。金畏火制，故以心为主。

五脉应象，肺脉毛。

脉来轻浮，状如毛羽，其应秋。

五脏化液，肺为涕。

脏真藏于肺者，于液为涕。肺窍于鼻，故涕由鼻出也。

肺在志为忧，忧伤肺。

肺于时为秋，秋之气敛，忧之志也。肺主气，宜宣发，忧则伤之。

肺气虚，旦则喜，暮则忧。诊在眉间，其色白。

肺主气，旦则阳气在上，故喜；忧则气敛，暮则阳气在下，故忧。此因虚而后与时变也。眉间喜则舒，忧则敛，喜忧辨于眉宇。其色白，知其虚也。

肺藏气，气舍魄。肺气虚则鼻塞不利，少气；实则喘喝，胸盈，仰息。

喘喝者，气促声粗也。胸盈，胀满也。仰息，仰面而喘也。《调经论》曰：肺藏魄，气有余则咳上气，不足则息利少气。此五脏之异藏，虚实之异病也。

五精所并，精气并于肺则悲，虚而相并者也。

气并于肺，则乘肝而为悲，肝之虚也。

肺在声为哭。

其气大，有不合则悲则哭，声之变也。

肺主燥，燥胜则干。

燥胜则津液枯涸，故内外干涩，即医和云"阴淫寒疾"者是也。

肺病热，右颊先赤。

此亦察色辨症之一端也，由赤以知热，由右颊以知肺。

五脏所恶，肺恶寒。

肺属金而主皮毛，形寒饮冷则伤肺，故恶寒。

五气所病，肺为咳。

邪击于肺，故为咳，象金坚劲，叩之有声也。

西风生于秋，病在肺，俞在肩背，故秋气者，病在肩背。

此言经常五风触于五脏而为邪气发病也。肺之俞在肩背，故触犯秋时之邪者，其病当在肩背。

秋善病风疟。

先伤于热，后伤于凉，金火相战，使人寒热往来，是为风疟。一云，暑汗不出，风寒袭于肤腠成风疟。若冬不按跻，阳精闭藏，至秋自不病风疟。

五劳所伤，久卧伤气。

久卧则阳气不伸，故伤气。

五脏各有所损，肺劳者损气。

肺主气，肺劳则气损。故曰：损其肺者，益其气。

五劳过度，各有其极。肺劳过度，则气极。

气极者，气将竭也。病至此亦危矣。

天食人以五气，五气所入，腥气入肺。

清阳化气出乎天，故曰天食人以五气。腥与肺之气合，应入肺。

肺之臭腥，心邪入肺，则恶腥。

肺畏火，火乘肺，则肺之气热，并气之自出者亦恶之。

地食人以五味，五味所入，辛味入肺。

浊阴成味出乎地，故曰地食人以五味，辛从金化，自入肺。

五味所合，肺欲辛。

合，谓合于脏气也。肺欲辛，辛与金合也。此五味之合于五脏之气也。

五味所入，辛入肺。

辛从金化也。

五味入胃，各归所喜攻，辛先入肺。

辛从金化，同气相求，故辛味入胃，当先入肺。若不应用而妄用之，则反受其害。

五味各走其所喜，谷味辛，先走肺。黍黍辛。

五脏嗜欲不同，各有所喜，故五味之走亦各有所先。谷味之辛者，当先走入肺。黍，糯小米也，可以酿酒，北人呼为黄米，连壳曰黍子。

肺色白，宜食苦。麦、羊肉、杏、薤皆苦。

此言脏气所宜之味也。肺苦气上逆，故宜此苦物以泄之。薤根白如小蒜，《尔雅翼》① 云似韭而无实。

以上言味之宜于肺者。

阴之所生，本在五味。阴之五宫，伤在五味。是故味过于辛，筋脉沮弛，精神乃央。

沮，坏也。弛，纵也。央、殃同。辛入肺，过于辛则肺气乘肝，肝主筋，故筋脉沮弛。辛散气，则精神耗伤，故曰乃央。

五味入于口也，各有所走，各有所病。辛走气，多食之，令人洞心。

洞心，透心若空也。辛味属阳，故走上焦之气分。过于辛则开窍而散，故为洞心而与汗俱出也。

五味所伤，多食苦则皮槁而毛拔。

苦从火化，火能尅金，故多食苦味以增心气，则金受克而皮毛为之枯槁而落拔。此五味之所伤也。

以上言平时饮食之味偏胜为患也。

五味所裁，病在气，无食辛。

口嗜而欲食之，不可多，必自裁也，命曰五裁。辛走气，故病在气者，无食辛也。

五病所禁，肺病禁苦。

不足之病，畏其所胜，而宜其所不胜。苦从火化，为肺所畏，故禁苦。

以上言病之不宜食也。

五味之用，辛者能散、能润、能横行。

---

① 尔雅翼：宋·罗愿著。训诂学专著，解释《尔雅》草木鸟兽虫鱼等各种物名，为《尔雅》辅翼，故名。

用，谓用于治疗。结者散之，燥者润之。病在四肢，与凝聚于里者，用横行以达之。

五味所伤，酸伤筋，辛胜酸。

酸主收敛，过则筋缩，故伤筋。辛从金化，能胜酸。

肺病者宜食黄黍、鸡肉、桃、葱。

肺属金，辛入肺，故宜用此辛物，正以本脏之味治本脏之病也。

肺欲收，急食酸以收之，用酸补之，辛泻之。

肺以收敛为德，主秋令者也，故欲收，病则失其政矣，宜急食酸以收之。酸补辛泻者，肺气宜聚不宜散，故以酸收为补，以辛散为泻也。此肺脏补泻之义也。

肺苦气上逆，急食苦以泄之。

肺为清虚之脏，行降下之令，若气上逆则肺苦，故宜急食苦以泄肺气。

以上言治疗之宜忌。

卷之三十

肺部二

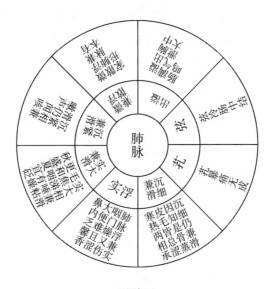

肺脉图

肺脉盛者，寸口大三倍于人迎；虚者，反小于人迎。大肠盛者，人迎三倍于寸口；虚者，人迎反小于寸口。

此经从腹走手，长三尺五寸，左右共七尺，凡十一穴，左右两行，共二十二穴。起于中焦，出中府穴，至少商穴止，传手阳明大肠经。

手太阴肺经

肺手太阴之脉，起于中焦，下络大肠，还循胃口，上膈，属肺，从肺系横出腋下，下循臑臑，脑去声**内，行少阴心主之前，下**

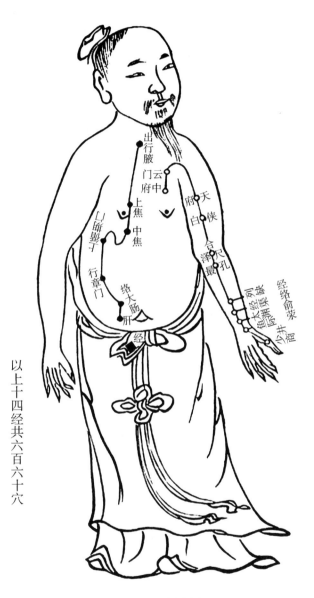

以上十四经共六百六十六穴

手太阴肺经铜人图

肘中，循臂内上骨下廉，入寸口，上鱼，循鱼际，出大指之端。

中焦者，在胃中脘当脐上四寸之分。胃口，胃下口也，即小肠上口，名曰幽门。马氏注以胃口为胃之上脘，大误。夫肺经之脉，既下络于大肠矣，则是还上而过小肠，循胃口者，非胃下口而何？且也既循胃口，复上膈，岂有胃之上口反在膈下之理？肺系，喉咙也。手掌后高骨傍动脉为关，关前动脉为寸口，曰上鱼者，谓掌骨之前，大指本节之后，其肥肉隆起处，形如鱼者，统谓之鱼。鱼际，即其间之穴名也。此言手太阴之脉起于中焦，下行而络于大肠，还上而循胃下口，上膈，连属于肺，即从肺系出外横行，循胸以出腋下，下循臑内，行少阴心主二经之前，盖人垂两手则肘臂贴身，大指居前，小指居后，手少阴心经循小指之内，手厥阴心主循小指、次指出其端。此经之行，循大指内侧，故云行少阴心主之前也。再下而行肘中，循臂内上骨之下廉。今人臂皆两骨相合，垂手则上骨居前。曰下廉者，上骨之内侧也。入寸口，上鱼，循本经之鱼际穴，复循大指内侧而出其端也。

其支者，从腕后，直出次指内廉，出其端。

此言其支脉之行，从本经手腕后之列缺穴，直达次指内廉，出其端，以交于手阳明经也。

按：手太阴之脉，上下左右分行，共四道。其脉之本，起于中焦，下络大肠，上属于肺，从肺系外行，横出腋下，下循臑肘与臂，入寸口，上鱼，出大指之端者二道，此其正经之脉也。其支者，从正经所行手腕之后，别行而出次指之端者二道，此其交经之道也。

十二经脉始终

十二经者，即营气也。营行脉中，而序必始于肺经者，以脉气流经，经气归于肺，肺朝百脉以行阴阳，而五脏六腑皆以受气，故十二经以肺经为首，循序相传，尽于足厥阴肝经，而又传于肺，终而复始，是为一周。

手太阴肺井荣输经合之次

肺出于少商。少商者，手大指端内侧也，为井木。

少商穴，乃肺经脉气所出，为井也。其气属木。此下凡五脏之井，皆属阴木，故《六十四难》谓之阴井木也。

溜于鱼际。鱼际者，手鱼也，为荣。

此肺之所溜，为荣也，属阴火。

注于太渊。太渊，鱼后一寸陷者中也，为腧。

此肺经之所注，为腧也，属阴土。

行于经渠。经渠，寸口中也，动而不居，为经。

此肺经之所行，为经也，属阴金。经渠，当寸口陷中，动而不止，故曰不居。居，止也。

入于尺泽。尺泽，肘中之动脉也，为合。

此肺经之所入，为合也，属阴水。

手太阴经也。

以上肺之五腧，皆手太阴经也。

手阳明大肠经与手太阴肺经为六合

手阳明之正，从手循膺乳，别于肩髃髃，音愚**，入柱骨，下走大肠，属于肺，上循喉咙，出缺盆，合于阳明也。**

手太阴之正，别入渊腋少阴之前，入走肺，散之大肠，上出缺盆，循喉咙，复合阳明，此六合也。

此大肠与肺为表里经脉，相为一合也。手阳明之正循胸前膺乳之间，其内行者，别于肩髃，入柱骨，由缺盆下走大肠，属于肺；其上者，循喉咙，复出缺盆，而合于阳明本经也。

手太阴之正，其内行者，自天府别入渊腋，由手少阴心经之前，入内走肺，散之大肠；其上行者，出缺盆，循喉咙，复合于手阳明经。以上共十二经，是为六合也。

手太阴阳明别络并症

手太阴之别，名曰列缺，起于腕上分间，并太阴之经，直入掌中，散入于鱼际。

此下即十五络穴也，不曰络而曰别者，以本经由此穴而别走邻经也。手太阴之络名列缺，在腕后一寸五分上侧分肉间，太阴自此别走阳明者，其太阴本经之脉，由此直入掌中，散于鱼际也。人或有寸关尺三部脉不见，自列缺至阳溪见者，俗谓之反关脉，此经脉虚而络脉满，《千金翼》谓阳脉逆反，大于气口三倍者是也。

其病实则手锐掌热，虚则欠去欠，小便遗数。取之去腕半寸，别走阳明也。

掌后高骨为手锐骨，实为邪热有余，故手锐掌热。欠去欠，张口伸腰也。虚因肺气不足，故为欠去欠及小便遗而且数，通俗文曰"体倦则伸，志倦则欠"也。实可泻之，虚可补之。后诸经皆准此。半寸，当作寸半。此太阴之络，别走阳明，而阳明之络曰偏历，亦入太阴，以其相为表里，故互为注络以相通也。他经皆然。

手阳明之别，名曰偏历，去腕三寸，别入太阴。其别者上循臂，乘肩髃，上曲颊偏齿。其别者入耳，合于宗脉。实则龋、聋，虚则齿寒、痹隔，取之所别也。

手阳明之络名偏历，在腕后三寸上侧间，别走手太阴者也。按本经筋脉皆无入耳上目之文，惟此别络有之。宗脉者，脉聚于耳目之间者也。龋齿，蠹病也。此经上曲颊，偏齿入耳，络肺下膈，故实则为齿龋、耳聋，虚则为齿寒内痹而隔。治此者，当取所别之偏历。

手太阴肺阳明大肠筋结支别

手太阴之筋，起于大指之上，循指上行，结于鱼后，行寸口外侧。

手大指上，少商之次也。鱼后，鱼际也。寸口外侧，即列缺之次。

上循臂，结肘中，上臑内廉，入腋下。

上循臂，结于肘中，尺泽之次。上臑内廉，天府之次，乃横入腋下，与手少阴之筋合。此上皆刚筋也。

出缺盆，结肩前髃。

此自腋下上出缺盆，行肩上三阳之前，而结于肩之前髃也。

上结缺盆，下结胸里，散贯贲，合贲，下抵季胁。

此上行者，自腋而上，并足三阳之筋，上结于缺盆。下行者，自腋入胸，结于胸里，散贯于胃上口贲门之分，与手厥阴之筋合，下行抵季胁，与足少阳厥阴之筋合也。按："四十四难"七冲门者，胃为贲门。杨玄操云：贲者，膈也。胃气之所出，胃出谷气，以传于肺，肺在膈上，故胃为贲门。详此，则经络之行于三焦，脏腑之列于五内，其脉络相贯之处，在上焦则联于咽喉，中焦则联于贲膈，下焦则联于二阴，舍此三处，无所连属矣。

手阳明之筋，起于大指次指之端，结于腕，上循臂，上结于肘外，上臑，结于髃。

大指次指之端，食指尖商阳之次也。历合谷，结于腕上阳溪之次，循臂上廉，又结于肘外肘髎<small>音辽</small>之次，乃上臑，会与足太阳之经，合结于肩髃。此皆刚筋也。

其支者，绕肩胛，挟脊。

此支自肩髃屈曲后行，达肩胛，与手足太阳之筋合而挟于脊。

直者，从肩髃上颈。

此直者，自肩髃行巨骨，上颈中天鼎、扶突之次。

其支者，上颊，结于顷。

此支者，自颈上颊，入下齿中，上结于手太阳颧髎之分。

直者，上出手太阳之前，上左角，络头，下右颔。

此直者，自颈出手太阳天窗、天容之前，行耳前，上额左角，络头，以下右颔。此举左而言，则右在其中，亦如经脉之左之右，右之左也。故右行者亦上额右角，交络于头，下左颔，以合于太阳、少阳之筋。

肺部俞募

肺俞在背第三椎下，侠脊两旁，各一寸五分；其募在腹中府二穴，胸部云门下一寸，乳上三肋间动脉陷中。

诊法载肝部。

手太阴外合河水

手太阴外合于河水，内属于肺。

手太阴经，内属于肺，常多气少血，肺为脏腑之盖，其经最高而朝百脉，故外合于河水。按：河有两源，一出葱岭，一出于阗，合流东注蒲昌海，潜行地中，南出积石，以入中国。一说，黄河源出星宿海，在中国西南，直四川马湖府之正西三千余里，云南丽江府之西北一千五百余里，合诸流自西而东，行二十日，至昆仑，绕昆仑之西南，折而东北，又折而西北，又转而东北，又行二十余日，历云中九原至大宁，始入中国，是为四渎之宗。

肺部脉义

气　口

气口独为五脏主。

气口，手太阴肺经脉也。肺主诸气，气之盛衰见于此，故曰气口。肺朝百脉，脉之大会聚于此，故为五脏之主。

胃者，水谷之海，六腑之大源也。五味入口，藏于胃，以养五脏气。气口，亦太阴也，是以五脏六腑之气味皆出于胃，变见于气口。

胃气必归于脾，脾气必归于肺，而后行于脏腑营卫，所以气口虽为手太阴，而即足太阴之所归，故曰气口亦太阴也。

食饮之气，归输脏腑。食气入胃，散精于肝，淫气于筋。食气入胃，浊气归心，淫精于脉。脉气流经，经气归于肺，肺朝百脉，输精于皮毛，毛脉合精，行气于府，府精神明，留于四脏，气归于权衡，权衡以平，气口成寸，以决死生。

精，食气之精华也。肝主筋，故胃散谷气于肝，则浸淫滋养于筋也。浊，言食气之厚者也，如《阴阳清浊篇》曰"受谷者浊，受气者清"是也。心主血脉，故食气归心，则精气浸淫于脉也。精淫于脉，脉流于经，经脉流通，必由于气，气主于肺，故为百脉之朝会。皮毛为肺之合，故肺精输焉。肺主毛，心主脉，肺藏气，心生血，一气一血，称为父母，二脏独居胸中，故曰毛脉合精，行气于府。府者，气聚之府也，是谓气海，亦曰膻中。宗气积于肺，神明出于心，气盛则神王，神王则脏安，故肺肝脾肾四脏无不赖神明之留以为主宰，然后脏腑咸得其平，而归于权衡矣。

权衡，平也。脏腑之气既得其平，则必变见于气口而成寸。气口者，脉之大会，百脉俱朝于此，故可以决生死。

秋以胃气为本。

肺主秋，脉来亦以冲和胃气为本，不得过于浮毛也。

秋脉毛。

气转而西，于位属金；时当申酉，于令为秋。万物收成，其气从散大之极，自表初敛，如浪静波恬，烟清焰熄，在人则肺应之，而见毛脉，即《玉机真脏论》所谓"其气来轻虚以浮，来急去散"，《平人气象论》所谓"脉来厌厌聂聂，如落榆荚"者是也。

秋应中衡。

衡，平也，秤横也。万宝俱成，平于地面，故应中衡，而人脉应之，所以浮毛而见于外也。

秋日下肤，蛰虫将去。

脉得秋气，则洪盛渐敛，故欲如蛰虫之将去也。

肺脉部位

右寸，肺大肠脉所出。

以本部内外分脏腑，内属肺，外属大肠；以本部表里分脏腑，表属腑，里属脏。

肺平脉

平肺脉来，厌厌聂聂，如落榆荚，曰肺平。

厌厌聂聂，众苗齐秀貌；如落榆荚，轻浮和缓貌，即微毛之义也。是为肺之平脉。

肺病脉

肺病脉来，不上不下，如循鸡羽，曰肺病。

不上不下，往来涩滞，非复轻浮和缓之象；如循鸡羽，虽轻浮而虚，有毛多胃少之义，故曰肺病。

秋时脉

秋，肺脉欲浮而短涩，肾脉欲微而伏，命门脉欲微而滑，肝脉欲弦而微，心脉欲浮洪而微，脾脉欲微而和缓。

短，不长也。涩，不滑也。有瘦小之象而非小，故以微字代之。时当秋令，四脏脉俱宜兼带此象。

持脉指法

肺脉，浮涩而短。肺合皮毛，肺脉循皮毛而行，持脉指法如三菽之重，按在皮毛而得者为浮。稍稍加力，脉道不利，为涩。又稍加力，不及本位，曰短也。

遵《内经》持脉指法以定有余不足

肺部脉，以三菽之重为本部界限。有皮毛之间，于五脏等第，为第一等。其脉浮短而涩，比大肠脉微少后少沉，即以一菽为浮，三菽为沉。其中脉亦统括浮沉二脉，浑然于短涩中兼和缓，斯为无病。如下入于三菽以下，为不足；如再下入于六菽以下，为太不足；如皮毛浮起，出于平常三菽之上，为有余；如出于三菽之上，又有力搏指，且不短涩，为太有余。

察脉过不及以辨病之在内在外

秋脉者肺也，西方金也，万物所以收成也，故其气来轻虚以浮，来急去散，故曰浮。反此者病，何如而反？其气来毛，而中央坚，两旁虚，此谓太过，病在外。其气来毛而微，此谓不及，病在中。太过则令人逆气而背痛愠愠然；其不及则令人喘，呼吸少气而咳，上气见血，下闻病音。

浮者，轻虚之谓。来急去散者，以秋时阳气尚在皮毛也，肺脏主之。扁鹊曰：秋脉毛者，肺西方金也。万物之所终，草木花叶，皆秋而落，其枝独在，若毫毛也，故其脉之来，轻虚以浮，故曰毛。中央坚，浮而中坚也。凡浮而太过，浮而不及，皆浮之反，而病之在内在外，义与前同。肺脉起中焦，下络大肠，还循胃口，上膈，属肺，其脏附背，故太过则逆气为壅，而背痛见于外。愠愠，悲郁貌。其不及，则喘咳短气。气不归原，所以上气。阴虚内损，所以见血。下闻病音，谓喘息则喉下有声也。

诊人迎以断肺部外感之症

人迎脉涩，主燥邪伤肺。

诊气口以断肺部内伤之症

气口脉躁弱，主叫呼损伤肺气。

气口脉沉涩，主忧伤肺。

遵经旨以缓急大小滑涩六脉断病

肺脉急甚为癫疾，微急为肺寒热，怠惰，咳唾血，引腰背胸，若鼻息肉不通。

肺脉急甚，风邪胜也，木反乘金，故主癫疾。若其微急，亦以风寒有余，因而致热，故为寒热怠惰等病。

缓甚为多汗，微缓为痿瘘瘘，音漏**偏风。头以下汗出不可止。**

肺脉缓甚者，皮毛不固，故表虚而多汗。若其微缓，而为痿瘘偏风。头下汗出，亦以阳邪在阴也。

大甚为胫肿，微大为肺痹引胸背，起恶日光。

肺脉大甚者，心火烁肺，真阴必涸，故为胫肿。若其微大，亦由肺热，故为肺痹引胸背。肺痹者，烦满，喘而呕也。起畏日光，以气分火盛，而阴精衰也。

小甚为泄，微小为消瘅。

肺脉小甚，则阳气虚，而腑不固，病当为泄。若其微小，亦以金衰，金衰则水弱，故为消瘅。

滑甚，为息贲上气。微滑，为上下出血。

肺脉滑甚者，气血皆实热，故为息贲上气。息贲，喘急也。若其微滑，亦为上下出血。上言口鼻，下言二阴也。

涩甚为呕血，微涩为鼠瘘在颈支腋之间，下不胜其上，其应善酸矣。

涩脉因于伤血，肺在上焦，故涩甚当为呕血。若其微涩，气当有滞，故为鼠瘘在颈腋间。气滞则阳病，血伤则阴虚，故下不胜其上，而足膝当酸软也。

以浮沉迟数四脉断病

肺脉浮，主风虚之症。

咳嗽气急，大便风秘，面浮面疮，吐血唾脓。

肺脉沉，主痰气之症。

咳嗽多痰，上气喘满，呕血失声，息贲肺痈。

肺脉迟，主寒湿之症。

寒嗽喘满，大便溏泻，皮肤燥涩，梦涉大水。

肺脉数，主大热之症。

咳嗽吐血，喉腥目赤，大便闭结，面生痤痱。

以浮沉兼迟数二脉断病

肺脉浮数，主中风喉闭。

肺脉浮迟，主冷气作泻。

肺脉沉数，主风痰气喘。

肺脉沉迟，主气弱，冷涩停滞。

以本部察四脏相乘以断虚实微贼诸邪

秋，肺金王，其脉微涩而短曰平。

反得大而缓者，是脾之乘肺，母之归子，为虚邪，虽病易治。

反得沉濡而滑者，是肾之乘肺，子之乘母，为实邪，虽病自愈。

反得弦细而长者，是肝之乘肺，木之陵金，为微邪，虽病即瘥。

反得浮大而洪者，是心之乘肺，火之克金，为贼邪，大逆，十死不治。

是经平脉，微涩而短，曰毛。浮涩弱，属金，亦主脉色，谓之正邪，病主本经。以大而缓乘其部，谓之虚邪，病主不及。以沉濡滑乘其部，谓之实邪，病主太过。以弦细长乘其部，谓之微邪，病主自愈。以浮大洪乘其部，谓之鬼贼邪，病主不治。迟至为寒，数至为热。不及者补之，太过者泻之。不实不虚，以经取之。寒者温之，热者凉之。

能合脉色，可以万全

白脉之至也，喘而浮，上虚下实，惊，有积气在胸中。喘而虚，名曰肺痹寒热，得之醉而使内也。

白者，肺色见也。脉喘而浮者，火乘金，而病在肺也。喘为气不足，浮为肺阴虚。肺虚于上则气不行，而积于下，故上虚则为惊；下实则为积气在胸中。喘而且虚，病为肺痹者，肺气不行而失其治节也。寒热者，金火相争，金胜则寒，火胜则热也。其因醉以入房，则火必更炽，水必更亏，肾虚盗及母气，故肺病若是矣。

诸不治脉

脉贵有神，神即胃气也。人之气，外与天地通，内与谷神合，潜行默运，聊无止息。设五脏之真元败绝，则谷神不将，真神去而死脉见矣。

秋得夏脉

五邪所见，秋得夏脉，名曰阴出之阳，病善怒，不治。

五脉互胜，病胜脏也，故曰五邪。《阴阳别论》曰：所谓阴者，真脏也；所谓阳者，胃脘之阳也。凡此五邪，皆以真脏脉见，而胃气绝，故曰阴出之阳。阴盛阳衰，土败木贼，故病当善怒，不可治也。

脉无胃气

秋胃微毛曰平，毛多胃少曰肺病，但毛无胃曰死，毛而有弦曰春病，弦甚曰今病。

秋令金王，其脉当毛，但宜微毛而不至太过，是得秋胃之和也，故曰平。毛者，脉来浮涩，类羽毛之轻虚也。毛多胃少，是金气偏胜，而少和缓之气也，故为肺病。但毛无胃，是秋时胃气已绝，而肺之真脏见也，故死。弦为春脉，属木，秋时得之，以金气衰而木反乘也，故至春木王时而病。秋脉弦甚，是金气大衰，而木寡于畏，故不必至春，今即病矣。

无根脉至，但毛无根，微散而乱，如浮波之合。

但毛无根者，上则微茫，下则断绝，浮促无根，如浮波之合，所谓厌厌聂聂，如落榆荚者绝无矣。

真肺脉至，大而虚，如以毛羽中人肤，色白赤不泽，毛折乃死。

大而虚，如以毛羽中人肤，浮虚无力之甚，而非微毛之本体，肺脉之真脏也。白本金色，而兼赤不泽者，是克我也，故死。

死肺脉

死肺脉来，如物之浮，如风吹毛，曰肺死。

如物之浮，空虚无根也；如风吹毛，散乱无绪也，亦但毛无胃之义，故曰肺死。

肺脏脉，浮之虚，按之弱如葱叶，下无根者，死。

是正所谓全无胃气者也。

不治断时日脉

传病，病先发于肺，三日而之肝，一日而之脾，五日而之胃。十日不已，死。冬日入，夏日出。

自肺而肝，自肝而脾，皆传所胜也。自脾而胃，表里相传也。肺邪王于申酉，故冬则死于日入；金气绝于寅卯，故夏则死于日出。

脉至于浮合，浮合如数，一息十至以上，是经气予不足也。微见，九十日死。

浮合，如浮波之合，后以催前，泛泛无常也。一息十至以上，其状如数，而实非数热之脉，是经经之气极也。经气本于肺，衰至此，气海已竭，何以资生？微见，初见也。言初见此脉，便可期以九十日死。若见之日久，则不能再待九十日矣。所以在九十日者，以时更季易，天道变而人气从之也。

真脏脉至断日

肺见丙丁死。

丙丁属火，烁肺金也。

凡持真脏之脉者，脉至悬绝，十二日死。

十二日者，为金火生成数之余，火胜金也。

不治脉症

手太阴气绝，则皮毛焦。太阴者，行气，温于皮毛者也。故气不荣则皮毛焦，皮毛焦则津液去皮节。津液去皮节者，则爪枯毛折。毛折者，则毛先死。丙笃丁死，火胜金也。

手太阴者肺也，肺主皮毛，故其气绝则津液去于皮节，而证在爪枯毛折也。肺金畏火，故危于丙丁。

肺部色诊

以五色命脏，白为肺。

五色与五脏配合，白属肺。肺合皮，凡色白皮病者，即为肺邪，可察其所见之部位，以参酌病情。

肺之部位

面王阙中者，肺也。

阙中，眉心也，中部之最高者，故应肺。

阙上者，咽喉也。

阙在眉心，阙上者眉心之上也，其位亦高，故应咽喉之疾。

肺部正色

五脏所生之外荣，生于肺，如以缟裹红。

五色之见，白如猪膏者生。

白欲如鹅羽，不欲如盐。

鹅羽白而明，盐色白而暗，此金色之善恶也。

肺部病色

色起两眉薄泽者，病在皮。

两眉者，阙中也，其应主肺，故病在皮。

肺部败色

五脏之气，败色见，白如枯骨者死。

如枯骨，则槁然无神，真气去矣。

脉色合参

肺病，身有热，咳嗽短气，吐出脓血，其脉当短涩，今反浮大，色当白，而反赤，死。是火克金也。

所见之症，俱属肺阴大亏，脉宜短涩，色当虚白，今反浮大色赤，显系金被火尅，鬼贼邪矣，故断之以死。

肺脉搏坚而长，当病吐血。其耎而散者，当病灌汗。至令不复散发也。

肺脉搏坚而长，邪乘肺也。肺系连喉，故为吐血。若耎而散，则肺虚不敛，汗出如水，故云灌汗。汗多亡阳，故不可更为发散也。按：此条肝脾肾皆载色，而心与肺缺焉，当互参之。

梦　征

肺气盛，则梦恐惧哭泣，飞扬。

肺在志为忧，故梦恐惧哭泣。肺主气，故梦飞扬也。

盛者，邪气盛也，当察其邪之所在而泻之。

肺气虚，则使人梦见白物，见人斩血籍籍。

此言五脏阴虚之梦兆也。肺虚者梦白物，金色白也。斩者，金之用也。虚者必怯，故见人斩血籍籍，多惊惕也。

得其时，则梦见兵战。

得金王之时也。

经曰：脾气虚，阳气有余，阴气不足。盖阴气不足，则虚阳独浮，虽云有余，非真有余，乃无根之阳，虚浮于上也，所以为厥为梦，皆阳不附阴之所致。

厥气客于肺，则梦飞扬，见金针之奇物。

肺属金也。

客于大肠，则梦田野。

大肠为传导之官，其曲折纳汗，类田野也。

此客邪乘脏腑之不足而为梦也，当各随其经以补之。

肺实，则梦兵戈兢扰。

肺虚，则梦田野平原，或行水田。

上盛，则梦飞。

阳胜者，亲乎上也。

阴气壮，则梦涉水，及阴盛之类。

阴阳俱盛，则梦相杀。

俱盛则争，故梦相杀。

肺病者，梦见美女，乍相依附。

卷之三十一

肺部三

肺经有余症

鼻干辛夷、黄连、栀子

鼻疮黄芩、栀子、辛夷

鼻塞实

善嚏热

气急桑皮、栀子、枳壳

齁鼻合椒目、桔梗、马兜铃

哮喘葶苈、黄芩、马兜铃

咳嗽桑皮、百部、栀子

喘咳热

喘咳上气

胸满肺胀实火

肺痿百部、栀子、花粉

悲愁不乐欲哭实

消渴热

肤干当归、熟地、川芎

背肩痛，汗出

尻阴股膝踹胫足皆痛皆为肺气实

肺经不足症

面色白麦冬、当归、生地、熟地

鼻塞升麻、辛夷、川芎

清涕当归、麦冬、辛夷

鼻渊辛夷、川芎、白芷

少气不能报息

气弱不能言人参、当归、黄芪

膨膨交两手而瞀虚

耳聋嗌干皆肺气虚

小便白而数寒

洒淅恶寒寒

肩背痛虚

皮肤痛及麻木虚寒

肤不润生地、熟地、麦冬

秘结虚弱人不可下者

溏泄虚

脱肛虚

肺部察脉用药例

辛肺，属手太阴经，为阴脏，喜脾土相生，忌心火相尅。其脉浮短而涩为平脉，诊脉界限在皮毛之间三菽之重，较大肠部微少后少沉。其治从湿。

如肺部脉上出于本部之外为有余，以本部清泄药治之。

如再上出于皮毛之分，有力搏指，又不短涩，为太有余，倍加本部清泄药治之。

如肺部脉下入于本部之下，为不足，以本部温补药治之。

如再下，入于六菽之下，为太不足，倍加本部温补药治之。

大而有力为实，当泻，以桑皮、前胡、葶苈、牵牛之类。

小而无力为虚，当补，以人参、黄芪、当归、五味之类。

数而有力为热，当清，以黄芩、知母、石膏、栀仁之类。

迟而无力为寒，当温，以麻黄、桂枝、生姜、葱白之类。

一云肺经气寒，以麻黄为主治；肺经气热，以石膏为主治；肺经血寒，以干姜为主治；肺经血热，以栀子为主治。

本热清之

清金黄芩、知母、麦冬、栀子、沙参、紫苑、天冬。

本寒温之

温肺丁香、藿香、檀香、益智、款冬花、缩砂、糯米、百部、白蔻。

标寒散之

解表麻黄、葱白、紫苏。

肺部行气养血药品

凡陈皮、枳壳、紫苏、腹皮，皆行肺气之药。

凡天冬、麦冬、瓜蒌、杏仁，皆养肺血之药。

肺部苦欲补泻药例

肺苦气上逆，急食苦以泄之，黄芩、诃子皮之属。

肺主气，气盛则苦气上逆，逆则违其性矣。泄能治逆，苦性宜泄，急食苦以泄之。

肺欲收，急食酸以收之，白芍药之属。

肺为清虚之脏，其政敛肃，散缓则失其性矣。急食酸以收之。

肺虚以酸补之，五味子之属。

不敛则气无约束，散漫而虚矣，宜酸以收之。收，补也。如无他症，钱氏阿胶散补之，阿胶、糯米、马兜铃、大力子、杏仁、炙草。又曰：虚则补其母。脾乃肺之母，以甘草补脾。

肺实以辛泻之，桑白皮之属。

贼肺者，热也。肺受热邪，辛以泻之。如无他症，泻白散为泻剂，地骨皮、茯苓、人参、五味、糯米、桑皮、青皮、陈皮、甘草。又曰：实则泻其子。肾乃肺之子，以泽泻泻肾。

其症虚则喘而少气，实则喘而气盛。

肺部泻火药

黄芩泻肺火，栀子佐之。

味分补泻，气随时换

肺、大肠属金，主于秋。

味酸补辛泻，气凉补温泻。

肺部引经报使

白芷、升麻、葱白、桔梗。

肺部虚实症治提纲

肺实药味宜忌

忌敛涩、补气、升、燥、热、酸、咸之药。

宜降气、润、甘寒、苦寒，佐以辛散。

苏子　桑皮　天冬　贝母　枇杷叶　杏仁　白前　前胡　石膏　栝楼根　知母　车前　黄芩

肺实八症并药味忌宜

喘急，属肺有实热，及肺气上逆。

忌宜药同肺实。加桔梗、甘草、玄参、青黛、栝楼仁。

气壅，属肺热气逆。

忌宜药俱同肺实。

声重痰稠，属肺热。

忌宜药同肺实。加薄荷、竹沥。

肺痈，属肺极热。

忌药同肺实。

宜清热消痰，降火解毒，散结，甘寒、苦寒、辛寒。

桑皮　黄芩　贝母　栝楼根　虎耳草　薏仁　连翘　甘草
鼠粘子　败酱草　百年醃芥菜汁

肺胀闷，属肺热。

忌宜药同肺实，并参用肺痈诸药。

吐脓血，血痰，咳嗽血，属肺家火实热甚，此正邪气胜则实之谓。

忌药同肺实。

宜清热降气，凉血豁痰。

童便　苏子　麦冬　蒲黄　枇杷叶　生地　天冬　百部　百
合　桑白皮　薏仁　甘草　贝母　白及　白芍药　桔梗　款冬
紫菀

喉癣，属肺热。

忌宜药同肺实。加玄参　射干　鼠粘子

上消，属肺家实火，及上焦热。

忌药同肺实。

宜降气清热，补肺生津，甘寒、苦寒、酸寒、辛寒。

苏子　麦冬　桑皮　桔梗　枇杷叶　百部　百合　黄芩　天
冬　栝楼根　沙参　黄连　葛根　知母　篁竹叶　玄参　石膏
甘草　白芍　五味子　芦根　冬瓜　人乳

肺虚药味忌宜

忌补气、升散、辛燥、温热之药。

宜清热降气，酸敛润燥。

天冬　麦冬　苏子　贝母　枇杷叶　沙参　百部　百合　桑皮　五倍子　五味　杏仁　蜜　梨　柿

无热，加人参。

肺虚七症并药味忌宜

齁喘，属肺虚有热，因而痰壅。

忌收涩之药。

宜降气消痰，辛凉、甘寒、苦平。

苏子　贝母　桑皮　枇杷叶　栝楼根　竹沥　天冬　麦冬　马兜铃　款冬花　百部　百合　沙参　前胡　射干

咳嗽，吐血痰，属肺热甚。

忌升、破气，复忌补气、破血、辛燥、温热、收涩之药。宜降气、清热、润肺、生精液、凉血、益血、甘寒、甘平、咸寒，佐以苦寒。

侧柏叶　郁金　蒲黄　茅根　剪草　生地黄　白及　阿胶　童便　知母

余药，肺虚条内参用。

声哑，属肺热甚。

忌宜药俱同咳嗽。

咽喉燥痛，属水涸水炎，肺热之极。此证法所难治。

忌宜药俱同咳嗽。

肺痿，属肺气虚，有热。

忌宜药俱同肺虚。

龟胸，属肺热有痰。

忌宜药俱同齁喘、咳嗽。

息贲，属肺气虚，痰热壅结所致。

忌破气、辛热、补敛之药。

宜降气、清热、开痰，佐以散结。

橘皮　白蔻　射干　桔梗　旋覆花　桑皮　白芥子

参用东垣息贲丸治之。

肺部实热虚寒症治选方

肺部诊治大法

凡肺之得病，先观心之虚实。若心火炎盛铄金，即当先抑心气，后服肺药。若心气和，更看脾脉虚实。若脾气虚冷不能相生，而肺家不足，则风邪易感，故患肺恶寒者，由脾虚得之。若脾气盛实，则亦痞满中焦，而大肠与肺表里不能相通。夫中焦热膈，则肺大肠不通，其热毒气必上蒸于肺，故患肺热者，多脾实得之。心气盛者泻之，脾气虚者益之，脾气实者通之，须随其气之寒热以治之。故有益心气脾气之药，当诊其脉。若心脾俱和，肺自生疾，则察肺之虚实而治之。

肺实热脉症

右手寸口气口以前，脉阴实者，手太阴经也。病苦肺胀，汗出若露，上气喘逆，咽中塞，如欲呕状，名曰肺实热也。

泻白散，又名泻肺散

桑白皮细剉，炒香　地骨皮洗去骨，炒，一两　甘草炙，五钱

上为末，每服一二钱，水一钟，入粳米百粒，同煎至六分，

食后温服。海藏①用此泻肺热骨蒸自汗证。栀子、黄芩亦能泻肺热，当以血气药分之。

除热饮

治肺实热，胸凭仰息，泄气除热。

石膏八两　白前　杏仁各三两　赤蜜七合　橘皮　白术各五两
枸杞根皮切，二升

上七味，㕮咀，以水七升，煮取二升，去滓，下蜜，煮三沸，分三服。

橘皮汤

治肺热，气上咳息喘急。

陈皮　麻黄各一钱　紫苏　柴胡各八分　宿姜一钱五分　石膏四钱　杏仁去皮尖，炒，一钱五分

水二钟，先煮麻黄，去沫，下诸药，煎八分，温服。

桃花汁

治肺热闷不止，胸中喘急，惊悸，客日来去，欲死不堪。服此药泄胸中喘气。

桃皮　芫花各一升

上二味，㕮咀，以水四斗，煮取一斗五升，去滓，以故布手巾内汁中。薄②胸，温四肢。不盈数日，即歇。

---

①　海藏：王好古（约1200－1264）字进之，号海藏，元代赵州（今河北省赵县）人，曾经与李杲一起学医于张元素，但其年龄较李杲小二十岁左右，后又从师于李杲，尽传李氏之学。张元素强调脏腑辨证，重视分辨病变所在脏腑的寒热虚实，李杲阐发脾胃学说，尤重脾胃内伤虚证的探讨。在张、李二家的影响下，王好古又着重于《伤寒论》方面，而独重由于人体本气不足导致阳气不足的三阴阳虚病证，另成一家之说。

②　薄：迫近。

羚羊角汤

治肺热，喘息，鼻衄。

羚羊角　玄参　射干　鸡苏　芍药　升麻　黄柏各一钱　生地黄三钱　栀子仁　淡竹茹弹大

水二钟，煎八分。要利者，加芒硝一钱。

杏仁汤

治肺热言瘖，喘息短气，好睡，下脓血。

生地黄三钱　石膏四钱　麻黄二钱　杏仁一钱八分　升麻　羚羊角　芒销各钱二分　赤蜜一小盏　淡竹茹弹大

上㕮咀，水二钟，煎八分，去滓，下蜜，煮二沸，温服。

苏桔散

治肺热，面生疮，胸中滞塞，不时口有胶涎。

紫苏　桔梗　麻黄　羌活　丹皮　连翘各等分

上细末，每服二钱，食后熟汤送下。

祛风饮

治肺热，饮酒当风，风入肺，胆气妄泄，目青气喘。

麻黄四两　甘草　五味子各三两　杏仁五十枚　母姜五两淡竹叶切，一升

上六味，㕮咀，以水七升，先煮麻黄，去沫，下诸药，煮取三升，去滓，分三服。

泻肺散

治酒客劳倦，或出当风，喜怒气舍于肺，面目黄肿，起即头眩，咳气，时忽忽欲绝，心下弦急，不能饮食，或吐脓血，胸痛引背，支满欲呕。

五味子　百部各二两半　茯苓　附子　苁蓉　当归　石斛　远

志　续断各一两　细辛　甘草各七分　防风　蜀椒　紫菀　桂心
款冬花　干姜各一两半　桃仁六十枚

上十九味，治下筛，以酒服方寸匕，日三。后稍加至二匕。

辛苏散

治肺有风热，头目昏眩，皮肤瘙痒如虫行。

麻黄　羌活　川芎　射干　荆芥　山栀　紫苏　丹皮　杏仁去
皮尖，各一钱　黑丑五钱　细辛　僵蚕炒去丝，各一钱二分。

上为细末，每服三钱半，水一钟，姜一片，煎二三沸，食后
和渣服。

紫菀散

治一切远近肺气，微感寒时，却便打嚏，渐加喘急。必初感
寒打嚏时，即宜此方止之。

陈皮三钱　麻黄　桔梗　防风　川芎　紫菀　羌活　杏仁　甘
草　细辛各一钱

上末，每二钱，水一盏，姜二片，煎八分，空心服。

陈桔散

治肺感风寒而嗽，服凉药，愈多清涕。

陈皮三钱　麻黄　羌活　川芎　紫菀　桔梗各一钱　细辛一钱二
分　甘草一钱六分

上末，每服二钱，水一盏，姜二片，煎七分。食远服。

抑心气散

治心气实热烁金，肺受心邪而生疾。若心脉洪大于肺部，微
见心脉，宜先服此方。

茯苓　黄芩　玄参　甘草　麦冬去心　升麻　桔梗　贝母去心
丹皮去骨　犀角镑，各一钱　沉香　木香各钱二分

上为细末。每服三钱，水一盏，煎八分。不拘时，和渣服。

肺虚冷脉症

右手寸口气口以前脉，阴虚者，手太阴经也。病苦少气，不足以息，嗌干，少津液，名曰肺虚冷也。

阿胶散，又名补肺散

阿胶两半，麸炒　马兜铃五钱，焙　鼠粘子二钱半，炒香　甘草炙，二钱半　糯米一两　杏仁七粒，去皮尖，炒

上为末。每服三钱，水一盏，煎六分。食后温服。

海藏云：杏仁本泻肺，非若人参、天麦门冬之补也，宜审之。

防风散

治肺虚冷，声嘶，懒语言，用力战掉，缓弱虚瘠，风入肺。

防风　独活　芎劳　秦椒　干姜　黄芪各四十二铢　天雄　麻黄　五味子　山萸各三十八铢　甘草三十六铢　秦艽　桂心　薯蓣　杜仲　人参　细辛　防己各三十铢　甘菊　紫菀各二十四铢　贯众二枚　附子七分

上二十二味，治下筛，以酒服方寸匕，日二。一方有石膏六分，当归五分。

酥蜜膏

治肺虚寒，疠风所伤，语声嘶塞，气息喘惫，咳吐上气嗽，通声方。

酥　崖蜜　饴糖　生姜汁　生百部汁　枣肉　杏仁各一升，研　甘皮五贝，末

上八味，合和，微火煎，常搅，三上三下，约一炊久，取姜汁等各减半止。温酒一升，服方寸匕，细细咽之，日二夜一。

又方

治咳嗽，胸胁支满。多喘上气，尤良。《肘后方》治久咳上气，二十年诸治不瘥者。

猪胰三贝　大枣百枚

上二味，以酒五升渍之，秋冬七日，夏春五日，出布绞去滓。七日服尽，二七日忌盐。羊胰亦得。

杏酪

治肺寒，损伤气嗽，及涕唾鼻塞。

枣肉二觔，研作脂　杏仁一升，熬研为脂　酥　生姜汁　白糖　白蜜　生百部汁各一升

上七味，合和，微火煎，常搅，约一炊久，下之，细细温清酒服二合，日二。

补肺汤

治肺气不足，逆满上气，咽中闷塞，短气，寒从背起，口如含霜雪，言语失声，甚者吐血。

五味子三两　干姜　桂心　款冬花各二两　麦门冬一升　大枣一百枚　粳米二合　桑根白皮一觔

上八味，㕮咀，以水一斗，先煮桑白皮五沸，下药煮取三升，分三服。

又方

黄芪五两　甘草　钟乳　人参各二两　干地黄　桂心　茯苓　白石英　桑白皮　厚朴　干姜　紫菀　橘皮　当归　五味子　远志　麦冬各三两　大枣二十枚

上十八味，㕮咀，以水一斗四升，煮取四升，分五服，日三夜二。

杏苏煎

专治肺气不足，咳逆上气，牵绳而坐，吐沫吐血，不能饮食。

苏子一升　桑白皮五两　半夏六两　紫菀　人参　甘草　五味子　杏仁各二两　款冬花　射干各半两　麻黄　干姜　桂心各三两　细辛一两半

上十四味，㕮咀，以水一斗二升，煮取三升半，分五服，日三夜二。

白石英煎

治肺气不足，咳逆短气，寒从背起，口中如含霜雪，语无音声而渴，舌本干燥。

五味子　苏子各一升　白石英　钟乳各二两　款冬花　竹叶　橘皮　桂心　桑白皮　茯苓　紫菀各一两　粳米二合　麦门冬四两　生姜五两　杏仁五十枚　大枣十枚

上十六味，㕮咀，以水一斗三升，先煮桑白皮、粳米、大枣，米熟去滓，内诸药，煮取五升，分六服，日三。

钟乳饮

治肺气不足，心腹支满，咳嗽，喘逆上气，唾脓血，胸背痛，手足烦热，惕然自惊，皮毛起，或哭或歌或怒，干呕，心烦，耳中闻风雨声，面色白。

款冬花　桂心各二两　桑白皮一觔　生姜　五味子　钟乳各三两　粳米一升　大枣十枚　麦门冬四两

上九味，㕮咀，以水一斗二升，先煮粳米、枣令熟去之，内药，煎取二升，分三服，温服之。一方用白石英二两。《广济》用紫菀、人参各二两，名紫菀汤。

饧煎

治肺气不足，咽喉苦干。

作饧，任多少，取干枣一升，去核，煮熟，捣汁五升和，使相得，绞去滓，澄去上清，取浊者内饧中搅，火上煎，勿令坚，令连连，服如鸡子大，渐渐吞之，日三夜二。

麻子汤

治肺气不足，咳唾脓血，气短不得卧。

麻子一升　桑白皮三两　桂心　人参各二两　饧糖大酒盏　阿胶　紫菀各一两　干地黄三两

上㕮咀，水十二钟，煎五钟，分五服。

益脾散

治脾气乏，不能生肺，致肺气不足，多感风邪，宜此方。

厚朴制，一两　草豆蔻　人参各五钱　甘草一钱　干姜一钱六分

上为细末，每服三钱，水一盏，煎八分，空心和渣服。

灸方

治肺风气痿绝，四肢满胀，喘逆胸满。

灸肺腧各二壮肺腧对乳，引绳度之，在第三椎下两旁，相去各一寸五分

肺与大肠俱实

右手寸口气口以前脉，阴阳俱实者，手太阴与阳明经俱实也。病苦头痛，目眩，惊狂，喉痹痛，手臂捲，唇吻不收，名曰肺大肠俱实也。

茯苓麻黄汤

治肺与大肠俱实，令人气凭满。

茯苓　麻黄各六分　黄芩　大青　桂心各三分　石膏五钱　丹参一钱　五味子　甘草　贝母　橘皮　芎劳各三钱　枳实二枚

上粗散，帛裹方寸匕，井花水一盏，煮五分，温服。一方多杏仁五分，细辛五分。

通脾散

治脾气盛实，痞隔中焦，大肠与肺不能相通，则热气蒸于肺，因而生疾。若诊得脾脉洪大，宜服此方以通脾气。

桔梗　大黄　麻黄　枳壳　柴胡　杏仁　羌活　木香　大腹皮各一钱

上为细末。每服三钱，水一盏，姜五片，煎八分，温服。

肺与大肠俱虚

右手寸口气口以前脉，阴阳俱虚者，手太阴与阳明经俱虚也。病苦耳鸣嘈嘈，时妄见光明，情中不乐，或如恐怖，名曰肺与大肠俱虚也。

小建中汤

治肺与大肠俱不足，虚寒乏气，小腹拘急，瘦瘠。

大枣四枚　生姜　桂心各三钱　甘草二钱　芍药五钱

上㕮咀，水二钟，煎一钟，去渣，内饴一两半，煎八分，温服。《肘后》用黄芪、人参各二钱，名黄芪建中汤。

治肺脏病方

肺有病，鼻塞不通，不闻香臭，鼻中有息肉，或生疮，皮肤燥痒，恶疮，疥癣，上气咳嗽，涕吐脓血，宜服排风散。

人参八分　丹参七分　防风八分　沙参五分　天雄八分　山药七分　元参七分　苦参七分　秦艽七分　山萸五分

上为末，空心，以防风汤调下三钱。

肺自病及四脏相乘症治选方

肺主燥，自病则喘嗽，必须润之。

肝乘肺，为微邪。其症恶风，眩冒昏愦而嗽。羌活膏。

脾乘肺，为虚邪。其症体重，吐痰，泄泻，嗽。人参白术散。

肾乘肺，为实邪。其症憎寒，嗽，溃利。百部丸。

心乘肺，为贼邪。其症热而喘嗽。先地黄丸，中导赤散，后阿胶散。

肺大肠自病及四脏相乘传信方

肺大肠自病，为正邪，用泻白散泻金。

泻白散

桑白皮蜜灸　地骨皮各一钱　甘草五分

凡属肺热咳嗽，皆当加减用之。

嗽，加桔梗、百合。痰，加贝母。渴，加知母。有食，加枳实。

肺之肝病，为微邪，用生金滋水饮，泻金中之木。

生金滋水饮

凡伤寒热退后，有易补之阴，有难动之阳，皆当以此养之。其见症，或汗后烦躁未除，口渴，微热，大便难涩，小便短赤，即是。又有一种少阳阳明症，手足肿痛，皆火燥生风，风淫末疾，不必俟其汗后，即当以此方加柴胡、黄芩与之，无不效也。

麦冬　人参各一钱五分　归身　白芍各二钱　生地三钱　丹皮白术生用，各一钱　甘草三分

姜引

肺之脾病，为虚邪，用补中益气汤，泻金中之土。

补中益气汤

此方凡属中宫虚损，病后失调，无不相宜。倪氏①曰：七情内伤，脾胃先病。治先补土，此方主之。

---

① 倪氏：元末明初名医倪维德，著有《原机启微》，是一部眼科专著，对后世眼科有着巨大的影响。

黄芪蜜炙，二钱　白术土炒　当归　人参　陈皮各一钱　甘草蜜炙　升麻　柴胡各五分

姜、枣引。

凡六经内伤外感，及暑月劳倦发热，或汗出不止，俱用本方加芍药一钱与之。

凡痢疾腹痛已除，泻犹未止，是胃气下陷也，加酒炒白芍三钱。

凡疟疾发久，形体尪羸，无论六经，皆当加半夏一钱。即有外感，不过加黄芩一钱。

凡妇女胎前气虚，以致胎动不安，小产，崩漏，或产后血虚发热，但加酒炒白芍二钱。

肺之肾病为实邪，用生脉散泻金中之水。

生脉散

治暑伤元气，汗出过度，倦怠嗜卧。如有虚热口渴，不思饮食，轻者合四君子汤，重者合补中益气汤。

人参　麦冬各一钱　五味子研，九粒

肺之心病，为贼邪，用黄芪汤泻金中之火。

黄芪汤

治肺气大虚，腠理不固，寒症至矣。或小肠隐痛，大便不实，小便频数无度，经夜不寐，盗汗不止，命门火衰，精滑梦遗。此方通治之，其盗汗、自汗，尤为要紧。

黄芪　当归各三钱　白术二钱　枣仁一钱五分　远志肉一钱　补骨脂八分

姜、枣引。

卷之三十二

肾部一

脏义原始

五脏应四时，各有收受

北方黑色，入通于肾，开窍于二阴。藏精于肾，故病在溪。其味咸，其类水，其畜彘，其谷豆，其应四时，上为辰星，是以知病之在骨也。其音羽，其数六，其臭腐。

北为水王之方，肾为属水之脏，其气相通。黑者，水之色。二阴者，肾之窍。水之精气藏于肾曰志。《气穴论》曰：肉之大会为谷，肉之小会为溪。溪者，水所流注也，故病在溪。一曰溪深于谷，冬气居内，故病在深处。水曰润下，润下作咸，故肾之味咸。其畜彘，彘色黑，以象水也。其谷豆，豆实而润。色黑亦象水，水之精气上为辰星。病在骨者，肾主骨也。水音曰羽。水之生数一，成数六，气因水变则为腐。

四时阴阳，外内之应

北方生寒，寒生水，水生咸，咸生肾，肾生骨髓，髓生肝，肾生耳。其在天为寒，在地为水，在体为骨，在脏为肾，在色为黑，在音为羽，在声为呻，在变动为栗，在窍为耳，在味为咸，在志为恐。恐伤肾，思胜恐。寒伤血，燥胜寒。咸伤血，甘胜咸。

水王北方，其气化寒。寒气阴润，其化为水。物从水变则咸，咸生肾者，咸味养肾也。肾生骨髓者，肾之精气生养骨髓也。髓生肝者，水生木也。足少阴肾络会于耳中，故肾主耳。气化于天，在北为寒，形成于地。在北属水，在体为骨者，骨中封髓，以象水之闭藏。在藏为肾者，肾属水。黑，水之正色。羽为水音，沉而深也。呻，呻吟之声也。栗，战栗，大寒甚，恐则有之，故属水。耳与肾络相通，肾之窍也。咸，水味也。恐，惧也，肾主之。恐则气下，气并于肾，故伤。凡猝然恐者，多遗尿，甚则阳痿，是其征也。思深虑远则见事源，故胜恐。又思为脾志，土能胜水，故思能胜恐。寒伤血，寒胜则血凝涩也。燥则水涸，故胜寒。食咸而渴，咸伤血也。甘为土味，故胜水咸。

五气之合

北方生寒，寒主水，水生咸，咸生肾，肾生骨髓，髓生肝。其在天为寒，在地为水，在体为骨，在气为坚，在脏为肾。其性为凛，其德为寒。在用为藏，其色为黑。其化为肃，其虫鳞，其政为静，其令闭塞，其变凝冽，其眚冰雹，其味为咸，其志为恐。恐伤肾，思胜恐。寒伤血，燥胜寒。咸伤血，甘胜咸。

此原北方之性用德化政令，皆本乎水，而内合人之肾气者也。明此者，可以治肾，可以补肝。在气为坚，物之热者，遇寒则坚，此其征也。其性为凛者，凛烈战栗，水之性也。其德为寒者，冬气寒冷，水之德也。其用为藏者，闭藏生气，水之用也。其化为肃者，肃然静定，水之化也。其虫鳞，鳞潜就下，得水气也。其政为静者，清静澄澈，水之政也。其令闭塞者，天地闭塞，冬水令也。其变凛冽者，寒凝严冽，水之变也。其眚冰雹者，非时冰雹，水之灾也。此言北方水气偏胜为病，当平以中央土令。燥，燥土也。

按：诸论所伤之旨，其例有三。东方云风伤筋，酸伤筋。中央云湿伤肉，甘伤肉，是自伤也。南方云热伤气。北方云寒伤血，咸伤血，是伤己所胜也。西方云热伤皮毛，是被胜伤己也。辛伤皮毛，是自伤者也。凡此五方所伤，有此三例不同。又按：北方云燥胜寒，若以五行正序，当云湿胜寒，但寒湿同类，不能相胜，故曰燥胜湿。

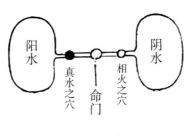

肾脏图像

肾脏释名

肾者，慎也，藏精与志，先天之本，言人所当最慎也。

肾藏象

经曰：肾脏有二，形如豇豆相并，色紫黑，曲附于脊之十四椎两傍膂筋间，其外有脂裹，内色淡白，上下有系。一系自心系旁支发来，下系于肾，其上行者通脊髓，至脑中，连于髓海。

一云：肾为水脏，而相火寓于其中，静而阖，涵养乎一阴真水，动而辟，鼓舞乎龙雷相火。水为常，而火为变，乃至阴之位，生命之蒂也。

命 门

男女媾精，未有形象，先结河车，中间透起一茎，如莲蕊初生，乃脐带也。蕊中一点，实生身立命之原，即命门也。

经曰：七节之傍，中有小心。

小心，指命门而言。心为性之郭①，肾为命之蒂。两肾中，一点真阳，正生身立命之根蒂，义取命门，实由于此。相火能代君行事，故曰小心。

其精管，自两肾脊骨间发来，绕大肠之右，从溺管之下，同出前阴而泄精。

肾之部分

肾之部分，内舍腰脊骨髓，外在溪谷踹膝。

肉之小会为溪，大会为谷。肉分之间，溪谷之会，以行荣卫，以会大气。

腰脊者，身之大关节。

腰脊所以立身，故为身之大关节。

肾为阴中之阴

腹为阴，阴中之阴肾也。

肾属水，位居下焦，以阴居阴，故为阴中之阴也。

肾之正色

肾属水，为黑帝，其色如缟映紫。

此肾脏所生之外荣也。

肾之外候

肾者主为外，使之远听，视耳好恶，以知其性。

肾为作强之官，伎巧所出，故主成形而发露于外，其窍为耳，故试使远听，及耳之善恶，则肾脏之象，可因而知之矣。

---

① 郭（fú 浮）：古代城圈外围的大城。

颧骨者，骨之本也。颧大则骨大，颧小则骨小。

目下颊骨曰颧，周身骨骼大小，可验于此也。

小骨弱肉者，善病寒热。

骨属肾，肉属脾，皆至阴之所在也。阴不足则阳邪易以入，故善病寒热。

臂薄者，其髓不满，故善病寒热也。

髓为骨之充，阴之精也。髓不满者，当病寒热。

皮肤薄而其肉无䐃，其臂懦懦然，其地色殆然不与其天同色，污然独异，此其候也。

䐃，肉之结聚而坚者也。懦懦然，柔弱貌。地气阴浊，天气清明，质色有余而神色不足，是地不与天同色也，故殆然污然。其状有异，肉有坚脆，色有不同，于此可以验其强弱。

腰者，肾之府，转摇不能，肾将败也。

腰脊为一身之大主，非肾败何至不能转摇。

肾之大小、高下、坚脆、偏正具有征验

肾小，则脏安难伤。肾大，则善病腰痛，不可以俯仰，易伤以邪。

何以验之？黑色小理者，肾小；粗理者，肾大。

肾高，则苦背膂痛，不可以俯仰。肾下，则腰尻痛，不可以俯仰，为狐疝。

高耳者肾高，耳后陷者肾下。肾气通于耳，故肾之善恶验于耳而可知也。

肾坚，则不病腰背痛。肾脆，则善病消瘅，易伤。

耳坚者肾坚，耳薄不坚者肾脆。

肾端正，则和利难伤；肾偏倾，则苦腰尻痛。

耳好前居牙车者肾端正，耳偏高者肾偏倾。

五脏各有所余

肾主骨，牙者骨之余。

即其余，便可察其本之壮盛衰弱。

一云：肾开窍于耳，耳者肾之余。

髓 海

脑为髓之海，其输上在于其盖，下在风府。

凡骨之有髓，惟脑为最巨，故诸髓皆属于脑，而脑为髓之海。
盖，脑盖骨也，即督脉之囟会。风府，亦督脉穴。此皆髓海之上
下前后输也。

诸髓者，皆属于脑。

正以脑为髓海也，故诸髓皆属之。

**人身有四海，脑为髓海。髓海有余，则轻劲多力，自过其度；
髓海不足，则脑转耳鸣，胫酸眩冒，目无所见，懈怠安卧。**

髓海充足，即有余也，故身轻而劲，便利多力，自有过人之
度，而无病也。若其不足，则在上者为脑转，以脑空而运似旋转
也；为耳鸣，以髓虚者精必衰，阴虚则耳鸣也；为胫酸，髓空无
力也；为眩冒，忽不知人；为目无所见，怠惰安卧，皆以髓为精
类，精衰则气去，而诸证以见矣。

奇恒之府

**脑、髓、骨、脉、胆、女子胞，此六者，地气之所生也，皆
藏于阴而象于地，故藏而不泻，名曰奇恒之府。**

此六者，原非六腑之数，以其藏蓄阴精，故曰地气所生，皆
称为腑。然胆居六腑之一，独其藏而不泻，与他腑之传化者为异。

女子胞，子宫是也，亦以出纳精气而成胎孕者为奇，故此六者，均称为奇恒之府。奇，异也；恒，常也。

脑渗为涕

哭泣而泪不出者，若出而少涕，其故何也？涕者，脑也。脑者，阴也。髓者，骨之充也。故脑渗为涕。

脑为髓海，诸髓充满于骨空，而总属于脑，渗而下之则为涕。自鼻孔出者，鼻空上通于脑也。若泣而少涕，则为脑髓之不充可知矣。肾藏精，为水脏。凡为血，为精，为髓，为津液，为汗，皆水也，即皆精也，肾得其养，则无一不为人身之用。苟失其养，则阴精日耗，诸病叠起，甚且吐痰，日久痰尽者死；色欲无度，精竭者死；汗枯者死；泻极者死；水从疮口出不止，干即死，皆肾竭也，人曷可不早自重也？

脏腑精义

肾主冬，足少阴太阳主治。其日壬癸。

肾主冬，以应水也。少阴肾，癸水也。太阳膀胱，壬水也。二经相为表里，皆行于足。壬为阳水，癸为阴水。

肾为牝脏，其色黑，其时冬，其日壬癸，其音羽，其味咸。

肾属水，为阴中之太阴，故曰牝脏。按：五脏配合五行，而惟肝、心为牡脏，脾、肺、肾皆为牝脏，盖木、火为阳，土、金、水皆为阴也。

十一月、十二月，冰复，地气合，人气在肾。

冰复者，冰而复冰，凝寒之极也。合，闭而密也。肾为寒水而主封藏，故人气在肾以应之。

北方黑色，入通于肾，开窍于二阴。

北方，子位；黑色，水色。天开于子而生水，其天一之真气，实与人之肾气通，同气相感也，以人之体质言，则开窍于二阴。

雨气通于肾。

雨为水气，肾为水脏，故相通。

肾者，主蛰，封藏之本，精之处也，其华在发，其充在骨，为阴中之少阴，通于冬气。

肾者，胃之关，位居亥子，开窍于二阴而司约束，故为主蛰封藏之本。肾主水，受五脏六腑之精而藏之，故曰精之处也。发为血之余，精充则血足而发盛，故其华在发。肾之合骨也，故其充在骨。肾为阴脏，故为阴中之少阴。肾之气犹冬气也，故曰通于冬气。

冬者，盖藏血气在中，内着骨髓，通于五脏。

冬气伏藏，在人之血气，皆蕴蓄于内，而血与气之最精者，则深着于骨髓。又脑为髓海，由髓海贯注于五脏，故曰通于五脏。

脏真下于肾，肾藏骨髓之气也。

肾气喜下，冬时肾水用事，故五脏天真之气同下于肾，而为精为髓，是肾之所藏，实骨髓之气也。

肾治于里。

阴主乎内，故知肾之所治在里。里，即藏也。

肾者，作强之官，伎巧出焉。

作强，作用强壮也。伎，多能也；巧，精巧也。肾为脊之本，故称作强之官。肾藏智，故曰伎巧出焉。

肾为精神之舍，性命之根，藏精与志。

肾为始生精灵之本，故曰精神之舍。人身之于肾，犹天地之有阴阳也，故曰性命之根。肾受五脏之精而藏之，且为作强之官，故曰藏精与志。精神之舍，性命之根，此二句所包者大，不特先天之本，载道之器，以此为基，即成己成物无限大道理，无不以性命为大本，精神为运用。人能守得此定，岂独曰长有天命耶？

天之在我者德也，地之在我者气也，德流气薄而生者也。

肇生之德本乎天，成形之气本乎地，故天之在我者德也，地之在我者气也。德流气薄而生者，言理赋形全，而生成之道斯备矣。

五脏所藏，肾藏志。

意有专一谓之志。《本神篇》曰：意之所存谓之志。《九针论》曰：肾藏精志也。

生之来谓之精。

太极动而生阳，静而生阴。阴阳二气，各有其精。所谓精者，天之一，地之六也。天以一生水，地以六成之，而为五行之最先。故万物初生，其来皆水。如果核未实，皆水也；胎卵未成，犹水也。即凡人之有生，以及昆虫、草木，无不皆然。《易》曰：男女拘精，万物化生。此之谓也。

两神相搏，合而成形，常先身生，是谓精。

两神，阴阳也。搏，交也。精，天一之水也。凡阴阳合而万形成，无不先从精始，故曰常先身生，是谓精。按：《本神篇》曰"两精相搏谓之神"，而此曰"两神相搏，合而成形，常先身生，是谓精"，盖彼言由精以化神，此言由神以化精，二者若乎不同，正以明阴阳之互用者，即其合一之道也。

肾者主水，受五脏六腑之精而藏之，故五脏盛乃能泄。

肾主水，精犹水也，故藏之。然五脏具有真精，特聚于肾，非独系于肾也，惟是五脏之精气盛满，乃能输泄于肾。不然，五脏之精气有不盛，则肾脏之所藏自有所不足矣。

五脏所主，肾主骨。

肾为万化之原，骨为立身之本，故曰肾主骨，象水石之坚实也。

肾之合骨也，其荣发也，其主脾也。

肾藏精，骨藏髓，象其蛰封之体，故合骨。其滋荣则在于发，其所畏惮而为主者脾也。

耳焦枯，受尘垢，病在骨。

耳为肾之窍，肾主骨也。

强力入房，则伤肾而高骨坏。

入房而曰强力，肾气之不旺也可知。如是而入房，自应伤肾。肾主骨，故高骨坏。

五脏常内阅于上七窍也，故肾气通于耳，和则能闻五音矣。

肾在窍为耳，故其气有所通，即有所用。不然，内有所病，则外有所应矣。

久听则伤肾。

肾之精气发于耳，久听则耗精，故伤肾。

精脱者耳聋。

肾藏精，其精气发于耳，故精脱则耳聋。

五脉应象，肾脉石。

沉坚如石，其应冬。

五脏化液，肾为唾。

唾出于舌下廉泉二窍，二窍挟舌本，足少阴肾脉循喉咙，挟舌本，故唾为肾液。一云，肾气通两窍为唾，肾气自入则多唾。

持重远行，汗出于肾。

持重远行，则骨疲而热蒸于外。肾主骨，故汗出于肾。

五脏所恶，肾恶燥。

肾属水而藏精，燥胜则伤精，故恶燥。

寒胜则浮。

寒胜则阳气不运，故坚痞腹满，而为虚浮。

五气所病，肾为欠，为嚏。

欠，曲引其身之名。水性下流而主收引，欠则象其收引也。嚏，鼻出声之名。嚏，喷是也。鼻为肺之窍，肾病何以有之？盖肾之经脉，贯肝膈，入肺中，肺得其循经之邪，输之于窍，则令人连声而嚏也。一曰阳未静而阴引之，故为欠；阳欲达而阴发之，故为嚏。阴盛于下，气化于水，所以皆属乎肾。故凡阳盛者不欠，下虚者无嚏，其由于肾也可知。

五病所发，阴病发于骨，阳病发于冬。

骨属肾，肾者阴中之阴也，故阴病发于骨，阳病发于冬，阴胜则阳病也。

北风生于冬，病在肾，俞在腰股，故冬气者，病在四肢。

此言邪气随时之为病也。北风，水之气也，故病在肾。腰为肾之府，与股接近，故俞应焉。俞在腰股，病云在四肢者，盖腰股属阴，四肢气薄，皆易于受寒者也。若冬不按跷，精气固密，自不病痹厥、飧泄、汗出、诸寒邪之症。

冬善病痹厥。冬不按跷，不病痹、厥、飧泄而汗出。

冬，本年之冬也。此所谓痹，寒痹也。此所谓厥，寒厥也。此症多由上年渐次而至，若于上年冬令不行按跷，则不扰动阳精，肾得闭藏，根本立而水生矣，水生则木生，故春不病鼽衄颈项。木生则火生，故夏不病胸胁。火生则土生，故长夏不病洞泄寒中。

土生则金生，故秋不病风疟。金生则水生，故冬不病痹、厥、飧泄而汗出也。飧泄汗出，亦失肾主闭藏之令也。

五精所并，精气并于肾则恐，虚而相并者也。

气并于肾而乘心之虚，则为恐。《本神篇》曰：心怵惕思虑则伤神，神伤则恐惧自失。是心家自病。

肾藏精，精舍志，肾气虚则厥，实则胀。五脏不安，必审五脏之病形，以知其气之虚实，谨而调之也。

《九针论》曰：肾藏精志也。《调经论》曰：肾藏志。志有余则腹胀飧泄，不足则厥。五脏不安，谨而调之者，总结前四脏所载，此条而言其治法也，故凡五脏有不安者，必审其病形虚实，情志所属，乃可随其脏以调之。

四时之胜，冬胜夏。

水王于冬，故胜夏火。五时王气，互有克胜，所胜为邪，则不胜者受之。

五劳所伤，久立伤骨。

立者之劳在骨也。

五脏各有所损，肾劳者精损。

肾藏精也，损其肾者益其精。

五劳过度，各有所极，肾劳过度则精极。

肾藏精而主骨，病至精极，骨何能支，危殆立至矣。

天食人以五气，五气所入，腐气入肾。

清阳化气出乎天，故曰天食人以五气。腐与肾之气合，故入肾。

肾之臭朽，心邪入肾则恶朽。

心邪，火邪也。水不胜火，乃反恶之。朽，犹腐也。

地食人以五味，五味所入，咸先入肾。

浊阴成味出乎地，故曰地食人以五味。咸从水化，故入肾。

五味所合，肾欲咸。

合，谓合于脏气也。肾欲咸，咸与肾合也，此五味之合于五脏之气也。

五味所入，咸入肾。

咸从水化也。

五味入胃，各归所喜攻，咸先入肾。

咸与肾合，故先入肾。若不应用而误用之，则反受其害。《九针篇》曰：病在骨，无食咸。即此义。

五味各走其所喜，谷味咸，先走肾，大豆咸。

五脏嗜欲不同，各有所喜，故五味之走，亦各有所先，故谷味咸者，当先走肾也。大豆，黄黑青白等豆，均称大豆。

肾色黑，宜食辛，黄黍、鸡肉、桃、葱皆辛。

《脏气法时论》曰：肾苦燥，急食辛以润之。开腠理，致津液通气也。

以上言味之宜于肾者。

阴之所生，本在五味。阴之五宫，伤在五味。是故味过于咸，大骨气劳，短肌，心气抑。

咸入肾，肾主骨，过于咸则伤肾，故大骨气劳。劳，困剧也。咸走血，血伤故肌肉短缩。咸从水化，水胜则尅火，故心气抑。

五味入于口也，各有所走，各有所病。咸走血，多食之令人渴。

血与咸相得则凝，凝则胃汁注之，故咽路焦而舌本干，渴病所由作也。

五味所伤，多食甘则骨痛而发落。

肾藏精，骨藏髓，精髓同类，故肾合骨。发为精血之余，精髓充满，其发必荣，故荣在发。若多食甘，助土过旺，土克水，故骨痛而发落，此五味之所伤也。

以上言平时饮食之味偏胜为患也。

五味所裁，病在骨，无食咸。

口嗜而欲食之，不可多，必自裁也，命曰五裁。《九针论》曰：咸走骨。故病在骨者，无食咸也。

五病所禁，肾病禁甘。

不足之病，畏其所胜，而宜其所不胜，甘从土化，为肾所畏，故禁甘。

以上言病之不宜食也。

五味之用，咸者能下，能耎坚。

用，谓用于治疗。壅于上者引而下之，实于内者消而耎之，咸之用也。

五味所伤，苦伤气，咸胜苦。

苦能泻气，故伤气。咸从水化，能胜苦。

肾病者宜食大豆黄卷、猪肉、栗、藿。

大豆黄卷，大豆芽也。肾属水，咸入肾，故宜用此咸物。藿，大豆叶也。

肾欲坚，急食苦以坚之，用苦补之，咸写之。

肾主闭藏，气贵周密，故肾欲坚，宜食苦以坚之也。苦能坚，故为补。咸能耎坚，故为泻。此肾脏补泻之义也。

肾苦燥，急食辛以润之。开腠理，致津液通气也。

肾者水脏，喜润而恶燥，若燥则失润泽之体而苦之矣，宜食辛以润之。盖辛者金之味，能开腠理而泄其燥，能致津液而使之润，又能通气而令气化也。

以上言治疗之宜忌。

卷之三十三

肾部二

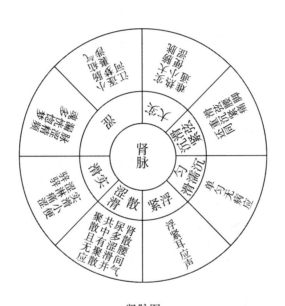

肾脉图

　　肾脉盛者，寸口大再倍于人迎；虚者，寸口反小于人迎。膀胱盛者，人迎大再倍于寸口；虚者，人迎反小于寸口。

　　此经从足走胸，长六尺五寸，左右共一丈三尺，凡二十七穴。左右两行，共五十四穴。自至阴交与足心涌泉穴，循膝腹上行，至胸俞府穴，传手厥阴心包络经。

足少阴肾经

　　肾足少阴之脉，起于小指之下，邪趋足心，出于然谷之下，循内踝之后，别入跟中，以上踹内，出腘内廉，上股内后廉，贯

脊，属肾，络膀胱。

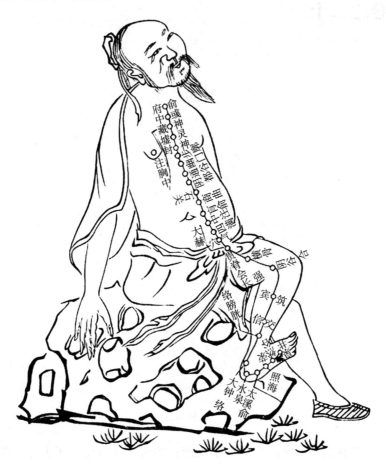

足少阴肾经铜人图

　　趋，走也。跟，足跟也。然谷，本经穴名。此言足少阴经之
脉，起足小指之下，邪走足心之涌泉穴，转出足内踝前，至本经
然谷穴之下，循内踝后，别入足跟中。按：别入跟中，《活人书》
竟作别行之一小支脉者，非。还上，而循内踝，上出腨腘之内，
再上股内后廉，贯脊，会督脉之长强穴，还出于前，循横骨穴而

上，至肓俞之所，皆本经穴名。内行而分属两肾，更下脐，过任脉之关元、中极二穴，而络于膀胱也。

其直者，从肾上贯肝膈，入肺中，循喉咙，挟舌本。

此言其直行之脉，从肓俞穴属肾处，上行历诸穴，至本经之通谷穴入内，贯肝与膈，更入肺中，再上而循喉咙，并足阳明经之人迎穴，挟舌本而终也。

其支者，从肺出，络心，注胸中。

按：心字当作心包，若系真心，藏肺之内，乌得云出络也。此其支脉之行，即从入肺处，出络心包，注于膻中，正当心胸之间，以交于手厥阴经也。按：足少阴之脉，上下左右分行，共六道，其脉之起，自足小指之下，斜趋足心，出于然谷之下，循内踝之后，别入足跟，以上踹内，出腘内廉，上股内后廉，贯脊还前，而出于横骨穴，上至肓俞，内入而属肾，还下脐而络膀胱者二道，此为正经，乃脉之本也，然其行多浅深屈曲之处。《活人书》以入跟中者为另一支别之脉，亦以其屈曲故也。其直者，由属肾处，接正经而上贯肝膈，入肺中，循喉咙，终于舌本者又二道，此亦正经之脉也。其支者，从肺出络心，注胸中者，又二道，此其内行之小支脉也。

足少阴肾井荥输经合之次

肾出于涌泉。涌泉者，足心也，为井木。

此肾经之所出，为井也，属阴木。

溜于然谷。然谷，然骨之下者也，为荥。

此肾经之所溜，为荥也，属阴火。

注于太溪。太溪，内踝之后，跟骨之上陷中者也，为腧。

此肾经之所注，为腧也，属阴土。

行于复留。复留，上内踝二寸，动而不休，为经。

此肾经之所行，为经也，属阴金。

入于阴谷。阴谷，辅骨之后，大筋之下，小筋之上也，按之应手，屈膝而得之，为合。

此肾经之所入，为合也，属阴水。

足少阴经也。

以上肾之五腧，皆足少阴经也。

足太阳膀胱经与足少阴肾经为一合

足太阳之正，别入于腘中。其一道下尻五寸，别入于肛，属于膀胱，散之肾，循膂当心入散。直者，从膂上出于项，复属于太阳，此为一经也。

足少阴之正，至腘中，别走太阳而合，上至肾，当十四椎，出属带脉。直者，系舌本，复出于项，合于太阳，此为一合，成以诸阴之别，皆为正也。

此膀胱与肾为表里，故其经脉相为一合也。足太阳之正入腘中，与少阴合而上行，其别一道，下尻五寸，当承扶之次，上入肛门，内行腹中，属于膀胱，散于肾，循膂当心入散，上出于项，而复属于本经太阳，此内外同为一经也。

足少阴之正，自腘中合于太阳，内行上至肾，当十四椎旁肾俞之次，出属带脉。其直者，上系舌本，复出于项，合于太阳，是为六合之一也。然有表必有里，有阳必有阴，故诸阳之正必成于诸阴之别，此皆正脉相为离合，非旁通交会之谓也，余仿此。

足少阴太阳别络并症

足少阴之别，名曰大钟，当踝后绕跟，别走太阳。其别者，

并经上走于心包下，外贯腰脊。其病，气逆则烦闷，实则闭癃，虚则腰痛，取之所别也。

足少阴之络，名大钟，在足跟后骨上两肋间，别走足太阳者也。前十二经脉，言本经从肺出络心，此言上走心包下，外贯腰脊，故其为病如此，而治此者当取所别之大钟也。

足太阳之别，名曰飞阳①，去踝七寸，别走少阴。实则鼽窒、头背痛，虚则鼽衄，取之所别也。

足太阳之别名飞阳，在足外踝上七寸，别走足少阴者也。此经起于目内眦，络脑，行头背，故其为病如此。治此者，当取所别之飞扬也。

足少阴肾、太阳膀胱筋结支别

足少阴之筋，起于小指之下，并足太阴之筋，邪走内踝之下，结于踵，与太阳之筋合，而上结于内辅之下。

足少阴之筋，起小指下，邪趋足心，又邪趋内侧，上然谷，并足太阴商丘之次，走内踝之下，结于跟踵之间，与太阳之筋合，由踵内侧上行，结于内辅骨下阴谷之次。

并太阴之筋而上循阴股，结于阴器。

自内辅并太阴之筋，上循阴股，上横骨，与太阴、厥阴、阳明之筋合，而结于阴器，皆刚筋也。

循脊内，挟膂，上至项，结于枕骨，与足太阳之筋合。

自阴器内行，由子宫上系肾间，并冲脉，循脊两旁，挟膂，上至项，与足太阳之筋合，结于枕骨，内属髓海。

足太阳之筋，起于足小指，上结于踝，邪上结于膝。

---

① 飞阳，疑飞扬之误。

足太阳之筋，起于足小指爪甲之侧，即足太阳经脉所止之处，至阴穴次也，循足跗外侧，上结于外踝昆仑之分，乃邪上附阳，而结于膝腘之分，结聚也。

其下，循足外踝，结于踵；上循跟，结于腘。

其下，足跗之下也。踵，即足跟之突出者。跟，即踵上之硬筋处也，乃仆参、申脉之分。结于腘，委中也。鞕，硬同。

其别者，结于踹外，上腘中内廉，与腘中并上结于臀，上挟脊，上项。

此即大筋之旁出者，别为柔奚短筋，亦犹木之有枝也。此支自外踝别行，由足腨肚之下尖处，行少阳之后，结于腨之外侧络穴飞扬之分，乃上腘内廉，合大筋于委中而一之也。臀，尾骶骶，音邸骨旁会阳之分也。上挟脊上项者，夹脊背，分左右上项，会于督脉之陶道、大椎，此皆附脊之刚筋也。

其支者，别入结于舌本。

其支者，自项别入内，行与手少阳之筋，结于舌本，散于舌下，自此以上，皆奚柔之筋，而散于头面。

其直者，结于枕骨，上头，下颜，结于鼻。

其直者，自项而上，与足少阴之筋合于脑后枕骨间，由是而上过于头，前下于颜，以结于鼻下之两旁也。额上曰颜。

其支者，为目上网，下结于頄。

网，网维也，所以约束目睫，同开阖者也。目下曰頄，即颧也。此支自通顶入脑者，下属目本，散于目上，为目上网，下行者结于頄，与足少阳之筋合。

其支者，从腋后外廉，结于肩髃。

又其支者，从挟脊，循腋后外廉，行足少阳之后，上至肩，会手阳明之筋，结于肩髃。

其支者，入腋下，上出缺盆，上结于完骨。

此支后行者，从腋后走腋下，向前邪出阳明之缺盆，乃从耳后直上，会手太阳、足少阳之筋，结于完骨。完骨，耳后高骨也。

其支者，出缺盆，邪上出于颃。

此支前行者，同前缺盆之筋，岐出别上颐颔，邪行出于颃，与前之下结于颃者相合也。

肾部俞募

肾俞在背第十四椎下，侠脊两旁各一寸五分；募在腹之京门二穴，腰中季胁之分。

胗法载肝部。

足少阴外合汝水

足少阴外合于汝水，内属于肾。

足少阴经内属于肾，常少血多气，故外合于汝水。按：汝水源出汝州天息山，由西平上蔡汝阳等县入淮，今属河南省汝宁府。

凡此五脏六腑十二经水者，外有源泉，而内有所禀。此皆内外相贯，如环无端。人经亦然。故天为阳，地为阴，腰以上为天，腰以下为地。故海以北者为阴，湖以北者为阴中之阴；漳以南者为阳，河以北至漳者为阳中之阴；漯以南至江者为阳中之太阳。此一隅之阴阳也。所以人与天地相参也。

此以经水经脉相参，而合乎天地之阴阳也。夫经水者，河海行于外，而源泉出于地；经脉者，脉络行于表，而脏腑主于中，故内外相贯，如环无端也。然经水经脉，各有阴阳之分，如天以轻清在上，故天为阳，地以重浊在下，故地为阴。《六微旨大论》曰：天枢之上，天气主之。天枢之下，地气主之。人身应天地，故腰以上为天属阳，腰以下为地属阴，而经脉脏腑之应于经水者亦然。如海合于胃，湖合于脾。脾胃居于中州，腰之分也。海以北者为阴，就胃腑言，自胃而下，则小肠、胆与膀胱皆属腑，居胃之北而为阴也。湖以北者为阴中之阴，就脾脏言，自脾而下，则肝肾皆属脏，居脾之北，而为阴中之阴也。腰以上者，如漳合于心主，心主之上，惟心与肺，故漳以南者为阳也。河合于肺，肺之下亦惟心与心主，故河以北至漳者，阳中之阴也。凡此皆以上南下北言阴阳耳。然更有其阳者，则脏腑之外为三焦，三焦之外为皮毛。《本脏篇》曰：肺合大肠，大肠者皮其应。今三焦合于漯水，大肠合于江水，故曰漯以南至江者为阳中之太阳也。此天地人相合之道。天地至广，而兹所言合者，特举中国之水耳，故曰此一隅之阴阳也，所以人与天地相参也。

肾部脉义

冬以胃气为本。

石而和也。肾主冬，脉象石，然必以胃气为本，不得失其冲和。

冬脉石。

气转而北，于位属水，位时当亥子，于令为冬。万物合藏，其气从收降而敛实，如埋炉之火，汇潭之泉，在人则肾应之而见石脉，即《玉机真脏论》所谓"其气沉以搏"，《平人气象论》所谓"脉来喘喘累累如钩，按之而坚"者是也。

冬应中权。

权，秤锤也。冬气闭藏，故应中权，而人脉应之，所以沉石而伏于内也。凡兹规矩权衡之比，皆所以发明阴阳升降之理，以合乎四时脉气之变象也。

冬脉在骨，蛰虫周密，君子居室。

脉得冬气，沉伏在骨，故如蛰虫之周密。君子于斯时，亦当体天地闭藏之道，而居于室也。

冬脉如营。

营者，营垒之谓，如士卒之团聚不散，亦沉石之义也，肾脏主之。滑氏曰：冬月万物合藏，故曰营。

肾脉部位

左尺，肾、膀胱脉所出。

沉而迟，肾也。沉实而稍疾，膀胱也。以本部内外分脏腑，内属肾，外属膀胱。以本部浮沉分脏腑，浮属腑属表，沉属脏属里。

肾平脉

平肾脉来，喘喘累累如钩，按之而坚，曰肾平。

喘喘，疾急貌。累累，连叠也。冬脉沉石，按之而坚。若过于石，则沉伏不振矣，故必喘喘累累，如心之钩，阴中藏阳，而得微石之义，是为肾之平脉。

肾病脉

病肾脉来，如引葛，按之益坚，曰肾病。

形如引葛，不按亦坚也，故按之则益坚矣，是失其冲和也，故病。

冬时脉

冬，肾脉欲沉而滑，命门脉与肾同，肝脉欲沉而弦，心脉欲沉而洪，脾脉欲沉而缓，肺脉欲沉而涩。

持脉指法

肾脉沉而软滑。肾合骨，肾脉循骨而行。持脉指法，按在骨上而得者为沉，次重以按之，脉道无力而濡音软，举指来疾流利者为滑。

遵《内经》持脉指法以定有余不足

肾部脉，以十五菽重为本部界限，在骨脉之间，于五脏等第为第五等，沉滑而大，比膀胱脉微少后少沉，此为定位。即以十三菽为浮，十四菽为中，十五菽为沉。其中脉，亦统括浮沉二脉，浑然沉滑而大，更兼和缓，斯为无病。如下入于本部之下为不足，如再下入于十五菽骨脉以下为太不足。如上出于本部之外为有余，如再上出于六菽之外，有力搏指，又见浮洪，为太有余。

察脉过不及以辨病之在内在外

冬脉者肾也，北方水也，万物之所以合藏也，故其气来沉以搏曰营，反此者病。何如而反？其气来如弹石者，此谓太过，病在外。其去如数者，此谓不反，病在中。太过则令人解㑊，脊脉痛而少气，不欲言。不及则令人心悬如病饥，月少中清，脊中痛，小腹满，小便变黄赤。

来如弹石者，其至坚强，营之太过也。其去如数者，动止疾促，营之不及也。盖数本属热，而此真阴亏损之脉，亦必紧数。然愈虚则愈数，原非阳强实热之数，故云如数，则辨析之意深矣。此而一差，祸如反掌也。冬脉太过，阴邪胜也。阴邪胜，则肾气伤，真阳虚，故令人四体懈怠，举动不精，是谓解㑊。脊痛者，肾脉之所至也。肾藏精，精伤则无气，故少气不欲言，皆病之在外也。其不及则真阴虚，虚则心肾不交，故令人心悬而怯，如病饥也。季胁下空软之处曰月少中，肾之旁也。肾脉贯脊，属肾，络膀胱，故为脊痛，腹满，小便变等证。变者，谓或黄或赤，或为遗淋，或为癃闭之类，由肾水不足而然，是皆病之在中也。

诊人迎以断肾部外感之症

人迎脉紧，主寒邪伤肾。

诊气口以断肾部内伤之症

气口脉忽然紧，主劳役，阴阳两伤。

气口脉沉，主恐伤肾。

遵经旨以缓急大小滑涩六脉断病

肾脉急甚为骨癫疾，微急为沉厥，奔豚，足不收，不得前后。

肾脉急甚者，风寒在肾，肾主骨，故为骨癫疾。若微急而为沉厥足不收者，寒邪在经也。为奔豚者，寒邪在脏也。为不得前后者，寒邪在阴也。骨癫疾者，病深在骨也。其症颠顑，咸上声齿诸穴，分肉之间，皆邪气壅闭为胀满，形瘦极，惟骨独居。汗出于外，烦闷于内，危症也。按：《五十六难》曰，肾之积名曰奔豚，发于少腹，上至心下，若豚状，或上或下无时，其义本此。

缓甚为折脊，微缓为洞。洞者食不化，下嗌还出。

肾脉缓甚者阴不足，故为折脊，以足少阴脉贯脊，循脊内也。若其微缓，肾气亦亏，肾亏则命门气衰，下焦不化，下不化则复而上出，故病为洞而食入还出也。

大甚为阴痿，微大为石水。起脐已下至小腹腄，音追**腄然，上至胃脘，死不治。**

肾脉大甚，水亏火王也，故为阴痿。若其微大，肾阴亦虚。阴虚则不化，不化则气停水积而为石水。若至胃脘，则水邪盛极，反乘土脏，泛滥无制，故不治。腄，重坠也。腕，当作脘。

小甚为洞泄，微小为消瘅。

肾脉小甚，则元阳下衰，故为洞泄。若其微小，真气亦亏，故为消瘅。

滑甚为癃癀，微滑为骨痿，坐不能起，起则目无所见。

肾脉滑甚，阴火盛也，故为癃癀。癃，膀胱不利也。癀，疝也。若其微滑，亦由火王，火王则阴虚，故骨痿不能起，起则目暗无所见。

涩甚为大痈，微涩为不月，沉痔。

肾脉涩者为精伤，为血少，为气滞，故甚则为大痈。微则为不月，为沉痔。

以浮沉迟数四脉断病

肾脉浮，主腰疼牙痛，小腹气痛，腿足生疮，足膝无力。

肾脉沉，主风滞腰疼，小便不利，阴癀作胀，奔豚腹满。

肾脉迟，主小便频数，滑精不禁，膝胫酸疼，阴湿盗汗。

肾脉数，主消渴不止，小便血淋，下疰生疮，阴囊湿痒。

以浮沉兼迟数二脉断病

左尺脉浮数，主劳热，小便赤。

左尺脉浮迟，主阴肿，白浊。

左尺脉沉数，主腰疼，赤浊。

左尺脉沉迟，主白浊，耳虚鸣。

右尺脉浮数，主泄精，三焦热。

右尺脉浮迟，主冷气，浊淋。

右尺脉沉数，主口渴，小便数。

右尺脉沉迟，主虚冷，小便频。

以本部察四脏相乘以断虚实微贼诸邪

冬，肾水王，其脉沉濡而滑曰平。

反得微涩而短者，是肺之乘肾，母归子，为虚邪，虽病易治。

反得弦细而长者，是肝之乘肾，子乘母，为实邪，虽病自愈。

反得浮大而洪者，是心之乘肾，火陵水为微邪，虽病即瘥。

反得大而缓者，是脾之乘肾，土尅水，为贼邪，大逆，十死不治。

是经平脉，沉濡而滑曰石，沉濡滑是主脉也。若见本经病，谓之正邪。若以涩而短者乘其部，谓之虚邪，病主不及。以弦细而长者乘其部，谓之实邪，病主太过。以浮大洪乘其部，谓之微邪，病主自愈。以大而缓乘其部，谓之鬼贼邪，病主不治。迟至为寒，数至为热。不及者补之，太过者写之。不实不虚，以经取之。寒者温之，热者凉之。

能合脉色可以万全

黑脉之至也，上坚而大，有积气在小腹与阴，名曰肾痹，得之沐浴清水而卧。

黑者，肾色见也。上，言尺之上，即尺外以候肾也。肾主下焦，脉坚而且大者，肾邪有余，故主积气在小腹与阴处，因成肾痹。其得于沐浴清水而卧者，以寒湿内侵而气归同类，故病在下焦而邪居于肾。

诸不治脉

冬得长夏脉

五邪所见，冬得长夏脉，名曰阴出之阳，病善怒，不治。

五脉互胜，病胜脏也，故曰五邪。《阴阳别论》曰：所谓阴者，真脏也。所谓阳者，胃脘之阳也。凡此五邪，皆以真脏脉见而胃气绝，故曰阴出之阳。阴盛阳衰，土败木贼，故病当善怒，不可治也。

脉无胃气

冬胃微石曰平，石多胃少曰肾病，但石无胃曰死，石而有钩曰夏病，钩甚曰今病。

冬令水王，脉当沉石。但宜微石，而不至太过，是得冬胃之和也，故曰平。石者，脉来沉实，如石沉水之谓。石多胃少，是水气偏胜，反乘土也，故为肾病。但石无胃，是冬时胃气已绝，而肾之真脏是也，故死。钩为夏脉属火，冬时得之，以水气衰而火反侮也，故至夏火王时而病。冬脉钩甚，是水气大衰，而火寡于畏，故不必至夏，今即病矣。

真肾脉至，搏而绝，如指弹石，辟辟然，色黑黄不泽，毛折乃死。

搏而绝，搏之甚也。如指弹石，辟辟然，沉而坚也，皆非微石之本体，而为肾脉之真脏也。黑本水色，兼黄不泽者，土尅水也，故死。

死肾脉

死肾脉来，发如夺索，辟辟如弹石，曰肾死。

夺索，两人争夺其索，引长而坚劲也；辟辟如弹石，石之至也，更无冲和胃气，是其死征也。

不治断时日脉

脉至如偃刀。偃刀者，浮之小急，按之坚大急，五脏菀热，寒热独并于肾也。如此其人不得坐，立春而死。

偃刀，卧刀也。浮之小急，如刀口也。按之坚大急，如刀背也。此以五脏菀热而发为寒热，阳王则阴消，故独并于肾也。腰者，肾之府。肾阴既亏，则不能起坐。立春阳盛，阴日以衰，所以当死。

脉至如省客。省客者，脉塞而鼓，是肾气予不足也，悬去枣华而死。

省客，如省问之客，或去或来也。塞者或无而止，鼓者或有而搏，是肾原不固而无所主持也。枣华之候，初夏时也。悬者花之开，去者花之落。言于枣花开落之时，火王而水败，肾虚者死也。

脉至如弦缕，是胞精予不足也。病善言，下霜而死。不言，可治。

弦缕者，如弦之急，如缕之细，真元亏损之脉也。胞，子宫也，命门元阳之所聚也。胞之脉系于肾，肾之脉系舌本。胞气不足，当静而无言，今反善言，是阴气不藏，而虚阳外见，时及下霜，虚阳消败而死矣。故与其善言者，不若无言者，为肾气犹静，而尚可治也。

附　说

至如省客者，如省问之客，一至即去也。来如弹石者，如弹转而来，所藏尽出也。去如解索者，如解散而去，欲藏无入也。所谓喘喘累累如钩，按之而坚者，全无矣。在右尺与左尺同，但右尺命门内涵相火，故其绝也。如虾游，如鱼翔，忽尔静中一跃，火将绝而忽焰之象。在膀胱者，泛滥不收如涌泉，以其藏津液，为州都之官，故绝形如此。

真脏脉至断日

肾见，戊己死。

肾为水，戊己为土，土能尅水，故死。

凡持真脏之脉者，肾至悬绝，七日死。

七日者，为水土生数之余，土胜水也。

病水者，以夜半死。

亥子生王，邪盛极也。

传病死期

病先发于肾，三日而之脊膀胱，三日而上之心，三日而之小肠，三日不已死。冬大晨，夏晏晡。

此水病乘火，而表里皆相传也。大晨，辰刻也，为水之库。晏晡，戌时也，土能伐水，故病发于肾者，不能出乎此也。

肾病，少腹腰脊痛，胻酸。三日背月吕筋痛，小便闭；三日腹胀；三日两胁支痛。三日不已死。冬大晨，夏晏晡。

肾主下部，其经脉行于少腹腰脊胻骨之间，故肾病则少腹腰脊痛，胻酸。三日背月吕筋痛，小便闭，即三日而之脊膀胱也。三日腹胀，即三日而之小肠也。三日两胁支痛，即三日而上之心也。手心主之正，别下渊腋三寸，入胸中，故两胁支痛。三日不已死，复伤肺金也。大晨、晏晡，此辰戌时也，土王四季，为水所畏，故肾病患之。

不治脉症

足少阴气绝，则骨枯。少阴者，冬脉也，伏行而濡骨髓者也，故骨不濡则肉不能着也。骨肉不相亲，则肉软却。肉软却，故齿长垢，发无润泽。发无润泽者，骨先死。戊笃己死，土胜水也。

肾部色诊

以五色命脏，黑为肾。

五色与五脏配合，黑属肾合骨。凡色黑骨病者，即为肾邪可察。其所见之部位，以参酌病情。

肾之部位

挟大肠者，肾也。

挟大肠者，颊之上也。四脏皆一，惟肾有两。四脏居腹，惟肾附脊。故四脏次于中央，而肾独应于两颊。

肾之正色

五脏所生之外荣，生于肾，如以缟裹紫。

此言五脏所生之外荣，生于肾脏者如此。生，生气也。气足于中而后色荣于外，犹云必如此，乃为正色也。

五色之见，黑如乌羽者生。

明润光彩，故见之者生。

黑欲如重漆色，不欲如地苍。

重漆之色，光彩而润，地之苍黑枯暗如尘，此水色之善恶也

肾之病色

耳者，肾之官也。肾病者，颧与颜黑。

耳为肾之窍，所以听声音者也，病则耳聋闭而色变。

肾之败色

五脏之气，败色见，黑如炲炲，音苔者死。

脏气败于中，则神色夭于外。《三部九候论》曰：五脏已败，其色必夭，夭必死矣。炲，积烟所成者，枯而不泽，故死。

面如地色

所谓面黑如地色者，秋气内夺，故变于色也。

色以应日，阳气之华也。阴胜于阳，则面黑色变，故应秋气。此即面如漆柴之义。

脉色合参

肾脉搏坚而长，其色黄而赤者，当病折腰；其耎而散者，当病少血，至令不复也。

邪脉干肾，肾气必衰，其色黄赤，为火土有余，而肾水不足，故病腰如折也。若其耎散，肾气本虚，肾主水以生化津液，今肾气不化，故病少血。本原气衰，故令不能遽复。

色脉与尺肤相应

色脉与尺之相应也，如桴鼓影响之相应也，不得相失也。此亦本末根叶之出候也，故根死则叶枯矣。色脉形肉，不得相失也，故知一则为工，知二则为神，知三则神且明矣。

此言色脉形肉，皆当详察。在色可望，在脉可按。其于形肉，则当验于尺之皮肤。盖以尺之皮肤，诊时必见验于此，而形肉之盛衰尽可见也。

脉急者尺之皮肤亦急，脉缓者尺之皮肤亦缓，脉小者尺之皮肤亦减而少气，脉大者尺之皮肤亦贲而起，脉滑者尺之皮肤亦滑，脉涩者尺之皮肤亦涩。凡此变者，有微有甚。

此言脉之与尺，若桴鼓影响之相应。而其为变，则有微有甚，盖甚则病深，微则病浅也。

独调其尺以言其病

审其尺之缓急、小大、滑涩，肉之坚脆，而病形定矣。

寸口之脉，由尺达寸，故但诊尺部之脉，其内可知。通身形体，难以尽见，然肉之盛衰，必形于腕后，故但察尺部之肉，其外可知。是以独调其尺，而病形定矣。

尺肤滑，其淖泽者，风也。

阳受风气，故病风者尺肤滑而淖泽也。

尺肉弱者，解㑊安卧。脱肉者，寒热不治。

尺肉弱者，肌必消瘦，肉瘦阴虚，当为解㑊。解㑊者，身体困倦，故欲安卧，无邪而脱肉。寒热者，真阴败也，故不治。

尺肤滑而泽脂者，风也。

泽脂，即前淖泽之谓。风者，阳气。阳在肌肤，皮滑而泽脂。

尺肤涩者，风痹也。

尺肤涩者血少，血不能营，故为风痹。

尺肤粗如枯鱼之鳞者，水泆饮也。

如枯鱼之鳞，干涩甚也，以脾土衰而肌肉消，水得乘之，是为泆饮。

尺肤热甚，脉盛躁者，病温也。其脉盛而滑者，病且出也。

尺肤热者，其身必热；脉盛躁者，阳邪有余，故当为温病。若脉虽盛而兼滑者，是脉已不躁，而正气将复，故不久当愈。出，渐愈之谓。

尺肤寒，其脉小者，泄，少气。

肤寒脉小，阳气衰也，故为泄，为少气。

尺肤炬然，先热后寒者，寒热也。尺肤先寒，久大之而热者，亦寒热也。

炬然，火热貌。或先热而后寒，或先寒而后热，皆寒热往来之候。

肘所独热者，腰以上热。手所独热者，腰以下热。

肘，臂膊之节也，一曰曲池以上为肘。肘在上，手在下，故肘应腰上，手应腰下也。

肘前独热者，膺前热。肘后独热者，肩背热。

肘前，内廉也，手三阴之所行，故应于膺前。肘后，外廉也，手太阳之所行，故应于肩背。

臂中独热者，腰腹热。

肘下为臂，臂在下，故应腰腹。

肘后粗以下三四寸热者，肠中有虫。

肘后粗以下三四寸，谓三里以下，内关以上之所，此阴分也。阴分有热，故应肠中有虫。

鱼上白肉，有青血脉者，胃中有寒。

鱼上脉青，胃之寒也。《经脉篇》亦曰：胃中寒，手鱼之脉多青矣。

尺炬然热，人迎大者，当夺血。尺坚大，脉小甚，少气，悗有加，立死。

尺炬然热，火在阴也；人迎大者，阳之胜也，故当失血。若尺肤坚大，而脉则小甚，形有余而气衰少也。阴虚既极，而烦悗再加，故当立死。

臂多青脉，曰脱血。

血脱则气去，气去则寒凝，凝泣则青黑，故臂见青色。言臂而他可知矣，即诊尺之义。

梦 征

阴气盛，则梦涉大水而恐惧。

以阴胜阳，故梦多阴象。

肾气盛，则梦腰脊两解不属。

腰为肾之府，故若腰脊不相连属。

阳盛则有余于腑，阴盛则有余于脏。但察其邪之所在而泻之，立已。

肾气虚，则使人梦见舟船溺人。

肾合水，故梦应之。

得其时，则梦伏水中，若有畏恐。

得水王之时也，若有畏恐，正见虚之所应。

经曰：肾气虚，阳气有余，阴气不足。盖阴气不足则虚阳独浮，虽云有余，非真有余，乃无根之阳虚浮于上也，所以为厥为梦，皆阳不附阴之所致。

厥气客于肾，则梦临渊，没居水中。

肾属水也。

客于膀胱，则梦游行。

膀胱为足之太阳经，属三阳之表，有游行之象焉。

客于胞月直，则梦泄便。

胞，溲脬也。月直，大肠也。在胞则梦遗溺，在大肠则梦泄泻。

客于阴器，则梦接内。

欲念之所注也。

客于胫，则梦行走而不能前，及居深地窌苑中。

胫，足胫骨也。厥逆之邪在下，故梦此象。

此客邪乘脏腑之不足而为梦也，当各随其经以补之。

卷之三十四

肾部三

肾经有余症

耳鸣苦聋_{皆肾气虚}

喘咳

胸内痛

体肿

腹胀飧泄

小便热_热

便赤_{车前、扁蓄、木通}

便血_{黄连、槐花、木通、地榆}

虚阳举发_{元参、黄柏、知母、猪苓、木通}

梦遗_{黄柏、知母、牡蛎、升麻、椿白皮}

茎疮_{猪苓、泽泻、银花}

腰背冷

小腹急痛_寒

足胫寒逆_虚

厥

汗出憎风

肾经不足症

面垢如漆_虚

目视慌慌_虚

手指青厥_寒

心悬如饥_虚

惕然恐_虚

怠惰嗜卧_虚

腰痛_虚

腰冷如水及肿_虚

腰痛不能屈伸_{杜仲、牛膝、破故纸}

五更泄_虚

肠澼下痢_虚

精寒_{苁蓉、枸杞、巴戟}

遗溺_{官桂、干姜、制附子}

小便不禁_{官桂、附子、肉苁蓉}

阴下湿_虚

寒疝痛_{升麻、小茴香、杜仲、煮附子}

肾部察脉用药例

　　癸肾，属足少阴经，为阴脏，喜肺金相生，忌脾土相克。其脉沉滑而大，为平脉。诊脉界限，在骨脉之位，十五菽之重，较诸膀胱脉少后少沉。其治从寒热。

　　如肾部脉上出于本部之外为有余，以本部清凉药治之。

　　如再上出于六菽之外，有力搏指，又太浮洪，为太有余，倍加本部清泄药治之。

　　如肾部脉下入于本部之下，为不足，以本部温补药治之。

　　如再下入于十五菽骨脉以下，隐伏不见，为太不足，倍加本部温补药治之。

大而有力为实，当泻以猪苓、泽泻、木通、通草之类。

小而无力为虚，当补以人参、茯苓、小茴香、破故纸之类。

数而有力为热，当清以黄柏、知母、茯苓、泽泻之类。

迟而无力为寒，当温以乌药、益智仁、破故纸、桂心之类。

一云肾经气寒，以细辛为主治；肾经气热，以黑参为主治；肾经血寒，以川附子为主治；肾经血热，以川黄柏为主治。

本热攻之

下伤寒少阴证，口燥，咽干，大承气汤。

本寒温之

温里附子、官桂、干姜、蜀椒、白术。

标寒解之

解表麻黄、细辛、独活、桂枝。

标热凉之

清热元参、连翘、甘草、猪肤。

肾部行气养血药品

凡乌药、故纸、小茴香、巴戟，皆行肾气之药。

凡熟地、山萸肉、当归、牛膝，皆养肾血之药。

肾部苦欲补泻药例

肾苦燥，急食辛以润之，知母之属。

肾藏精与志，主五液，属真阴，水脏也，其性本润，故恶涸燥，宜急食辛以润之，知母之属是已。

肾欲坚，急食苦以坚之，黄柏之属。

肾以寒水为象，坚劲为德也，病则失其坚矣，黄柏味苦气寒，可以坚肾。

肾虚，以苦补之，熟地黄、黄柏之属。

虚者，精气夺也。肾以藏精之脏而病虚，非益精无以为补，故宜熟地、黄柏之属以补之。一云，虚则补母，肺乃肾之母，以五味子补肺。

肾实，以咸泻之，泽泻之属。

咸软坚，逆肾性，故以咸泻之，泽泻是已。一云：肾本无实，不可泻，钱氏止有地黄丸补肾。

肾部泻火药

知母泻肾火。

味分补泻，气随时换

肾、膀胱属寒水，主于冬。

味，苦补咸泻；气，寒补热泻。

肾部引经报使

独活、细辛、知母、肉桂、盐、酒。

肾部虚实症治提纲

肾实，并药味忌宜，并缺。一云：肾无实，故应缺。

肾虚药味忌宜

肾虚，即肾水真阴不足。

忌升，破气，利水，温热，辛燥，补命门相火之药。

宜滋阴，润，生精，补血；除热，甘寒，酸寒，苦寒，咸寒。

生地　枸杞　牛膝　人乳　苁蓉　柏仁　胡麻　杜仲　续断

天冬　麦冬　五味　山萸　薯蓣　丹皮　车前　知母　黄柏

鳖甲　青蒿　童便　沙菀蒺藜　菟丝子　地骨皮

肾虚十八症并药味忌宜

肾虚腰痛，属精气虚。

忌破气，燥热之药。

宜药同肾虚。

骨乏无力，属阴精不足，肾主骨故也。

忌宜药俱同肾虚。

骨蒸潮热，属精血虚极，以致阳无所附，火空上炎。

忌宜药俱同肾虚。

传尸劳。

忌药同肾虚。

宜除热益阴，杀劳虫，兼清镇。诸药同肾虚，加：

鬼臼　干漆　漆叶　芦荟　象胆　獭肝　丹砂　磁石　胡黄
连　安息香

五心烦热，属真阴不足。

忌宜药俱同肾虚。

梦遗精泄，属肾虚有火。

忌药同肾虚。

宜滋阴生精，补血除热，酸敛佐以涩精。

莲花蕊　覆盆子　石斛　龙骨　莲肉　生甘草　桑螵蛸　缩
砂　鱼胶　牡蛎　远志　韭子　余药同肾虚条

小便短涩热赤频数，属肾虚有火。

忌宜药同肾虚。

溺有余沥，属气虚。

忌宜药同肾虚。以五味子、黄蘗、人参为君，加菟丝子、覆盆子为臣，益智为佐。如觉平日肺家有热，或咳嗽有火者，忌人参，用沙参。

溺血血淋，属肾虚有火，热伤血分。

忌宜药同肾虚，加：

阿胶　茅根　韭白　地黄　蒲黄　青盐　侧柏叶

伤精白浊，属房劳过度，以致精伤流出，似白浊证。

忌利小便，燥辛热之药。

宜药同肾虚。

五淋，属肾虚，兼有湿热。

忌宜药同肾虚，加清湿热：

茯苓　黄蘗　车前　石斛　萆薢　薏仁

精塞，水窍不通，属房欲不竟，或思欲不遂，或惧泄忍精，或老人气不足以送精出窍。

忌破气，下利小便，燥热之药。

宜行败精，壮实人宜兼泄火，老人兼补气血。

牛膝　生地　当归　桃仁　鹿角霜　红花　车前

齿浮，真牙摇动，及下龈软，或齿蚵，属肾虚有热。

忌药同肾虚，又忌当归、芎䓖。

宜益阴，凉血，固肾。诸药略同肾虚，应以地黄、黄蘗、五味子为君，桑椹、牛膝、沙菀蒺藜、鹿茸、天冬为臣，龙骨、牡蛎为使。

下消，属肾阴虚，火伏下焦。

忌药同肾虚。

宜清热，及峻补真气，润，酸敛。诸药同肾虚，宜以黄蘗、五味子、生地、天麦冬、人参为君，石斛、牛膝、知母、人乳、童便为臣，地骨皮、青蒿、侧柏叶为佐。

善恐，属肾气虚，肾藏志故也。

忌破气，苦寒之药。

宜补气，强志，辛平，甘温，佐以辛香。

人参　远志　茯苓　鹿茸　酸枣仁　石斛　沉香　柏子仁

阴窍漏气，属肾气虚不固。肾主纳气，虚则不能纳，故见是证。

忌破气，降，香燥，辛热之药。

宜补真气，酸敛，固涩。

人参　五味　山萸　覆盆子　枸杞子　远志　龙骨　牡蛎益智子　金樱子　莲须　沙苑蒺藜　参用肾虚条内诸药

疝，属肾虚寒，湿邪乘虚客之所致。丹溪谓与肾经绝无相干者，误也。又有先因湿邪为病，后成湿热者。药宜分寒热先后二途。

忌升，破气，苦寒，湿润之药。

宜补气，通肾气，除湿。又有阴虚有热之人病此，兼宜除热。

人参　黄芪　橘核　合欢子　荔枝核　牛膝　木瓜　杜仲川楝子　巴戟天　萆薢

虚寒而痛加蘹香①、补骨脂、仙茅、桂。

虚热而痛，加黄柏、车前。

湿润者，加术。

奔豚，属肾虚，脾家湿邪下传客肾所致。

忌药同疝，兼忌燥。

---

① 蘹（huái 怀）香：即茴香。

宜补气健脾，辛温散结。

人参　山药　山萸　牛膝　藿香　桂　蛇床子　参用东垣奔
豚丸治之

肾部实热虚寒症治选方

肾部诊治大法

凡治病，必察其下，适其脉，观其志意，与其病也。

此治病之四要也。下言二阴，二阴者，肾之窍，胃之关也。
《脉要精微论》曰：仓廪不藏者，是门户不要也。得守者生，失守
者死。故二便为胃气之关锁，而系一身元气之安危，此下之不可
不察也。适，测也。脉为气血之先，故独取寸口，以决吉凶之兆。
如《平人气象论》曰：人无胃气曰逆，逆者死。脉无胃气亦死。
此脉之不可不察也。志意者，如《本脏篇》曰：志意和则精神专
直，魂魄不散，悔怒不起，五脏不受邪矣。是志意关乎神气，而
存亡系之，此志意之不可不察也。症有标本，不知求本，则失其
要矣。病有真假，不知逆从，则及于祸矣。此病因之不可不察也。
合是四者，而会观之，则治病之妙无遗法矣。

肾脏象水，其脉为沉。沉为阴，在里不可发汗。冬时万物之
所藏，百虫伏蛰，阳气下陷，阴气上升。阴气在表，阳气在脏，
慎不可下，下之者伤脾，脾土弱即水气妄行。

五行之间，惟肾之一脏，母盛而子反受邪。是物之性有不可
一概论者，肺肾是也。何则？肺属金，应乎皮毛，所主者气；肾
属水，主乎骨髓，所藏者精。气之轻浮，能上而不能下；精之沉
重，能下而不能上。此物性之自然。今肺盛乃热作也，气得热而
上蒸，则肺不能下生于肾，则肾乘邪矣。急以凉药解之，使脏气

温和，自能下生于肾。此肾病必先求之于肺。若肺和而肾忽受病，不过脾湿相刑，所以有解肺热，去脾湿二药。若脾肺俱和，而肾自病，亦当察其本脏虚实而治之。

肾实热脉症

左手尺中神门以后脉，阴实者足少阴经也。病苦舌燥，咽肿，心烦，嗌干，胸胁时痛，喘咳，汗出，小腹胀满，腰背强急，体重，骨热，小便赤黄，好怒，好忘，足下热痛，四肢黑，耳聋，名曰肾实热也。《脉经》云：肾实热者，病苦膀胱胀闭，小腹与腰脊相引痛也。

右手尺中神门以后脉，阴实者足少阴经也，病若痹，身热，心痛，脊胁相引痛，足逆热烦，名曰肾实热也。

泻肾汤

治肾实热，小便胀满，四肢正黑，耳聋，梦腰脊离解，及伏水等气急方。

芒硝　茯苓　黄芩各三两　生地黄汁　菖蒲各五两　磁石八两，辟如雀头　大黄切，一升，用小蜜器中宿清　玄参　细辛各四两　甘草二两

上十味，㕮咀，以水九升煮七味，取二升半，去滓，下大黄内药汁中，更煮，减二三合，去大黄，内地黄汁，微煎一两沸，下芒硝，分为三服。

大青饮

治肾热，好怒，好忘，耳听无闻，四肢满急，腰背转动强直。

柴胡　茯神　黄芩　泽泻　升麻　杏仁　大青　芒硝各三两淡竹叶　地黄各切，一升　磁石四两　羚羊角一两

上十二味，㕮咀，以水一斗，煮取三升，去渣，下芒硝，分

三服。

榆皮汤

治肾热，小便黄赤不出，出如栀子汁，或如黄蘗汁。每欲小便，茎头即痛。

榆白皮切　冬葵子各一升　车前草切，二升　滑石八两，碎　子芩　通草　瞿麦各三两　石韦四两

上八味，㕮咀，以水二斗，先煮车前草，取一斗，去渣，澄清，取九升，下诸药，煮取三升五合，去渣，分四服。

凤髓丹

治右肾阳实，右尺脉洪实。

黄蘗二两　缩砂　甘草各一两

上为末，水发丸，如梧桐子大。每服五十丸，盐汤下。

平肾丸

治左尺脉洪而实。

即六味地黄丸本方熟地改生地，去山萸。

肾部诊治大法

左手尺中神门以后脉，阴虚者，足少阴经也。病苦心中闷，下重足肿不可以按地，名曰肾虚寒也。

右手尺中神门以后脉，阴虚者，足少阴经也。病苦足胫小弱，恶寒，脉代，绝时不至，足寒，上重下轻，行不按地，小腹胀满上抢，胸痛引胁下，名曰肾虚寒也。

肾虚寒脉症

通肺散

治肺气盛，痞膈中焦，不能下生，肾之生气而生疾。故肾感

邪，先看肺脉大盛是也。

麻黄去节　杏仁去皮尖　桔梗　紫菀　牡丹皮　前胡　柴胡　苏子　枳壳去穣

上为末。每服二钱，水一盏，姜三片，煎七八分，温服。

吴萸散

治脾脏湿邪所胜刑肾方。

厚朴制　陈皮　甘草　川芎　肉豆蔻面煨　茯苓　吴茱萸　羌活　防风各等分

上为末。每服二钱，水一盏，煎八分，温服。

地黄丸，一名补肾丸

治脉虚而微。

熟地八钱，焙干　山萸去核　山药各四钱　泽泻　茯苓　牡丹皮各三钱

为末，炼蜜丸，如梧桐子大，熟水下。

肾气丸

即前地黄丸本方加五味子，益肺源以生肾水也。

八味丸

即前六味地黄丸原方加制熟川附子二钱、肉桂二钱。

离珠丹

治右肾阳虚，右尺脉虚微。

杜仲姜汁炒，去丝，二两　萆薢二两　诃子炮，五枚　龙骨白者，一两　破故纸炮，三两　巴戟酒浸，去心，二两　朱砂一两半　胡桃肉一百，去皮　缩砂五钱

上为末，酒糊为丸，如梧桐子大，朱砂为衣。每服三十丸，空心温酒或盐汤下。

天真丹

沉香　巴戟　荜茇酒浸，焙干　茴香盐炒　胡芦巴　破故纸

杜仲各一两　琥珀六钱，研　官桂五钱　黑丑盐炒，八钱

上为末，酒糊为丸，如梧桐子大。每服五十丸，食前酒下。

回元丹

治肾气虚寒，阴痿，腰脊痛，身重，溺出混浊，阳气暴绝。

肉苁蓉　巴戟　麦门冬去心　茯苓　甘草　牛膝　白术　五味

杜仲各一两　生地十两　干姜　车前各七钱

上为末，炼蜜为丸，食前温酒下六十丸。

苁蓉散

治肾气虚寒，阴痿，腰脊痛，身重缓弱，言音混浊，阳气顿绝。

苁蓉　白术　巴戟天　麦门冬　茯苓　甘草　牛膝　五味子

杜仲各八两　车前子　干姜各五两　生干地黄五觔

上十二味，治下筛，食后酒服方寸匕，日三。

三才封髓丹

降心火，益肾水。

天门冬　熟地黄　人参各五钱　黄柏三两　甘草炙，七钱半　缩

砂一两五钱

上为末，水发丸，梧子大。每服五十丸，用肉苁蓉五钱作片，酒浸一宿，煎三五沸，去渣，食前送下。

灸方

治肾风虚寒。

灸肾腧百壮对脐两边，向后挟脊相去各一寸五分。

肾与膀胱俱实

左手尺中神门以后脉，阴阳俱实者，足少阴与太阳经俱实也。病苦脊强，反折戴眼，气上抢心，脊痛不能自反侧，名曰肾与膀胱俱实也。

右手尺中神门以后脉，阴阳俱实者，足少阴与太阳经俱实也。病苦癫疾，头重与目相引痛，厥欲走，反眼，大风多汗，名曰肾膀胱俱实也。

肾与膀胱俱虚

左手尺中神门以后脉，阴阳俱虚者，足少阴与太阳经俱虚也。病苦小便利，心痛，背寒，时时小腹满，名曰肾膀胱俱虚也。

右手尺中神门以后脉，阴阳俱虚者，足少阴与太阳经俱虚也。病苦心痛，若下重不自收纂，反出，时时苦洞泻，寒中泄，肾心俱痛，名曰肾膀胱俱虚也。

治肾藏病方

肾有病，腰胯膀胱冷痛，或痹，小便余沥，疝瘕所缠，宜八味肾气丸。

牡皮三分　泽泻七分　桂心二分　茯苓二分　附子二分　山药四分

蜜丸，空心酒下十丸，如梧子大。

肾自病及四脏相乘症治选方

肾主寒，自病则足胫寒而逆。人之五脏，惟肾无实，痘疮变黑陷，是肾水克退心火，多不治。

心乘肾为微邪，内热，不恶寒，桂枝丸。

肺乘肾为虚邪，喘嗽，皮涩而寒，百部丸。

肝乘肾为实邪，拘急，气搐，身寒，理中丸。

脾乘肾为贼邪，体重，泄泻，身寒，理中丸。

肾与膀胱自病及四脏相乘传信方命门附

肾膀胱自病为正邪，用六味饮泻水。

治肾水不足，虚火上升，消烁真阴，变为潮热，咳嗽，消渴，虚劳等症。《易》曰"雨以润之"是也。

熟地四钱　山萸肉二钱　牡丹皮　白茯苓各一钱五分　山药二钱泽泻一钱

肾之肝病为实邪，用疏肝益肾汤泻水中之木。

疏肝益肾汤

凡胃脘痛，大便燥结者，此肝血虚也。此方主之。逍遥散所不能愈者，此方妙。

即六味饮加柴胡、白芍。

肾之肺病为虚邪，用左归饮泻水中之金。

左归饮

治肾水干枯，虚火上蒸，脾胃阴土受亏，以致饮食不进，大便燥结，甚至三阳癃闭，将成噎膈。治之以早，无不愈也。常以此方加归、芍治伤寒舌黑唇焦，大渴引饮，此必服攻伐寒凉药过多也，此方救之。治疟疾而兼燥症者，热重寒轻者，此方更宜。

熟地六钱　山萸肉　山药　枸杞子各二钱　甘草一钱

肾之心病为微邪，用八味丸泻水中之火。

八味丸

治命门三焦火衰，元阳虚惫，变为泄泻，腹胀，阳委精寒，不能生子，两膝酸疼，腰软无力，两目昏花，悉以此方治之。《易》曰：日以暄之。此方是也。

即六味加附子、肉桂。

肾之脾病为贼邪，用右归饮泻水中之土。

右归饮

凡命门虚寒等症，八味丸治之。不愈，宜服此方。

见症已详八味丸下。

熟地六钱　山萸肉　山药　菟丝子蒸，研，各二钱　熟附子　肉
桂　补骨脂各二钱　五味子研，八分

姜、枣引。

卷之三十五

三焦部

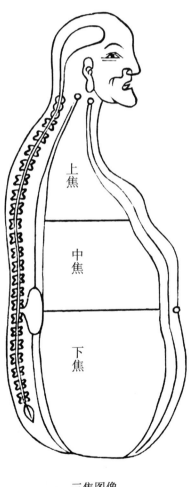

上焦

中焦

下焦

三焦图像

脏腑释义

心包络属脏，三焦属腑。此脏腑，非如五脏出于天然，乃后人配合而成也。

三焦释名

焦，腐也，谓此三焦气，能焦腐水谷，分别清浊，故名焦。三者，以其气上焦至清，下焦浑浊，中焦分别清浊，故分而为三，而其实皆一气也。

一曰：焦，原也。三焦者，三原之气也。

三焦府象

《脉诀》云：三焦无状空有名。《灵枢·本脏》篇言三焦厚薄、缓急、直结各有分别，使竟无状，则此厚薄、缓急、直结者将何所指也？

三焦部分

上焦，出于胃上口，并咽以上，贯膈而布胸中，走腋，循太阴之分而行，还至阳明，上至舌下。足阳明常与荣气俱行于阳二十五度，行于阴亦二十五度，一周也，故五十度而复大会于手太阴矣。

胃上口，即上脘也。咽为胃系，水谷之道路也。膈上曰胸中，即膻中也。其旁行者，走两腋，出天池之次，循手太阴肺经之分，而还于手阳明。其上行者，至于舌。其下行者，交于足阳明，以行于中下二焦。凡此，皆上焦之部分也。上焦者，肺之所居，宗气之所聚。营气者，随宗气以行于十四经脉之中，故上焦之气常与荣气俱行于阳二十五度，阴亦二十五度。阳阴者，言昼夜也。

昼夜周行五十度，至次日寅时，复会于手太阴肺经，是为一周。然则营气虽出于中焦，而施化则由于上焦也。

中焦，亦并胃中，出上焦之后，此后受气者，泌糟粕，蒸津液，化其精微，上注于肺脉，乃化而为血，以奉生身，莫贵于此，故独得行于经隧，命曰营气。

胃中，中脘之分也。后，下也。受气者，受谷食之气也。五谷入胃，其糟粕、津液、宗气分为三隧，以注于三焦。而中焦者，泌糟粕，蒸津液，受气取汁，变化而赤，是谓血，以奉生身而行于经隧，是为营气，故曰营出中焦。按：下文云下焦者，别回肠，注膀胱，然则自膈膜之下，至脐上一寸水分穴之上，皆中焦之部分也。

下焦者，别回肠，注于膀胱而渗入焉。故水谷者，常并居于胃中，成糟粕而俱下于大肠，而成下焦，渗而俱下，济泌别汁，循下焦而渗入膀胱焉。

回肠，大肠也。济，犹酾，滤也。泌，如狭，流也。别汁，分别清浊也。别回肠者，谓水谷并居于胃中，传化于小肠，当脐上一寸，水分穴处，糟粕由此别行回肠，从后而出，津液由此别渗膀胱，从前而出。膀胱无上口，故云渗入。凡自水分穴而下，皆下焦之部分也。

三焦外候

六腑之应，肾合三焦、膀胱。三焦、膀胱者，腠理毫毛其应。

肾本合骨，而此云三焦、膀胱、腠理，毫毛其应，何也？如《五癃津液别篇》曰：三焦出气，以温肌肉，充皮毛。此其所以应腠理、毫毛也。

手少阳之上，血气盛则眉美以长，耳色美；血气皆少则耳焦，恶色。

手少阳三焦之脉行于上体者，出耳前后，至目锐眦。故其血气之盛衰，皆见于眉耳之间。

手少阳之下，血气盛则手卷多肉以温，血气皆少则寒以瘦，气少血多则瘦以多脉。

手少阳之脉行于下体者，起名指端，循手腕，出臂外，上肘，故其形见若此。

鼻柱中央起，三焦乃约。

约，固密也。

肾与膀胱为表里，而三焦亦合于肾，故上文曰肾合三焦、膀胱，腠理、毫毛其应，所以三焦、膀胱之状，可因腠理、毫毛而知也。

三焦之厚薄、缓急、直结具有征应

肾应骨。密理厚皮者，三焦、膀胱厚；粗理薄皮者，三焦、膀胱薄；疏腠理者，三焦、膀胱缓；皮急而无毫毛者，三焦膀胱急；毫毛美而粗者，三焦膀胱直；稀毫毛者，三焦膀胱结也。

集说附考

三焦者，决渎之官，水道出焉。上焦出于胃口，主纳而不出。中焦当胃之中脘，主腐熟水谷，蒸津液，化精微，上注于肺，化而为血，以奉生身。下焦起阑门之下，主出而不纳。

三焦者，水谷之道路，气之所终始也。上焦在心下下鬲，主内而不出，其治在膻中，直两乳陷者是。中焦者，在胃中脘，当脐上四寸，不上不下，主腐熟水谷，其治在脐旁。下焦者，在脐下，当膀胱际也，主分别清浊，出而不内，以传道也，其治在脐下一寸。焦，原也。三焦者，三原之气也。

《脉诀》①云：三焦无状空有名。不知三焦者，三原之气也，实非无形，但不专主一脏耳。既为元气别使，又为传化之腑，由十二经始于中焦，常与卫气俱行。故扁鹊指为水谷之道路，气之所终始也。上焦出于胃上口，并咽以上，贯膈，布胸，走腋，而至太阴之分；中焦亦并胃中，出上焦之后；下焦别回肠，注于膀胱，而渗入焉。手厥阴心包乃其合也，布络三焦，而三焦之经则又散络心包。苟无其形，将何所凭，而包络从何所附以传化焉？

晞范②曰：心肺若无上焦，何以宗主荣卫？脾胃若无中焦，何以腐熟水谷？肾肝右无下焦，何以疏决水津？此三焦彻上彻下，正脏腑有余不尽之义。苟止心肝脾肾肺，而无三焦所寄之府，是人身与天地为二矣。

《中藏经》曰：三焦者，人身三元之气也，总领五脏六腑，及营卫经络，内外左右上下之义，三焦通则内外左右上下皆通。其于周身灌溉，和内调外，荣左养右，导上宣下，莫大于此。形色最赤，总护诸阳，非无状而空有名者也。《难经》云：十一经③，五脏六腑十一耳，其一经者，何等经也？然一经者，手少阴与心主别脉也。心主与三焦为表里，俱有名而无形，故言经有十二也，缘不专主一脏，故言有名无形。《正理论》云：三焦者，有名无形，上合于手心主，下合于右肾。遂有命门三焦表里之说。殊不知包络相火，附名右肾。夫人之脏腑，一阴一阳，自有定耦，岂

---

① 脉诀：又名《崔氏脉诀》《崔真人脉诀》《紫虚脉诀》。一卷。撰年不详。

② 晞范：即《新刊晞范句解八十一难经》，托为秦越日所著，宋李駉句解。

③ 十一经：《难经二十五难》为"十二经"，疑误。

得一经有两配之理？所谓上合手心主，正言其为表里；下合右肾者，正言其与包络相火相合，又以三焦为原气之别使也。知此则知命门与肾通，三焦无两配矣。

按：本篇表里相配者，肺合大肠，皆金也；心合小肠，皆火也；肝合胆，皆木也；脾合胃，皆土也；肾合膀胱，皆水也。惟三焦者，虽为水渎之府，而实总护诸阳，亦称相火，是又为水中之火府。故在本篇曰三焦属膀胱，在《血气形志篇》曰少阳与心主为表里，盖其在下者为阴，属膀胱而合肾水，在上者为阳，合包络而通心火，此三焦之所以际上极下，象同六合，而无所不包也。观本篇六腑之别，极为明显，以其皆有盛贮，因名为腑，而三焦者，曰中渎之腑，是孤之腑，分明确有一腑。盖即脏腑之外，躯体之内，包罗诸脏，一腔之大，府也，故有中渎是孤之名，而亦有大腑之形。《难经》谓其有名无形，诚一失也。

脏腑精义

三焦者，决渎之官，水道出焉。

决，开也。渎，水道也。上焦不治，水溢高原。中焦不治，水停中脘。下焦不治，水畜膀胱。三焦气治，则脉络通而水道利，故曰决渎之官。

饮入于胃，游溢精气，上输于脾，脾气散精，上归于肺，通调水道，下输膀胱。水精四布，五经并行，合于四时，五脏阴阳，揆度以为常也。

游，浮游也。溢，涌溢也。水饮入胃，则其气化精微必先输运于脾，是谓中焦如沤也。脾乃散气，上如云雾，而归于肺，是谓上焦如雾也。肺气运行，水随而注，故肺能通调水道，下输膀胱，是谓水出高原，下焦如渎也。

水因气生，气为水母。凡肺气所及，则水精布焉。然水名虽一，而清浊有分。清者为精，精如雨雾。浊者为水，水如江河。故精归五脏，水归膀胱，而五经并行矣。五经，五脏之经络也。若是则食饮精气，既得其滋养升降之宜，故四时五脏，皆合于阴阳揆度以为常也。

上焦如雾，中焦如沤，下焦如渎。

如雾者，气浮于上也，言宗气积于胸中，司呼吸而布濩①于经隧之间，如天之雾，故曰上焦如雾也。沤者，水上之泡，水得气而不沉者也，言营血化于中焦，随气流行，以奉生身，如沤处浮沉之间，故曰中焦如沤也。渎者，水所注泄，言下焦主出而不纳，逝而不返，故曰下焦如渎也。然则肺象天而居上，故司雾之化；脾象地而在中，故司沤之化；大肠、膀胱象江河淮泗而在下，故司川渎之化。

上焦开发，宣五谷味，熏肤充身泽毛，若雾露之溉，是谓气。

上焦，胸中也，开发通达也。宣，布散也。气者，人身之大气，名为宗气，亦名为真气。《邪客篇》曰：宗气积于胸中，出于喉咙，以贯心脉，而行呼吸焉。《刺节真邪论》曰：真气者，所受于天，与谷气并而充身也。《营卫生会篇》曰：人受气于谷，谷入于胃，以传于肺，五脏六腑皆以受气。故能熏肤充身泽毛，若雾露之温润，而溉养万物焉。盖言人身之精气津液血脉，无非气之所化也。

中焦受气，取汁变化而赤，是谓血。

中焦者，并胃中，出上焦之下。凡水谷之入，必先归胃，故

---

① 布濩（hù户）：遍布，布散。

中焦受谷之气，取谷之味，输脾达脏，由黄白而渐变为赤，以奉生身者，是谓血。

血脱者色白，夭然不泽。

血之荣在色，故血脱者色白如盐。夭然不泽，谓枯涩无神也。

腠理发泄，汗出溱溱，是谓津。

津者，阳之液。汗者，津之泄也。腠理者，皮肤之隙。溱溱，滋泽貌。

津脱者，腠理开，汗大泄。

汗，阳津也。汗大泄者，津必脱，故曰亡阳。

谷入气满，淖泽注于骨，骨属屈伸泄泽，补益脑髓，皮肤润泽，是谓液。

淖泽，濡润也。液者，阴之津。谷入于胃，其气满而化液，故淖泽而注于骨。凡骨属举动屈伸，则经脉流行而泄其泽，故内而补益脑髓，外而润泽皮肤，皆谓之液。按：津液本为同类，然亦有阴阳之分。盖津者，液之清者也；液者，津之浊者也。津为汗而走腠理，故属阳液；液注骨而补脑髓，故属阴。观《五癃津液别篇》曰：三焦出气，以温肌肉，充皮肤，为津；其留而不行者，为液。义与此合。

液脱者，骨属屈伸不利，色夭，脑髓消，胫酸，耳数鸣。

液，所以注骨益脑，而泽皮肤者。液脱则骨髓无以充，故屈伸不利，而脑消胫酸；皮肤无以滋，故色枯而夭。液脱则阴虚，故耳鸣也。

肾将两脏附

少阳属肾，肾上连肺，故将两脏。

少阳，三焦也。三焦之正脉指天，散于胸中，而肾脉亦上连于肺，三焦之下腧属于膀胱，而膀胱为肾之合，故三焦亦属乎肾也。然三焦为中渎之府，膀胱为津液之府，肾以水脏而领水府，理之当然，故肾得兼将两脏。将，领也。两脏，腑亦可以言脏也。《本脏篇》曰肾合三焦膀胱，其义即此。

三焦为中渎之府，膀胱为孤府

三焦者，中渎之府也，水道出焉，属膀胱，是孤之府也，是六腑之所与合者。

中渎者，谓如川如渎，源流皆出其中也，即水谷之入于口，出于便，自上而下，必历三焦，故曰水渎之府，水道出焉。膀胱受三焦之水，而当其疏泄之道，气本相依，体同一类，故三焦下腧，出于委阳，并太阳之正，入络膀胱，约下焦也。然于十二脏之中，惟三焦独大，诸脏无与匹者，故名曰是孤之府也。

此经从手走头，长五尺，左右共一丈，凡二十三穴，左右各四十六穴，自中冲交与手四指关冲，循臂上行，至耳门，传足少阳胆经。

手少阳三焦经

三焦，手少阳之脉，起于小指次指之端，上出两指之间，循手表腕，出臂外两骨之间，上贯肘，循臑外，上肩而交出足少阳之后，入缺盆，布膻中，散络心包，下膈，循属三焦。其支者，从膻中上出缺盆，上项挟耳后，直上出耳上角，以屈下颊至出页。其支者，从耳后入耳中，出走耳前，过客主人前，交颊，至目锐眦。

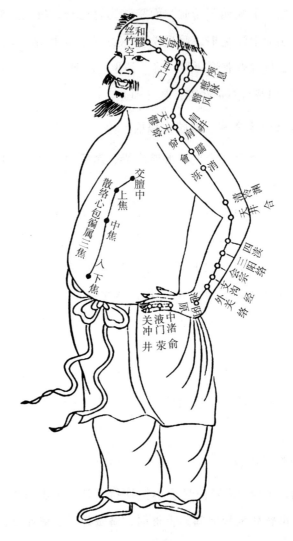

手少阳三焦铜人图

　　两指之两当作次。三焦者，滑氏《发挥》云：上焦在心下下膈，当胃上口，其治在膻中；中焦在胃中腕，当脐上四寸，不上不下，其治在脐旁；下焦当膀胱上口，其治在脐下一寸，乃水谷之道路，气之所终始也①。马氏注以三焦为有形之物，云右肾之下有脂膜如手大，正与膀胱相对者非，孙东宿注三焦评已明证其误。详《医旨绪余》中，小指、次指，手之第四指也。手表，手之外也。膻中，任脉穴名，当两乳之间。循，历也，循属犹言历属也。此言手少阳之脉起于手第四指端，上出次指间，循手外腕出臂外两骨之间，上贯肘，循臑外，上肩，过两肩井，足少阳经穴名，故云出足少阳之后，入缺盆，横布于膻中之分，散绕心包，乃下膈，当胃口上，以属上焦，于中脘以属中焦，于阴交以属下焦也。阴交，任脉穴名，在脐下一寸。

考胃上口，当在膈之上，滑氏云下膈者误也。其支者，言支脉之行，从前布膻中之处，上出缺盆之外，上项，过大颧，复上挟耳后，直上至耳上角，折行至两眉头，及目内眦之分，屈曲下颊，还上而至于出页也。其二支，言交经之一小支脉，即从前支脉挟耳后处入耳中，却出走耳前，过足少阳经客主人穴之前，下交两颊，还上而至目锐眦，以交于足少阳经也。

按：手少阳之脉，上下左右分行，共六道。其脉之起，自手第四指端，循手腕臂肘臑肉之外，上肩，入缺盆，布膻中之分，散络心包，下膈，而历属上中下三焦者二道，此其正经之脉也。其支者，即从前布膻中之处，上出缺盆，上项，挟耳而行，出耳上角，屈行下颊，还上而至出页者二道，此接正经而上行之支脉也。又其支者，从耳后入耳中，出走耳前，交颊，还上而至目锐眦者二道，此其交经之支脉也。

---

① 发挥……所终始也：滑寿《十四经发挥》并无此段文字，而滑氏所著《难经本义·三十一难》却有相关论述，疑误。

手少阳外合漯水

手少阳，外合于漯漯，音磊，又太合切**水，内属于三焦。**

手少阳经内属三焦，常少血多气，故合于漯水。按：漯水源出章丘长白山，入小清河归海，今属山东省济南府，详见前足太阳经条下。

三焦脉诊

三焦脉部位

右尺命门三焦脉所出，沉实而疾，命门也，沉实而稍疾，三焦也。

三焦平脉

三焦脉沉滑而大，且兼和缓，为平脉。

三焦病脉

寸口脉迟，上焦有寒；尺脉浮者，客阳在下焦；尺脉迟，下焦有寒。

三焦部持脉指法同心包

三焦部遵《内经》持脉指法以定有余不足，以及下诸脉主症俱同心包

十二经病

三焦属手少阳经

是动则病耳聋，浑浑焞焞，嗌肿喉痹，是主气。

浑浑焞焞，不明貌。三焦之脉，上项系耳后，故为是病。是主气，三焦为水渎之府，水病必由于气也。按：《至真要大论》列

此于"太阴在泉"之下，湿土所以胜水也。

所生病者，汗出，目锐眦痛，颊痛，耳后肩臑肘臂外皆痛，小指次指不用。

三焦出气以温肌肉，充皮肤，故为汗出。其他诸病，皆本经之脉所及。

为此诸病，盛则泻之，虚则补之，热则疾之，寒则留之，陷下则灸之。不盛不虚，以经取之。

义如前。

盛者，人迎大一倍于寸口；虚者，人迎反小于寸口也。

手少阳为厥阴之表，故候在人迎。

三焦有余症

上焦热_{黄连、黄芩、栀子、连翘}

咽疮_热

唇干_热

吞吐酸水_{实热}

中焦热_{石膏、茵陈、防己、黄连}

胀喘_实

易饥_热

下焦热_{胆草、黄柏、大黄、朴硝}

肠风_实

便血_热

淋闭_{实热}

三焦不足症

上焦寒_{当归、酒附、川芎、麻黄}

咽喉闭塞_寒

吐冷沫_寒

中焦寒_{砂仁、豆蔻、吴萸、良姜}

心腹冷痛_{虚寒}

不消谷_虚

下焦寒_{小茴香、菟丝子、巴戟、附子}

小腹痛_{虚寒}

遗溺_{虚寒}

遗精_{虚寒}

三焦部察脉用药例

亥三焦，属手少阳经，为阳府，喜肝木相生，忌肾水相克，其脉沉滑而大为平脉，诊脉界限在骨脉之分十五菽之重，较诸心包络脉微少浮少前，其治亦从火。如三焦脉上出于本部之外为有余，以本部清凉药治之。

如再上出于六菽之外，有力搏指。又不沉不滑为太有余，倍加本部清泄药治之。

如三焦脉下入于本部之下为不足，以本部温补药治之。

如再下入于骨脉以下为太不足，倍加本部温补药治之。

上焦热，清以黄连、茵陈、连翘、石膏之类。

中焦热，清以黄芩、栀子、桔梗、薄荷之类。

下焦热，清以胆草、黄柏、木通、大黄之类。

上焦寒，温以桂枝、生姜、附子之类。

中焦寒，温以砂仁、草果、豆蔻之类。

下焦寒，温以杜仲、故纸、小茴之类。

实火泻之

汗麻黄、柴胡、葛根、荆芥、升麻、薄荷、羌活、石膏。

吐瓜蒂、沧盐、茶汁。

下大黄、芒硝。

虚火补之

上人参、天雄、桂心。

中人参、黄芪、丁香、木香、草果。

下附子、桂心、硫黄、人参、乌药、破故币。

三焦部行气养血药品

凡木香、槟榔、青皮、丁香，皆行三焦气之药。

凡当归、地黄、川芎、白术，皆养三焦血之药。

三焦部泻火药

柴胡泻三焦火，黄芩佐之。

味分补泻，气随时换

心包络三焦属火，主于暑。味甘咸补，辛苦泻；气热补，寒泄。

三焦部引经报使

上地骨皮。

中青皮。

下附。

行上柴胡、川芎。

行下青皮。

三焦部虚实症治提纲

三焦实药味忌宜

三焦气盛有余则胀，气满于皮肤内，轻轻然而不牢，或小便大便难，是为三焦之实也。

忌补、敛、升、燥热之药。

宜降、清热、调气、甘寒、苦寒、咸寒。

苏子　门冬　知母　黄柏　玄参　山栀　黄芩　黄连　童便

三焦实三症并药味忌宜

喉痹，即缠喉风，属少阳相火、少阴君火并炽。经曰：一阴一阳，结为喉痹。一阴者，少阴君火也；一阳者，少阳相火也。

忌药，同三焦实。

宜辛散，佐以苦寒、咸寒。急则有针法、吹法、吐法。

鼠粘子　山豆根　续随子　黄连　黄柏　山慈姑　苦桔梗麦门冬　知母　玄参　生甘草　童便　射干　苏子　贝母　犀角

急治用胆矾、朴硝、牛黄，为末，和匀，吹入喉中。

又法。用明矾三钱，巴豆七粒去壳，同矾煅，矾枯去巴豆，即取矾为细末，吹入喉中，流出热痰即宽。

头面赤热，属上焦火升。

忌药，同三焦实。

宜降、清热、甘缓，佐以酸敛。

枇杷叶　苏子　天冬　麦冬　白芍　梨　栝楼根　五味　玄参　薄荷　童便　柿　甘蔗

赤白游风，属血热。热则生风，故善游走。俗名火丹。小儿多患此，大人亦时有之。

忌药，同三焦实。

宜清热凉血，兼行血，辛寒、甘寒、苦寒、咸寒。

生地　黄连　黄柏　甘草　丹皮　蒲黄　连翘　玄参　鼠粘
牛膝　蓝汁　苎根　童便　赤芍　红蓝花

宜兼外治，砭出热血，及用漆姑草、慎火草捣烂敷之，即
易愈。

三焦虚药味忌宜

三焦之气不足，则寒气客之，或遗尿，或泻利，或胸满，或
食不消，是三焦之气虚也。

忌破气、降、升发、苦寒之药。

宜补中益气，佐以辛温。

人参　黄芪　白术　益智　沉香　五味

三焦虚二症并药味忌宜

腹寒，属中气虚。

忌宜药俱同三焦虚。

短气、少气，属气虚。

忌药同三焦虚。

宜补气益精，甘温、甘寒、酸温。

人参　黄芪　麦冬　五味

卷之三十六

心包络图象

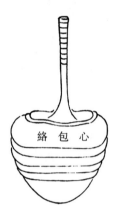

络 包 心

脏腑释义

心包络属脏，三焦属腑。

心包络释义

心包络者，言其质包络其心也。

心包络藏象

心包络包络其心，有膈膜，与脊胁周回相着，遮蔽浊气，使不得上熏心肺，即所谓膻中也。

心包络部分

心包，一名手心主，以藏象较之，在心下横膜之上，坚膜之下，其与横膜相粘，而黄脂月曼裹者心也。其脂月曼之外，有细筋膜如丝，与心肺相连者心包也。

经曰：七节之傍，中有小心。人之脊骨，共二十一节，自上而下，当十四节之间，自下而上，是为第七节。其两傍者，乃肾俞穴，其中则命门外俞也。人生以阳气为本，阳在上者，谓之君火，君火在心；阳在下者，谓之相火，相火在命门，皆真阳之所在。故曰七节之傍，中有小心。此小心者，即心包、三焦之发源也。

气 海

人身有四海，膻中为气海。有余则气满，胸中悗息，面赤；不足则气少不足以言也。

集说附考

五脏六腑，具有定据，独心包络与三焦议论错出，故复集前人诸说悉有确见者，以资订正。

按：《灵台秘典》有十二官，独少心包一官，而多"膻中者，臣使之官，喜乐出焉"一节，今心包藏居膈上，经始胸中，正值膻中之所，位居相火，代君行事，实臣使之官也。

心包络，《难经》言其无形，滑伯仁名为手心主。以脏象校之，本有名无形，其经起于腋下之天池，而止于中指之中冲；其脏坚固，邪勿能客，客之则心伤，心伤则神去而死。故诸邪之在心，皆在于心之包络，言无形者非也。

十二经脉，内应五脏六腑。其数不合者，谓心包络亦是一脏，以应手厥阴经，是脏亦有六也。故《难经》曰：五脏亦有六脏[1]。有五而言亦有六者，谓肾有两脏也，左为肾，右为命门。命门者，

---

[1]　六脏：《难经·三十六难》将五脏中的肾分为左右两脏，左者为肾，右者为命门，称之为六脏。

谓精神之所舍也，男子以藏精，女子以系胞，其气与肾通。

近代医书及世医所论，皆不知心包之脏为何物，及所处何地，咸云有名无形，只膻中是也，岂不详经云：七节之傍，中有小心，然人之脊骨，二十有一节，从下起第七节之旁，左为肾，右为命门，命门便是心包之脏，以应手厥阴之经，与手少阳三焦合为表里，二经皆是相火，相行君命，故曰命门。又《悬珠》先取先源于三日，迎而取之，刺太陵者，是泻相火小心之源也。是知相火属包络，包络是小心，小心便是肾之命门也。《灵枢》云：十二原以心包经太陵穴为心之原。明真心不受邪，故知心手主，代君火也。

或问手厥阴经曰心主，又曰心包络，何也？曰君火以明，相火以位。手厥阴代君火行事，以用而言，故曰手心主，以经而言，则曰心包络，一经二名，即相火也。

帝曰：手少阴之脉独无俞，何也？岐伯曰：手少阴者，心脉也。心者，五脏六腑之火主也。心为帝王，精神之所舍，其脏坚固，邪不能客，客之则伤心，心伤则神去，神去则身死矣。故诸邪在于心者，皆在心之包络。包络者，一心之脉也。故手少阴无俞焉。

脏腑精义

膻中者，臣使之官，喜乐出焉。

膻中，即心包络，位居上焦，亦名上气海，为宗气所积之处，主奉行君相之令，而布施气化，故为臣使之官。《行针篇》曰：多阳者多喜，多阴者多怒。膻中为二阳脏所居，故喜乐出焉。膻中气化，则阳气舒，而令人喜乐；气不化，则阳气不舒，而令人悲愁，是为喜乐之所从出也。

按：十二经之表里，有心包络而无膻中，心包之位正居膈上，为心之护卫。《胀论》曰：膻中者，心主之宫城也。正合心包臣使之气。

火分君相附说

人之日用烧燃者，属君火。君火，阳火也。天之龙雷，与海中之火，属相火。相火，阴火也。相火在天，出于龙雷海，在人则具于下焦肝肾，无非本此地中阴气而生。人能识得此义，静则安，动则顺，不妄作劳，不逆于生乐，此火自然藏畜于命门之中，以听命于君，而为正用，在内则藏精生血，化为三焦元气，诚至宝也。苟不识此，妄念一动，此火即随之而起。久久如是，则阴受煎熬而精伤，精伤则阴亏而火盛，且精化气，精伤不能化气，不但阴亏，而气亦损矣。小之则病，极则伤生。丹溪立论，谓诸病多属火，此火字正指此相火而言，人曷可不珍重此火？善保此火，以为生命之本，立命之原也。

此经从腹走手，长三尺五寸，左右共七尺，凡九穴。左右两行，共十八穴。起于乳旁天池穴，循臂下行至中指中冲穴止，传手少阳三焦。

手厥阴心包络经

心主，手厥阴心包络之脉，起于胸中，出属心包络，下膈，历络三焦。

心包，一名手心主。滑氏注云：以用而言，手厥阴相火代君火行事，故为心之主也；以藏象而言，其藏在心月曼脂之外，有细筋膜如丝与心肺相连，故云心之包络也。三焦注见前。此言手厥阴心包络之脉起于胸中，出属心下之包络，由是下膈，当胃上脘以络上焦，于中脘以络中焦，及脐下一寸以络下焦，故云历络也。考上焦当在心下膈上，其治在膻中，滑氏注云当胃上口，误，今改胃上脘，方与"下膈"句无背，盖上脘在膈之下，上焦之用虽在膈上，实通乎膈之下也。

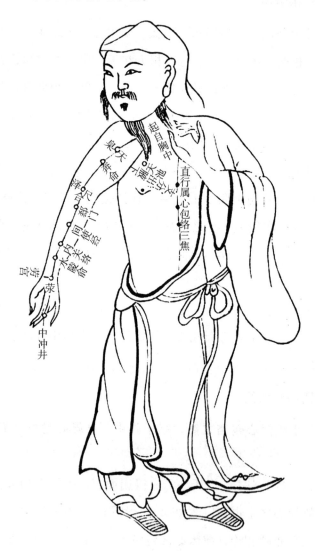

手厥阴心包经铜人图

其支者，循胸中，出胁，下腋三寸，上抵腋下，循臑内，行太阴少阴之间，入肘中，下臂，行两筋之间。入掌中，循中指出其端。

此言支脉之行，从前属心包之处，上循胸，横出胁，下腋三寸，还上行至腋下，循臑肉之内下行，以界乎太阴少阴二经之中间，入肘中下臂，行臂两筋之间，入掌中，循中指，出其端而终也。

其支者，别掌中，循小指次指，出其端。

此言其交经之支，即从前入掌中处，别行循小指次指，出其端，以交于手太阳经也。

按：手厥阴之脉，上下左右分行，共六道。其脉之起，本于胸中，出属心包，下膈，历络三焦者二道或云此止从中一道之脉，要其出属心包之处，必自左右而分属也，此为正经之脉也。其支者，循胸，出胁，上腋，下臑肘臂掌之中，循中指，出其端者二道。是虽支脉，实接正经，而行于手者也。又其支者，从掌中别行，循小指次指，出其端者二道，此为交经之二小支脉也。

手厥阴心包络井荥输经合

井荥输经合，出之《灵枢·本输》篇。凡十二经脉之所终始，与络脉之所别处，五输之所留，六腑之所合，四时之所出入，五脏之所溜，其阔数之度，浅深之状，高下所至，具有尺度，而心包独厥焉。考古者自知也，然亦不可不为申说。

手少阳三焦经与手厥阴心包络经为五合

手少阳之正，指天，别于巅，入缺盆，下走三焦，散于胸中也。

手心主之正，别下渊液三寸，入胸中，别属三焦，出循喉咙，出耳后，合少阳完骨之下，此为五合也。

此三焦心主表里，经脉相为一合也。指天者，天属阳，运于地之外，手少阳之正，旧别于巅，入缺盆，下走三焦，散于胸中，包罗脏腑之外，故曰指天。

手厥阴之正，其别而内行者，与少阴之脉，同自腋下三寸，足少阳渊腋之次，入胸中，属于三焦，乃出循喉咙，行耳后，合手足少阳于完骨之下，此六合之五也。

手厥阴少阳别络并症

手心主之别，名曰内关，去腕二寸，出于两盘之间，循经以上，系于心包，络心系。实则心痛，虚则为头强，取之两筋间也。

手厥阴之络名内关，在掌后去腕二寸两筋间，别走手少阳者也。此经系心包，络心系，又出耳后，合少阳完骨之下，故邪实则心痛，虚则头强不利也，当取内关以治之。

手少阳之别名曰外关，去腕二寸外达臂，注胸中，合心主。病实则肘挛，虚则不收，取之所别也。

手少阳之络名外关，在腕后二寸两筋间，别走手厥阴心主者也。此经绕臂，故为肘挛及不收之病。治此者，当取所别之外关。

手厥阴心主少阳三焦筋结支别

手心主之筋，起于中指，与太阴之经并行，结于肘内廉。

中指端，中冲之次也，循指入掌中，至掌后大陵之次，并手太阴之筋，上结于肘内廉曲泽之次。

上臂阴，结腋下，下散前后挟胁。

上臂阴天泉之次，由曲腋间并太阴之筋结于腋下，当天池之次，下行前后，布散挟胁，联于手太阴足少阳之筋，此经自掌至腋，皆刚筋也。

其支者，入腋，散胸中，结于臂。

此支者，自天池之分，入腋内，散于胸中。臂，当作贲。盖此支，并太阴之筋，入散胸中，故同结于贲也。

手少阳之筋，起于小指次指之端，结于腕中，循臂，结于肘，上绕臑外廉，上肩，走颈，合手太阳。

小指次指之端，无名指关冲之次也。上结于手腕之阳池，循臂外关支沟之次，出臂，上两骨间，结于肘。自肘上臑外廉，由臑会行太阳之里，阳明之外，上肩髎，走颈中天牖之分，与手太阳之筋合，此皆刚筋也。

其支者，当曲颊，入系舌本。

其支者，自颈中当曲颊下入系舌本，与足太阳之筋合。

其支者，上曲牙，循耳前，属目外眦，上乘颔，结于角。

又支者，自颊行曲牙，会足阳明之筋，循耳前上行，与手太阳足少阳之筋屈曲交绾①，而会于耳上之角孙，乃属目外眦，而复会于瞳子髎之次。颔，当作额。盖此筋自耳前行外眦，与三阳交会，上出两额之左右，以结于额之上角也。

手厥阴外合漳水

手心主，外合于漳水，内属于心包。

手厥阴经，内属心主，常多血少气，故外合于漳水。按：漳水有二，一出上党沾县大黾谷，曰清漳；一出上党长子县发鸠山，曰浊漳，皆入于河，今俱隶山西省。沾县，即乐平县，属太原府。

---

① 绾（wǎn晚）：把长条形的东西盘绕起来打成结。

长子县，属潞安府。

心包脉诊

心包脉部位

右尺，命门心包脉所出。

沉实而疾，命门也。沉实稍疾，心包也。

心包络平脉

心包络脉沉滑而大，且兼和缓，为平脉。

心包络持脉指法

心包络脉沉滑而大，命门兼统心包络三焦，持脉指法与肾部同等十五菽之重，按至骨，脉道滑之中充满广大，有包罗气象，是为心包络正脉。

遵《内经》持脉指法以定有余不足

心包络部脉，以十五菽重为本部界限，在骨脉之间，于五脏等第为第五等，沉滑而大，比三焦脉微后微沉，此为定位。即以十三菽为浮，十四菽为中，十五菽为沉。其中脉，亦统括浮沉二脉。浑然沉滑而大，且兼和缓，斯为无病。如下入于本部之下为不足，如再下入于骨及隐伏不见为太不足，如上出于本部之外为有余，如再上出于十菽之外，有力搏指，又不沉不滑，为太有余。

诊人迎以断心包络外感之症

人迎脉虚，主外受暑邪。

诊气口以断心包络内伤之症

气口脉微涩，主房帏任意，伤心包络。

气口脉紧，主悲伤心包络。

遵经旨以缓急大小滑涩六脉断病

右尺脉浮，则风邪客于下焦，大便热秘。

浮而虚，元气不足。

右尺脉沉，则水病，腰脚痛。

沉细则下痢，脐寒痛逼。

右尺脉迟，则寒泻，小腹冷，腰脚重。

右尺脉数，则小便赤，大便秘。

浮数表热，沉数里热。

右尺脉滑，则相火炎盛，梦泄阴虚。

妇人和滑，则为有孕。

右尺脉涩，则大便涩，津液衰。

十二经病

心包络属手厥阴经

是动则病手心热，臂肘挛急，腋肿。甚则胸胁支满，心中憺憺大动，面赤，目黄，喜笑不休。

手心热，臂肘挛急，腋肿，手厥阴经脉从乳旁循臂肘，经腋至手也。胸胁支满，心中憺憺然大动，手厥阴出属心包络，循胸出胁故也。心之华在面，目者心之使，故病则目黄，面赤。按以上诸症，《至真要大论》列于太阳司天之下，以寒淫所胜，则心火受病也。

所生病者，烦心，心痛，掌中热。

脉起心胸，入掌中也。

实则泻之，虚则补之。热则疾之，寒则留之。陷下则灸之。不盛不虚，以经取之。

义如前。

盛者，寸口大一倍于人迎。虚者，寸口反小于人迎也。

手厥阴为少阳之里，故候在寸口。

心包络有余症

目黄_热

眼胞肿_{白术、当归、木通}

面色赤_热

面色如金_{茵陈、木瓜、防己}

笑不休_热

心烦心痛_实

心中慌怖，如有人捕_{茯神、归身、人参}

右乳内作痛_{乌药、当归、茯神、川芎}

腋下肿_{湿热}

心包络不足症

手心热_虚

五心多汗_虚

舌软无力_虚

心动惊怖_虚

心中憺憺然欲动_虚

怔忡_{石菖蒲、五味子、远志、茯神、百部}

忡忡如饥_{当归、熟地、丹参、天冬、麦冬、人参}

心慌如饥_虚

心中如水_{当归、茯苓、人参、丹参、制附子}

劳苦战栗_虚

梦履高临深不宁茯神、枣仁、麦冬、五味、柏子仁

心包络部察脉用药例

心包络属手厥阴经，为阴脏，喜肝木相生，忌肾水相克。脉沉滑而大为平脉，诊脉界限在骨，脉之位十五菽之重，较诸三焦经微少后少沉。其治从火。

如心包络脉上出于本部之外为有余，以本部清凉药治之。

如再上出于六菽之外，有力搏指，又不沉不滑，为太有余，倍加本部清泄药治之。

如心包络脉下入于本部之下为不足，以本部温补药治之。

如再下入于骨，及隐伏不见，为太不足，倍加本部温补药治之。

大而有力为实，当泻以黄连、栀子、大黄、胆草之类。

小而无力为虚，当补以人参、黄芪、当归、地黄之类。

数而有力为热，当清以黄芩、竹叶、黄柏、知母之类。

迟而无力为寒，当温以附子、干姜、细辛、吴萸之类。

火强泻之

泻相火黄柏、知母、丹皮、生地、地骨皮、茯苓、玄参、寒水石。

火弱补之

益阳破故纸、附子、肉桂、沉香、益智子、川乌头、硫黄、天雄、乌药、阳起石、舶茴香、胡桃、丹砂、当归、巴戟天、覆盆子、蛤蚧。

精脱固之

涩滑金樱子、牡蛎、芡实、远志、五味子、山茱萸、蛤粉。

心包络部行气养血药品

凡川芎、乌药、青皮、小茴香，皆行心包络气之药。

凡当归、地黄、麦冬、牡丹皮，皆养心包络血之药。

心包络泻火药

丹皮泻心包络火，麦冬佐之。

味分补泻，气随时换

手厥阴心包络，手少阳三焦相火，主于暑。

味甘补苦泻，气热补寒泻，与心、小肠同。

十二经中，惟手厥阴心包、手少阳三焦经无所主，其经通于足厥阴少阳。厥阴主血，诸药入肝经血分者，并入心包。少阳主气，诸药入胆经气分者，并入三焦。命门相火散行于胆、三焦、心包络，故入命门者并入三焦。

心包络引经报使

柴胡、丹皮。

心包络部虚实症治提纲

命门实药味忌宜

忌补气、温热之药。

宜苦寒、甘寒、咸寒。

黄柏　知母　玄参　天冬　麦冬　丹皮　车前　木通　泽泻

命门实二症并药味忌宜

强阳不倒，属命门火实，孤阳无阴所致，此症多不治。

忌宜药同命门实，加五味、童便、生地。

水窍涩痛，属命门实火。

忌药同命门实。

宜清热利窍，甘寒、苦寒、咸寒，佐以淡渗。

黄柏　知母　车前　生地　天冬　黄芩　牛膝　麦冬　童便　茯苓　木通生甘草

命门虚药味忌宜

命门虚，即元阳真火不足。

忌下泄、破气、发散、辛寒、苦寒、淡渗、燥、补肾水、苦寒等药。

宜益真阳之气，甘温、咸温、甘热、酸敛。

人参　红铅　人胞　鹿茸　巴戟天　白胶　菟丝　五味　枸杞　补骨脂　山萸　附子　仙茅　覆盆　阳起石　苁蓉

命门虚四症并药味忌宜

阴痿，属命门火衰，下焦虚寒。

忌宜药同命门虚，加海狗肾、蛇床子、原蚕蛾、白马阴茎、狗阴茎、雀卵、牛膝。

精寒精薄，属命门火衰，阳气不足。

忌宜药俱同阴痿。

肾泄，即五更及黎明泄泻者是也，亦名大瘕泄，属命门真火不足。

忌药同命门虚。

宜益气、甘温、酸敛。

人参　山药　莲肉　砂仁　肉豆蔻　木香　吴萸　五味　补骨脂

畏寒，足冷。

忌宜药俱同命门虚。

卷之三十七

小肠部_全

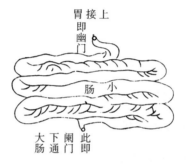

小肠腑图像

小肠腑释名

胃之下口接连者曰小肠，言与大肠之宽广者有分也。《人镜经①》曰：小肠为赤肠。

腑　象

小肠重二斤十四两，长三丈二尺，广二寸半，径八分分之少半，左回叠，积十六曲，容谷二斗四升，水六升三合合之大半。

八分分之少半，言八分之外，尚有如一分之少半也。

---

①　人镜经：即《脏腑证治图说人镜经》，经脉著作。又名《人镜经附录全书》，简称《人镜经》，八卷。原撰人不详。本书根据十二经及奇经八脉次序，分别联系五脏六腑重点论述脏腑功能、病状及治法。后经明·钱雷补充二卷，名《人镜经附录》。

小肠部分

小肠，后附脊，前附脐上，左回叠，积十六曲，受谷二斗四升，水六升三合之大半。上口，即胃之下口，在脐上二寸，近脊，水谷由此而入，复下一寸，外附于脐，为水分穴，当小肠下口，即大肠上口，名曰阑门，至是而泌别清浊，水液渗入膀胱，滓秽流入大肠。

凡胃中腐熟水谷，其滓秽自胃之下口传入小肠上口，自小肠下口阑门之际，泌别水液，渗入膀胱，其糟粕传入大肠上口矣。

小肠府外候

唇厚，人中长，以候小肠。

六腑之应

六腑之应，心合小肠。小肠者，脉其应，心应脉。皮厚者脉厚，脉厚者小肠厚；皮薄者脉薄，脉薄者小肠薄；皮缓者脉缓，脉缓者小肠大而长；皮薄而脉冲小者小肠小而短。诸阳经脉，皆多纡屈者，小肠结。

心本合脉，而小肠亦应之，表里之气本同也。心应脉，故小肠腑状亦可因脉而知也。然脉行皮肉之中，何以知其厚薄？但察其皮肉，即可知也。冲，虚也。诸阳经脉，言脉之浮浅而外见者也。纡屈，盘曲不舒之谓。

脏腑精义

小肠者，受盛之官，化物出焉。

小肠居胃之下，受盛胃中水谷而分清浊，水液由此而渗于前，糟粕由此而归于后，脾气化而上升，小肠化而下降，故曰化物出焉。

手太阳，独受阳之浊。

手太阳，小肠也。小肠居胃之下，承受胃中水谷，清浊未分，秽污所出，虽诸阳皆浊，而此其浊之浊者也，故曰独受阳之浊。

扁鹊云：手少阴与太阳为表里，所以表清里浊。清实浊虚，故食下肠实而胃虚，故腑实而不满。实则伤热，热则口张，口为之生疮。虚则伤寒，寒则便泄脓血，或发里水，其根在小肠，先从腹起。

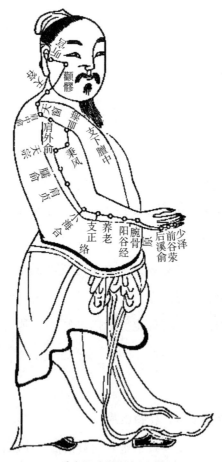

手太阳小肠经铜人图

此经从手走头，长五尺，左右共一丈，凡十九穴。左右两行，共三十八穴。自本经手小指少泽穴起，循肘臂上肩，经项侧抵耳前听宫穴终，注足太阳膀胱经。

手太阳小肠经

小肠手太阳之脉，起于小指之端，循手外侧，上腕，出踝中，直上，循臂骨下廉，出肘内侧两筋之间，上循臑外后廉，出肩解，绕肩胛，交肩上，入缺盆，络心，循咽，下膈，抵胃，属小肠。

按："筋"字，《发挥》中作骨，极是。试以手按其处，实系两骨，而无筋也。臂骨尽处为腕，腕下兑骨为踝，即手腕外侧高起圆骨是也。肘，手臂中节也。肘之上下，皆名为臂。臑，肩膊下内侧对腋处，高起耎白肉也。膂上两角为肩解。肩胛，即肩膊，注见前。此言手太阳之脉起于小指端，循手外侧上腕，出手踝中直上，循臂骨下，出肘内侧两骨间，上循臑内外之后廉，出肩解，绕肩胛后，会督脉之大椎穴，左右相交于两前肩之上，入缺盆，向腋下内行，当膻中之分络心。复从络心处还出，循胃系。胃系，即咽也。按：此当在咽之下，下膈，行任脉之外，过上中下三脘，皆任脉穴名。抵胃，言至胃尽处，正当脐上二寸之分，而属于小肠也。

其支者，从缺盆循颈，上颊，至目锐眦，却入耳中。

此言其支脉之行，从缺盆上行，循颈颊等处，至目外角，却行入耳中，抵听宫而终也。

其支者，别颊，上出𩨗，抵鼻，至目内眦，斜络于颧。

此言交经之支，别从前支脉上颊之处，复上出𩨗，抵鼻，至目眦之睛明穴，以交于足太阳经也。《发挥》中无"斜络于颧"四字，滑氏不知交经之后，其支脉之余气，复斜行，络于两颧而后止也。

按：手太阳之脉，上下左右分行，共六道。其脉之起，自手小指外侧端，上行腕踝臂肘臑肉等处，上肩，会大椎，复交肩，入缺盆，络心，属小肠者，二道，此其正经之脉也。其支者，即从前入缺盆处上行，循颈与颊，至目外角，却行入耳中者，又二道，此其接正经而上行之二大支脉也。又其支者，从前支脉上颊之处，别行上出页，抵鼻，至目内眦，其余气则左右斜络于颧者，二道，此其交经之二小支脉也。

手太阳小肠井荥输原经合之次

手太阳小肠者，上合于太阳，出于少泽。少泽，小指之端也，为井金。

此小肠经所出，为井也，属阳金。

溜于前谷。前谷在手外廉，本节前陷者中也，为荥。

此小肠经所溜为荥也，属阳水。

注于后溪。后溪者，在手外侧本节之后也，为腧。

此小肠经所注，为腧也，属阳木。

过于腕骨。腕骨，在手外侧骨之前，为原。

此小肠经所过，为原也，亦属阳木。

行于阳谷。阳谷，在锐骨之下，陷者中也，为经。

此小肠经所行，为经也，属阳火。

入于小海。小海在肘内，大骨之外，去端半寸，陷者中也，伸臂而得之，为合。

此小肠经所入，为合也，属阳土。

手太阳经也。

以上小肠之六腧，皆手太阳经也。

手太阳外合淮水

手太阳，外合淮水，内属小肠，而水道出焉。

手太阳经，内属小肠，常多血少气，故外合于淮水。按：淮水，出唐州桐柏山，绕徐扬之界，东入于海，今属河南省南阳府，改名唐县。

脉 义

小肠腑脉义，大略与心同，诊在左寸，心之本脉浮大而散，小肠亦然。但持脉指法轻重前后，较之心脉微少前少轻，此为定位。

色 诊

以五色命脏，赤为心。

五色，五脏之配合也。赤属心，小肠为心腑，凡色之所见，与心同断。

小肠部诊色部位

面王以上者，小肠也。

面王，鼻准也。小肠为腑，应挟两侧，故面王之上，两颧之内，小肠之应也。

梦 征

厥气客于小肠，梦聚邑冲衢。

小肠为受盛之官，物之所聚，类邑衢也。

十二经病

手太阳小肠经

是动，则病嗌痛颌肿，不可以顾，肩似拔，臑似折，是主液。

本经之脉，循咽下膈。其支者，循颈上颊，故病嗌痛颔肿。《至真要大论》列此于太阳在泉之下，以寒淫所胜，而病及火府也。不可以顾，肩似拔，臑似折者，手太阳脉循臑外后廉，绕肩胛，交肩上，故肩臑之痛如拔如折也。是主液者，小肠主泌别清浊，病则水谷不分，而流行无制，是主液之为病也。

所生病者，耳聋，目黄，颊肿，颈颔肩臑肘臂外后廉痛。

以上诸病，皆小肠经脉之所及也。

为此诸病，盛则泻之，虚则补之，热则疾之，寒则留之，陷下则灸之，不盛不虚，以经取之。

义如首经。

盛者，人迎大再倍于寸口。虚者，人迎反小于寸口也。

手太阳为少阴之表，故候在人迎。

小肠经有余症

目黄 _热

咽嗌痛 _热

口疮 _热

颔下肿 _{实热}

耳前热 _实

小便不利 _{茯苓、猪苓、泽泻、通草}

小肠焦竭干涩 _{气实}

白浊 _{热。瞿麦穗、车前}

飧泄 _实

五疸 _{茵陈、木瓜、防己}

小腹䐜胀 _{气实}

小腹胀痛 _{酒炒五灵脂}

便血_{车前、木通、地榆}

肠痈_{当归、银花、皂刺}

小肠经不足症

面白_虚

耳聋_虚

痛泄_虚

早晨飧泄_{茯苓、炮姜、诃子}

白浊_{虚热}

精冷不禁_{补骨脂、椿根皮、杜仲、巴戟}

外肾引小腹寒痛_{干姜、延胡、附子}

小腹引睾丸痛_{虚寒}

腰疼不能伸_{杜仲、补骨脂、续断、官桂、附子}

肩腰似折_虚

小肠部察脉用药例

丙小肠，属手太阳经，为阳腑，喜肝木相生，忌肾水相克。其脉浮大而散为平脉，诊脉界限在血脉之间，六菽之重，较诸心部少前少浮，其治亦从寒热。

如小肠部分，脉出于本部之外为有余，以本部清泄药治之。

如再出于皮毛之外，有力搏指，又更太过于散大，为太有余，倍加本部清泄药治之。

如小肠部脉下入于本部之下，为不足，以本部温补药治之。

如再下入于十二菽以下，为太不足，倍加本部温补药治之。

大而有力为实，当泻以枳实、厚朴、大黄、芒硝之类。

小而无力为虚，当补以人参、白术、砂仁、诃子之类。

数而有力为热，当清以木通、栀子、黄芩、赤苓之类。

迟而无力为寒，当补以补骨脂、小茴香、木香、巴戟之类。

本热寒之

降火黄柏、黄芩、黄连、连翘、栀子。

标热散之

解肌藁本、羌活、防风、蔓荆。

小肠部行气养血药品

凡木通、猪苓、泽泻、通草，皆行小肠气之药。

凡茯苓、当归、生地、红花，皆养小肠血之药。

小肠部泻火药

木通泻小肠火。

小肠部引经报使

行上羌活、藁本。

行下黄柏。

小肠部虚实症治提纲

小肠实

小肠气盛为有余，则病小肠热，焦竭，干涩，小腹膜胀，是为小腹之实也。

小肠实药味忌宜

忌敛涩补气之药。

宜通利淡渗，苦寒、甘寒、咸寒。

车前　茯苓　木通　甘草　黄柏　知母　黄芩　黄连　牛膝

麦冬　生地　童便

小肠实一症并药味忌宜

小水不利，及赤，或涩痛，尿血。

忌宜药俱同小肠实。

小肠虚

小肠不足，则寒气客之。肠病，惊跳不言，乍来乍去，是为小肠气之虚也。

小肠虚药味忌宜

忌破气、辛散、燥热之药。

宜补气，甘温、酸温。

人参　黄芪　麦冬　五味　山萸

小肠虚一症并药味忌宜

遗尿，属小肠气虚，兼肾气虚。

忌宜药同小肠虚，兼固涩。

牡蛎　益智　龙骨　金樱子

小肠部实热虚寒症治选方

小肠实热脉症

左手寸口人迎以前脉，阳实者，手太阳经也。病苦身热来去，汗不出，心中烦满，身重，口中生疮，名曰小肠实热也。

柴胡泽泻汤

治小肠热胀，口疮。

柴胡　泽泻　橘皮一用桔梗　黄芩　枳实　旋覆花　升麻　芒硝各三两　生地黄切一升

上九味，哎咀，以水一斗，煮取三升，去滓，下芒硝。分二服。

大黄圆

治小肠热，结满不通。

大黄　芍药　葶苈各三两　大戟　芒硝各三两　杏仁五十枚　巴豆七枚

上七味，为末，蜜和丸如梧子大，饮服。大人七丸，小儿二三丸。日二。热去，日一服。

赤茯苓汤

治小肠实热，面赤多汗，小便不利。

槟榔　生地　黄芩各二钱　赤苓二钱　赤芍钱半　麦冬去心，二钱　甘草一钱半

水一盏半，姜三片，煎八分，去渣，温服。

升阳散

治小肠虚热，忽因酒后，频吃冷水，并薑汁、梨子之类，冷气裹热，结于小肠。其病伏脐下，结硬块不通，连外肾俱肿，宜此方。诊其小肠脉短，此阴中有伏阳也。

吴萸一钱　川芎五钱　木通五钱　半夏八分

上为末。每服三钱，水一盏，葱三茎，同煎八分，空心和渣服。候觉得肿处痒，续进一盏，其肿痒后散。满一服即效。

灸法

小肠热满，灸阴都，随年壮，穴在侠中脘两边，相去一寸是也。

小肠泄痢脓血，灸魂舍一百壮，小儿减之。穴在侠脐两边，相去各一寸《翼》云相去一寸。又灸小肠腧七壮。

夹脐旁二寸，穴名天枢，治泄痢最效，无所谓魂舍者，唯有魂门穴，然穴在脊旁，恐是误传。

小肠虚寒脉症

左手寸口人迎以前，脉阳虚者，手太阳经也。病苦颅际偏头痛，耳颊痛，名曰小肠虚寒也。

归榆汤

治小肠虚寒痛，下赤白，肠滑，肠中懊侬，补之。

干姜三两　当归　黄柏　地榆各四两　黄连　阿胶各二两　石榴皮三枚

上七味，㕮咀，以水七升，煮取二升五合，去滓，下胶，煮取胶烊尽。分三服。

桂香散

治小肠冷气，非时刺痛。

蓬术　茴香　川芎　牛膝各五钱　桂心一分

上末。每服二钱，磁器内，葱汤下。

椒附丸

治小肠虚冷，小便频多。

川椒炒去汗　桑螵蛸酒炙　龙骨　山萸　附子炮，去皮脐　鹿茸酒蒸，焙，各等分

上为末，酒糊为丸，如梧桐子大。每服七十丸，盐汤下。

卷之三十八

胆部全集

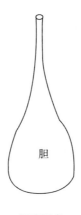

胆腑图象

胆府释名

胆者，敢也，言人之果敢皆出于胆。

《人镜经》曰：胆为青肠。

腑　象

胆号为将军，在肝之短叶间，主藏而不泻，形如悬瓠，盛精汁三合，水色金精，无出入窍，不同六腑传化，为清净之腑，受水之气，与坎同位。

《难经》云：胆在肝之短叶间，重三两三铢，盛精汁三合。

胆之部分

胆者，金之精，水之气，色青，附肝短叶下。

胆之正色

胆色如缟暎青。

胆之外候

目下果大，其胆乃横。

果裹同。目下，囊裹也。横，刚强也。藏居于中，形见于外，故举身面之外状，而可以候内之六腑。然或身或面，又必上中下三停相等，庶脏腑相安而善矣。

六腑之应

肝应爪。爪厚色黄者胆厚，爪薄色红者胆薄，爪坚色青者胆急，爪濡色赤者胆缓，爪直色白无约者胆直，爪恶色黑多纹者胆结也。

六腑之应，肝合胆。胆者，筋其应，爪为筋之余，故胆腑之状，亦可因爪而知也。结者，胆气不舒之谓。

勇士则胆满而傍，怯士则胆不满而纵。

奇恒之腑

凡胆、脑、髓、骨、脉、女子胞，此六者，地气之所生也，皆藏于阴，而象于地，故藏而不泻，名曰奇恒之腑。

凡此六者，原非六腑之数，以其藏蓄阴精，故曰地气所生，皆称为腑。然胆居六腑之一，独其藏而不泻，与他腑之传化者为异；女子之胞，子宫是也，亦以出纳精气而成胎孕者为奇，故此六者，均称为奇恒之腑。奇，异也；恒，常也。

胆，腑也，亦以藏名，正以诸腑皆传泻，胆独藏而不泻，且受水气，与坎同道，合膀胱，主毛发，义与脏类，虽属腑号，曰奇恒，实有所据。

脏腑精义

胆者，清净之府。

胆为中正之官，藏清净之液，故曰清净之府。盖以他腑所盛者皆浊，而此独清也。

胆者，中正之官，决断出焉。

胆气刚果，直而不疑，故官为中正，而主决断。胆附于肝，相为表里。肝气虽强，非胆不断，肝胆相济，勇敢乃成。故《奇病论》曰：肝者，中之将也，取决于胆。然云非胆不断，又云取决于胆，何以断之，何以决之，一惟断之以理，决之于理而已矣。

胆者，清净之府，有入而无出，能怒能喜，能刚能柔，凡十一脏取决于胆。

五脏六腑，共为十一，禀赋不同，情志亦异，必资胆气，庶得各成其用，故皆取决于胆也。按：五脏者主藏精而不泻，故五脏皆内实；六腑者主化物而不藏，故六腑皆中虚，惟胆以中虚，故属于腑，然藏而不泻，又类乎脏，故足少阳为半表半里之经，亦曰中正之官，又曰奇恒之腑，所以能通达阴阳，而十一脏皆取决乎此也。

东垣曰：胆者，少阳春升之气。春气升则万化安，故胆气春升，则余脏从之。所以十一脏皆取决于胆也。

胆为怒。

怒为肝志，而胆亦然者，肝胆相为表里，其气皆刚，而肝取决于胆也。

一曰肝气虽强，非胆不断，肝胆相济，勇敢乃成。

胆热则多眠，虚则不眠。

胆生于金，金能化汁，故人悲则目中泪出。泪者，类也，因类而出，故曰泪。

今人悲则泪出者，水得火而煎，阴必从阳也。老人胆汁悭①，哭则无泪，笑则有泪，火盛水亏也，故胆热亦流泪，胆气虚亦溢为泪。

目无光有泪者，胆热。

邪在胆，逆在胃，胆溢则口苦，胃逆则呕苦汁。

脾胃气虚，不能饮食，由胆气不升，所以东垣有用升麻、柴胡左边少阳甲胆之气。

此经从头走足，长八尺，左右共一丈六尺，凡四十四穴，左右两行，共八十八穴。自丝竹交与目眦瞳子髎，循头耳侧胁下，行至足小指窍阴穴止，传足厥阴肝经。

胆经头面穴最多，图不及详载，须依经之全本求之。

足少阳胆经

胆，足少阳之脉，起于目锐眦，上抵头角，下耳后，循颈，行手少阳之前，至肩上，却交出手少阳之后，入缺盆。

目锐眦，目外角也，一名一眦。此言足少阳之脉起于目外眦，上抵头角，折下而行于耳后，复自耳后折外，上行至两眉头及目内眦之分，复自眉目之分，上行侧头部，下折而循于颈，过手少阳经天髎穴之分，故云行手少阳之前，至肩上，循肩井。肩井，本经穴名，手、足少阳阳维之会，故云却交出手少阳之后，下肩而入于缺盆穴之外，与前阳明脉之入缺盆者，实相近而不相合也。

---

① 悭（qiān枪）：缺乏。

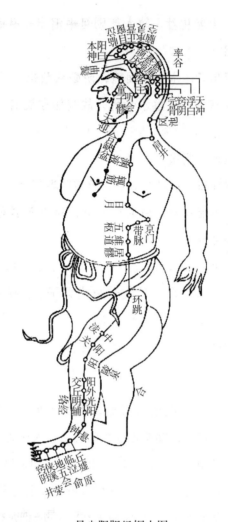

足少阳胆经铜人图

按：起于目云云至循颈，《发挥》中云自瞳子髎至风池，凡二十六，作三折而行，学者细考《铜人》等书侧头部，其经自明。

其支者，从耳目后入耳中，出走耳前，至目锐眦后。

此其一小支脉之行于头者。

其支者，别锐眦，下大迎，合手少阳，抵于出页下，加颊车，

下颈，合缺盆以下胸中，贯膈络肝，属胆，循胁里，出气街，绕毛际，横入髀厌中。

出页，目下也。手少阳脉下颊至出页，故云合手少阳于出页。胸中，当两乳之间膈膜也，居心肺之下。胁，腋下也。曲骨两旁为毛际，捷骨之下为髀厌，即髀枢中也。此又其一大支脉，从目锐眦别行，下而与前脉之入缺盆者相合，入内而连络肝胆，复出气街而下入髀厌中也。

其直者，从缺盆下腋，循胸，过季胁，下合髀厌中，以下循髀阳，出膝外廉下外辅骨之前，直下抵绝骨之端，下出外踝之前，循足附上，入小指次指之间。

胁之上际为腋，胁下小肋为季胁，俗名软肋是也。髀之外为髀阳。辅骨，膝下内外侧大骨也。外踝上尖骨曰绝骨。足面为跗。小指次指，即无名指，足之第四指也。此言其直行之经脉，即从前入缺盆之脉而起，下行而与前支脉之入髀厌者相合，复下行而入于足小指次指之间也。

其支者，别跗上，入大指之间，循大指歧骨内，出其端，还贯爪甲，出三毛。

足大指本节后为歧骨，爪甲后为三毛。此又其一小支脉之行于足者，其脉从跗上别行，循歧骨出大指之端，还贯入爪甲之后，以交于足厥阴经也。

按：足少阳之脉，上下左右分行，共十道。其脉之起自目外眦，上抵头角，下耳后，循颈，至肩上，而下入于缺盆穴之外者二道，此其脉行之最屈曲者，乃脉之根也。其别行者，从耳后入耳中，出走耳前，至目锐眦后者二道，此为第一小支。又其别行者，从目锐眦下大迎，合手少阳，抵于出页下，加颊车，下颈，合缺盆，而下胸贯膈，内连肝胆，复出气街，绕毛际，入髀厌中者，又二道，此为第二大支，是虽支脉，实接正经而并行者也。其直行者，从缺盆下腋循胸过季胁，下合髀厌中，以下循髀阳，出膝外廉下外辅骨之前，直下抵绝骨之端，下外出踝之前，循足跗上，复下而入小指次指之间者二道，此为正经，乃脉之本也。又其支者，从跗上别行入大指间，循大指歧骨内，出其端，贯爪甲，出三毛者，又二道。此为第三小支之脉也。

足少阳胆井荥输原经合之次

胆出于窍阴。窍阴者，足小指次指之端也，为井金。

此胆经之所出，为井也，属阳金。

溜于侠溪。侠溪，足小指次指之间也，为荥。

此胆经之所溜，为荥也，属阳水。

注于临泣。临泣，上行一寸半，陷者中也，为腧。

此胆经之所注，为腧也，属阳木。

过于丘墟。丘墟，外踝之前下陷者中也，为原。

此胆经之所过，为原也，亦属阳木。

行于阳辅。阳辅，外踝之上，辅骨之前，及绝骨之端也，为经。

此胆经之所行，为经也，属阳火。

入于阳之陵泉。阳之陵泉，在膝外陷者中也，为合，伸而得之。

此胆经之所入，为合也，属阳土。

足少阳也。

以上胆之六腧，皆足少阳经也。

足少阳外合渭水

足少阳，外合于渭水，内属于胆。

足少阳经，内属于胆，常少血多气，故外合于渭水。《接地志》：渭水，出陇西郡渭源县西南乌鼠山，至同州入河。今俱隶陕西省，渭源属临洮府，同州属西安府。

脉　义

胆腑脉义，大略与肝同。诊在左关，肝之本脉沉弦而长，胆亦沉弦而长，但持脉指法，轻重前后，较之肝脉，微少前少轻，此为定位。

色　诊

以五色命脏，青为肝。

五脏之配合，青属肝。胆为肝府，凡色之所见，与肝同断。

胆部诊色部位

肝左者，胆也。

胆附于肝之短叶，故肝左应胆，而在年寿之左右也。

胆部色诊主病

耳间青脉起者，掣痛。

耳者，少阳胆之经。青者，厥阴肝之色。肝胆本为表里，青主痛，肝主筋，故为掣痛。

梦　征

厥气客于胆，则梦斗讼自刳。

胆主决断，其气刚也。刳，剖腹也。

厥气客于阴器，则梦接内。

胆挟相火，欲念所注，故梦接内。

症治挈要

相胆病法

胆有病，大息，口苦，呕宿汁，或呕酸涎，口或淡，心中惊恐，若人将捕之，眉倾。若实伤热，热则精神不守，卧起无定；若虚则伤寒，寒则恐畏，头眩不能独卧。虚损则爪枯发燥，目中泪出，膀胱连腰小腹俱痛。

胆合于膀胱，上主毛发，故人之发枯者，胆竭也。人之爪干者，胆亏也。人之发燥者，胆有风也。人之毛焦者，胆热也。人之目无光而有泪者，亦胆热也。好食苦味者，胆不足也。人之颜色光白兼青色者，胆始无病也。

胆与肝合道，胆有病，治与肝同药。

十二经病

手少阳胆经

是动则病口苦，善太息，心胁痛，不能转侧，甚则面微有尘，体无膏泽，足外反热，是为阳厥，是主骨。

胆病则液泄，故口苦。胆郁则不舒，故善太息。足少阳之别，贯心，循胁里，故心胁痛，不能转侧。足少阳之别散于面，胆木为病，燥金胜之，故面微有尘，体无膏泽。按：《至真要大论》列以上诸病于阳明在泉司天者，即其义也。本经循髀阳，出膝，出廉，下出外踝之前，故足外反热。木病从火，故为阳厥。是主骨者，胆味苦，苦走骨，故胆主骨。又骨为干，其质刚，胆为中正之官，其气刚，胆病则失其刚，故病及于骨。凡惊伤胆者骨必软，即其明证。

所生病者，头痛、颔痛、目锐眦痛、缺盆中肿痛，腋下肿，马刀侠瘿，汗出，振寒疟，胸胁肋髀膝外至胫绝骨外踝前及诸节皆痛，小指次指不用。

马刀，瘰疬也。侠瘿，侠颈之瘤属也。少阳居三阳之中，半表半里者也，故阳胜则汗出，风胜则振寒为疟。胸胁肋以下诸症，皆本经之脉所及也。

为此诸病，盛则泻之，虚则补之，热则疾之，寒则留之，陷下则灸之，不盛不虚，以经取之。

义如首经。

盛者，人迎大一倍于寸口；虚者，人迎反小于寸口也。

足少阳为厥阴之表，故候在人迎。

胆经有余症

口苦_{黄连、胆草、青皮}

呕苦汁_{黄连、青皮}

咽干_{实热}

咽痛_{桔梗、牛蒡}

目胀_{胆草、黄连、甘菊}

胸膨胀_{腹皮、枳壳、葶苈、槟榔}

胁胀引痛_{青皮、枳壳、柴胡}

胞中引胁肋痛_{壮人新得属实}

腹内冒冒不安，身躯习习_{属气实}

梦中多惊_{柴胡、胆草、茯神、枣仁}

痎疟_{新得属实}

胆经不足症

头眩晕_{当归、川芎、蔓荆子}

头眩痛_{川芎、白芷、胆草}

面多尘_{胆虚}

气上嗌而口苦_{气虚}

嗌中介介数唾_{气虚}

呕宿汁_{气虚}

胞中引胁肋痛_{人弱，脉不足，虚}

胁痛不能俯仰_{青皮、白芥}

痰嗽，胁痛难忍_{柴胡、青皮、枳壳、白芥}

身体无膏泽_{虚寒}

汗出，寒战不止_{吴萸、官桂、人参、当归}

善太息_{虚滞}

谋虑无断_虚

多惊_虚

心下澹澹，如人将捕之_{气虚}

痎疟久则属虚寒

胆部察脉用药例

甲胆属足少阳经，为阳府，喜肾水相生，忌肺金相克，其脉沉弦而长为平脉。诊脉界限在筋脉之间十二菽之重，较诸肝位，微少前少浮，其治亦从火。

如胆部脉，上出于本部之外，为有余，以本部清泄药治之。

如再上出于六菽之外，有力搏指。又不弦不长，为太有余，倍加本部清泄药治之。

如胆部脉下入于本部之下，为不足，以本部温补药治之。

如再下入于十五筋脉以下，为太不足，倍加本部温补药治之。

大而有力为实，当泻以栀仁、连翘、胆草、青皮之类。

小而无力为虚，当补以人参、当归、吴萸、地黄之类。

数而有力为热，当清以黄芩、栀仁、胆草、荆芥之类。

迟而无力为寒，当温以半夏、吴萸、生姜、白芥之类。

本热平之

降火黄芩、黄连、芍药、连翘、甘草。

镇惊赤铅、水银。

标热和之

和解柴胡、芍药、黄芩、半夏、甘草。

胆府行气养血药品

凡川芎、青皮、荆芥、白芥，皆行胆气之药。

凡当归、秦艽、地黄、石斛，皆养胆血之药。

胆部泻火药

柴胡泻胆火，黄连佐之。

东垣虽云能各泻其火，然临病处方，必须合乎君臣，而后用之，不可执一也。

胆部引经报使

行上柴胡、川芎。

行下青皮。

胆部虚实症治提纲

胆　实

胆气盛为有余，病腹内冒冒不安，身躯习习，是为胆气之实也。

胆实药味忌宜

忌汗、吐、下。

宜和解、辛寒、甘寒、苦寒、辛温。

柴胡　黄芩　半夏　生姜　甘草　橘皮　龙胆草

胆实二症并药味忌宜

口苦，耳聋，胁痛，往来寒热。

忌药同胆实。

宜用仲景小柴胡汤，随所见兼证加减。

鼻渊属胆移热于脑。

忌辛温、燥热之药。

宜清热补脑，甘寒、甘平，佐以辛寒。

天冬　甘菊　生地　山萸　沙参　薄荷　柴胡　辛夷　黄芩玄参　沙菀蒺藜　知母

胆　虚

胆气不足，其气上溢而口苦，善太息，呕宿汁，心下澹澹恐如人将捕之，嗌中介介数吐，是为胆气之虚也。

胆虚药味忌宜

忌汗、下、吐，苦寒、破气、燥之药。

宜甘温、甘平、酸敛，佐以微辛。

人参　当归　白芍　谷精草　决明子　甘草　竹叶　竹茹
酸枣仁　木贼草

胆虚二症并药味忌宜

易惊，属胆气虚。

忌破气、升发、燥热之药。

宜补胆气，甘温、辛温、酸平。

人参　枣仁　甘草　竹叶　当归　白芍　竹茹　橘皮

病后不得眠，属胆虚。

忌宜药俱同胆虚。

胆部实热虚寒症治选方

胆实热脉症

左手关上脉阳实者，足少阳经也。病苦腹中气满，饮食不下，咽干，头痛，洒洒恶寒，胁痛，名曰胆实热也。

半夏汤

治胆腑实热，精神不守。泻热方。

半夏　宿姜各三两　黄芩一两　生地五两　远志　茯苓各二两
秫米一斗　酸枣仁五合

上八味，㕮咀，以千里长流水五斗煮秫米，令蟹目沸，扬一千余遍，澄清，取九升煮药，取三升半，分三服。《集验方》治虚烦闷不得眠，无地黄、远志，有麦冬、桂心各三两，甘草、人参各二两。

清胆散

治胆热，口苦，神昏，多睡，左关脉实大。

黄连　黄芩　茯苓　麦冬　升麻各等分

上为末。每服三钱，水一盏，煎七分，食远服。

酸枣仁丸

治胆气实热，不得卧，神不安。

茯神　枣仁炒　远志　柏子仁　防风各一两　枳壳　生地各五钱　青竹茹三钱

上为末，炼蜜丸如梧桐子大。每服七十丸，熟汤下。

灸方

治胸中胆病。

灸浊浴，随年壮，穴在侠胆腧，傍行，相去五寸。

胆虚寒脉症

左手关上脉阳虚者，足少阳经也。病苦眩厥，痿，足指不能摇，蹙不能起，僵仆，目黄，失精晥晥，名曰胆虚寒也。

温胆汤

治大病后，虚烦不得眠。此胆寒故也，宜服此方。

半夏　竹茹　枳实各二两　橘皮三两　生姜四两　甘草一两

上六味，㕮咀，以水八升，煎取二升，分三服。

千里流水汤

治虚烦不得眠。

麦冬　半夏各三两　茯苓四两　酸枣仁二升　甘草　桂心　黄芩　远志　萆薢　人参　生姜各二两　秫米一斗

上十二味，㕮咀，以千里流水一斛，煮米令蟹目沸，扬万遍，澄清。取一斗，煮取二升半。分三服。

酸枣汤

治虚劳烦扰，奔气在胸中，不得眠。

酸枣仁五升　人参　桂心　生姜各二两　石膏四两　茯苓　知

母各三两　甘草一两半

上八味，哎咀，以水一斗，先煮酸枣仁，取七升，去滓，下药，煮取三升。分三服，日三。

大枣葱白汤

治虚劳烦闷不得眠。

大枣二七枚　葱白七茎

上二味，以水三升，煮取一升，去滓，顿服。

栀子汤

治大下后，虚劳不得眠。剧者颠倒懊侬欲死。

仲景云：发汗吐下后，虚烦不得眠。若剧者，必反覆颠倒，心中懊侬，栀子汤主之。

大栀子十四枚　豉七合

上二味，以水四升，先煮栀子，取二升半，内豉，更煮二沸，去滓。每服一升，安者勿更服。若上气呕逆，加橘皮二两，亦可加生姜二两。

加味栀子汤

治烦闷不得眠。

枸杞白皮　生地五两　麦冬　甘草　前胡各三两　茯苓　知母各四两　人参一两　粟米　豉各五合

上十味，哎咀，以水八升，煮取三升七合，分四服。

枣仁丸

治虚劳不得眠。

酸枣　榆叶各等分

上二味，为末，蜜丸如梧子。每服十五丸，日再为度。

又方

干姜四两为末，汤得顿服，覆取汗，病愈。

益阳散

治胆虚冷，头疼，心悸，如人将捕，精神不守。

五味　茯苓　人参　川芎　远志　麦冬　酸枣仁　干地黄等分

桑寄生五钱

上为末。每服三钱，水一盏，枣二枚，煎七分，去滓服。

灸方

治胆虚

灸三阴交各二十壮。穴在内踝上三寸。

卷之三十九～卷之四十一（缺）

总 书 目

I

本　草

药征

药鉴

药镜

本草汇

本草便

法古录

食品集

上医本草

山居本草

长沙药解

本经经释

本经疏证

本草分经

本草正义

本草汇笺

本草汇纂

本草发明

本草发挥

本草约言

本草求原

本草明览

本草详节

本草洞诠

本草真诠

本草通玄

本草集要

本草辑要

本草纂要

识病捷法

药性提要

药征续编

药性纂要

药品化义

药理近考

食物本草

食鉴本草

炮炙全书

分类草药性

本经序疏要

本经续疏证

本草经解要

青囊药性赋

分部本草妙用

本草二十四品

本草经疏辑要

本草乘雅半偈

生草药性备要

芷园臆草题药

类经证治本草

神农本草经赞

神农本经会通

神农本经校注

药性分类主治

艺林汇考饮食篇

本草纲目易知录

汤液本草经雅正

新刊药性要略大全